图书在版编目（CIP）数据

美容外科解剖图谱／徐国成，韩秋生，王志军，等主编.
—沈阳：辽宁科学技术出版社，2011.10（2021.6 重印）
ISBN 978-7-5381-7055-9

Ⅰ.①美…　Ⅱ.①徐…　②韩…　③王…　Ⅲ.①美容术－人体解剖学－图谱　Ⅳ.① R622-64

中国版本图书馆 CIP 数据核字（2011）第 130794 号

出版发行：辽宁科学技术出版社
（地址：沈阳市和平区十一纬路 29 号　邮编：110003）
印 刷 者：辽宁新华印务有限公司
经 销 者：各地新华书店
幅面尺寸：210mm×285mm
印　　张：14.5
插　　页：4
字　　数：170 千字
印　　数：12001－14000
出版时间：2011 年 10 月第 1 版
印刷时间：2021 年 6 月第 9 次印刷
责任编辑：宋纯智
封面设计：刘晓雯
版式设计：于　浪
责任校对：李　霞

书　　号：ISBN 978-7-5381-7055-9
定　　价：78.00 元

联系电话：024－23284360
邮购咨询电话：024－23284502
E-mail：lkzzb@mail.lnpgc.com.cn
http：//www.lnkj.com.cn
本书网址：www.lnkj.cn/uri.sh/7055

MEIRONG WAIKE JIEPOU TUPU

美容外
解剖图

徐国成　韩秋生
王志军　肖　斐　主编

高景恒　曹谊林　主审

辽宁科学技术出版社

前言

美容外科属整形外科的诊治范围。近年来，随着我国经济社会的发展和人民生活水平的不断提高，以改善容貌美与形体美为目的的求美者不断增加，促使美容外科以惊人的速度发展进步、脱颖而出，并有与整形外科分离的趋势；这在民营医疗美容机构更趋明显，并且，形成了独立的专业学科。随着美容外科事业的蓬勃发展，越来越多的年轻医生以及其他相关专业的医生加入到了这一队伍中来。为方便日常工作和学习，大家渴望有一本集美容外科手术操作、与手术密切相关的局部解剖知识为一体的书籍作为工具常伴左右。为此，我们聘请了一些有丰富临床经验的美容与整形外科医生，根据每个人的专业特长，完成了这本集局部解剖与卫生部规定的“美容外科”范畴内的常见美容手术操作及各个部位手术相关解剖为一体的《美容外科解剖图谱》。书中，编者还根据自己多年的手术经验或体会描述了在每个手术中应该注意的解剖结构和操作技巧，以期与读者分享，相信会对临床工作有所帮助。

本书以美容外科手术为主线，按所涉及的局部解剖及美容手术相关解剖结构、常见美容手术方法步骤和美学设计及操作技巧等内容，以图文并茂的形式，较为详细地进行介绍。编者总结自己多年的临床经验、科研成果，参考国内外相关书籍及近年来新的技术、理论及观点完成了本书的编撰工作。在编撰过程中，编者本着认真求实的精神、简明易懂的宗旨，在文字和图示的表达上作了多次修改和提炼。尽管如此，因为理论和实践水平有限，该书必有一些不尽如人意之处，恳请广大读者批评指正。在全书的编撰中参照、引用了许多前辈与同道的研究成果、著作论文中许多精彩之处，在此表示衷心的感谢！

编 者

2011 年 1 月

目录

CONTENTS

CONTENTS

CONTENTS

MEIRONGWAIKEJIEPOUTUPU

美·容·外·科·解·剖·图·谱 >>>

第一章

人体美学

第一节 人体美学的观察标准

一、什么是人体美

现代医学美容学认为，人体美的标准都应遵循人体形式美的基本规律——对称、均衡、和谐、主次、节奏、完整、多样统一以及黄金分割律等，一个人只有同时具备容貌形体美和心灵美才能算真正健康的美。

二、黄金比例学说

黄金比例学说是古希腊毕达哥拉斯学派发现的，此学派侧重于从数学关系去探索美的规律。黄金分割比例是一种数字的比例关系，即将一条线分为两部分，较长的一段与较短的一段之比等于全长与较长一段之比。[a：b=b：(a+b) 或 1：1.618=0.618：1]

符合黄金比例的人体最能引起人的美感，人体美是由容貌美和体型美两部分组成。头面部从发际至颏与面宽、颏至眼外眦与颏至鼻翼、从颏至鼻翼与颏至口裂；面宽度与眼外眦间距、眼外眦至口裂与口裂至鼻底宽之间，以及躯干部如头顶至脐、脐至脚底，头顶至喉结、喉结至脐等都存在这种比例关系（图 1-1-1，图 1-1-2）。

一个符合三庭五眼的容貌美也符合黄金比例。三庭：从发际线至眉间连线 = 眉间连线至鼻翼下缘 = 鼻翼下缘至颏底线的长度。五眼：从一侧发际边缘到同侧的外眦距离 = 两眼内眦间距离 = 一个眼睛的长度（图 1-1-3）。

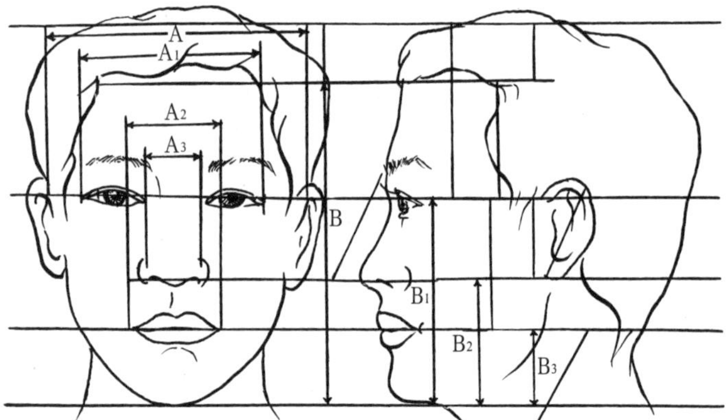

图 1-1-1 面部黄金分割比例图示

$A/A_1=A_1/A_2=A_2/A_3=B/A=B_1/B_2=B_2/B_3=1.618$

A. 面宽度 A_1. 眼外眦间距 A_2. 口裂宽 A_3. 鼻底宽

B. 发际至颏 B_1. 颏至眼外眦 B_2. 颏至鼻翼 B_3. 颏至口裂

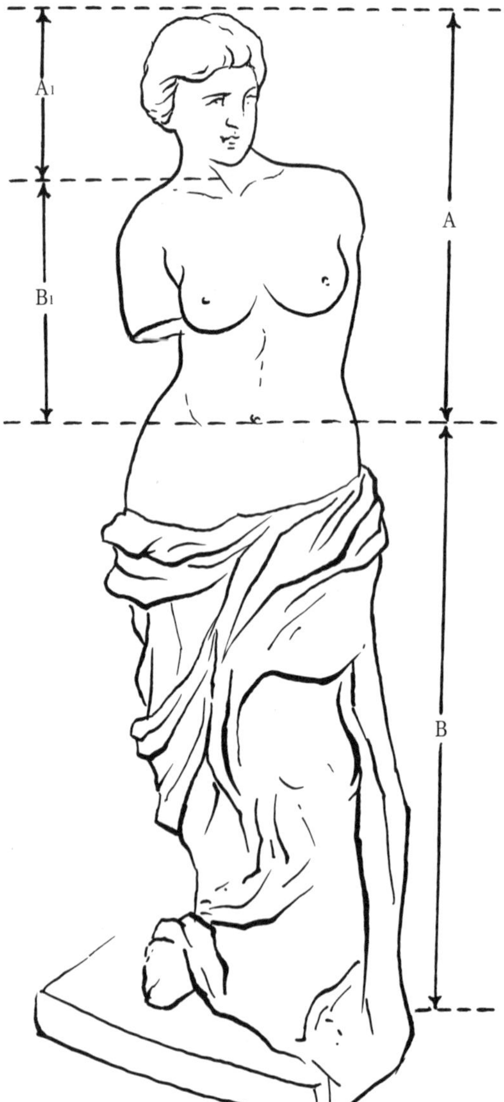

图 1-1-2 人体黄金比例

$A_1/B_1=A/B=1/1.618$

A. 头顶至脐 A_1. 头顶至喉结 B. 脐至脚底 B_1. 喉结至脐

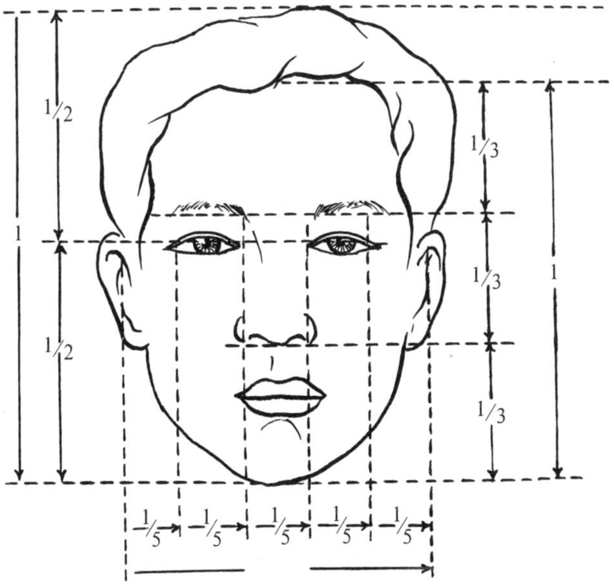

图1-1-3　面部的三庭五眼

三、东西方审美的差异

审美意识是人类进化发展的结果。当人类面对大自然壮丽的景色时就会产生愉悦的感觉，这就是美感。当人类把审美的对象投向自己时，同样会找到美的感觉。美，作为一个专用名词，是人类共同崇尚的观念，但是到目前为止，还没有一个绝对的标准来评价人体美。因为不同的地域、种族、历史及文化背景对美有着不同的认识和追求。例如，对人体的崇尚习惯东西方就有差别，东方人喜欢窈窕淑女、才子佳人；而西方人则是喜欢形体健美、肌肉发达；非洲尼日利亚民族以肥胖为美，姑娘出嫁前要停止一切活动，在家肥吃肥喝一年，即所谓的“催肥待嫁”。缅甸人给女孩脖子上加铜环，一岁一个直至成人，以长颈为美。法国女人缠细腰，阿拉伯人露肚脐等。这些都说明民族、区域、习俗的不同，审美观念上就有一定的差异。

从20世纪80年代中期起，医学美容热潮逐渐兴起，众多的学者对美学进行了多层次的研究。医学美学研究的人体美是一种现实的具有生命活力的人体美，它涉及了人体解剖学、生理学及临床各学科，在更高层次上加以维护、修复和塑造的一类人体美，以展示人的生命活力美感。即医学美容要以人体解剖学为基础，以现代人体美为前提。曾经东方女性特别喜欢高鼻梁，追求“欧式眼”。即希望有较薄和宽的上睑皱襞，消除内眦赘皮和上睑臃肿的脂肪，其实这种追求对东方人并不适合。因为东方人的面部结构特点与西方人有着显著的差异，如东方人面部轮廓较西方人平坦，侧面轮廓不鲜明。东方人眉弓低平，睑板窄，上睑脂肪丰富，多数人有内眦赘皮，鼻梁低塌（图1-1-4）。而西方人面部轮廓鲜明，眉弓隆突，睑板宽，眶隔脂肪少，无内眦赘皮，鼻梁高耸（图1-1-5）。基于上述东西方人的局部解剖学特点，以欧洲人的面孔为标准在东方人的面容上雕刻，显然是不科学的，这也是为什么迈克尔·杰克逊做了大约40次的手术，结果还是

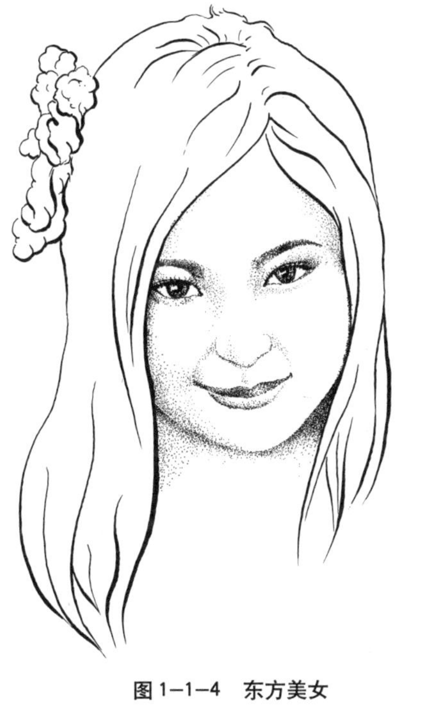

图1-1-4　东方美女

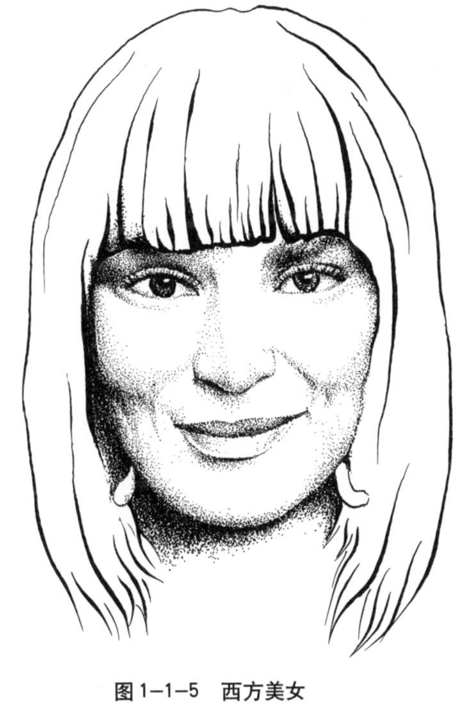

图1-1-5　西方美女

不满意的原因。

东方人和西方人具有不同的面型特点，也具有不同的审美观念。西方人正面观面部长而窄，经颧弓的横截面其前后径较长而宽度较窄。在审美观上，西方女性以颧骨突出，富有层次感和立体感为美，因而颧骨整形主要是颧骨增高术。此外，西方人还认为下颌角应与面颅骨的其他部位相协调，应该有明显的后界和下界，它可以传达一种情感，使人显得更年轻、更刚强、更具有支配性。所以单纯以美容为目的的下颌角咬肌部分切除术在欧美等国家并不多见。而东方人面部相对宽短，经颧弓横截面前后径相对较短而左右径较长。在审美观上，崇尚"瓜子脸"并以此为美，要求颧骨的位置高低适中，面部曲线柔和，侧面观具有颧颊部构成的优美纵行弧线。颧骨过于前突或颧弓过宽，常导致中面部与上下面部的解剖比例关系失调，不能给人以美感，整个面部显得瘦削、男性化。因此，东方女性颧骨整形多以颧骨降低术为主。另外，下颌角肥大为主要特征的"方形脸"或"梯形脸"与传统的审美也格格不入，所以，下颌角肥大的矫正手术也成为东方现代女性面部美容整形外科的一个重要内容。

第二节 头面部的美学观察

一、眼 部

眼睛不仅具有视觉功能，而且在人体容貌的美学中也占有重要地位。眼睛的美学观察主要包括眼裂和上下眼睑的宽度和外形。

1.眼部美学参数（图1−2−1，图1−2−2）：

眼眶：眶深度46.9～47.9mm，眶口高度34.9～36.7mm，眶口宽度35.5～39.8mm，两眼眶外侧缘距离94.2mm，两眼眶内侧缘距离20.8mm，眶腔与眼球的容积比是4.5∶1。

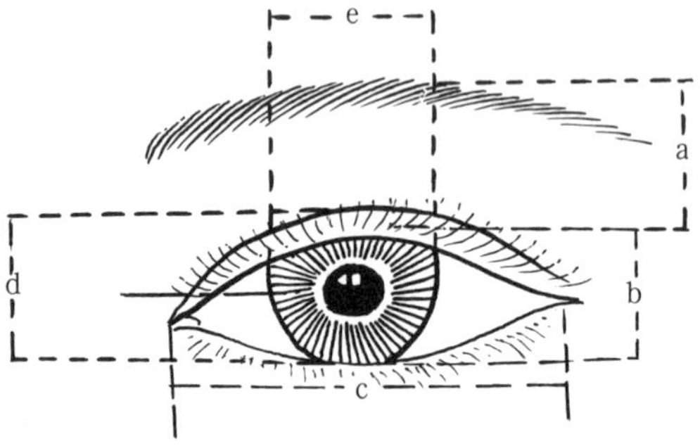

图1−2−1

a.眉眼间距 b.睑裂高度 c.睑裂宽度 d.角膜垂直径 e.角膜横径

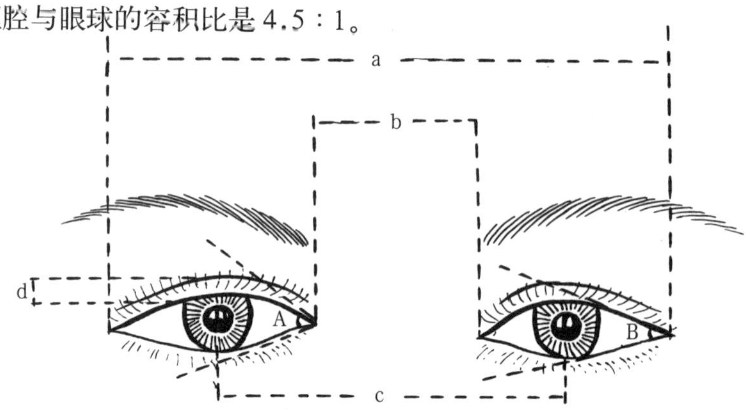

图1−2−2

a.外眦间距 b.内眦间距 c.瞳孔间距 d.上睑皱襞（重睑）宽度 A.内眦角 B.外眦角

眉眼间距：平均20mm。

上睑皱襞（重睑）宽度：平均6～8mm。

睑裂高度：7～12mm，最高处位于内、中1/3交接处。

睑裂宽度：25～30mm，与眼水平线面宽比例符合"五眼"。

内眦间距：30～32mm，与睑裂宽度近似。

外眦间距：90～100mm。

内眦角：稍圆钝，角度48°～50°。

外眦角：较锐，角度30°～40°，极度睁眼时达60°。

睑缘宽度：2mm。

上睑睫毛2～3行，100～150根，长平均8～12mm。

下睑睫毛2～3行，50～80根，长平均6～8mm。

角膜呈横椭圆形，横径11.5～12.0mm，垂直径10.5～11.0mm，厚约1mm。角膜露出率：80%，平视时上睑遮盖角膜2mm，下睑缘与角膜下缘相切。

瞳孔直径2.44～5.82mm，瞳孔间距：平均（58.54 ± 0.11）mm。

2.眼裂：根据眼裂的高度眼裂分为三型：Ⅰ.狭窄型：眼裂高度在5mm以下；Ⅱ.中等型：眼裂高度在5～10mm之间；Ⅲ.高度型：眼裂高度在10mm以上。

3.上眼睑皱襞：人类上眼睑的皮肤，有的较为紧张，不形成任何皱襞，东方人约占53%。有的则有横向皱襞，称为重睑（双眼皮）。根据上睑皱襞的有无及宽度分为四个等级：0级：无皱襞；Ⅰ级：皱襞距睫毛2mm以上；Ⅱ级：皱襞距睫毛1～2mm；Ⅲ级：皱襞达睫毛处。

上睑皱襞的形态：Ⅰ.平行型：上睑皱襞与上睑缘平行；Ⅱ.平行内缺型：内眦处缺少上睑皱襞；Ⅲ.平行低位型：皱襞距睫毛较窄，皱襞不明显；Ⅳ.广尾型：上睑皱襞由内到外与上睑距离逐渐加宽；Ⅴ.新月型：上睑皱襞与上睑缘距离为中间宽，两端窄；Ⅵ.三角型：皱襞形态如三角形；Ⅶ.混合型。

重睑成形术皱襞线设计常见为三种类型：广尾型、新月型、平行型，其中以广尾型最美观（图1—2—3）。

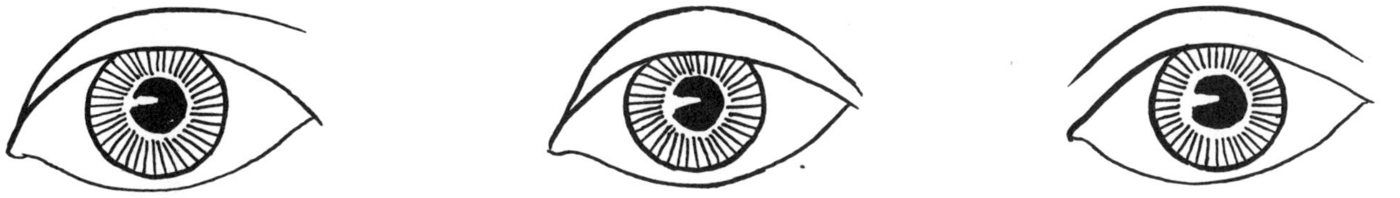

（1）广尾型　（2）新月型　（3）平行型

图1—2—3

4.内眦皱襞：蒙古人种最常见，又称为蒙古皱襞或内眦赘皮，即上眼睑皱襞向内眦角延续而形成的皮肤皱襞，遮盖泪阜，使内眦间距增宽，让人呈现呆板的征象（图1—2—4）。

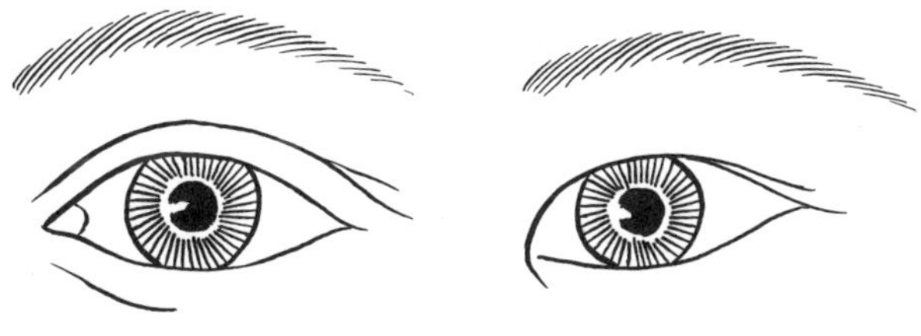

（1）无内眦赘皮　（2）有内眦赘皮

图1—2—4

5.眼裂的倾斜度：眼裂的倾斜度是指内眦角与外眦角的位置关系，分三种类型：Ⅰ.水平型：内外眦角基本位于同一水平线上，约占82%。Ⅱ.内高外低型：内眦角高于外眦角，约占5%，给人以没有生气及苍老感。Ⅲ.外高内低型：外眦角高于内眦角2～3mm。内外眦连线与水平线夹角以10°左右为美丽，此型外眦角略上翘，又称"丹凤眼"。是女性美眼的标准（图1—2—5）。

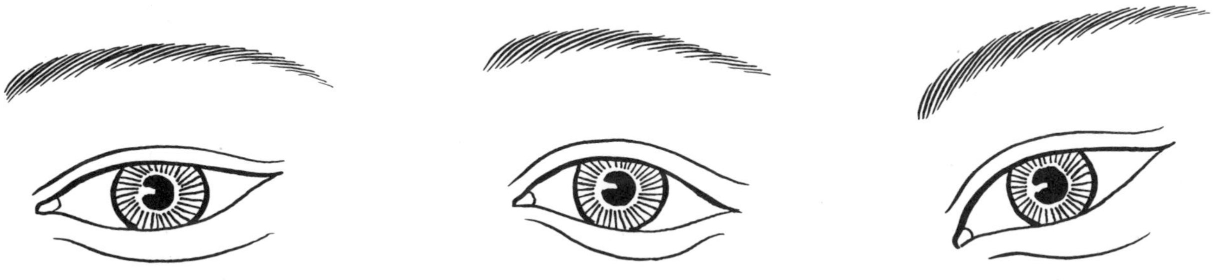

（1）水平型　（2）内高外低型　（3）外高内低型

图1—2—5

6.睫毛：睫毛位于睑缘，为2～3列排列的短毛，上睑睫毛方向略向上翘，较下睑睫毛多而长，100～150根，长度平均8～12mm。下睑睫毛略向下卷，且短而少，50～80根，长度平均6～8mm。睫毛在泪乳头及泪小点处消失。它能遮挡强光直射，并有敏感的反射功能，还能防止汗水、尘埃和小飞虫进入眼内。睫毛倾斜度因人而异(图1−2−6)。睫毛的平均寿命为3～5个月，不断更新，拔去睫毛后，一周即可长出1～2mm的新睫毛，约10周即可达到原来的长度。细长、弯曲、乌黑、闪动的睫毛对眼型美乃至整体容貌美都具有重要的作用。

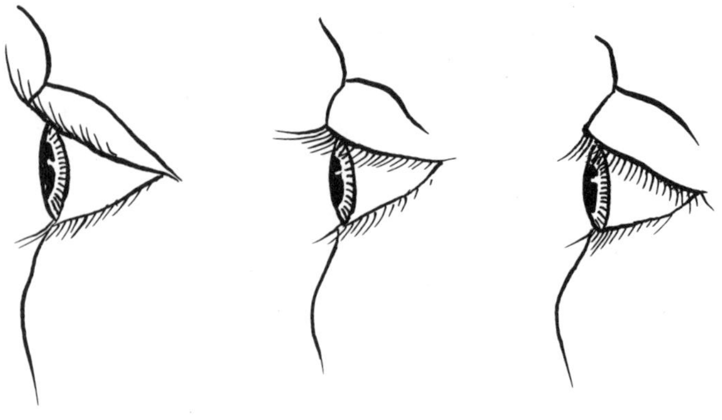

（1）上翘型　（2）普通型　（3）下垂型

图1−2−6

二、鼻　部

鼻突起于面部的中间，最显眼，最易引起他人的注意。其形态对于人的整个面部的美感有着极为重要的作用。相对于面部其他器官，鼻部更加具有立体感，最富有变化。理想的鼻形态在每个国家、每个种族、每个人之间都有区别。如白种人的鼻高而尖，黑人的鼻多扁阔，黄种人多鼻梁低平。男性额骨鼻突至鼻尖近似直线；女性微具凹弧，鼻尖较翘。鼻的美学观察应包括鼻根的高度，鼻背的形态，鼻根的凹度，鼻孔的形状，鼻尖及鼻基底的形态。审美上欧美人以高鼻梁为美，而黄种人鼻梁以小巧细窄为美。

通常理想的鼻子需具备以下条件（图1−2−7～图1−2−11）：

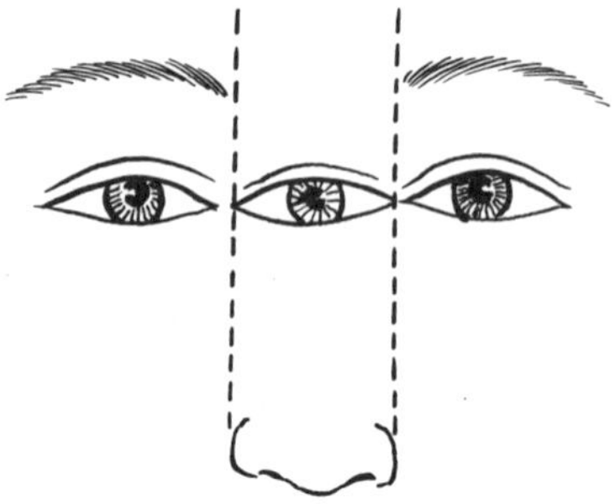

图1−2−7

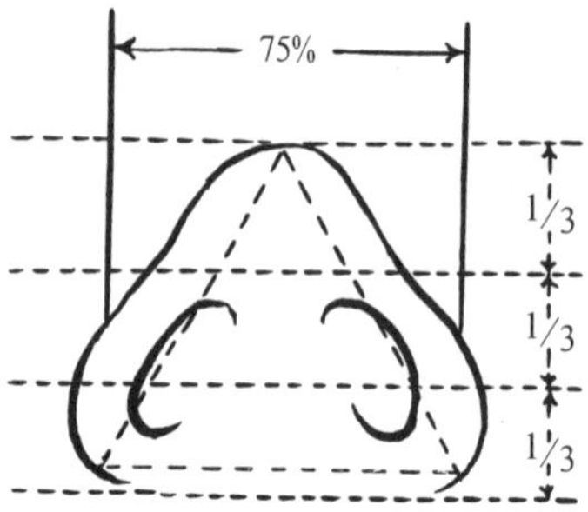

图1−2−8

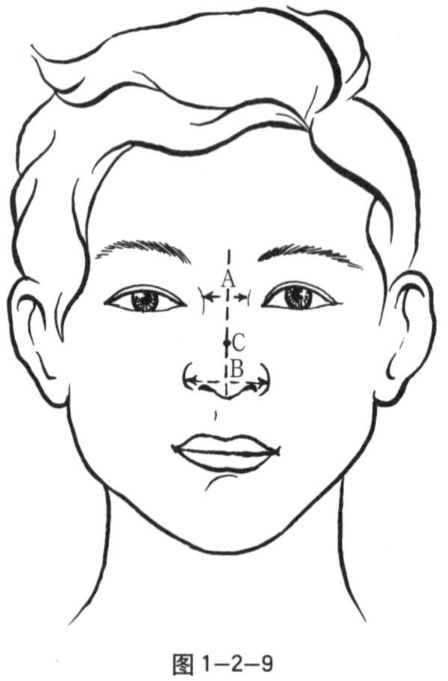

图1−2−9

A.鼻根宽　B.鼻宽　C.鼻长

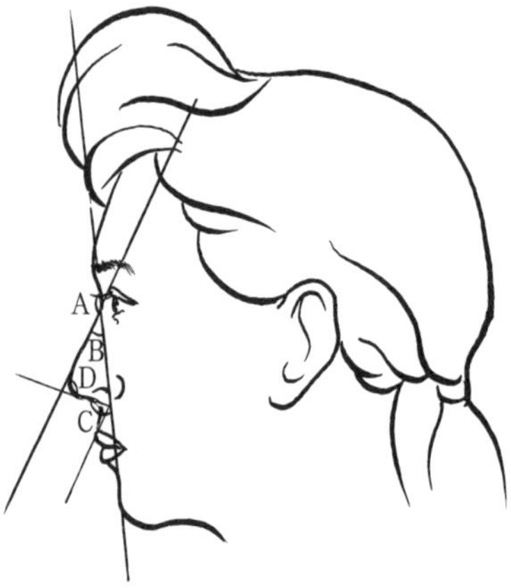

图1−2−10

A.鼻额角　B.鼻面角
C.鼻唇角　D.鼻尖角

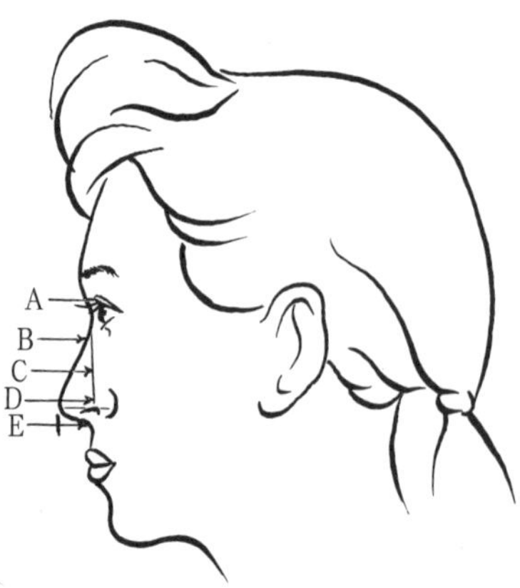

图1−2−11

A.鼻根高　B.鼻长　C.鼻高
D.鼻尖高　E.鼻深

1.鼻的长度是面部长度的1/3，一般为6.0～7.5cm。鼻底的宽度是面部宽度的1/5，相当于一个眼裂的长度。

2.鼻根最低点位于两眼内眦连线的中点稍上，常与重睑皱襞同高。鼻根的高度是指在鼻起点的垂直高度，美貌人群应在7～11mm。

3.鼻梁挺直，位于正中，鼻两侧对称。东方女性的外鼻与男性相比，鼻尖不高但略显上翘约2mm。理想鼻尖的高度应与鼻背形成平直的过渡，鼻翼沟显现，鼻孔呈内侧收拢的椭圆形，鼻尖稍向前探。

4.鼻中柱与鼻翼的切角角度为2.1°，鼻尖和鼻翼的形状似海鸥展翅飞翔的形状。鼻基部为等边三角形，鼻孔为卵圆形。

5.鼻面角：鼻梁与额部垂直线夹角为25°～30°；鼻尖角：鼻梁与鼻柱夹角为85°～90°；鼻额角：鼻背至额部的角度，我国人一般为120°～130°；鼻唇角：鼻小柱与上唇人中的夹角为90°～105°。

侧面观：外鼻分为三类：向上、水平、向下；五型：波状型、钩状型、凸曲型、直线型、凹曲型。我国大多数人为水平凹曲型和水平直线型。

三、唇颊部

唇占据面部下1/3，是面部的重要美学单位。其大小、形态、颜色只有与面部五官相协调才能产生美感。唇在容貌中的重要性仅次于眼睛，唇的美学观察主要包括上唇的高度、长度、厚度及鼻唇颏的美学平面。

（一）唇部的美学标准

1.正面观：左右对称。口角微微上翘，位于通过两瞳孔的垂线上，上、下唇自然闭合，比例合适。唇红缘线条流畅，唇峰位于人中嵴上，人中沟凹陷明显，唇红红润，颜色鲜艳，唇珠微微前突。下唇唇线流畅，呈船底形，在下唇中上1/3处形成明显的唇颏沟。成年男性的上、下唇有胡须分布。上、下唇的性别特征明显，可显示男性的刚毅和女性的柔美。

2.侧面观：上唇微微翘起，覆盖部分下唇。侧面观口唇位于鼻尖与颏点的连线上。

3.美学参数（图1–2–12，图1–2–13）

（1）唇的厚度是指上、下唇轻闭时，上、下唇红唇部中央的厚度。上唇的厚度为6～8mm，下唇的厚度为10～13mm，上唇为下唇的2/3。若唇的厚度小于4mm，称为薄唇；大于13mm，则称为厚唇。厚唇给人以愚笨的感觉，薄唇则给人以单薄的印象。另外，男性的口唇较厚，而女性的口唇较薄。

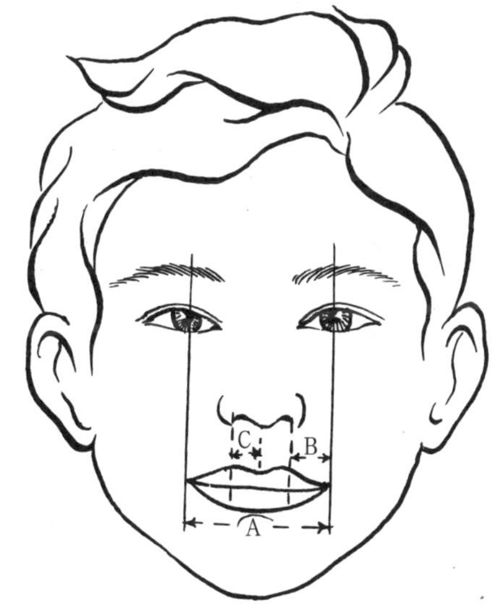

图1–2–12

A.口裂宽　B.唇峰至口角间距
C.唇峰至唇谷间距

（2）口裂宽为40～55mm，男性较女性稍宽，唇峰至口角的距离为25～30mm，唇峰至唇谷的距离为5～7mm。

（3）唇峰处形成的外侧角为210°～240°，唇谷处形成的中央角为150°～160°。

（4）唇的突度指上、下唇最突处至鼻下点与颏前点连线的水平距离，正常人上唇突度平均为3.5mm，下唇突度平均为2.2mm。

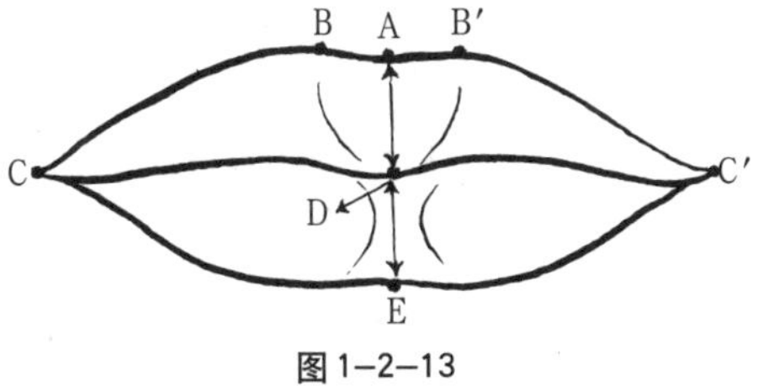

图1–2–13

AD.上唇高度　DE.下唇高度
CC′.口裂宽度

（5）上唇的高度：指上唇皮肤部的高度，不包括红唇部。成人上唇的高度一般为12～19mm，否则为上唇过长或过短。

（6）唇的侧面观：以连接鼻尖点和颏的直线为准观察唇的突度，鼻尖、下红唇前缘、颏下点在同一直线上时，常被认为是美的标志之一（图1–2–14）。

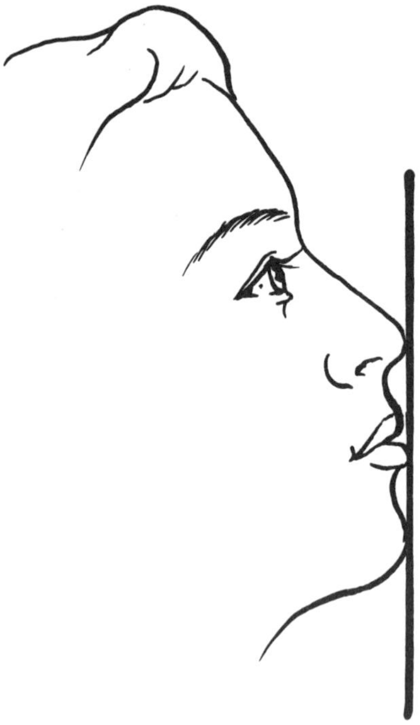

图 1-2-14

（二）颊部的美学

颊部平滑，与周围组织结构有良好移行。鼻唇沟微微凹陷，微笑时出现明显酒窝， 酒窝位于通过口角的水平线与通过外眦的垂线交点处。

四、耳 部

1.耳廓的位置（图 1-2-15）

耳廓位于头颅两侧，左右对称，其上端与眉上的水平线齐平，下端位于经过鼻底的水平线上，长轴大致与鼻梁平行，应是在面部三等份的中 1/3 处，整个耳廓的平面与头颅侧壁成 30°。

2.耳廓的形态及位置的相关参数（图 1-2-16）

外耳道将耳廓从横向一分为二。耳甲的高度占耳廓纵向高度的 43%。耳甲上方部分占耳廓纵向高度的 33%，而耳垂的高度则约占耳廓高度的 23%。

3.耳廓的外展程度

耳廓的外展程度可用耳颅角表示。分为三型：Ⅰ.紧贴型：耳颅角不超过 30°；Ⅱ.正常型：耳颅角为 30°～60°；Ⅲ.外展型：耳颅角大于 60°。

4.耳廓的长度

耳廓的长度为62～65mm，60mm以下为小耳，其中耳垂的高度为16mm左右，耳上幅宽约为32.93mm，耳中幅宽约为 30.43mm。

5.耳垂的形态（图 1-2-17）

耳垂的形态有三种类型，按其与面部皮肤相连的程度分为游离型、粘连型和混合型。游离型耳垂的内缘的绝大部分不与面部的皮肤相连。而粘连型的耳垂其内缘全长均与面部皮肤相连。混合型耳垂介于游离

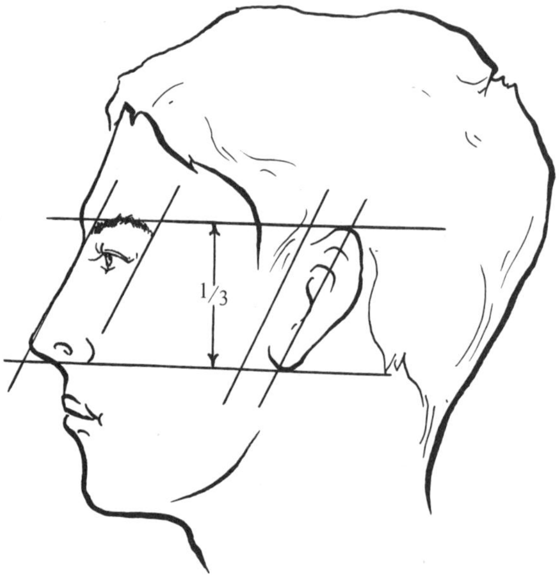

图 1-2-15

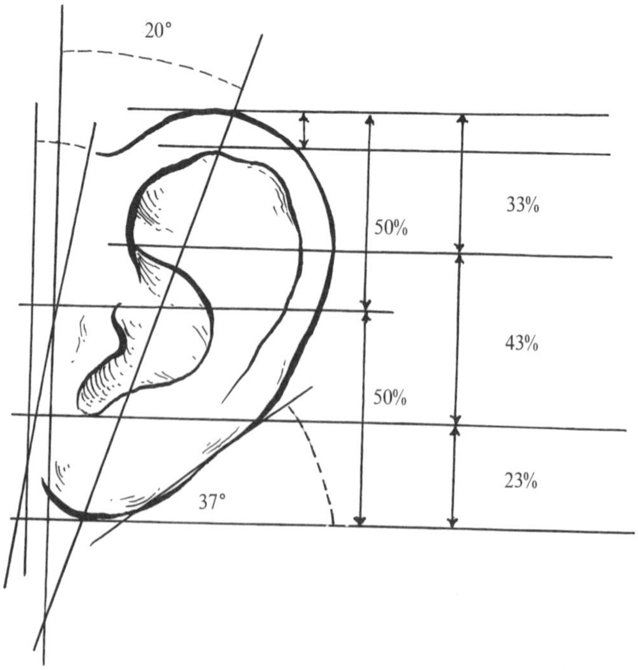

图 1-2-16

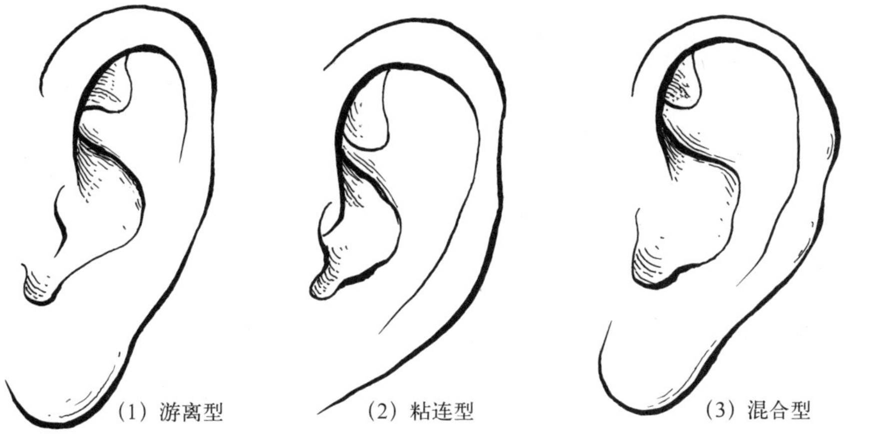

图 1–2–17

型与混合型之间。从形态上看，游离型近似于半圆形，混合型近似于方形，而粘连型则更似于三角形。

五、眉　部

眉毛位于眶上缘，为横向弧形分布的一束毛发，有阻挡额头汗水向下流入睑裂的功能。眉毛左右两侧位置、形态应完全对称。眉型由眉头、眉峰及眉尾三个部分组成，眉头与眼内眦及鼻翼外缘在同一垂直线上，双眉头间距应与双内眦间距与一个眼裂的宽度相等，两眼正视前方时，鼻翼、瞳孔外缘连线延长线交于眉的位置，为眉峰的位置。

眉梢、外眦角、鼻翼、唇峰应在同一直线上（图 2–1–18）。

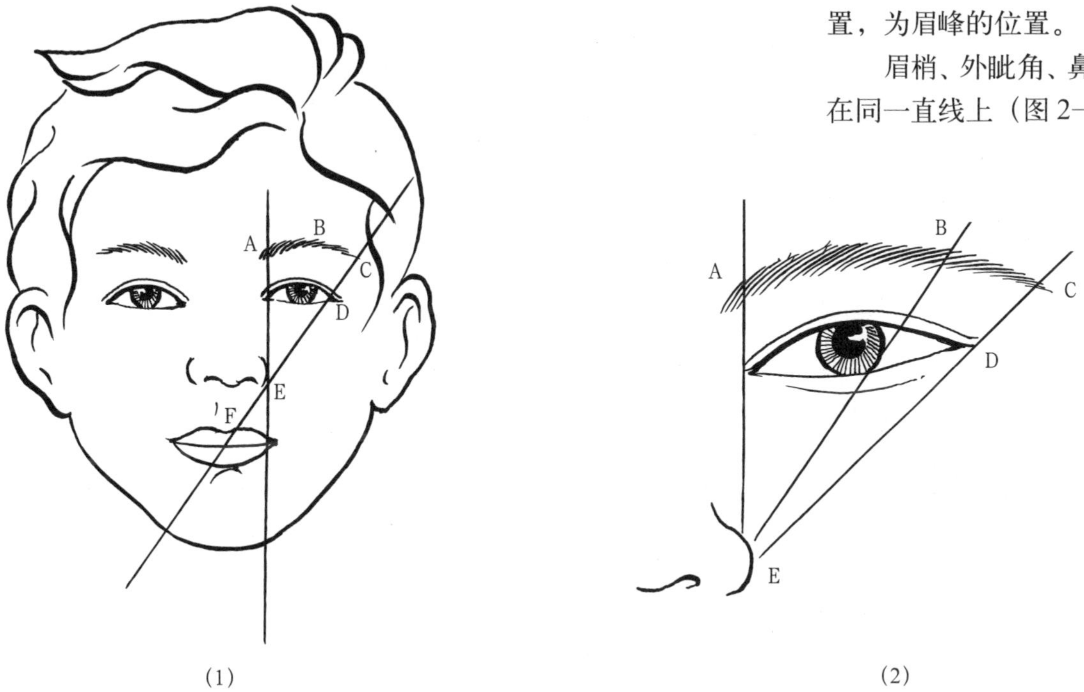

图 1–2–18

A.眉头　B.眉峰　C.眉尾　D.外眦角　E.鼻翼外侧　F.唇峰

六、颧　部

颧部位于面部双侧中央，是面部轮廓的重要构成部分，这一部位的外形结构主要取决于骨性支撑物：颧骨和颧弓。一般颧骨体、颧弓过凸或面部过宽超过正常都可诊断为颧骨复合体肥大，由于存在地域、文化背景和面部轮廓审美意识及审美认知的差异，目前诊断尚无统一标准。国外学者视颧面宽不超过额面宽的10%为正常，国内学者将额面宽与颧面宽之比低于0.75为颧骨复合体肥大诊断标准。颧骨复合体肥大，表现为面部中1/3向前或向两边突出，面部上1/3及下1/3凹陷低平，使面部显得粗犷，失去和谐的美感，这种面型在东方人中较为多见，可以用外科手术方法改变面部骨骼轮廓。

七、颏　部

颏部的形态显示了容貌的个性特征，其美学形态是圆形，轻度前倾，东方人脸部轮廓侧面观时，美学标准为鼻尖、下唇缘和颏尖三点应在同一条线上。

1.颏唇沟：成人其深度为4mm。

2.颏的突度：颏的突度分为五级：Ⅰ级：微向后收缩；Ⅱ级：直型；Ⅲ级：微向前突；Ⅳ级：明显前突；Ⅴ级：极为前突。一般认为美貌人群为Ⅲ级（图1–2–19）。

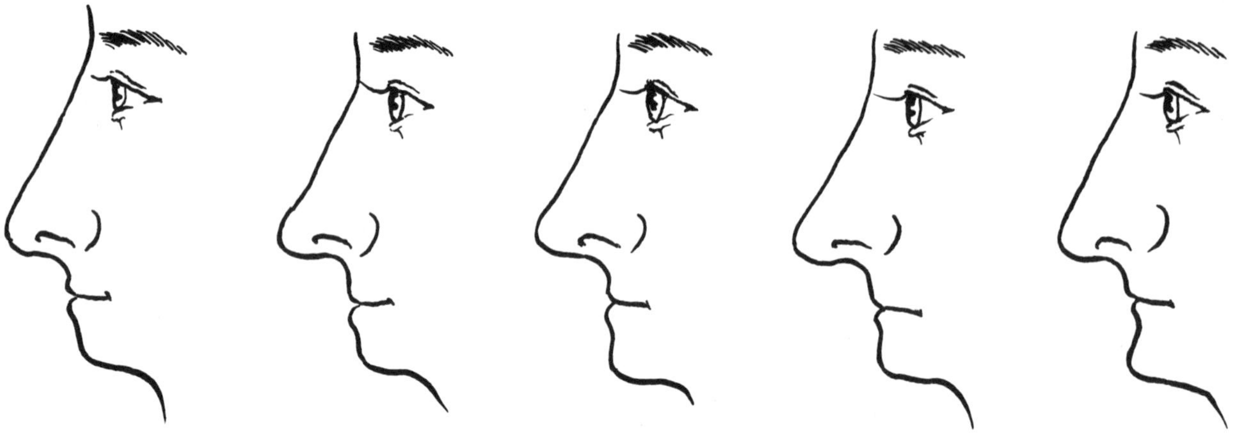

（1）Ⅰ级　（2）Ⅱ级　（3）Ⅲ级　（4）Ⅳ级　（5）Ⅴ级

图1–2–19

3.颏颈角

（1）颈点至颏下点的连线与颏下点至颏前点的连线相交的角度。正常值为100°。

（2）颈点至颏下点的连线与眉间点至颏前点的连线相交的角度。正常值为85°。

第三节　形体美的标准及分类

一、体形美的标准（图1–3–1，图1–3–2）

1.骨关节部：骨骼发育正常，关节不粗大突出，身体各部分之间比例适度。

2.肌肤部：男性肌肉均衡发达，四肢肌肉收紧时，肌肉轮廓清晰。女性体态丰满而无肥胖臃肿感，皮下脂肪适度。皮肤光泽有弹性。

3.面颈部：五官端正，与头部的比例配合协调。

4.肩部：双肩对称，男性应结实、挺拔、宽厚。女性要丰满圆润。

5.背部：背视脊柱成直线无侧弯，侧视具有正常生理曲线，肩胛骨无翼状隆起和上翻。

6.胸部：男子胸廓厚实，胸肌隆鼓，背视腰以上躯干呈“V”形（胸宽腰窄）。女性乳房丰满挺拔，有弹性而不下垂，侧视曲线明显。

7.腰腹部：男性在处于放松状态时，有腹肌垒块隐现。女性腰部细圆，微呈圆柱状，腹部扁平，无明显脂肪堆积。

8.臀部：男性臀部鼓实，稍上翘。女性臀部丰满圆润，不下坠。

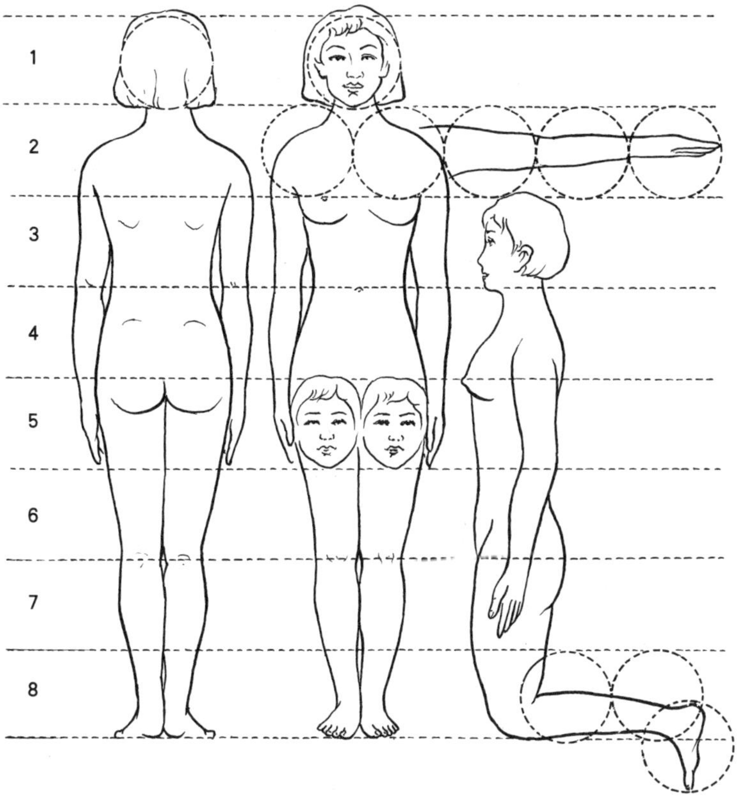

图1-3-1 人体标准美

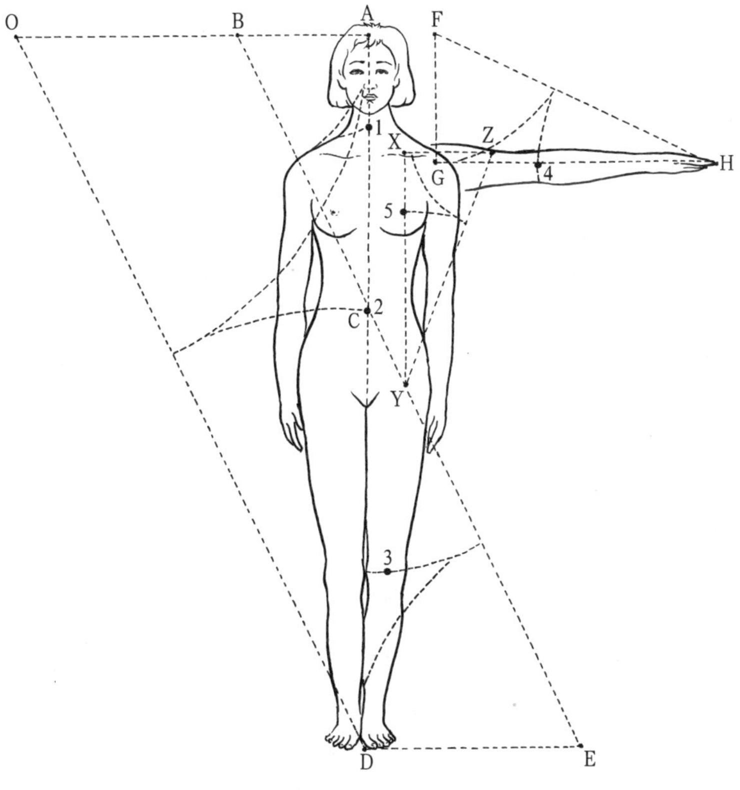

图1-3-2 人体黄金点

1.喉结点（△ABC） 2.脐点（△AOD） 3.膝点（△CDE）
4.肘窝点（△FGH） 5.乳头点（△XYZ）

9.下肢部：男性下肢强壮，双腿矫健。女性下肢修长，线条柔和。男、女小腿长而腓肠肌位置较高并稍突出，两腿并拢时正视和侧视均无屈曲感。

10.人体的各部位比例要协调、符合黄金比例

理想的男性身高是8个头高，此单位的2.13倍就是体宽，中心点在耻骨联合水平。自头顶至乳头等于2个头高，自乳头至臀部下缘等于2.13个头高，自膝关节至足跟等于2个头高，自锁骨至骨盆上缘等于2个头高，脐孔距离头顶为3个头高，颈长等于或略长于1/3头高，两乳头相距1个头高，腰部宽度略大于1个头高。

女性的比例与男性的比例大致相同，但也有差别，尤其是宽度方面。女性一般肩宽为1.34个头高。两乳头间距与腰宽相等，约1个头高。臀部最宽处约1.58个头高。乳头的位置较男性略低，约在2.16个头高处。腰线在乳头下0.56个头高处，与直立位时肘部高度相同。

二、体型的分类（图1-3-3）

体型是指人体的外形特征与体格类型，这与人体的生化过程，特别是与碳水化合物和脂肪代谢有关。观察人体脂肪的蓄积程度和肌肉发达程度，是研究体型的重要依据。体型一般分三类：瘦长型，中间型，肥胖型。

（一）瘦长型

身材瘦长，体重较轻，骨骼细长，皮下脂肪少，肌肉不发达；颈部细长；肩窄，为圆肩；胸部狭长，扁平，胸围小，肋间隙大，肋弓下角小；腹部短，四肢细长，手和足狭长；头部小，面部瘦而窄。

（二）中间型

介于肥胖型与瘦长型之间。

（三）肥胖型

身材肥胖，体重较重，骨骼粗壮，皮下脂肪厚，肌肉发达；颈部粗短，肩宽厚大，胸部短宽而深厚，胸围大，肋弓下角大；剑突宽，腹部长，上腹部容量大；四

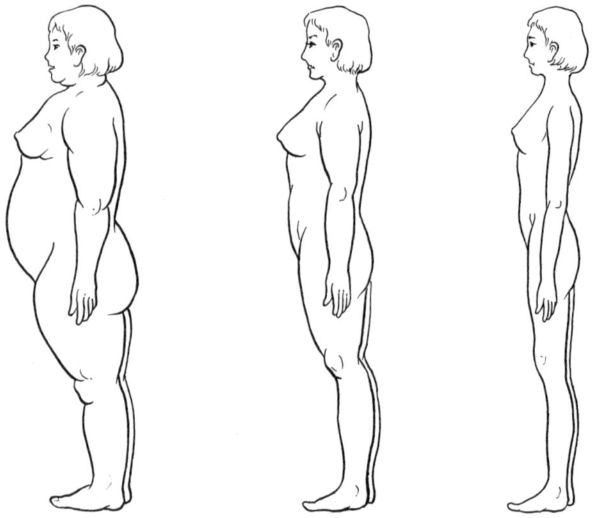

(1) (2) (3)

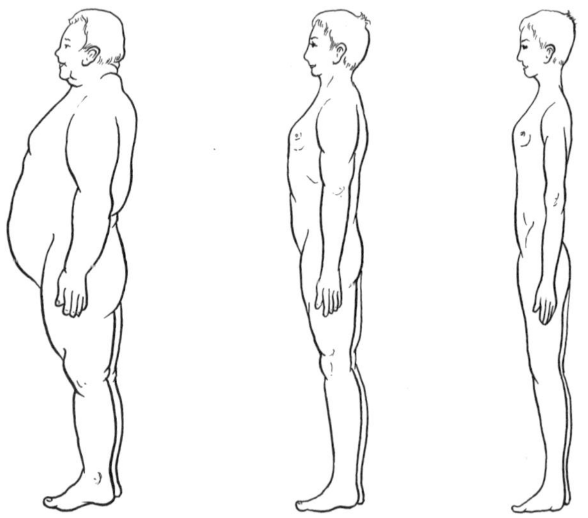

(1) (2) (3)

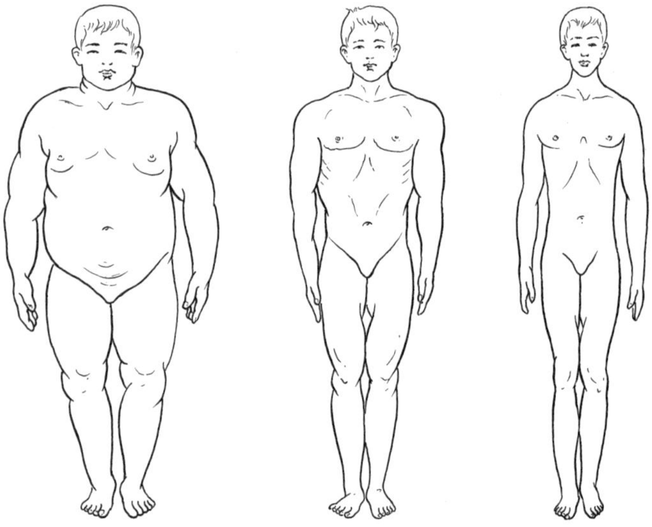

(1) 肥胖型 (2) 中间型 (3) 瘦长型

图 1-3-3

肢粗壮、较短，头部较大，头顶平坦，面部较宽。

体型并不是一成不变的，体型的变化受多种因素的影响，如遗传因素、环境因素及社会条件等，同时，体型的种族差异也较大，如拉丁人种具有典型的"小提琴"样体型，局部脂肪沉积于髋骨和转子间；日耳曼族和北欧人具有"救生衣"样体型，局部脂肪沉积于髋周围和腹部周围；蒙古人种局部脂肪沉积于腰部至胸部；黑色人种臀部较为肥大。

三、乳 房

乳房的美学包括女性及男性乳房美学两个方面，这里主要描述的是女性乳房。

女性乳房是一功能器官，因它以乳汁哺育新的生命，女性乳房又是一形体器官，它是女性形体美的最显著标志。丰满而有弹性的女性乳房，是女性妩媚、具有青春活力和自信的象征。乳房的形态及体积是女性形体美的重要指标。年龄不是引起乳房形态改变的主要因素，而哺乳与乳房的形态（如乳房的下垂或乳头下移等）有一定的关系。

（一）乳房的位置（图 1-3-4）

乳房上部起自锁骨肋骨接合处，外侧达腋中线，内侧弧形至胸骨中线，下部即乳房下皱

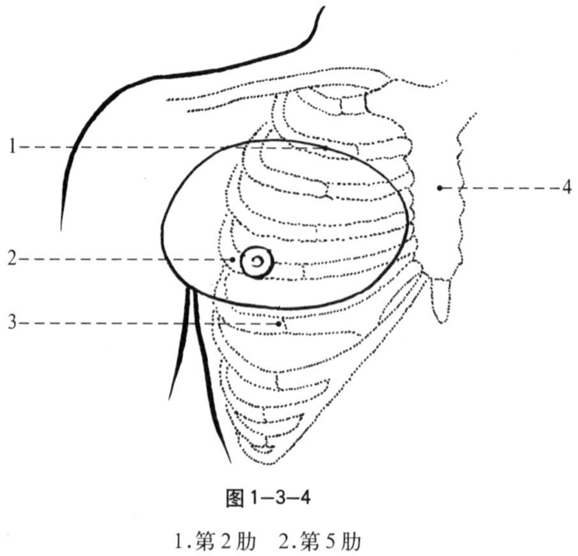

图 1-3-4

1.第 2 肋 2.第 5 肋
3.第 6 肋 4.胸骨体

襞，位于第6肋间隙，老年妇女或是较大乳房的女性，乳房下皱襞可降到第7肋间隙。一般乳房在锁骨中线上位于第3～6肋骨之间，或是第2～6肋间隙之间。

（二）乳房的形态

乳房的形态分为四种类型（图1–3–5）：

Ⅰ.圆盘型：乳房前突的长度小于乳房基部的半径。

Ⅱ.半球型：乳房前突的长度等于乳房基部的半径。

Ⅲ.圆锥型：乳房前突的长度大于乳房基部的半径。

Ⅳ.下垂型：乳房前突的长度更大且乳头部下垂。

上述类型中以圆锥型乳房最富有美感。

（三）乳房的体积

乳房的体积与身高、体重及体内雌激素水平等多种因素有关，我国女性标准乳房体积为250～350mL。

（四）乳头及乳晕

多数女性乳头的位置在第4～6肋骨水平，立位时，胸骨上切迹至乳头的距离一般为18～24cm，乳头间距平均为18～24cm，胸骨中线至乳头距离为9～12cm，乳房下皱襞至乳头的距离为5～7cm，平均为6cm。

乳晕直径为3.5～4.5cm，乳晕皮肤有色素，一般呈棕褐色，乳晕区有许多小圆形突起，为乳晕腺。

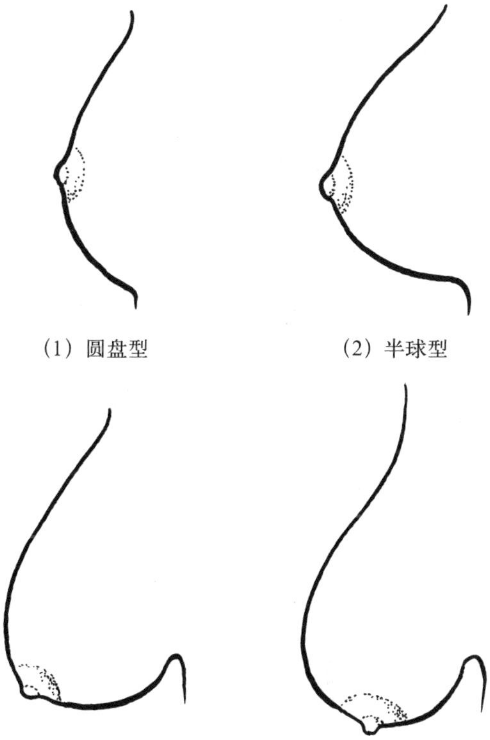

（1）圆盘型 （2）半球型

（3）圆锥型 （4）下垂型

图1–3–5

四、腿型分类

腿型可分为三种（图1–3–6）：

1.直型腿：站立时，两膝和两腿的内侧面相接触。

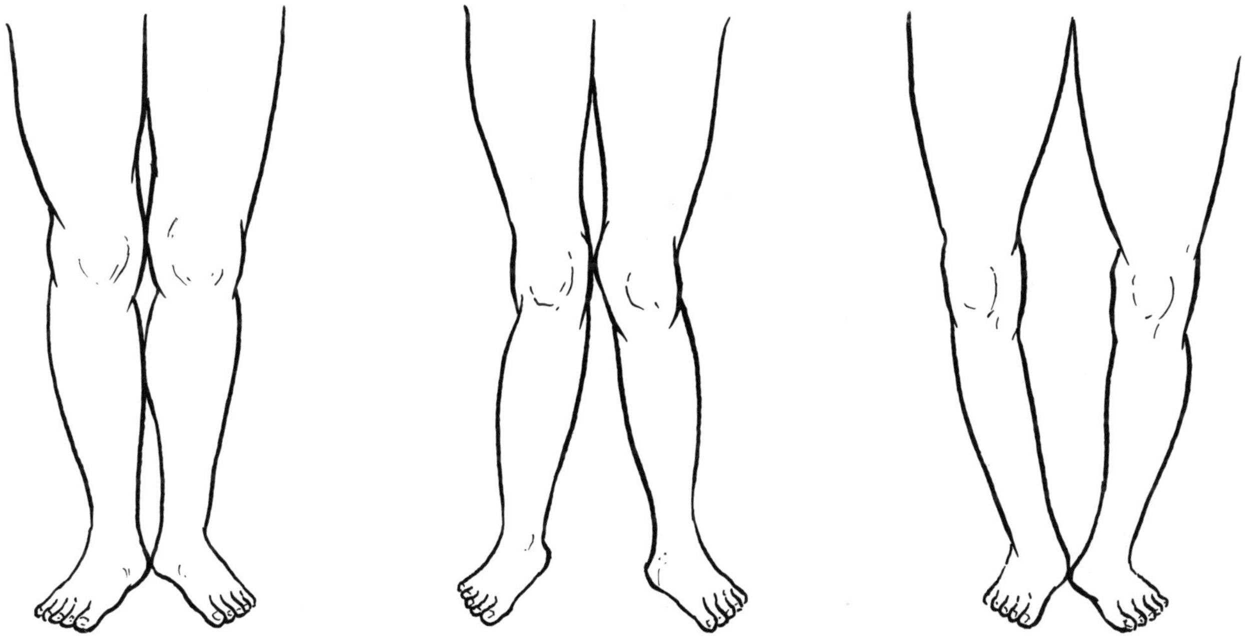

（1）直型腿 （2）X型腿 （3）O型腿

图1–3–6

2.X 型腿：站立时，两膝的内侧面相接触，但两脚分开。

3.O 型腿：站立时，两脚的内侧面相接触，但两膝分开。

第四节 人体的测量

人体美除我们用眼观察，在交流和探讨的过程中尚需借助一些体表标志、测量数字来体现。

一、头面部测量的体表标志及测量方法

（一）头面部测量的体表标志（图 1-4-1）

1.**眉间点**：两侧眉弓之间在正中矢状面上最向前突出之点。

2.**眉间上点**：左右眉毛上缘的切线与正中矢状面的交点。

3.**额中点**：左右额结节最高点的连线与正中矢状面的交点。

4.**发缘点**：前额发际与正中矢状面的交叉点。

5.**前囟点**：颅骨冠状缝与矢状缝的交点。此点仅在幼儿才能找到。

6.**头顶点**：头的位置处于眼耳平面时，头顶在正中矢状面上的最高点。

7.**头后点**：头的枕部在正中矢状面上最向后突出之点，即距离眉间最远之点。

8.**枕外隆凸点**：位于枕外隆凸的尖端。

9.**额颞点**：额部两侧颞嵴弧最向内侧的两对称点，通常位于眉毛上外侧缘之上方。

10.**耳屏点**：外耳道前方耳屏软骨上缘起始部向耳轮脚基部的头侧部皮肤移行的一点。

11.**头侧点**：头的两侧最向外突出之点。

12.**鼻根点**：额鼻缝与正中矢状面相交之点。

13.**鼻梁点**：鼻部正中矢状面的最凹点。

14.**鼻下点**：鼻中隔向上唇转折之点。

15.**鼻尖点**：鼻尖最向前突出的一点。

16.**龈点**：上颌左右中门齿间的牙龈在正中矢状面上最向下突出的一点。

17.**口裂点**：上下唇闭合时，口裂的正中点。

18.**上唇中点**：上唇红唇缘与正中矢状面的交点。

19.**下唇中点**：下唇红唇缘与正中矢状面的交点。

20.**口角点**：在口裂的两侧外角上，上下唇移行部在外侧端相接之点。

21.**颏下点**：头部固定于眼耳平面时，颏部在正中矢状面上最低的一点。

22.**颏上点**：颏唇沟最深处与正中矢状面的交点。

23.**颏前点**：颏部最突出处中点。

24.**眼内角点**：在眼内角上，上下眼睑缘相接之点。位于泪阜的内侧。

25.**眼外角点**：在眼外角上，上下眼睑缘相接之点。

26.**眶下点**：眶下缘最低的一点。常位于眶下缘外侧 1/3 段上，是决定眼耳平面的基点之一。

27.**眶上缘间中点**：左右的眶上缘最高点的连线与正中矢状面的交点。

28.**颧点**：也称侧颅点，颧弓上最向外侧突出的一点。

29.**鼻翼点**：鼻翼最外侧点。

30.**下颌角点**：下颌角向外、向下和向后最突出的一点。

31.**耳上点**：头部保持眼耳平面时，耳轮上缘最高的一点。

32.**耳下点**：头部保持眼耳平面时，耳垂最低的一点。

33.**耳后点**：头部保持眼耳平面时，耳轮后缘向后最突出的一点。

34.**耳上基点**：耳廓基线（即耳廓与头颅连接处的轮廓线）的最上端，即颅耳角的最低点。

35.**耳下基点**：耳廓基线的下端。

36.**耳前点**：头部保持眼耳平面时，耳廓基线上与耳后点等高一点。

37.**耳结节点**：达尔文结节的尖端。

38.**乳突点**：乳突外表上最低的一点。

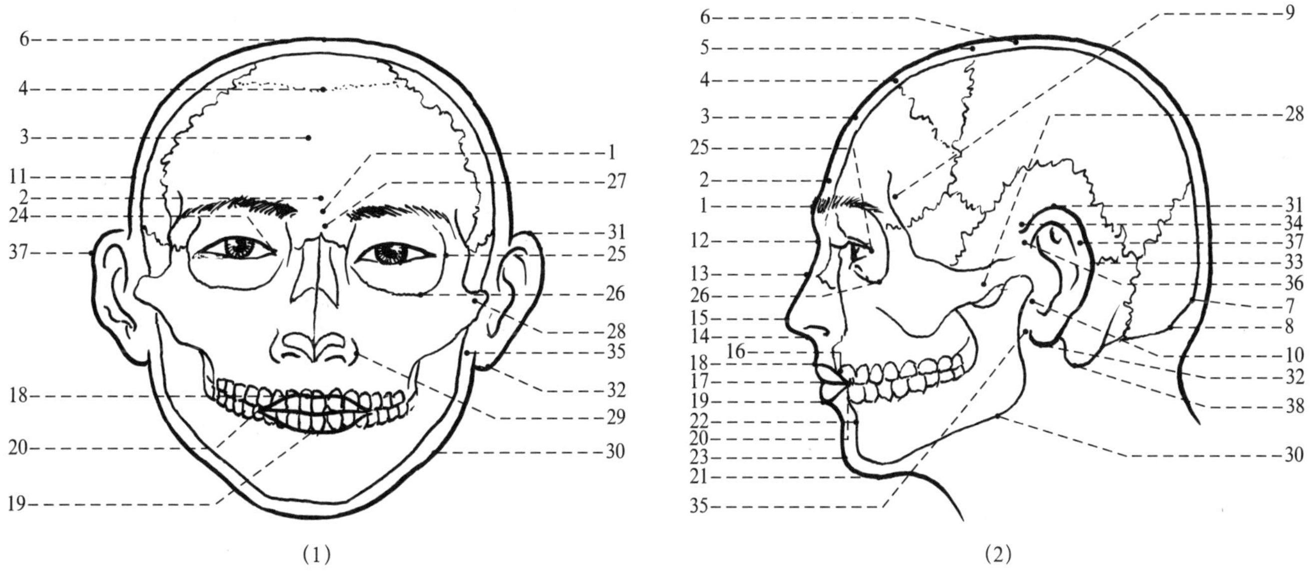

图 1—4—1

1.眉间点　2.眉间上点　3.额中点　4.发缘点　5.前囟点　6.头顶点　7.头后点　8.枕外隆凸点　9.额颞点　10.耳屏点　11.头侧点　12.鼻根点　13.鼻梁点　14.鼻下点　15.鼻尖点　16.龈点　17.口裂点　18.上唇中点　19.下唇中点　20.口角点　21.颏下点　22.颏上点　23.颏前点　24.眼内角点　25.眼外角点　26.眶下点　27.眶上缘间中点　28.颧点　29.鼻翼点　30.下颌角点　31.耳上点　32.耳下点　33.耳后点　34.耳上基点　35.耳下基点　36.耳前点　37.耳结节点　38.乳突点

（二）头面部的测量方法

1.**头最大长**：眉间点至头后点之间的直线距离（图 1—4—2）。

2.**头最大宽**：左右头侧点之间的直线距离（图 1—4—3）。

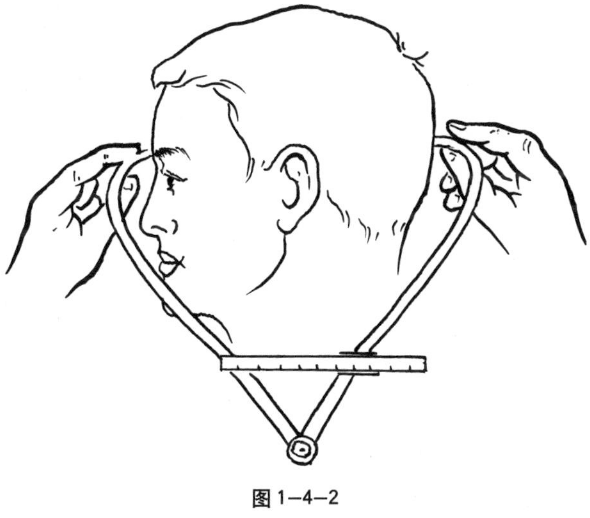

图 1—4—2

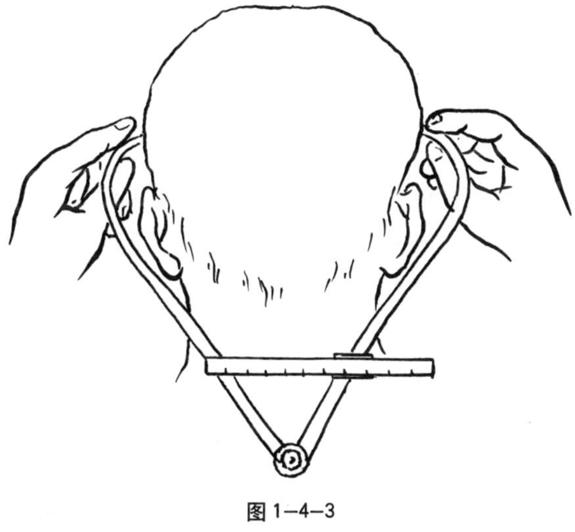

图 1—4—3

3.**额最小宽**：左右侧额颞点之间的直线距离（图 1—4—4）。

4.**两耳屏间宽**：左右侧耳屏点之间的直线距离（图 1—4—5）。

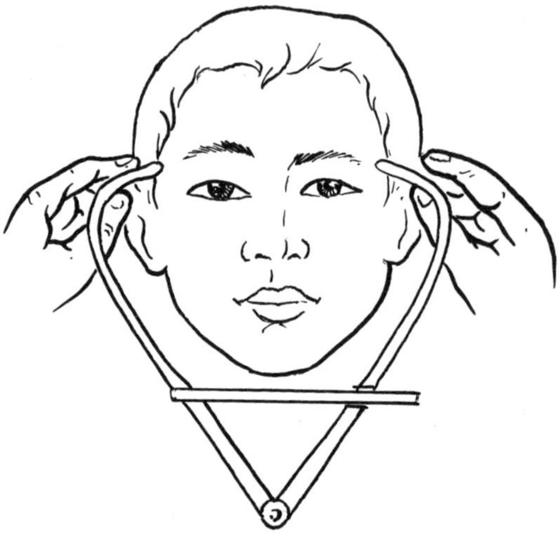

图 1–4–4

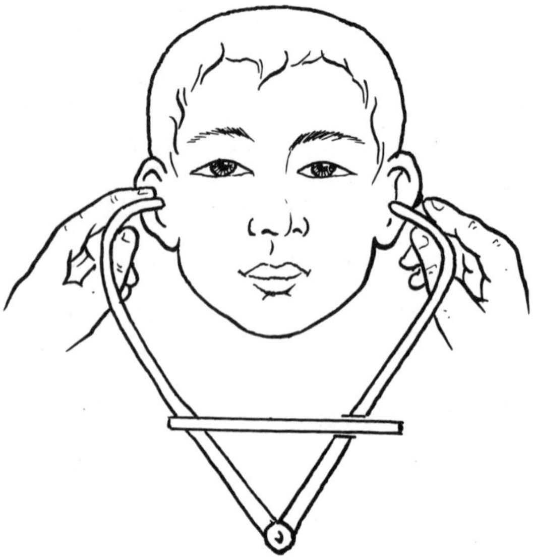

图 1–4–5

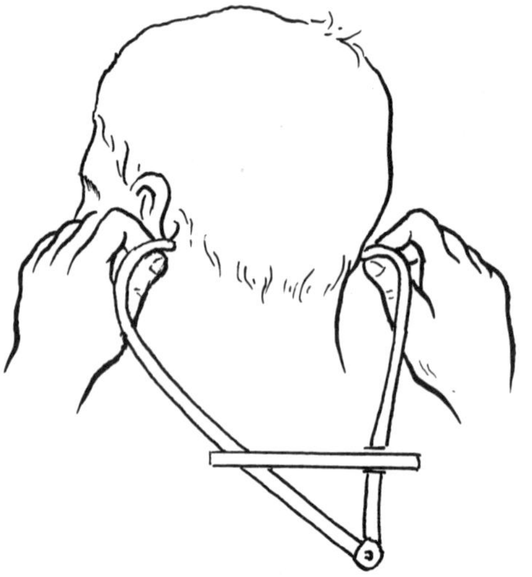

图 1–4–6

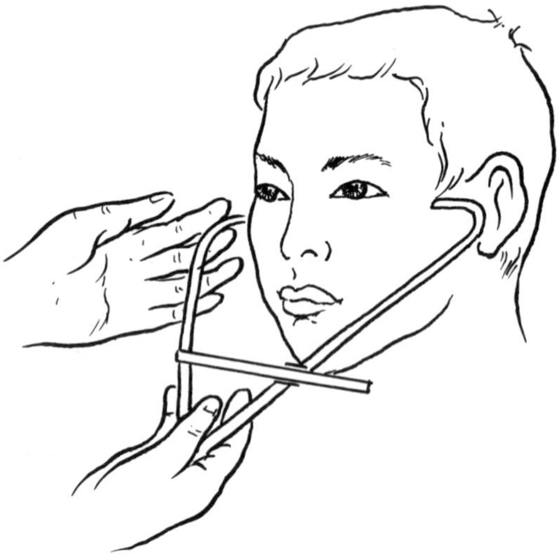

图 1–4–7

5.**两乳突间宽**：左右侧乳突点之间的直线距离（图 1–4–6）。

6.**面宽**：左右侧颧点之间的直线距离（图 1–4–7）。

7.**两下颌角宽**：左右下颌角点之间的直线距离（图 1–4–8）。

8.**两眼内眦宽**：左右侧眼内眦点之间的直线距离（图 1–4–9）。

9.**两眼外眦宽**：左右侧眼外眦点之间的直线距离（图 1–4–10）。

10.**瞳孔间距**：两眼正视前方时，左右瞳孔中心之间的直线距离。

11.**睑裂宽**：同一眼的眼外眦点至眼内眦点之间的直线距离。

12.**容貌耳宽**：耳前点至耳后点之间的直线距离。（图 1–4–11）。

13.**形态耳宽**：耳上基点至耳下基点之间的直线距离。

14.**鼻宽**：左右侧鼻翼点之间的直线距离（图 1–4–12）。

15.**口裂宽**：左右侧口角点之间的直线距离（图 1–4–13）。

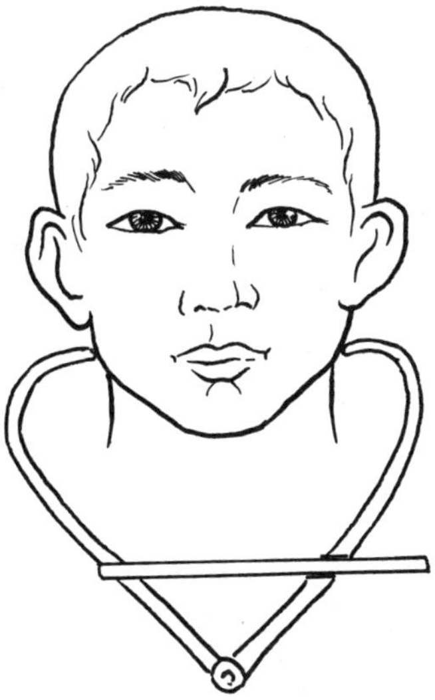

图 1–4–8

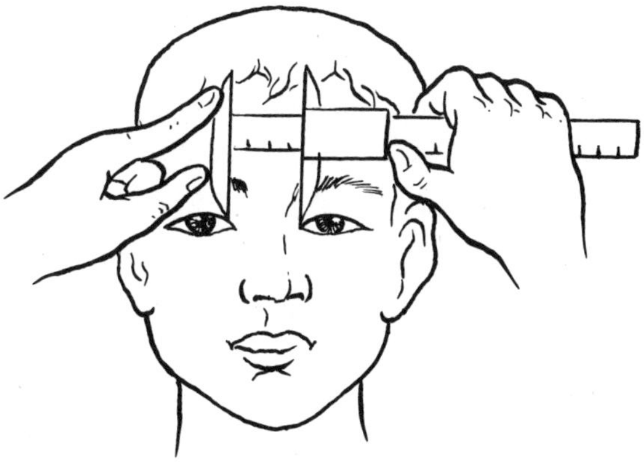

图 1–4–9

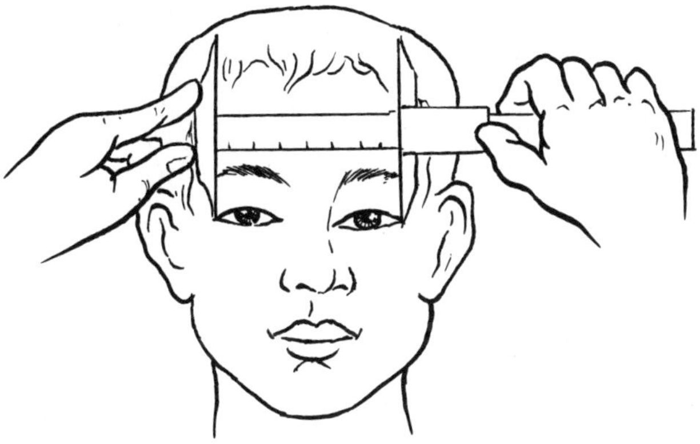

图 1–4–10

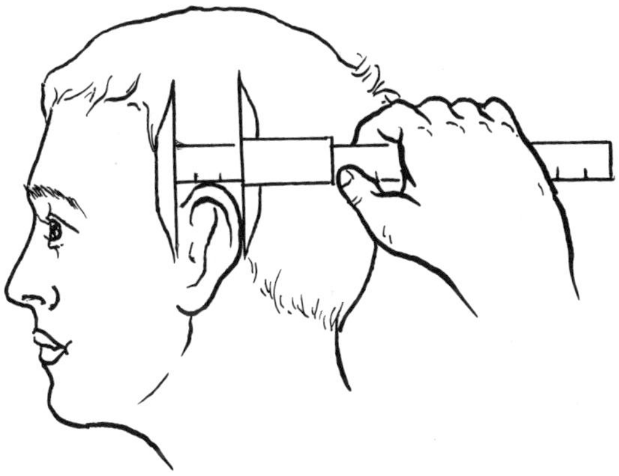

图 1–4–11

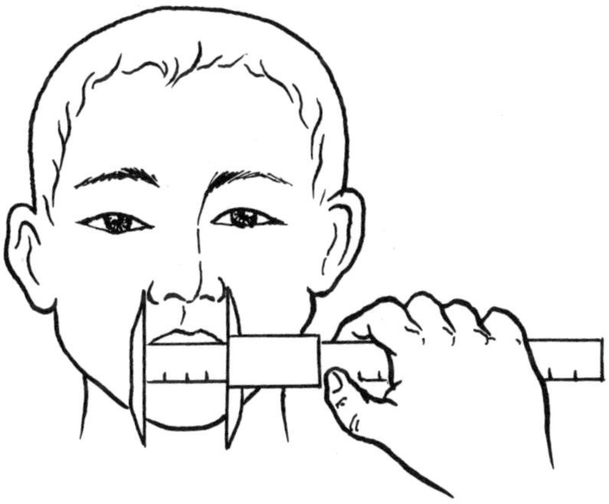

图 1–4–12

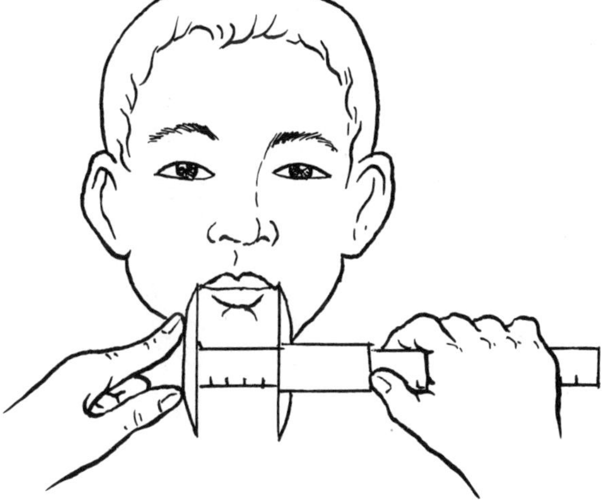

图 1–4–13

16.**头耳高**：头部固定于眼耳平面时，自头顶点至耳屏点之间的投影距离（图 1–4–14）。
17.**全头高**：头部固定于眼耳平面时，自颏下点至头顶点之间的投影距离。
18.**容貌面高**：发缘点至颏下点的距离。
19.**容貌额高**：发缘点至鼻根点之间的投影距离。
20.**形态面高**：鼻根点至颏下点的直线距离（图 1–4–15）。
21.**形态上面高**：鼻根点至龈点的直线距离。
22.**容貌上面高**：鼻根点至口裂点的直线距离。
23.**鼻高**：鼻根点至鼻下点之间的直线距离（图 1–4–16）。

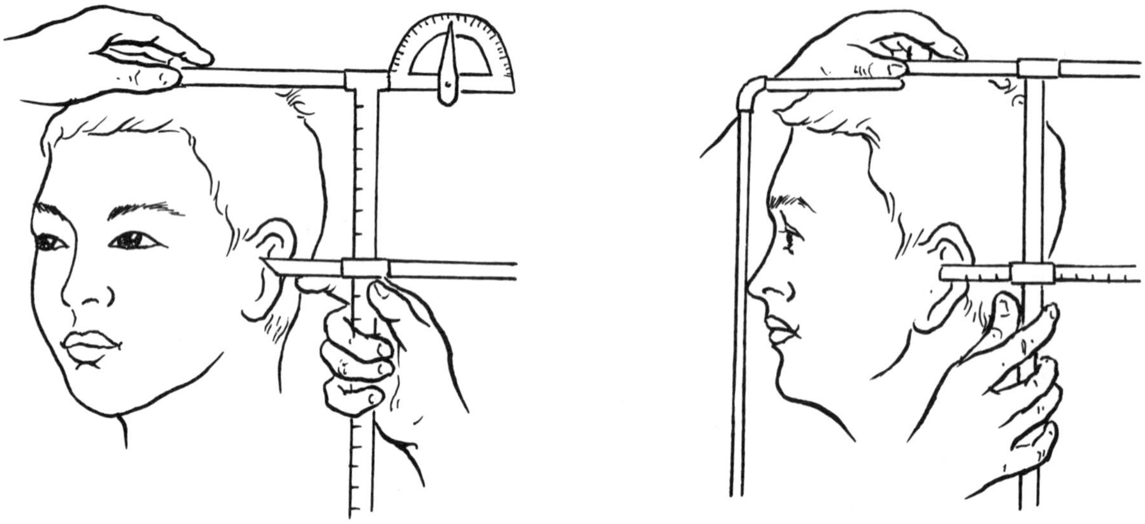

（1） （2）

图 1–4–14

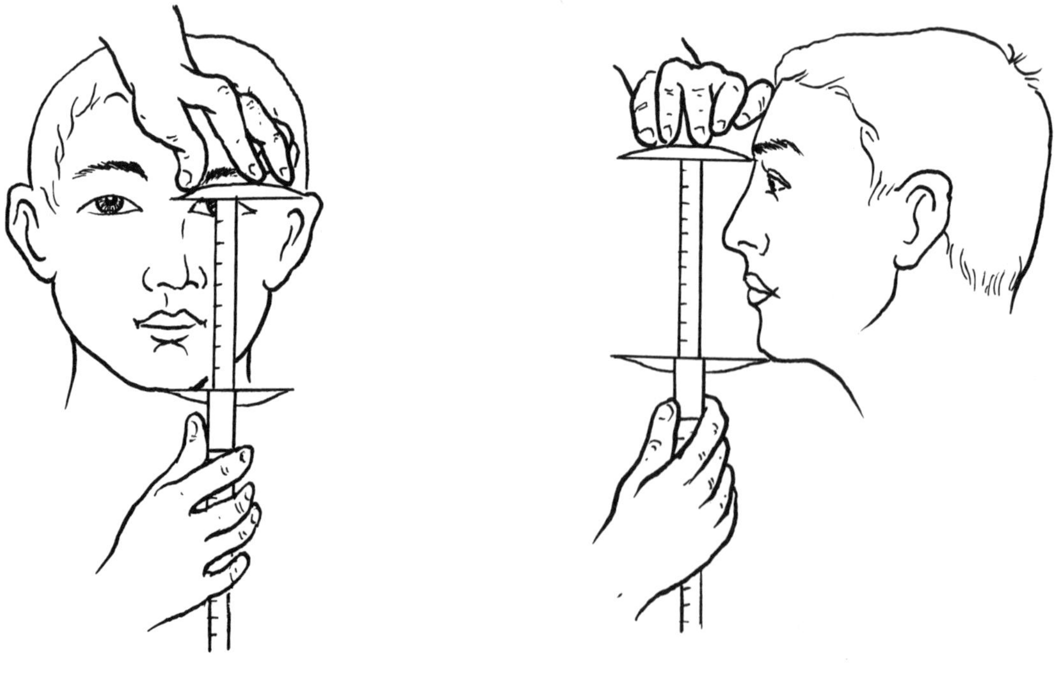

（1） （2）

图 1–4–15

24.鼻长：鼻根点至鼻尖点之间的距离。

25.鼻深：鼻下点至鼻尖点之间的投影距离。

26.唇高：上唇中点至下唇中点之间的直线距离（图 1−4−17）。

27.颏高：口裂点至颏下点之间的直线距离。

28.容貌耳长：耳上点至耳下点之间的直线距离（图 1−4−18）。

29.形态耳长：达尔文结节至耳屏上方耳前切迹凹陷部最深点之间的直线距离。

30.头水平围：经眉间点和头后点测得的围度。

31.各种理想的面部平面：Gonzales−Ulloa 和 Stevent（1968）报告理想的平面式鼻根点（N）与颏前点（Pog）的连线，又称子午线；Ricketts（1968）描述从鼻尖点到颏前点连线，上下唇的前点各自后退 4mm 和 2mm，为评价下面部的标准平面；Burstone（1967）主张鼻下点到颏前点连线为标准平面，其上、下唇最前点各自前突 3.5mm 和 2.2mm（图 1−4−19）。

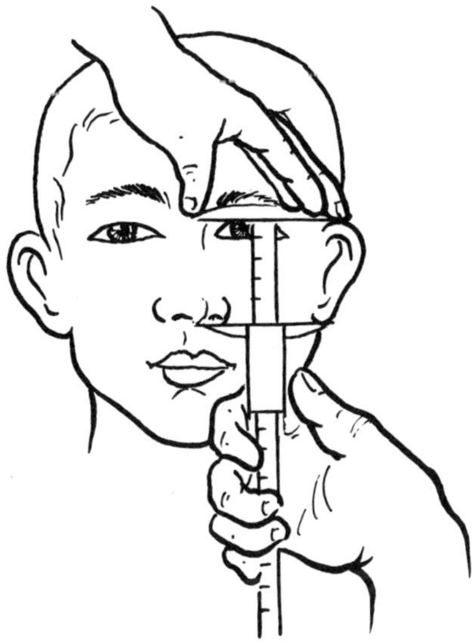

图 1−4−16

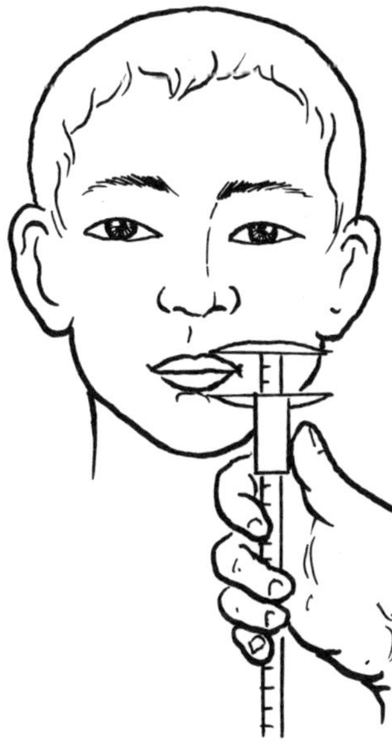

图 1−4−17

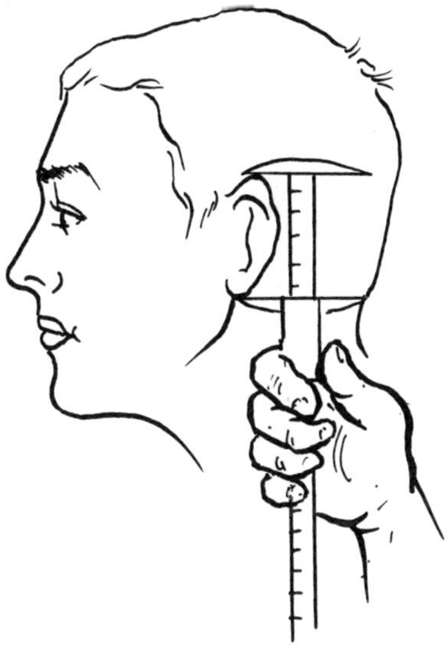

图 1−4−18

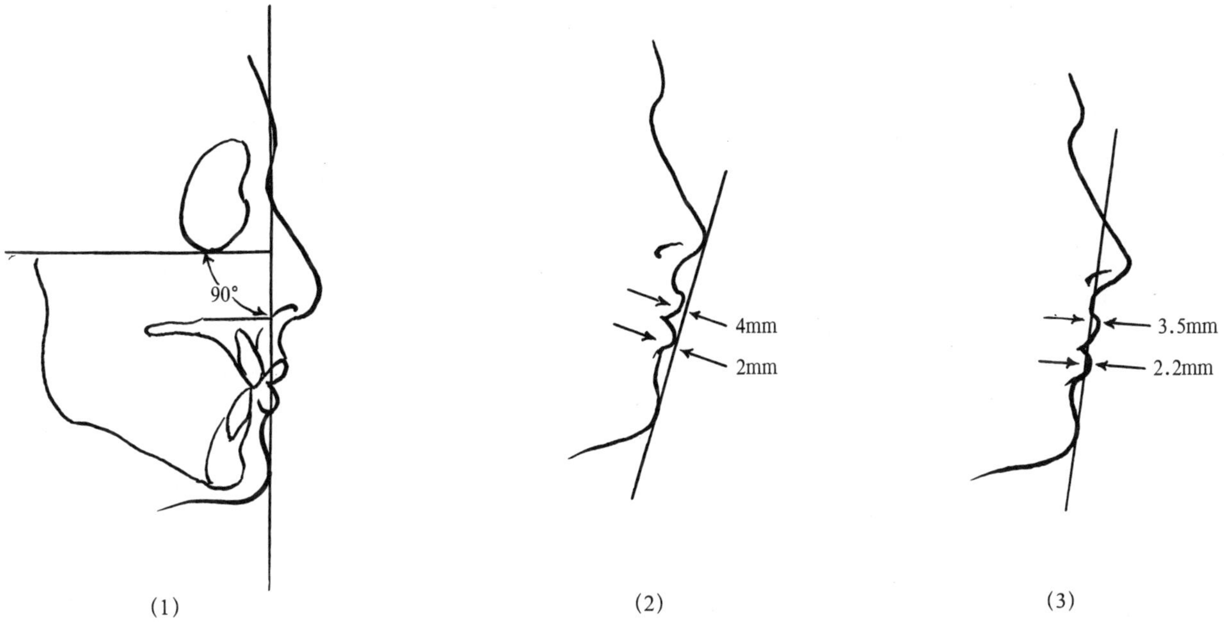

图 1−4−19

32.颅耳角：耳廓与头颅侧面的夹角。

33.鼻唇角e：鼻小柱前端至鼻底与上唇红间的角。正常值90°～105°(图1–4–20)。

34.鼻面角b：鼻根垂线与鼻背线的夹角。正常值30°～50°。

35.鼻尖角c：鼻背线与鼻小柱线的夹角。正常值85°～95°。

36.鼻基底角d：头侧位于眼耳平面时鼻小柱与水平线的夹角。正常值5°～10°。

37.鼻额角a：鼻背与前额的夹角。

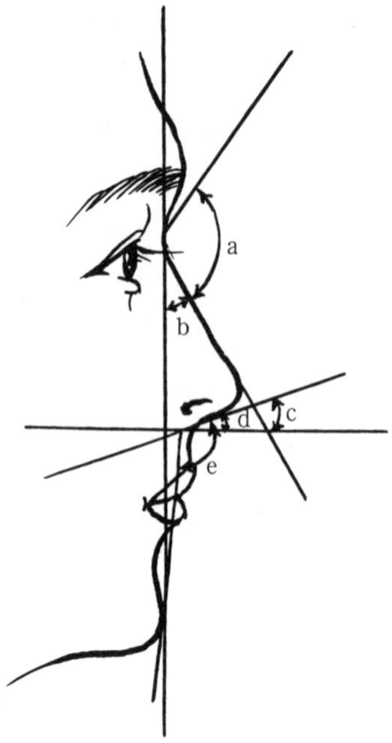

图1–4–20

二、体部测量的体表标志及测量方法

（一）体部测量的体表标志（图1–4–21～图1–4–23）

1.喉结点：在正中矢状面上，喉结最向前突出的一点。

2.颈根外侧点：在外侧颈三角上，斜方肌前缘与颈根外侧部位上，连接颈窝点和颈点的曲线之交点。

3.颈窝点：左右侧锁骨胸骨端上缘的连线与正中矢状面的交点。

4.胸上点：胸骨柄上缘的颈静脉切迹与正中矢状面的交点。

5.胸中点：左右第4胸肋关节上缘的连线与正中矢状面的交点。

6.胸下点：胸骨体下缘与正中矢状面的交点。

7.乳头点：乳头中心点。仅在儿童、男性和乳房不下垂的女性才能确定测点。

8.脐点：脐的中心点。

9.耻骨联合点：耻骨联合上缘与正中矢状面的交点。

10.颈点：第7颈椎棘突尖端的点。

11.腰点：第5腰椎棘突尖端的点。

12.肩峰点：肩胛骨的肩峰外侧缘上，最向外突出的一点。

13.腋窝前点：在腋窝前裂上端，胸大肌附着部的最下端之点。

14.腋窝后点：在腋窝后裂上端，大圆肌附着部的最下端之点。

15.肩胛骨下角点：肩胛骨下角的最下点。

16.桡骨点：桡骨小头上缘的最高点。

17.肘尖点：尺骨鹰嘴在肘背侧面的最突出之点。

18.指尖点：中指尖端之点。

19.指点：各指第1节指骨底背面最向上突出的一点。

20.髂嵴点：髂骨嵴最向外突出之点。

21.髂前上棘点：髂前上棘最向前下方突出的一点。

22.髂后上棘点：髂后上棘最向后方突出的一点。

23.大转子点：股骨大转子最高的一点。

24.髌骨中点：髌骨底最高点与髌骨尖最下端连线的中点。

25.腓骨头点：腓骨小头最向外侧突出的一点。

26.胫骨点：胫骨内侧髁的内侧缘上最高的一点。

27.内踝点：胫骨内踝尖端最向下方的一点。

28.外踝点：腓骨外踝最下端的一点。

29.跟点：直立位时，足跟最向后突出的一点。

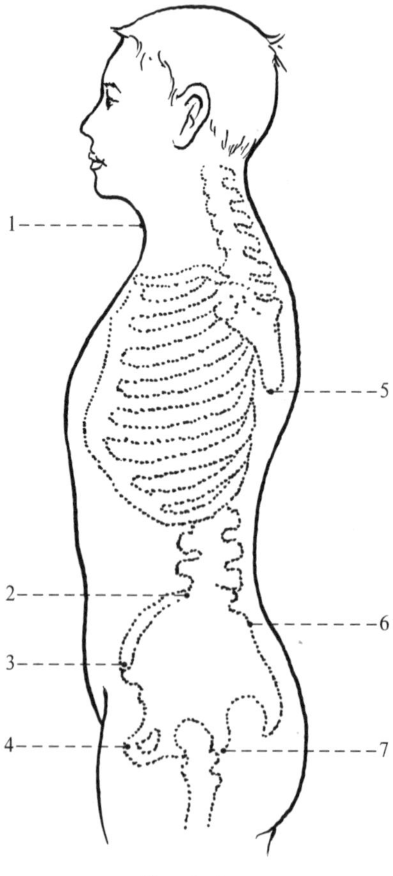

图1–4–21

1.喉结点　2.腰点　3.髂前上棘点
4.耻骨联合点　5.肩胛骨下角点
6.髂后上棘点　7.大转子点

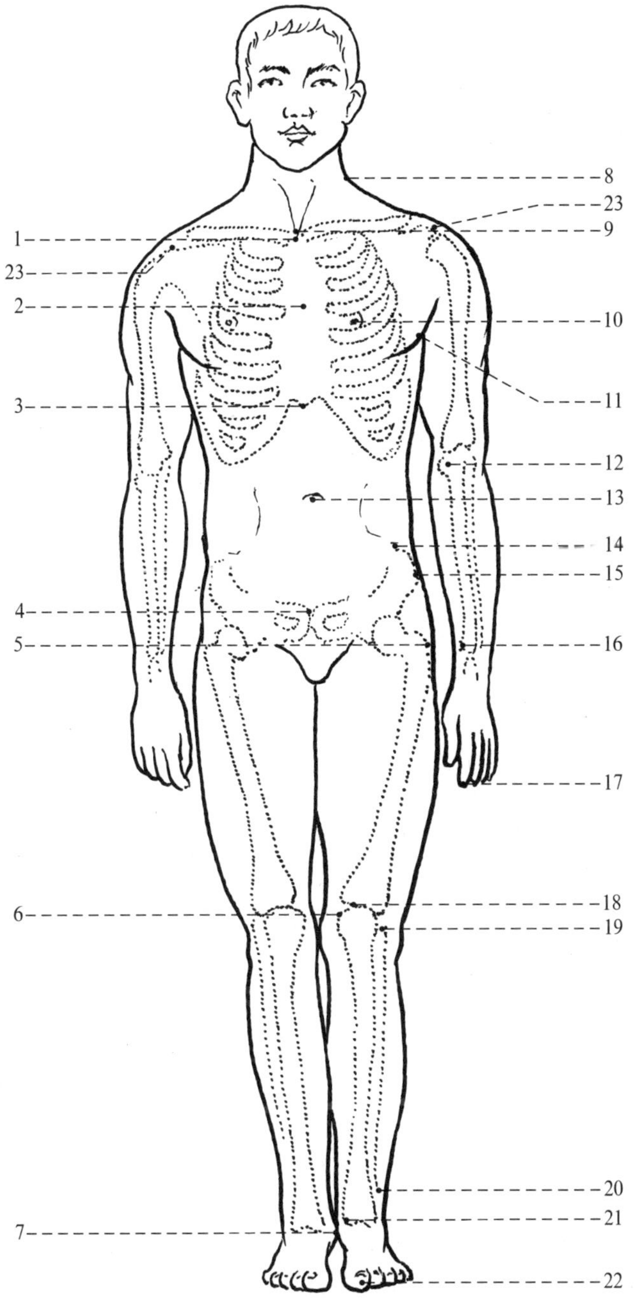

图 1–4–22

1.胸上点　2.胸中点　3.胸下点　4.耻骨联合点　5.大转子点　6.胫骨点　7.跟点　8.颈根外侧点　9.颈窝点　10.乳头点　11.腋窝前点　12.桡骨点　13.脐点　14.髂嵴点　15.髂前上棘点　16.桡骨茎突点　17.指尖点　18.髌骨中点　19.腓骨头点　20.外踝点　21.内踝点　22.趾尖点　23.肩峰点

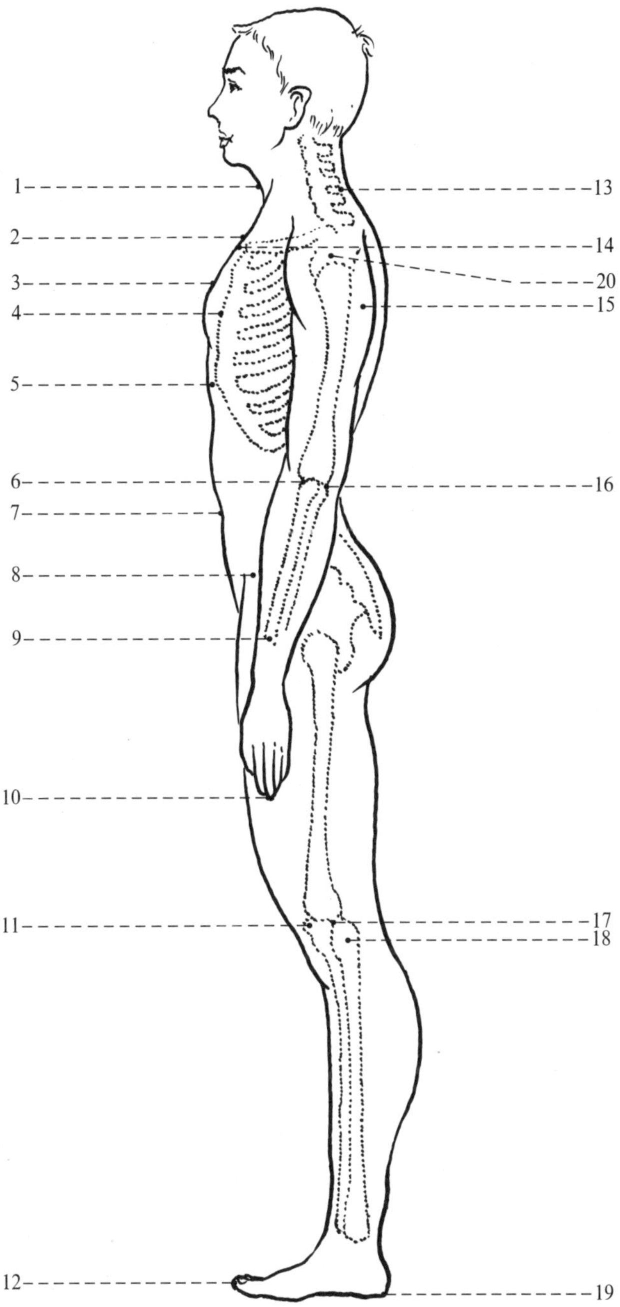

图 1–4–23

1.喉结点　2.颈窝点　3.胸中点　4.乳头点　5.胸下点　6.桡骨点　7.脐点　8.髂前上棘点　9.桡骨茎突点　10.指尖点　11.胫骨点　12.趾尖点　13.颈点　14.胸上点　15.腋窝后点　16.肘尖点　17.髌骨中点　18.腓骨头点　19.跟点　20.肩峰点

30.趾尖点：直立位时，足尖最前方突出的一点。

31.桡骨茎突点：桡骨茎突最突出的部位。

（二）体部的测量方法

1.体高的测量（图 1–4–24，图 1–4–25）：即测量各测点至地面的垂直距离。

（1）中指指尖上举高：上肢垂直上举时，自中指指尖点至地面的垂直距离。

（2）中指指点上举高：上肢垂直上举时，自中指指点至地面的垂直距离。
（3）身高：直立位头顶点至地面的垂直距离。
（4）颏下点高：颏下点至地面的垂直距离。
（5）乳头高：乳头点至地面的垂直距离。
（6）脐高：脐点至地面的垂直距离。
（7）耻骨联合高：耻骨联合点至地面的垂直距离。
（8）颈点高：颈点至地面的垂直距离。
（9）腰点高：腰点至地面的垂直距离。
（10）腰围高：最小腰围处至地面的垂直距离。
（11）髂嵴高：髂嵴点至地面的垂直距离。
（12）髂后上棘高：髂后上棘点至地面的垂直距离。
（13）大转子高：大转子点至地面的垂直距离。
（14）膝高：髌骨中点至地面的垂直距离。

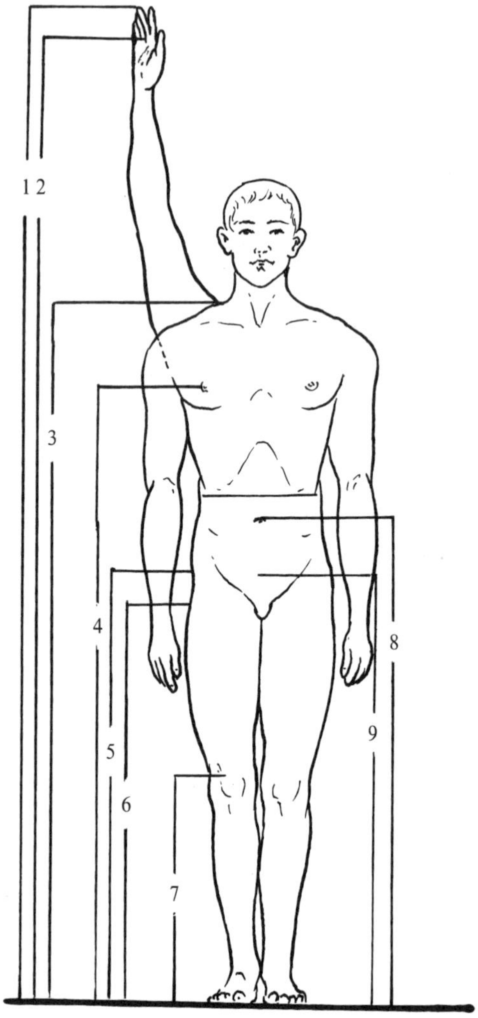

图 1-4-24

1.中指指尖上举高　2.中指指点上举高　3.颈点高　4.乳头高　5.髂嵴高　6.大转子高　7.膝高　8.脐高　9.耻骨联合高

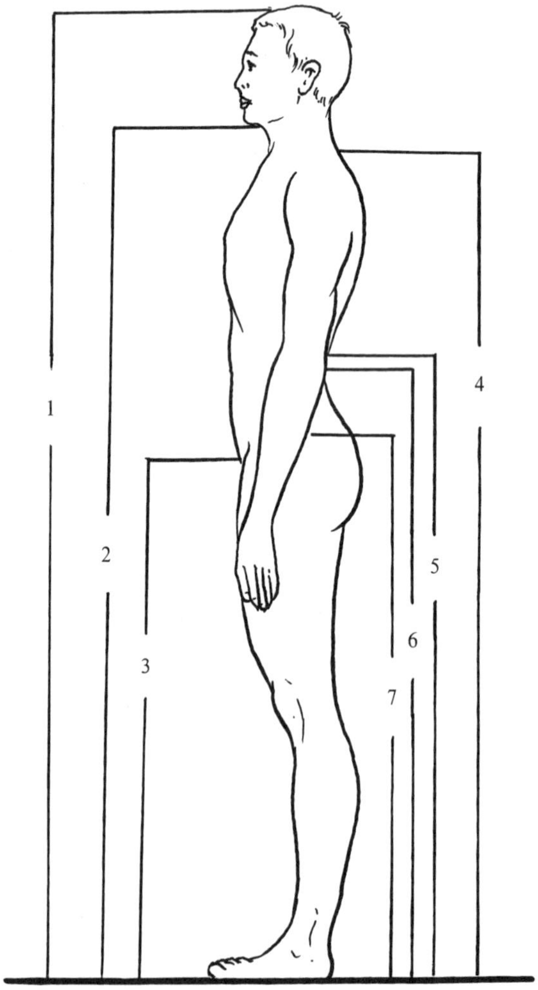

图 1-4-25

1.身高　2.颏下点高　3.耻骨联合高　4.颈点高　5.腰点高　6.腰围高　7.髂后上棘高

2.体宽的测量法（图1–4–26，图1–4–27）

（1）最大体宽：左右两上肢下垂时最向外侧突出部之间的横向水平直线的距离。

（2）颈宽：经过喉结点的颈部横向水平直线距离。

（3）肩宽：左右肩峰点之间的直线距离。

（4）最大肩宽：左右上臂三角肌部位上最向外侧突出点之间的横向水平直线距离。

（5）胸宽：在乳头点的水平面上，胸廓两侧最向外侧突出点之间的横向直线距离。

（6）乳头间宽：左右乳头点之间的直线距离。

（7）最小腰围宽：在最小腰围处的横向水平直线距离。

（8）骨盆宽：左右髂嵴点之间的直线距离。

（9）大转子点间宽：左右侧大转子最向外侧突出点之间的直线距离。

（10）髋最大宽：左右侧大腿部最向外侧突出点之间的直线距离。

（11）肩胛骨下角肩宽：左右肩胛骨下角点之间的直线距离。

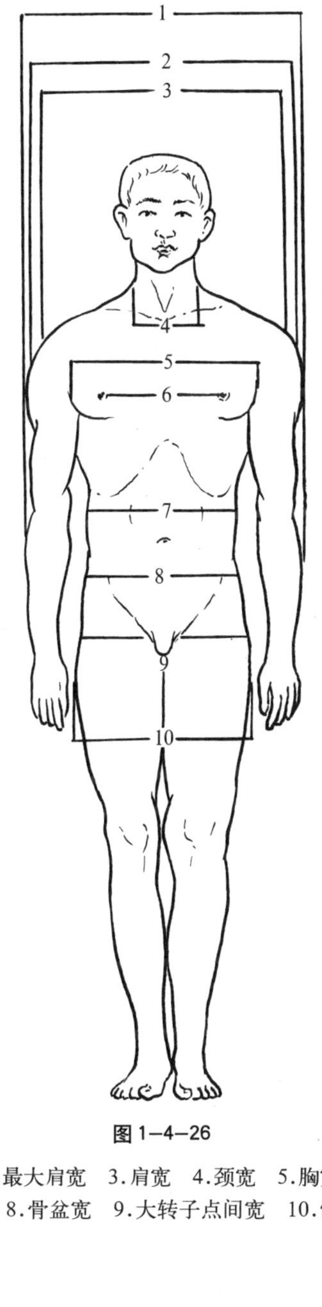

图1–4–26

1.最大体宽　2.最大肩宽　3.肩宽　4.颈宽　5.胸宽　6.乳头间宽
7.最小腰围宽　8.骨盆宽　9.大转子点间宽　10.髋最大宽

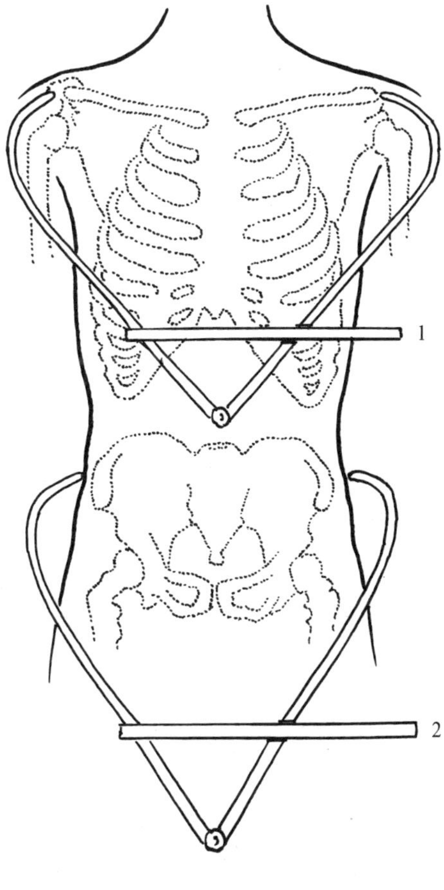

图1–4–27

1.肩宽　2.骨盆宽

3.体围的测量法（图 1-4-28～图 1-4-32）

（1）颈围Ⅰ：在喉结下方的颈部水平围长。

（2）颈围Ⅱ：经喉结点的颈部水平围长。

（3）胸围：经乳头点的胸部水平周长。

（4）最小腰围：在肋弓和髂嵴之间，腰部最细处的水平围长。

（5）腰围：经脐部中心的水平周长。

（6）腹围：经髂嵴点腹部水平围长。

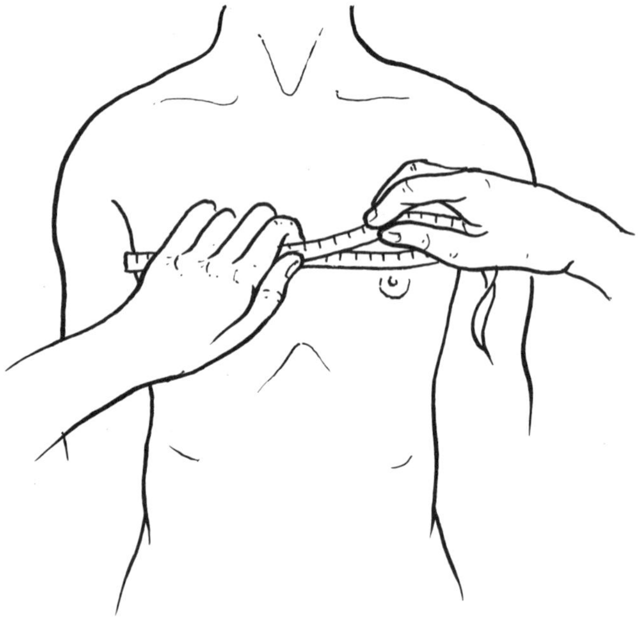

图 1-4-28　胸围

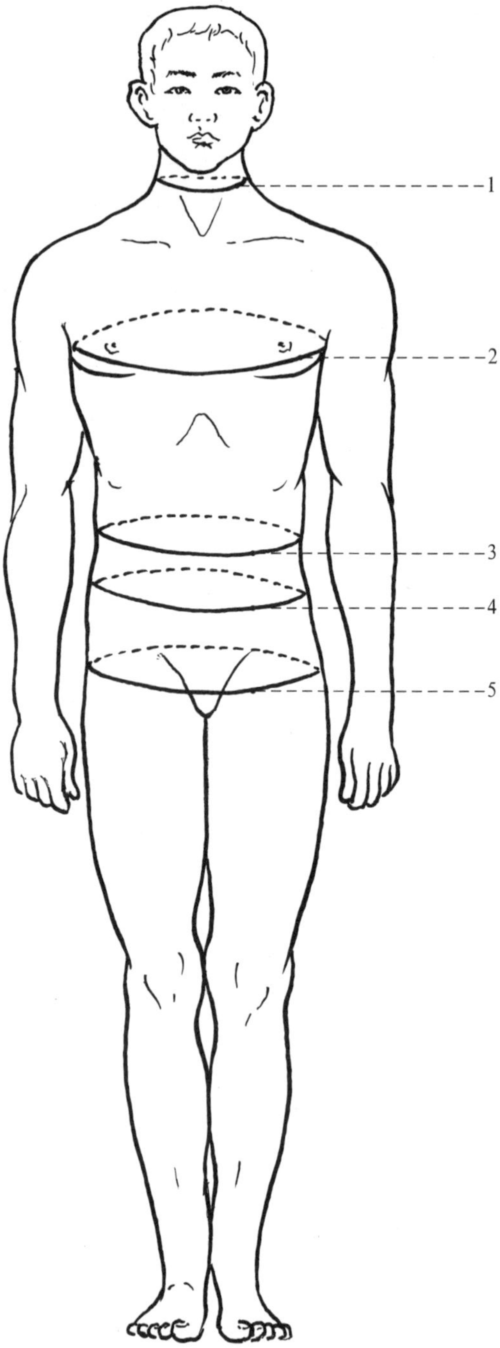

图 1-4-29

1.颈围　2.胸围　3.腰围　4.腹围　5.臀围

（7）臀围：臀部向后最突出部位的水平围长。

（8）上臂围：上臂中部的水平周长。

（9）上臂最大围：握拳、用力屈肘使肱二头肌做最大收缩时，肱二头肌最膨隆部的围长。

（10）上臂最小围：上臂最细处的水平围长。

（11）肘最大围：上臂水平向前伸展，前臂大致垂直上举，手用力握拳，经过肘尖点的水平围长。

（12）肘围：上肢自然下垂时，经肱骨内上髁和尺骨鹰嘴的水平围长。

（13）前臂最大围：上肢自然下垂时，在肘关节稍下方，前臂最粗处的水平围长。

（14）前臂最小围：在桡骨茎突和尺骨茎突的近侧，前臂最细部位的水平围长。

（15）腕关节围：经尺骨茎突点的前臂水平围长。

（16）大腿最大围：在臀沟下缘部位，大腿部肌肉向内侧最突出处的大腿水平围长。

（17）大腿中部围：在会阴和膝关节之间的中央部位，大腿水平围长。

（18）大腿最小围：膝关节上方，大腿最细处的水平围长。

（19）膝围：被测者坐于高椅上，膝部弯曲成 90°，自髌骨中点开始经腘窝再返回起点的围长。

（20）小腿最大围：小腿最膨隆部位的小腿水平围长。

（21）小腿最小围：在内踝上方，小腿最细处的水平围长。

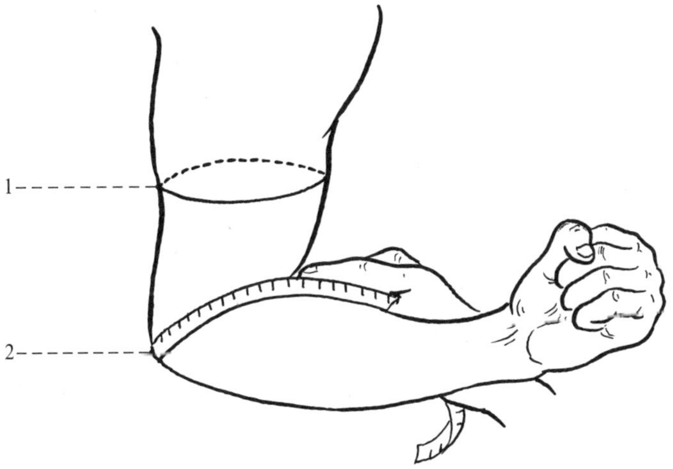

图 1-4-30

1.上臂最大围　2.肘最大围

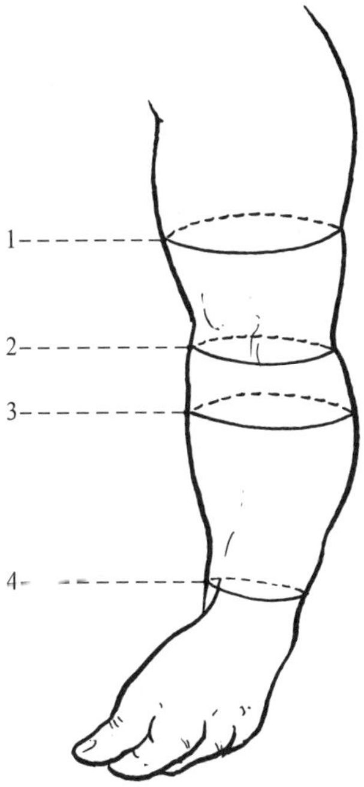

图 1-4-31

1.上臂最大围　2.肘围　3.前臂最大围　4.前臂最小围

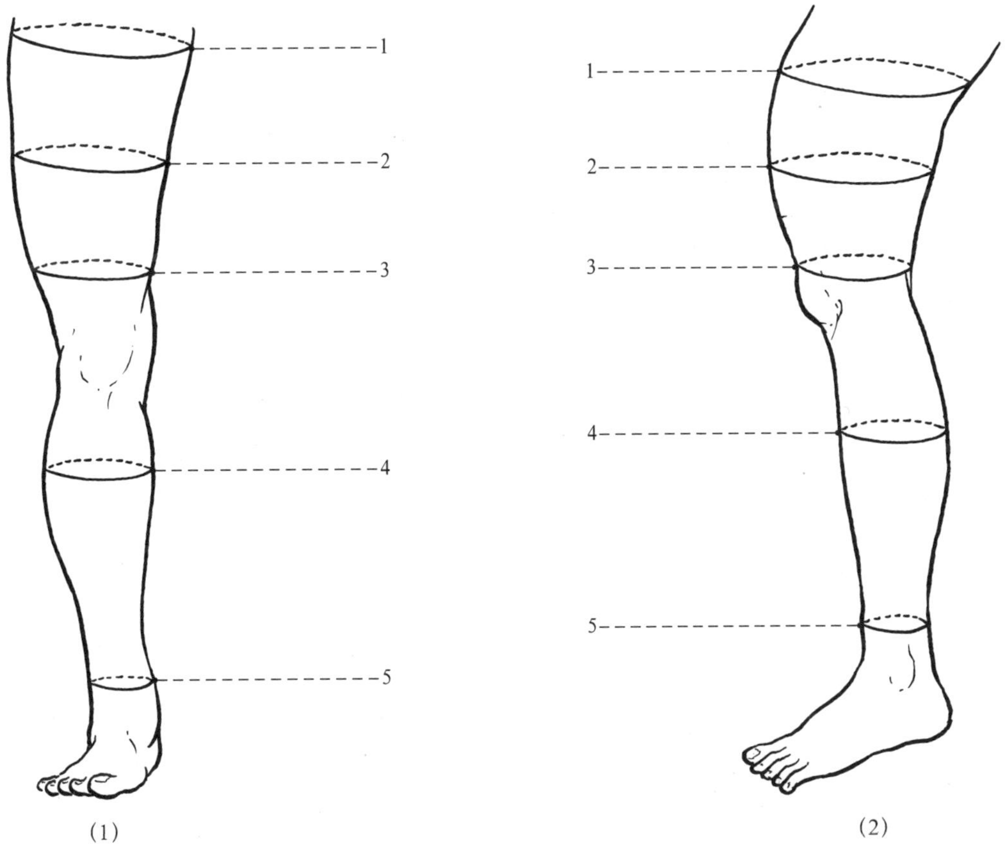

图 1-4-32

1.大腿最大围　2.大腿中部围　3.大腿最小围　4.小腿最大围　5.小腿最小围

MEIRONGWAIKEJIEPOUTUPU

美·容·外·科·解·剖·图·谱 >>>

第二章

颅颌面及颏颈部解剖

第一节　颅颌面应用解剖
第二节　颈部解剖
第三节　颅颌面、颈部常见手术及相关解剖

第一节 颅颌面应用解剖

一、头部应用解剖

（一）头部分区

头面部又分为颅脑部和面部，其分界线为经过眶上缘、颧弓和外耳道的连线。根据其解剖学特点及临床应用需要将头部细分为11个区，即额部、眶部、鼻部、颏部、口部、眶下部、颊部、颧部、枕部、颞部和头顶部（图2–1–1）。

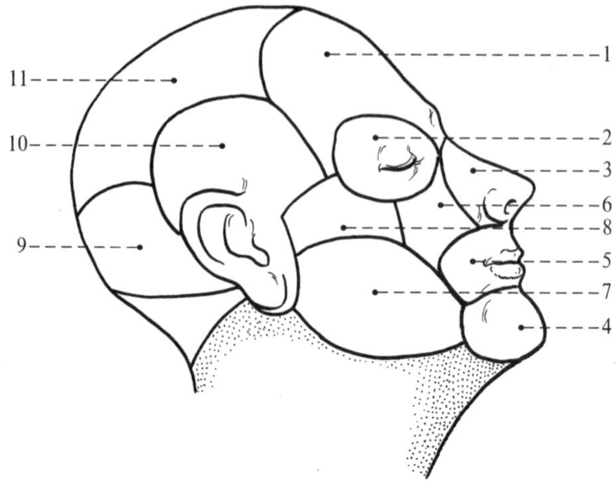

图2–1–1 头部分区

1.额部 2.眶部 3.鼻部 4.颏部 5.口部 6.眶下部 7.颊部 8.颧部 9.枕部 10.颞部 11.头顶部

（二）颅顶部层次

覆盖于此区的软组织，由浅入深分为五层（图2–1–2），即皮肤、皮下组织、颅顶肌及帽状腱膜、腱膜下蜂窝组织和颅骨外膜。软组织深面为颅顶骨（图2–1–3）。

（三）颌面部的骨性支架

由14块骨组成，其中除单一的下颌骨及犁骨外，其余均呈双对称排列，即有上颌骨、鼻骨、泪骨、颧骨、腭骨及下鼻甲。上述相邻诸骨互相连接，构成颌面部的基本轮廓，并作为软组织支架（图2–1–4，图2–1–5）。

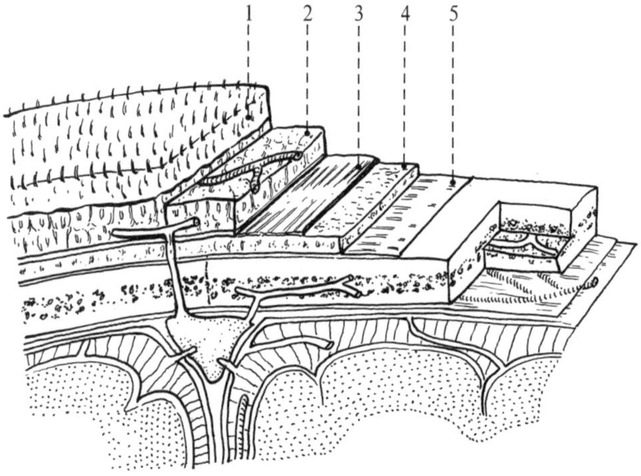

图2–1–2 颅顶部冠状切面

1.皮肤 2.皮下组织 3.帽状腱膜 4.腱膜下蜂窝组织 5.颅骨外膜

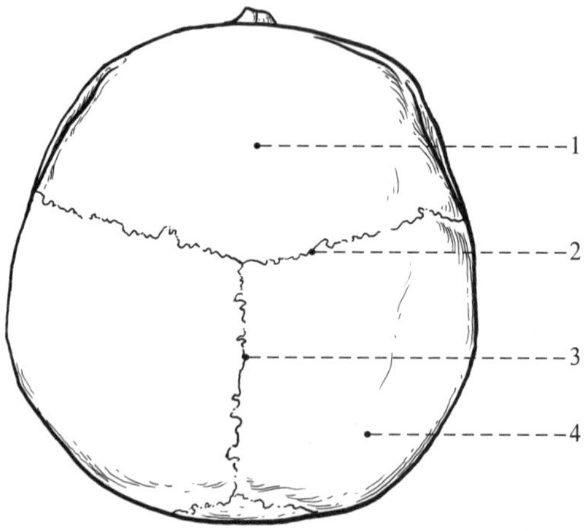

图2–1–3 颅骨顶面观

1.额骨 2.冠状缝 3.矢状缝 4.顶骨

1.上颌骨

上颌骨位于颜面中部，左右各一，互相对称，它与邻骨连接，参与眼眶底、口腔顶、鼻腔顶及侧壁、颞下窝和翼腭窝、翼上颌裂及眶下裂的构成（图2–1–6，图2–1–7）。

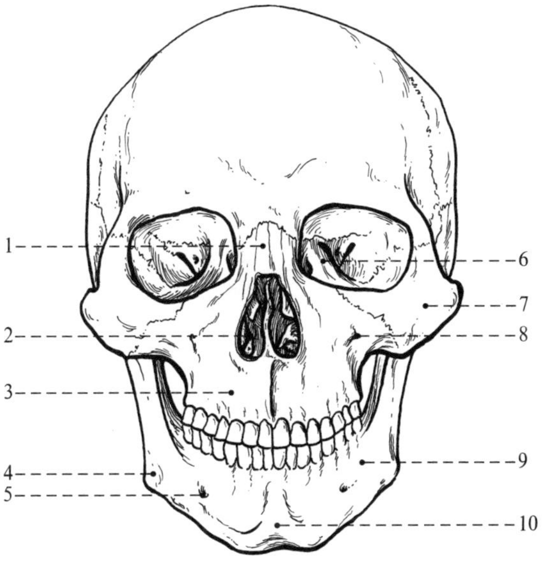

图 2-1-4　颅骨（正面观）

1.鼻骨　2.下鼻甲　3.上颌骨　4.下颌角　5.颏孔　6.泪骨　7.颧骨　8.眶下孔　9.下颌骨　10.颏三角

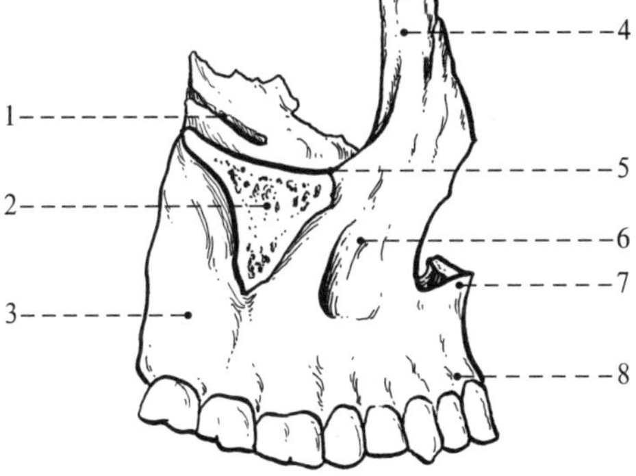

图 2-1-6　上颌骨（前外侧观）

1.眶下沟　2.颧突　3.上颌结节　4.额突　5.眶下缘　6.眶下孔　7.前鼻棘　8.牙槽突

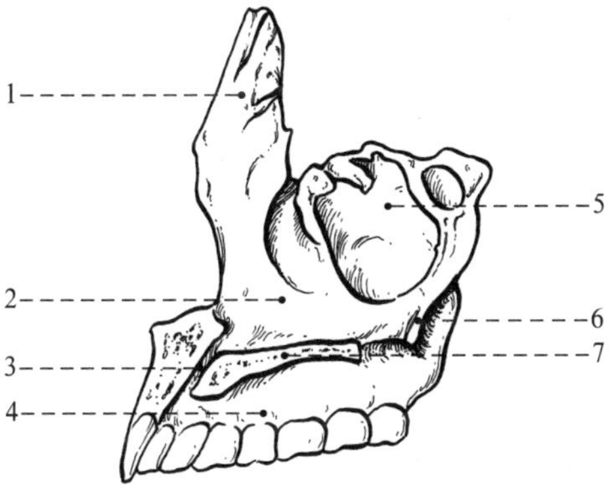

图 2-1-7　上颌骨（内侧观）

1.额突　2.上颌骨体　3.切牙管　4.牙槽突　5.上颌窦　6.翼腭沟　7.腭突

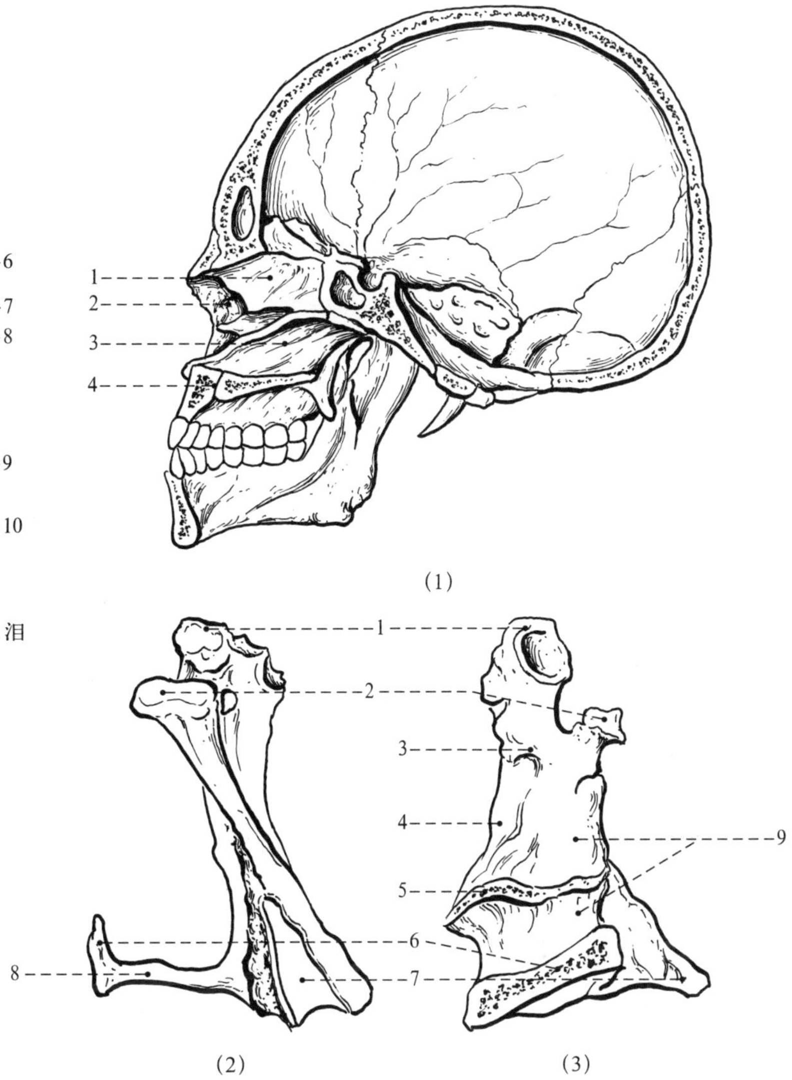

图 2-1-5

（1）颅正中矢状面

1.垂直板　2.梨状孔　3.犁骨　4.切牙管

（2）腭骨后面观　（3）腭骨内面观

1.眶突　2.蝶突　3.筛嵴　4.垂直板　5.鼻甲嵴　6.鼻嵴　7.锥突　8.水平板　9.鼻面

2.下颌骨

下颌骨系颌面部骨中之唯一能动者。下颌体呈弓形，具有内、外两面及牙槽突和下缘。下颌支为几乎垂直的长方形骨板，可分为喙突、髁突及内、外两面。下颌支与下颌体相接处称下颌角。

下颌管为位于下颌骨骨松质间之骨密质管道，有下牙槽神经血管束通过，在下颌支内，该管行向前下，于下颌体内侧向前几乎呈水平位，并在前方与颏孔相连。颏孔多位于下颌第2双尖牙的下方，下颌骨上、下缘之间的稍上方，颏孔内有颏神经、血管通过。在进行颏成形术时注意避免损伤颏神经血管束。在进行下颌角手术及下颌前突矫正手术时，注意避免损伤下牙槽神经血管束（图2-1-8，图2-1-9）。

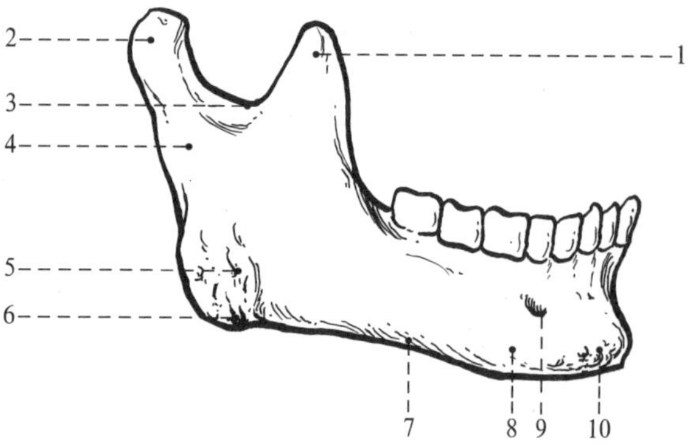

图 2–1–8　下颌骨（外侧面）

1.喙突　2.髁突　3.下颌切迹　4.下颌支　5.咬肌粗隆　6.下颌角　7.下颌缘　8.下颌体　9.颏孔　10.颏结节

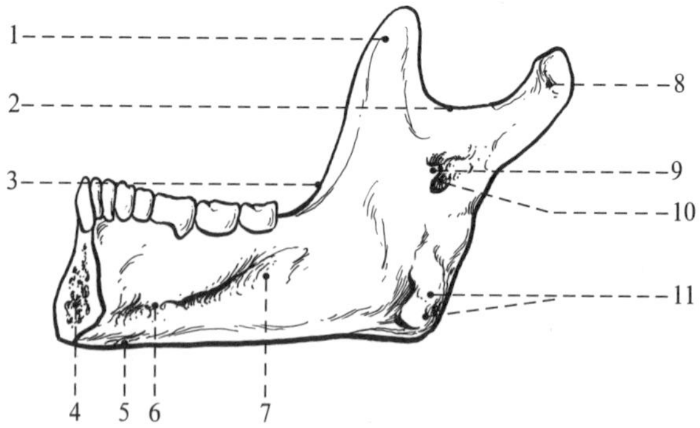

图 2–1–9　下颌骨（内侧面）

1.喙突　2.下颌切迹　3.磨牙后三角　4.颏棘　5.二腹肌窝　6.舌下腺窝　7.下颌腺窝　8.髁突　9.下颌小舌　10.下颌孔　11.翼肌粗隆

3.颧骨

颧骨左右各一，近似菱形，位于颜面的外上部，为上颌骨与脑颅骨之间的重要支架，对构成面部外形起重要作用。每个颧骨形成面颊的隆起，参与眶外侧壁、眶底、颞窝、颞下窝和颧弓的构成（图2–1–10）。

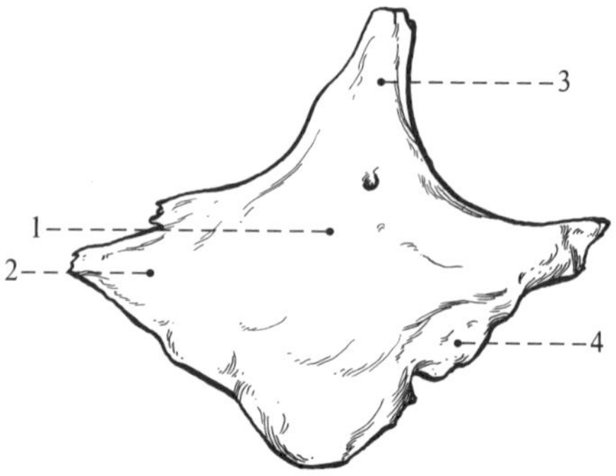

图 2–1–10　颧骨

1.颊面　2.颞突　3.额蝶突　4.上颌突

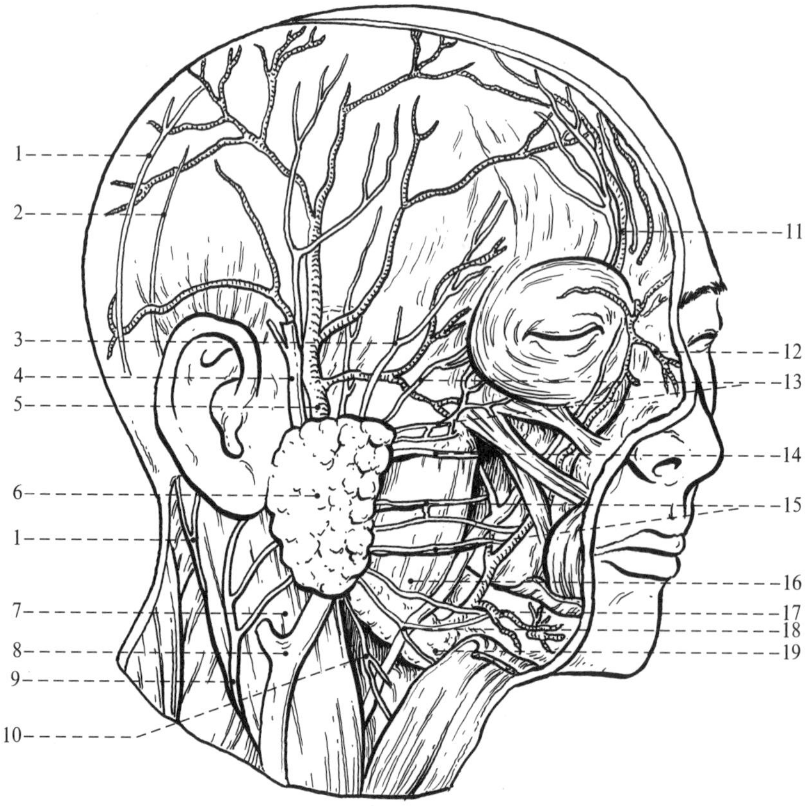

图 2–1–11　面颈部浅层血管、神经

1.枕大神经　2.耳颞神经　3.面神经颞支　4.颞浅静脉　5.颞浅动脉　6.腮腺　7.胸锁乳突肌　8.颈外静脉　9.耳大神经　10.面神经颈支　11.眶上血管神经束　12.鼻背动脉　13.面神经颧支　14.腮腺导管　15.面神经颊支　16.咬肌　17.面动脉　18.颏神经　19.颌下腺

二、颅颌面手术相关的神经、血管和肌肉

（一）面部浅层结构

1.皮肤

面部皮肤的皮纹，又称langer线，由真皮内的胶原纤维按抵抗该皮肤区所受最大张力的方向平行排列而成，其各部皮纹走向不同。面部美容整形手术切口方向应与皮纹一致，有利创口愈合，减少瘢痕。

2.皮下浅筋膜

此为疏松结缔组织，具有不等量的脂肪，借皮下支持带及肌束与皮肤相连。面部皮下浅筋膜内含有面部浅层的血管、神经、淋巴管及表情肌（图2–1–11）。

3.浅肌腱膜系统和面部韧带（图 3–1–4）

SMAS 是面部由头至颈的一个皮下纤维膜状结构。SMAS 向上越过颧弓与颞浅筋膜相延续；向前上方与眼轮匝肌和额肌相连续；向后上方与耳上肌、耳后肌及帽状腱膜接续；向下移行为颈阔肌。颧颊区的SMAS 向前连接眼轮匝肌和颧肌外缘；耳垂下方颈阔肌后缘以后 SMAS 移行为胸锁乳突肌浅面的颈浅筋膜；耳前 SMAS 向后变薄融入耳－面移行处的皮下和耳廓及外耳道的软骨膜。在腮腺表面，SMAS 与腮腺咬肌筋膜及其浅面的少量致密结缔组织紧密结合，形成致密带，连于耳垂下后方的三角形致密区。面韧带有颈阔肌悬韧带、颈阔肌耳韧带、颧弓韧带、下颌骨韧带、颈阔肌－皮肤前韧带和颧颊部韧带。

（二）头颈部动、静脉血管

面颈部的动、静脉血管纵横交错，血供网络与血液循环非常丰富。

1.面颈部的动脉

来源于颈总动脉和锁骨下动脉。颈总动脉在颈部分为颈内及颈外动脉，颈内动脉经颅底的颈动脉管进入颅腔，供应脑的前 3/5 部分、眶内结构及额部等处；颈外动脉则是颈前部、口腔颌面部、颅顶及硬脑膜等处的动脉主干。颈内、外动脉之间，两侧同名动脉之间及其与锁骨下动脉之间均有大量的血管吻合（图 2–1–12，图 2–1–13）。

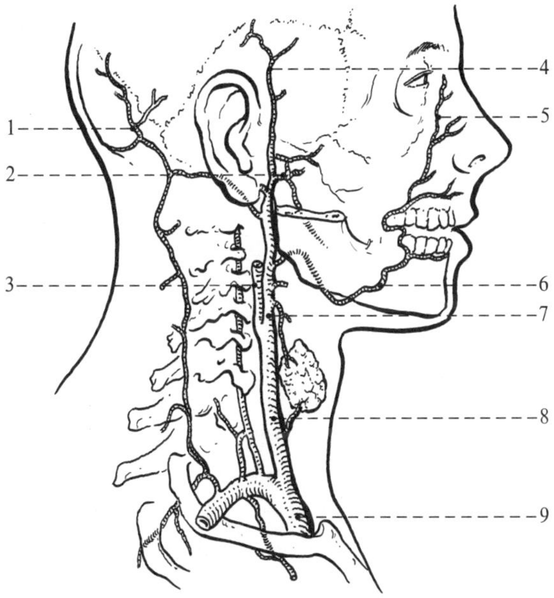

图 2–1–12　头颈部动脉

1.枕动脉　2.上颌动脉　3.颈内动脉　4.颞浅动脉　5.内眦动脉　6.面动脉　7.颈外动脉　8.颈总动脉　9.头臂干

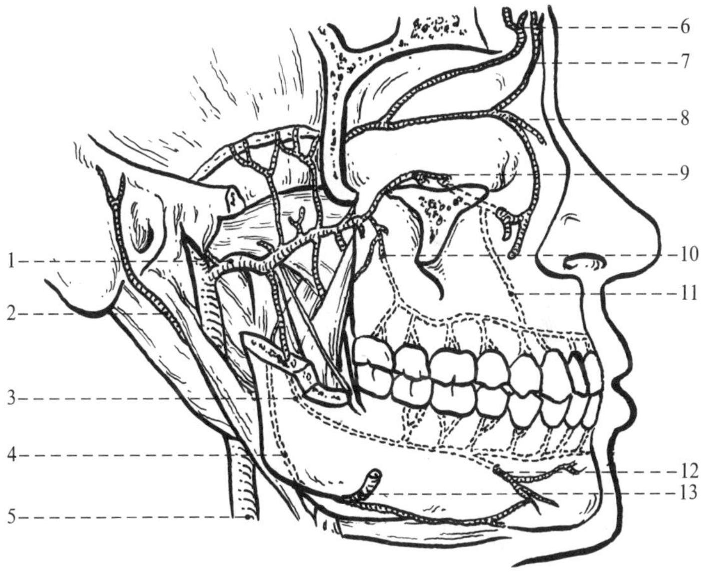

图 2–1–13　上颌动脉及其分支

1.上颌动脉　2.耳后动脉　3.下牙槽动脉　4.下颌舌骨肌动脉　5.颈外动脉　6.眶上动脉　7.滑车上动脉　8.内眦动脉　9.眶下动脉　10.上牙槽后动脉　11.上牙槽前动脉　12.颏动脉　13.面动脉

2.口腔颌面部的静脉

分浅静脉和深静脉两类。浅静脉接受口腔颌面颈部浅层组织的血液，汇入深静脉，静脉血主要通过颈内静脉和颈外静脉向心脏回流。静脉的行径、分布大多与动脉一致，但分支多而细，变异较多，吻合更丰富，常呈网状分布（图 2–1–14，图 2–1–15）。

（三）颌面颈部神经

颌面颈部的神经与临床医学关系密切者主要有三叉神经、面神经、迷走神经、副神经、颈丛和颈交感神经。

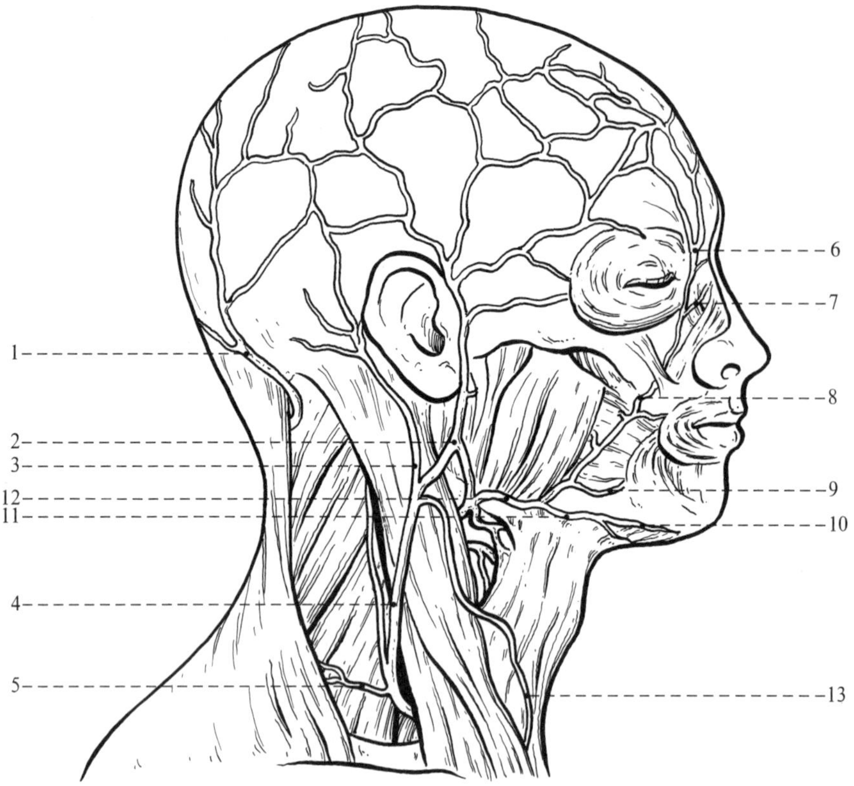

图 2–1–14　头颈部浅层静脉

1.枕静脉　2.面后静脉　3.面后静脉后支　4.颈外静脉　5.颈横静脉　6.内眦静脉　7.鼻静脉　8.面深静脉　9.面后静脉前支　10.颏静脉　11.面前静脉　12.面总静脉　13.颈前静脉

1.三叉神经为最大的一对脑神经，是口腔颌面部主要的感觉神经和咀嚼肌的运动及感觉神经。三叉神经为以感觉为主的混合性神经。三叉神经为三大支，即眼神经、上颌神经和下颌神经。其中只有下颌神经为混合性神经，眼神经和上颌神经为感觉神经（图 2–1–16）。

2.面神经含有两根，其中运动根较大，含有运动纤维；感觉根较小，在脑桥小脑角处，恰位于运动根与前庭蜗神经根之间，故又称中间神经，含有味觉纤维、副交感纤维及一般躯体感觉纤维。因此面神经为一混合神经，含有四种纤维。

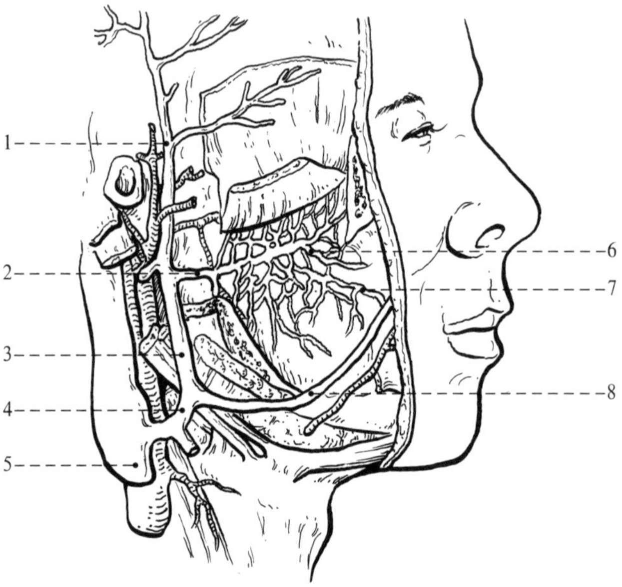

图 2–1–15　颌面部浅、深静脉

1.颞浅静脉　2.上颌静脉　3.下颌后静脉　4.面总静脉　5.颈内静脉　6.翼丛　7.面深静脉　8.面静脉

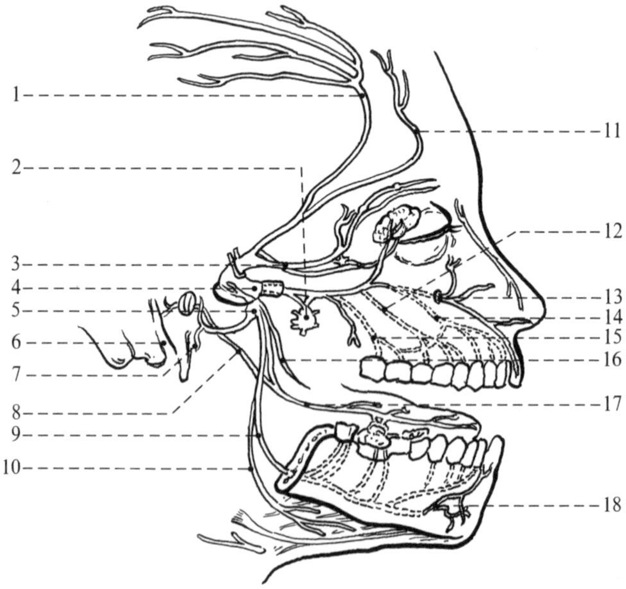

图 2–1–16　三叉神经

1.眶上神经　2.翼腭神经节　3.眼神经　4.上颌神经　5.下颌神经　6.面神经　7.耳颞神经　8.鼓索　9.下牙槽神经　10.下颌舌骨肌神经　11.滑车上神经　12.上牙槽中神经　13.眶下神经　14.上牙槽前神经　15.上牙槽后神经　16.颊神经　17.舌神经　18.颏神经

(1)面神经管段分支(图2－1－17)：

①岩大神经：自面神经膝分出，为面神经第一分支。

②镫骨肌神经：在鼓室后壁后方自面神经干发出，向前经一小管至镫骨肌。

③鼓索：在茎乳孔上方约6mm处自面神经干发出，向前上行进入鼓室，继穿岩鼓裂出颅至颞下窝，向前下行以锐角从后面并入舌神经。

(2)面神经颅外段及其分支(图2－1－18，图2－1－19)

①面神经主干

面神经主干是指面神经出茎乳孔至面神经分叉处的一段，长约2cm，直径约2.5mm。

②面神经主干在进入腮腺前发出的分支

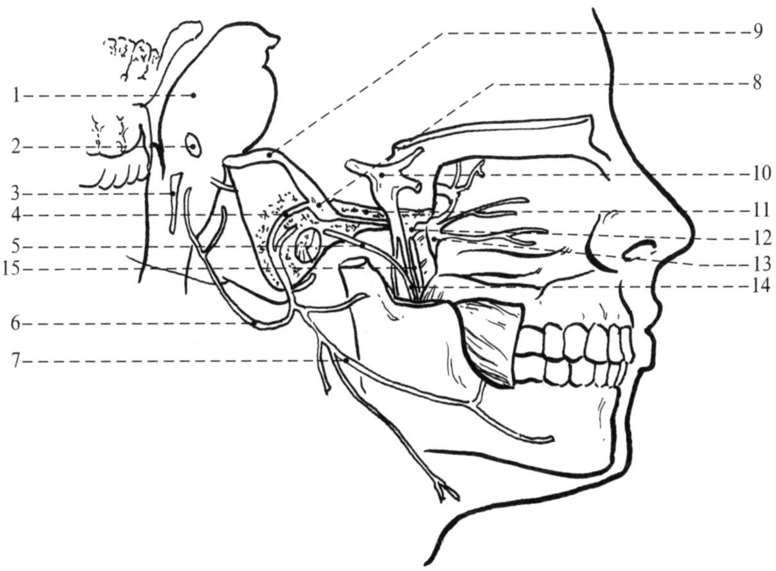

图2－1－17　面神经颅内及管段

1.脑干　2.面神经运动核　3.孤束核　4.镫骨肌神经　5.鼓索　6.耳后神经　7.面神经表情肌分支　8.膝神经节　9.面神经　10.三叉神经根　11.岩大神经　12.翼管神经　13.翼腭神经节　14.下牙槽神经　15.舌神经

A.耳后神经：于茎乳孔下方1～2mm处发出，沿乳突前方上行，在此，有迷走神经的耳支加入，并与枕小神经、耳大神经的后支交通。

B.二腹肌支：在近茎乳孔处发出，支配二腹肌后腹。

C.茎突舌骨肌支：较为细长，常与二腹肌支共干发出，支配二腹肌后腹。

③面神经主干在腮腺内的分支

面神经主干进入腮腺后，在腮腺深、浅两叶之间前行经颈外动脉和下颌后静脉外侧，走行1.0～1.5cm后分叉。面神经主干的分叉形式多样，每个人的分支也不完全相同，面神经分支及终支间的吻合情况可归结为八种类型。

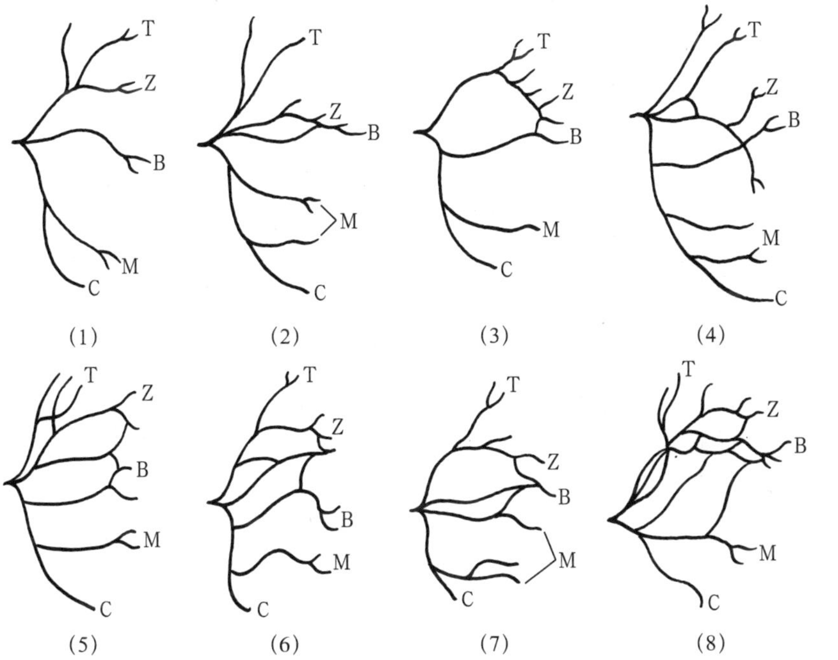

图2－1－18　八种类型的面神经分支和吻合支

T.颞支　Z.颧支　B.颊支　M.下颌缘支　C.颈支

④出腮腺后分支

A.颞支：有1～2支，自颞面干发出后，经髁突浅面或前缘距耳屏前10～15mm，出腮腺上缘，紧贴骨膜表面，越过颧弓后段浅面，行向前，分布于额肌、眼轮匝肌上份、耳前肌和耳上肌。该支受损，临床上可出现同侧额纹消失。

B.颧支：有1～4支，多为2～3支。由颞面干发出，自腮腺前上缘穿出，行向前上。颧支分上、下两部分，上部分支较细，行向前上，越过颧骨表面，支配上、下眼轮匝肌；下部分支较粗，沿颧弓下方，向前至颧

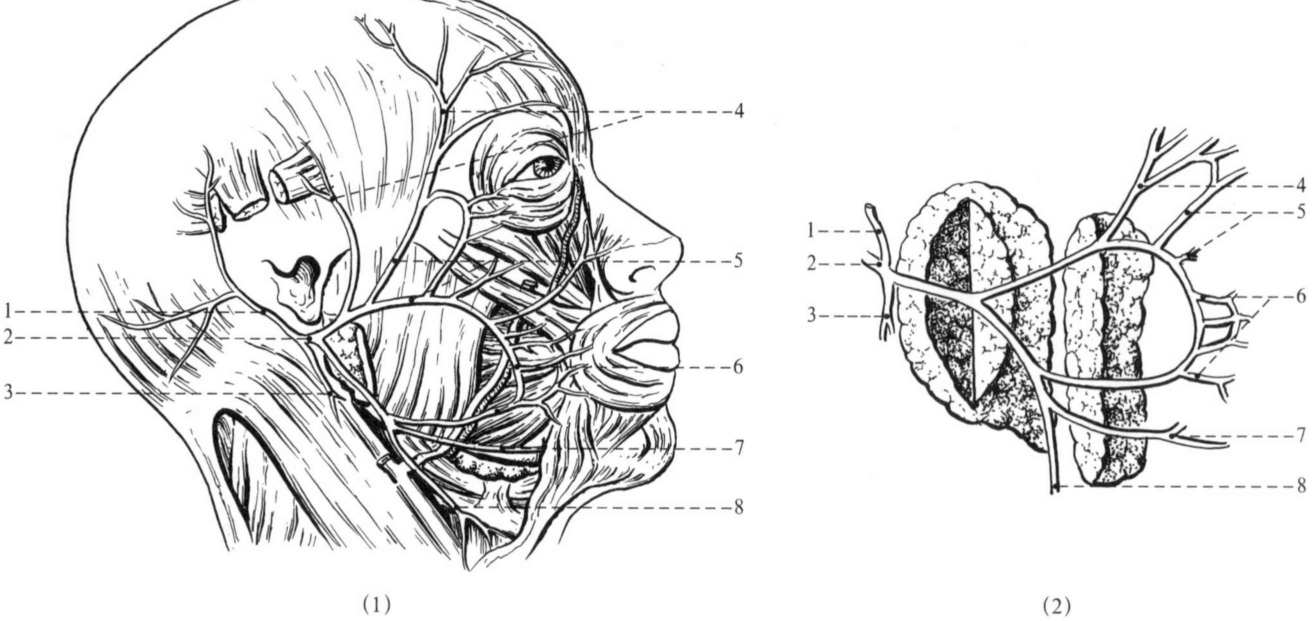

图 2-1-19 面神经颅外段及分支

1.耳后神经 2.面神经主干 3.耳后神经二腹肌支和茎突舌骨肌支 4.颞支 5.颧支 6.颊支 7.下颌缘支 8.颈支

大肌、颧小肌、提上唇肌和提上唇鼻翼肌深面，支配上述肌肉。颧支损伤后，眼睑不能闭合。

C.颊支：2～6支，多为3～5支。由颈面干发出，或来自颞面、颈面两干。出腮腺前缘，行于咬肌筋膜表面。上颊支较粗，位置较恒定，其体表投影约位于耳屏前切迹与鼻翼的连线上，与腮腺导管平行，行至颧小肌、提上唇肌和提上唇鼻翼肌深面，支配上唇部肌及鼻肌，并与眶下神经的上唇支形成眶下丛。下颊支位置不固定，在口角平面或其稍上方前行。

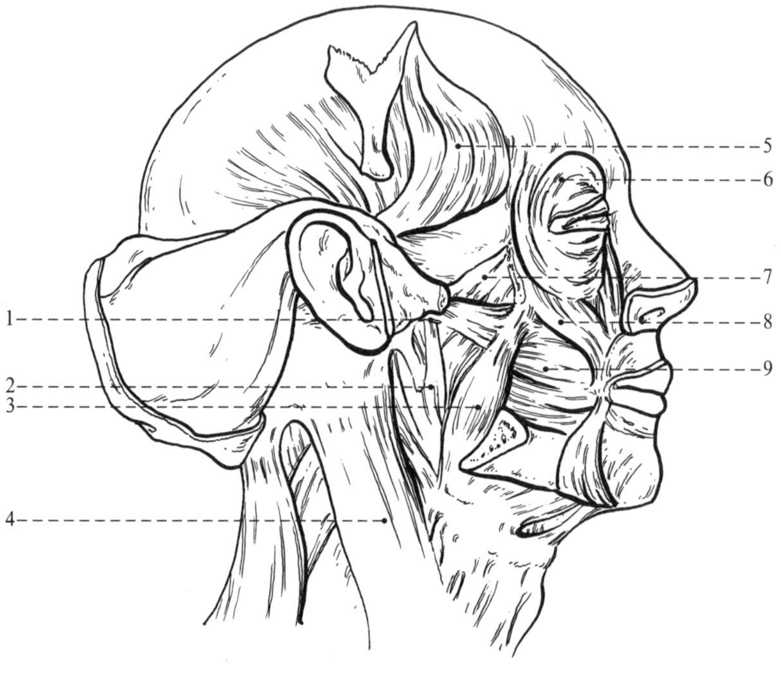

图 2-1-20 头部肌群

1.下颌关节 2.蝶下颌韧带 3.翼内肌 4.胸锁乳突肌 5.凿断下颌支与颞肌 6.眼轮匝肌 7.翼外肌上头 8.翼外肌下头 9.颊肌

D.下颌缘支：1～3支，多为2支，由颈面干发出，穿经腮腺途径较长，位置变异较大。自腮腺的下前缘穿出，在下颌角下方前行于颈阔肌深面与颈深筋膜层之间，约于下颌下缘平面，由后向前依次越过下颌后静脉、下颌角、面静脉浅面，因此，下颌后静脉是寻找下颌缘支的一个重要标志。下颌缘支损伤，可导致患侧口角下垂和流口水。

E.颈支：1～3支，多为1支，为颈面干的终末支。出腮腺下缘后，在颈阔肌深面，行向前下至颈前，分布至颈阔肌。颈支受损引起颈阔肌运动障碍，影响口角的微笑活动。

（四）头部肌群（图 2-1-20）

口腔颅面颈部的肌群按其功能和部位分为表情肌、咀嚼肌、腭部肌、咽部肌、喉部肌和颈部肌，在生理功能和临床上具有重要的意义。

（五）面部表情肌

表情肌的分布按其部位可分为口、鼻、眶、耳、颅顶肌五群肌。

面部表情肌多属于皮肌，其位置浅表，于面部浅筋膜内，起自骨面或筋膜，止于皮肤，表情肌多为薄层肌束，收缩力弱，收缩时使面部皮肤形成不同的皱纹和凹陷，以表达喜怒哀乐等多种表情（图 2–1–21，图 2–1–22）。在颅面骨又有诸多肌肉附着点（图 2–1–23）。

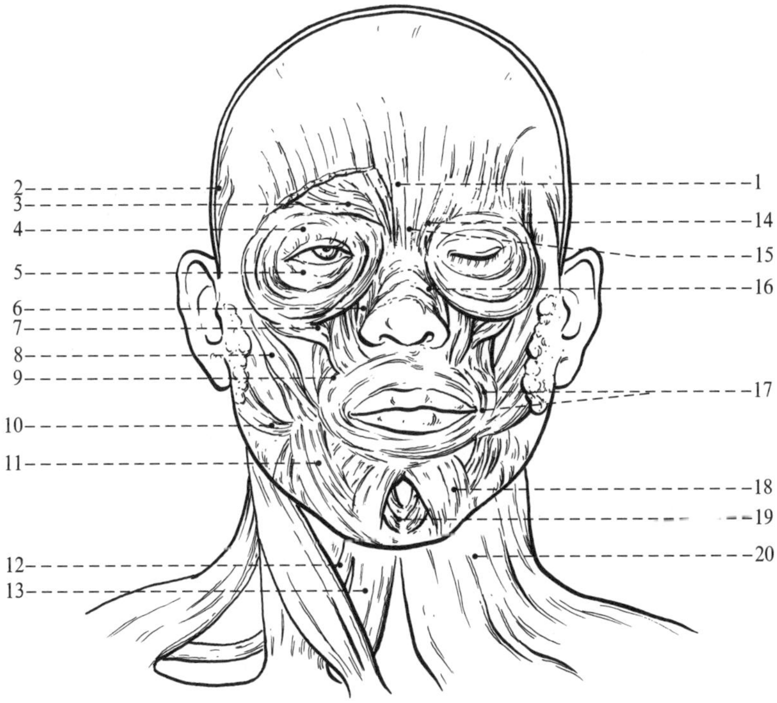

图 2–1–21　面部表情肌（正面观）

1.额肌　2.颞肌　3.皱眉肌　4.眼轮匝肌眶部　5.眼轮匝肌睑部　6.上唇提肌内侧头　7.上唇提肌外侧头　8.颧大肌　9.口角提肌　10.笑肌　11.口角降肌　12.肩胛舌骨肌　13.胸骨舌骨肌　14.降眉肌　15.鼻根肌　16.鼻肌横部　17.口轮匝肌　18.下唇降肌　19.颏肌　20.颈阔肌

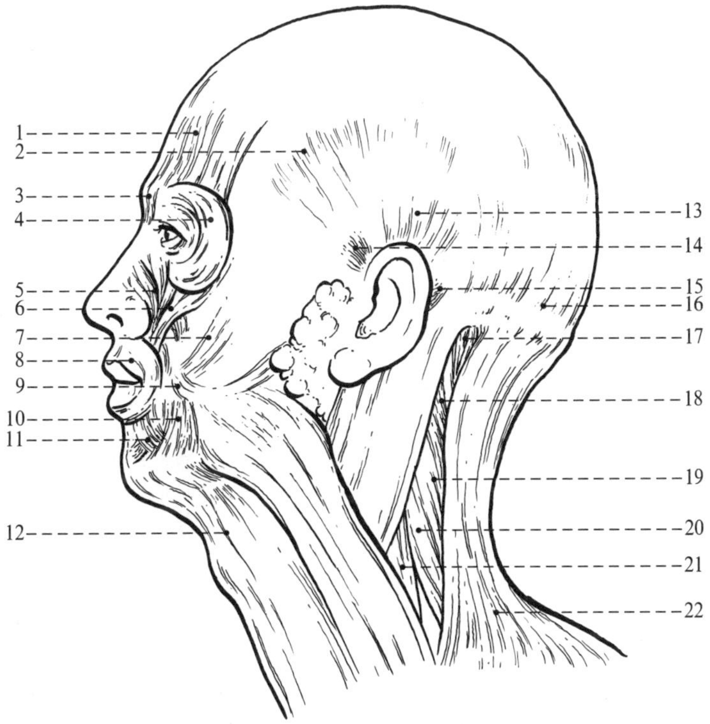

图 2–1–22　面部表情肌（侧面观）

1.额肌　2.颞顶肌　3.鼻根肌　4.眼轮匝肌　5.上唇提肌内侧头　6.上唇提肌外侧头　7.颧大肌　8.口轮匝肌　9.笑肌　10.口角降肌　11.下唇降肌　12.颈阔肌　13.耳上肌　14.耳前肌　15.耳后肌　16.枕肌　17.头半棘肌　18.头板状肌　19.后斜角肌　20.中斜角肌　21.前斜角肌　22.斜方肌

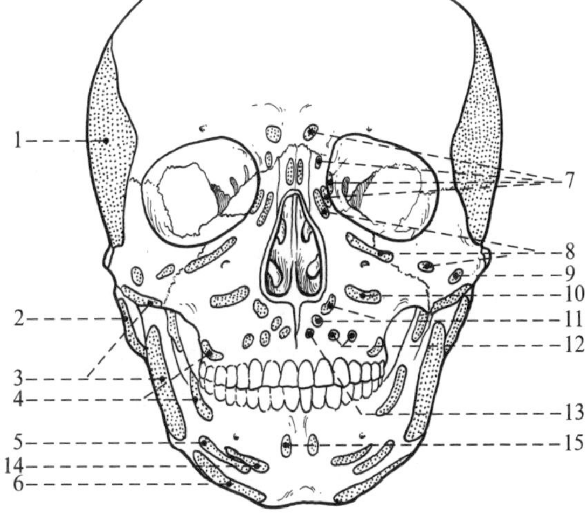

图 2–1–23　颅面骨的肌肉附着

1.颞肌　2.胸锁乳突肌　3.咬肌　4.颊肌　5.三角肌　6.颈阔肌　7.眼轮匝肌　8.上唇方肌　9.颧肌　10.尖牙肌　11.鼻肌　12.上唇切牙肌　13.降鼻中隔肌　14.下唇方肌　15.颏肌

第二节 颈部解剖

一、颈部分区及浅层结构

（一）颈部的界限

颈部的上界为下颌骨下缘、下颌角、乳突尖、上项线和枕外隆凸的连线，借此线与头部分界；下界为颈静脉切迹、胸锁关节、锁骨上缘、肩峰与第7颈椎棘突的连线，借此线胸部与上肢分界。

（二）颈部分区

颈部分区分为前区、胸锁乳突肌区和颈外侧区（图2-2-1）。

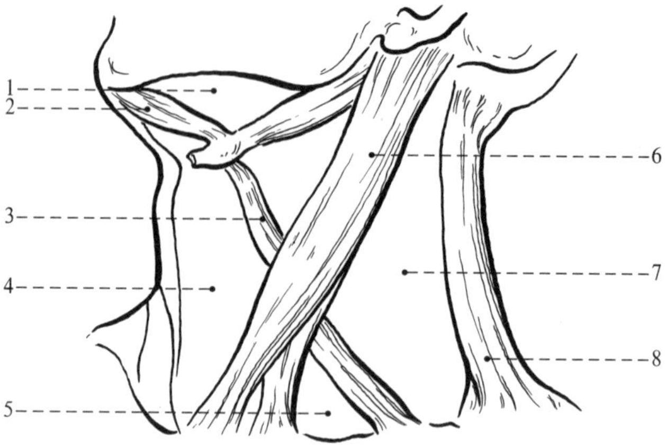

图2-2-1 颈部分区

1.颌下三角 2.二腹肌前腹 3.肩胛舌骨肌 4.肌三角 5.锁骨上窝 6.胸锁乳突肌 7.枕三角 8.斜方肌

（三）颈部浅层结构

1.颈部的皮肤

颈部皮肤较薄（0.5～0.7mm），富有弹性且移动度较大。颈部的皮肤皮纹细密，呈横向走行，即颈横纹（图2-2-2）。

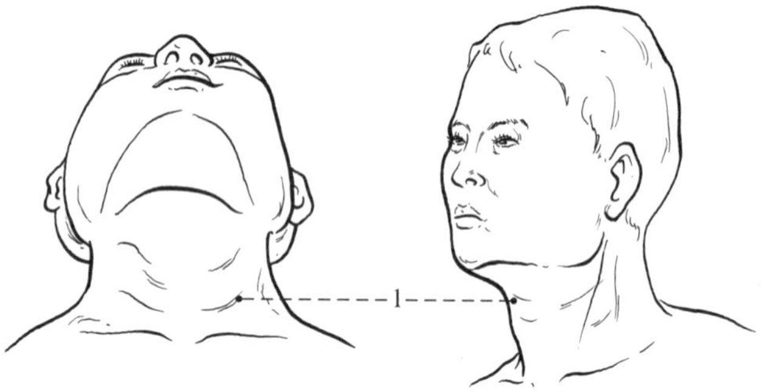

图2-2-2

1.颈横纹

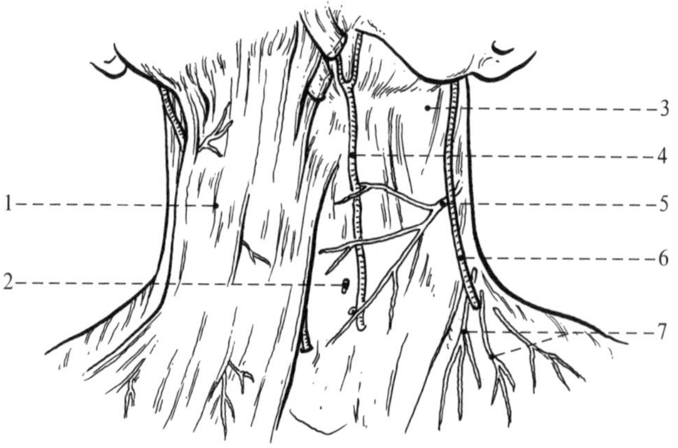

图2-2-3 颈部浅层结构（正面）

1.颈阔肌 2.颈前浅淋巴结 3.封套筋膜 4.颈前静脉 5.颈皮神经 6.颈外静脉 7.锁骨上神经

2.颈部浅筋膜

颈部皮下组织较薄，内含脂肪组织，在颈部浅筋膜前外侧部脂肪层深面有颈阔肌（图2-2-3，图2-2-4）。

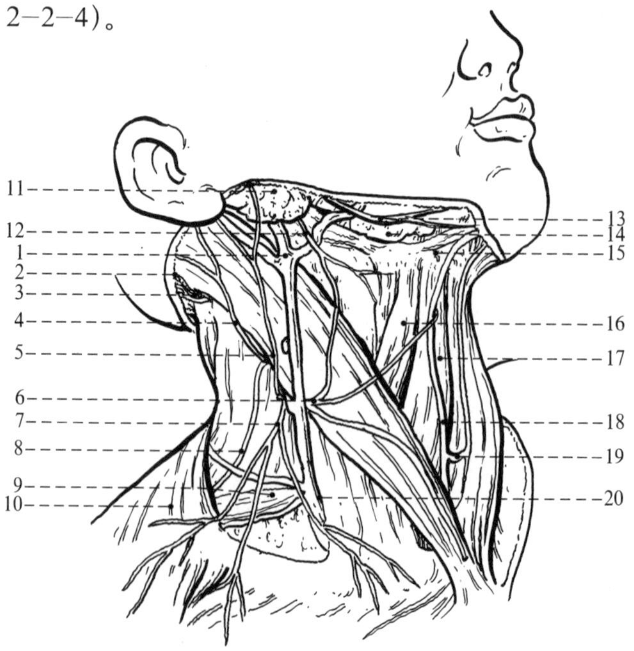

图2-2-4 颈部浅层结构（侧面）

1.面静脉 2.枕动脉 3.枕大神经 4.枕小神经 5.耳大神经 6.颈横神经 7.锁骨上神经 8.副神经 9.肩胛舌骨肌 10.斜方肌 11.腮腺 12.面神经颈支 13.面神经下颌缘支 14.下颌下腺 15.二腹肌前腹 16.肩胛舌骨肌 17.胸骨舌骨肌 18.颈前静脉 19.颈静脉弓 20.颈浅静脉

二、颈部神经、血管及肌肉

（一）颈部神经

1.颈丛皮神经

来自颈丛，经胸锁乳突肌后缘中点附近，穿颈深筋膜浅层浅出，呈放射状走行于颈浅筋膜内，它们是枕小神经、耳大神经、颈皮神经和锁骨上神经（图2–2–5）。

2.副神经

为自下颌角与乳突尖连线的中点，经胸锁乳突肌后缘中点稍上方至斜方肌前缘中下1/3交点的连线。

3.臂丛

相当于胸锁乳突肌后缘中下1/3交点至锁骨中外1/3交点的稍内侧的连线。

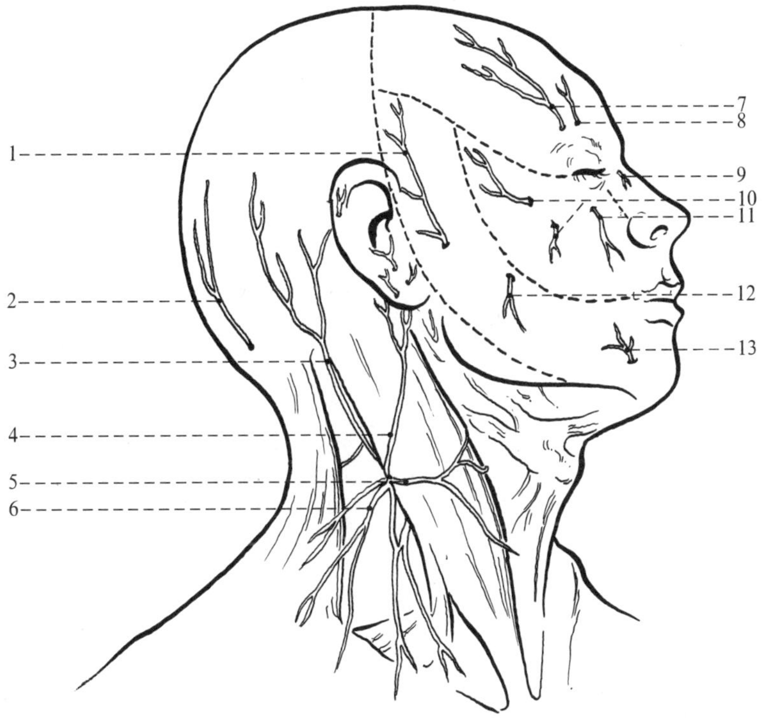

图2–2–5　颈部神经分布

1.面神经颞支　2.枕大神经　3.枕小神经　4.耳大神经　5.颈横神经　6.锁骨上神经　7.眶上神经外侧支　8.额神经内侧支　9.滑车下神经　10.面神经颧支　11.眶下神经　12.面神经颊支　13.颏神经

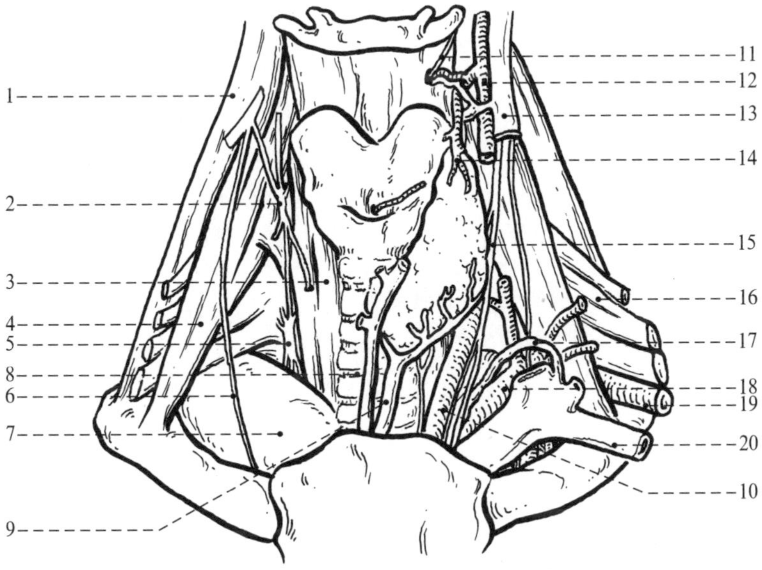

图2–2–6　颈部深层结构（正面）

1.中斜角肌　2.交感神经干颈中节　3.颈长肌　4.前斜角肌　5.交感神经干颈下节　6.膈神经　7.胸膜顶　8.气管颈段　9.甲状腺最下静脉　10.颈总动脉　11.喉上神经内侧支　12.颈外动脉　13.颈内静脉　14.甲状腺上动脉　15.迷走神经　16.臂丛　17.胸导管弓　18.锁骨下动脉第1段　19.锁骨下动脉第3段　20.锁骨下静脉

（二）颈部血管

1.颈总动脉及颈外动脉

投影于下颌角与乳突尖连线的中点至胸锁关节的连线，此线平甲状软骨上缘以下的一段，为颈总动脉投影；平甲状软骨上缘以上的一段，为颈外动脉投影（图2–2–6，图2–2–7）。

2.锁骨下动脉

相当于自胸锁关节至锁骨中点处突向上方的弧形线，该线的最高点距锁骨上缘处约1cm。

3.颈外静脉

为自下颌角至锁骨中点的连线。

4.静脉角

相当于胸锁乳突肌后缘与锁骨上缘所成夹角的深面。

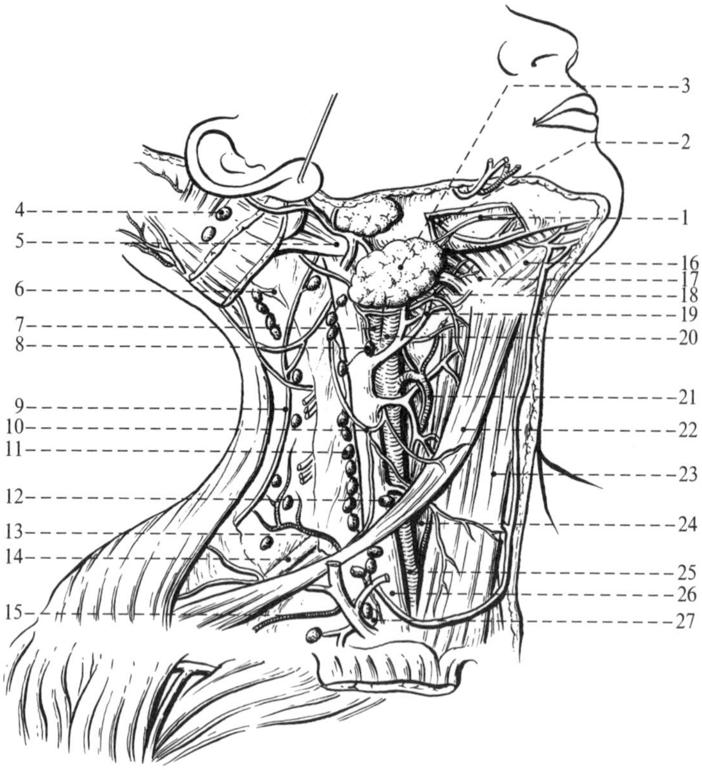

图 2-2-7 颈部深层结构（侧面）

1.颌下腺导管 2.舌神经 3.颌下腺 4.耳后淋巴结 5.二腹肌后腹 6.椎前筋膜切缘 7.颈内动脉 8.角淋巴结 9.副神经 10.舌下神经袢 11.颈深淋巴结 12.肩胛舌骨肌淋巴结 13.颈浅动脉 14.臂丛 15.肩胛上动脉 16.二腹肌前腹 17.茎突舌骨肌 18.舌下神经 19.喉上神经内侧支 20.颈外动脉 21.甲状腺上动脉 22.甲状舌骨肌 23.胸骨舌骨肌 24.胸骨甲状肌 25.颈总动脉 26.颈内静脉 27.淋巴导管

（三）颈部肌肉

颈部肌分为颈浅肌、颈中肌和颈深肌三群。其功能是运动头颈、舌骨、喉和胸廓。颈浅肌包括颈阔肌和胸锁乳突肌；颈中肌位于下颌骨、舌骨与胸廓之间，分为舌骨上、下肌群；颈深肌位于脊柱颈部的前方和前外侧，分为内侧和外侧两群（图 2-2-8，图 2-2-9）。

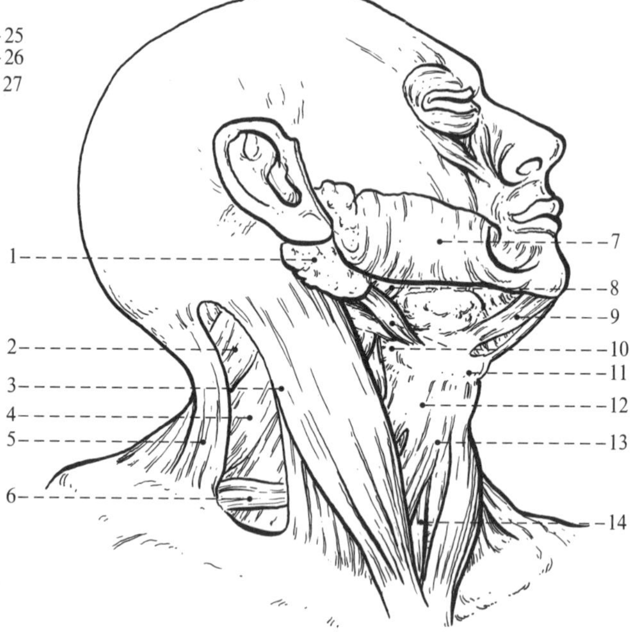

图 2-2-8 颈浅、中肌群

1.腮腺 2.夹肌 3.胸锁乳突肌 4.肩胛提肌 5.斜方肌 6.肩胛舌骨肌下腹 7.颈阔肌 8.咬肌 9.二腹肌前腹 10.茎突舌骨肌 11.舌骨体 12.肩胛舌骨肌上腹 13.胸骨舌骨肌 14.胸骨甲状肌

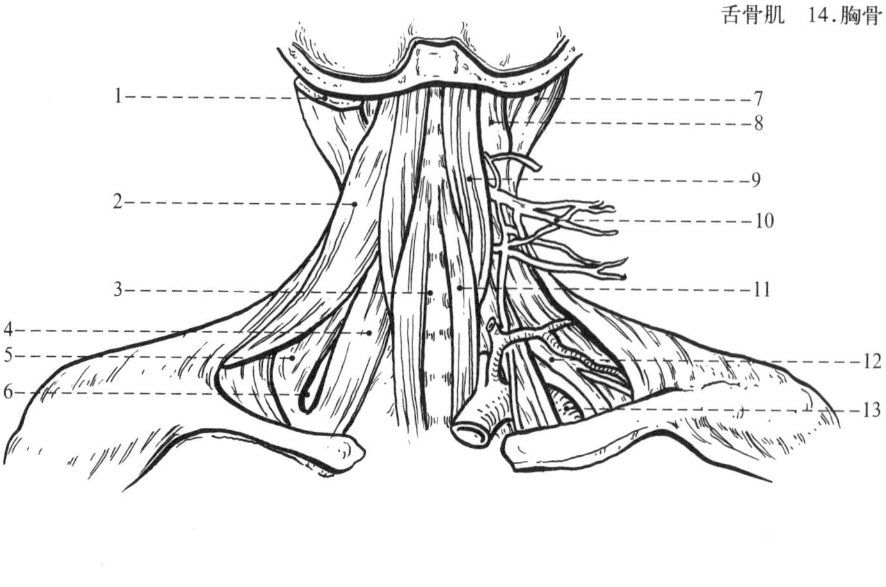

图 2-2-9 颈前部深层肌群

1.夹肌 2.肩胛提肌 3.脊柱颈部 4.前斜角肌 5.中斜角肌 6.斜角肌间隙 7.头侧返肌 8.头前返肌 9.头长肌 10.颈丛 11.颈长肌 12.臂丛神经 13.锁骨下动脉

第三节　颅颌面、颈部常见手术及相关解剖

一、秃发的修复术

通过手术的方法来重新分配带发的头皮和移植身体其他部位带毛发的组织，使之能够掩饰明显的秃发区。目前首选的是皮肤扩张器埋入头皮下扩张，二期手术待头皮扩张至需要程度时，取出扩张器，修复缺损。

【一期手术】埋植扩张器

（1）扩张器选择：每修复 $1cm^2$ 的秃发区需要 3.0～3.5mL 的扩张容量，据此选择扩张器大小。

（2）扩张部位和切口选择：将扩张器放在病变区邻近头皮表面，并用美蓝按扩张器大小标记出埋植位置，在正常头皮与病变交界切口 3cm，与扩张器边缘平行。由于枕部组织致密，层次不清，不易剥离，出血较多，一般不选择该区为扩张器埋植部位（图 2–3–1）。

（3）剥离扩张器埋植腔隙：剥离层面在帽状腱膜与颅骨骨膜间进行剥离。

（4）扩张器植入：将扩张器植入分离好的腔隙内并展平，在扩张器囊内注入生理盐水 10～20mL。注水壶可埋植于病变区皮下（图 2–3–2）。

（5）扩张器注水：扩张以少量多次的方法较适宜，术后 3 天即可开始注水，2 周拆线，每周注水 3 次。扩张完成后需要维持 1 个月。

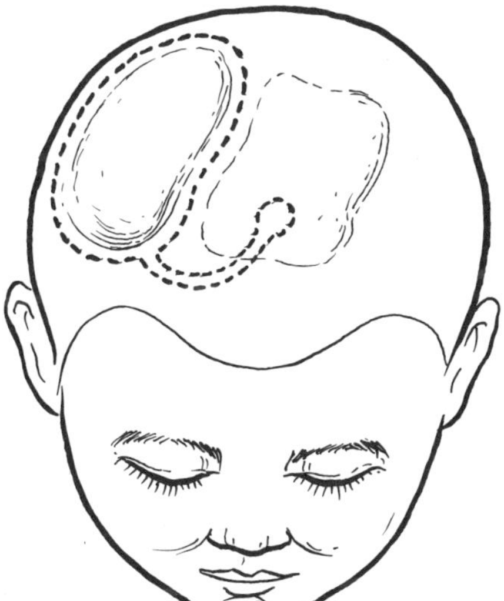

图 2–3–1　切口及扩张部位

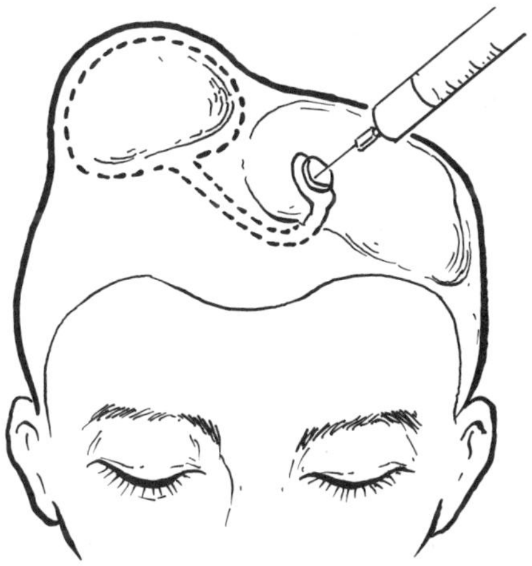

图 2–3–2　扩张注水

【二期手术】扩张皮瓣转移修复病变，常见的扩张皮瓣转移有以下几种方法

（1）滑行推进皮瓣：以扩张组织病变区的远侧为蒂设计直线或弧线切口，取出扩张器，将皮瓣向病变区滑行推进（图 2–3–3，图 2–3–4）。

（2）旋转皮瓣：皮瓣形成的轴线与病变区长轴平行，以病变区基部一侧为蒂，形成旋转皮瓣（图 2–3–5）。

（3）易位皮瓣：以顺血运一端为蒂形成一个较长的三角形皮瓣或舌状皮瓣（图 2–3–6）。

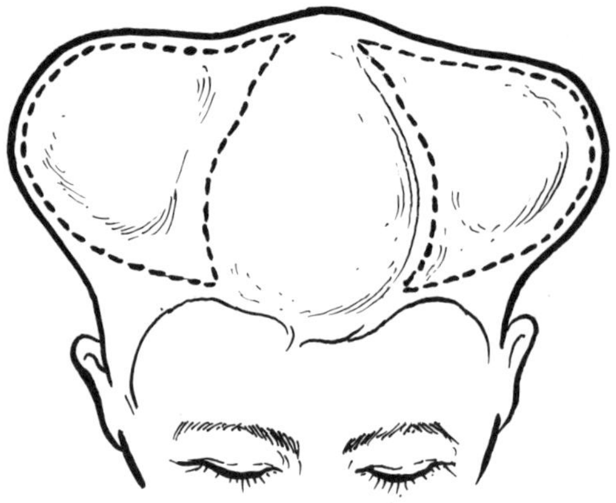

图 2–3–3　术前

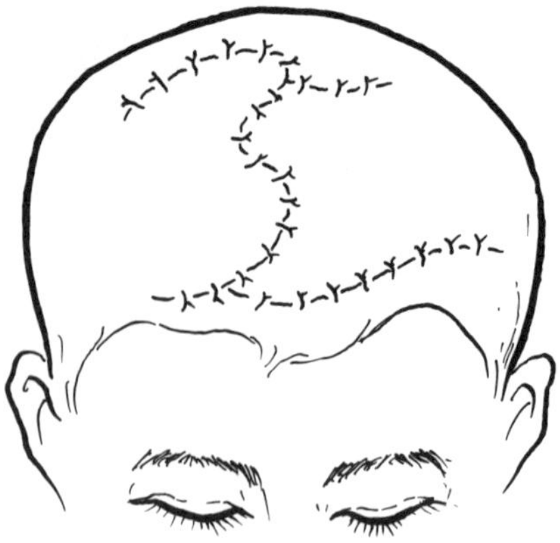

图 2–3–4　术后

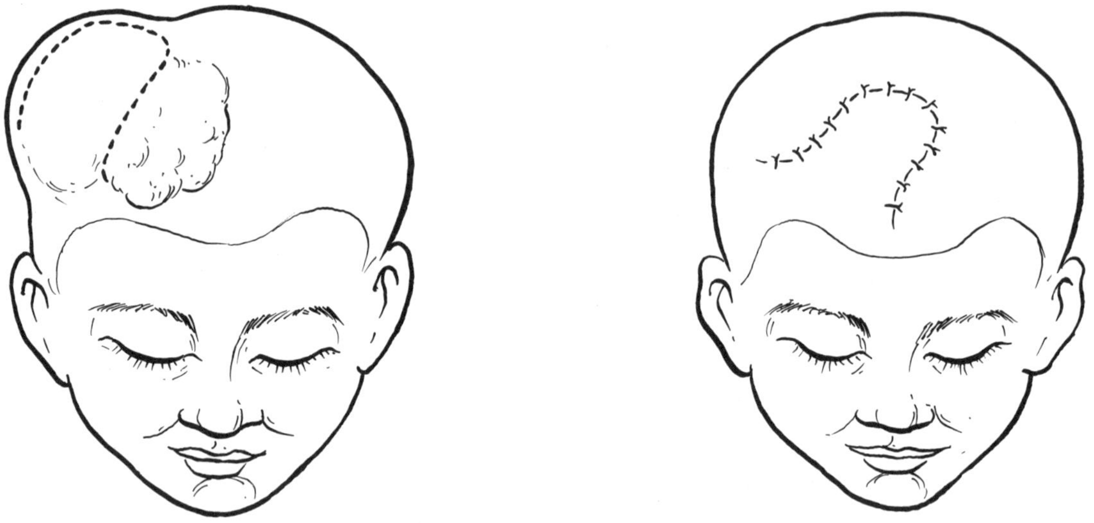

（1）术前　　（2）术后

图 2–3–5

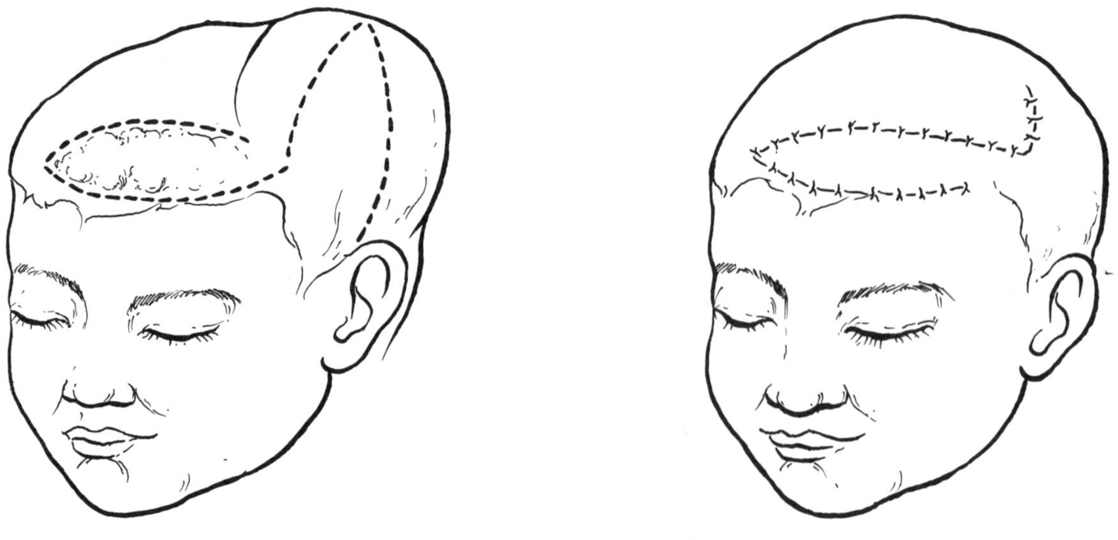

（1）术前　　（2）术后

图 2–3–6

(4) 其他非扩张皮瓣手术方法：对于较小的秃发区，可以不用扩张皮瓣的方法，直接利用局部皮瓣转移修复（图 2–3–7～图 2–3–11）。

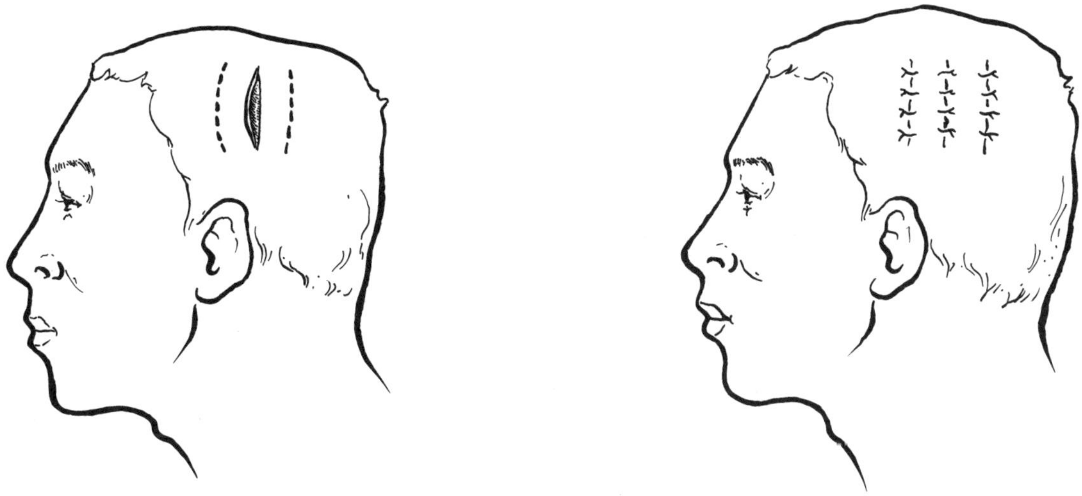

(1) 术前　　(2) 术后

图 2–3–7　双蒂潜行皮瓣修复秃发区

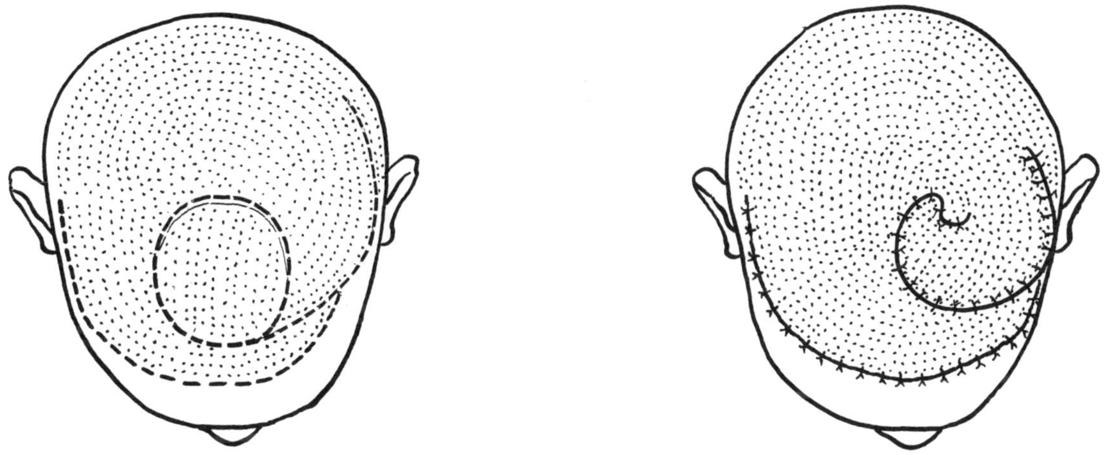

(1) 术前　　(2) 术后

图 2–3–8　局部旋转皮瓣一次性完全缝合

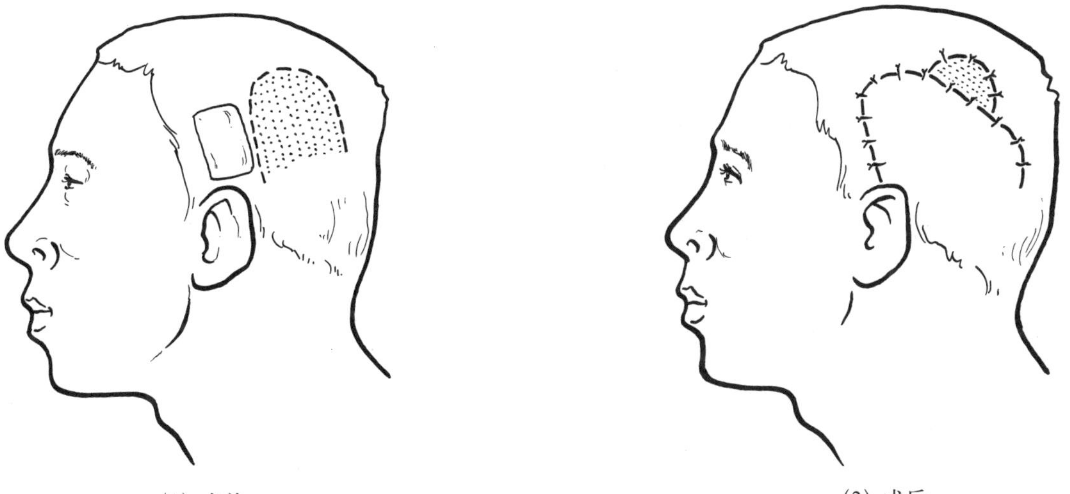

(1) 术前　　(2) 术后

图 2–3–9　用旋转皮瓣加植皮修复秃发区

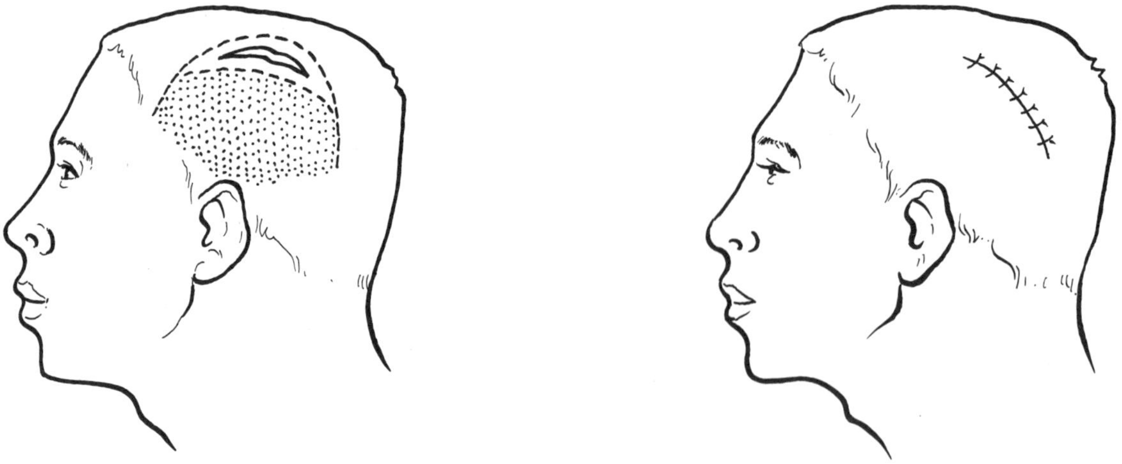

（1）术前　　（2）术后

图 2-3-10　用推进皮瓣修复秃发区

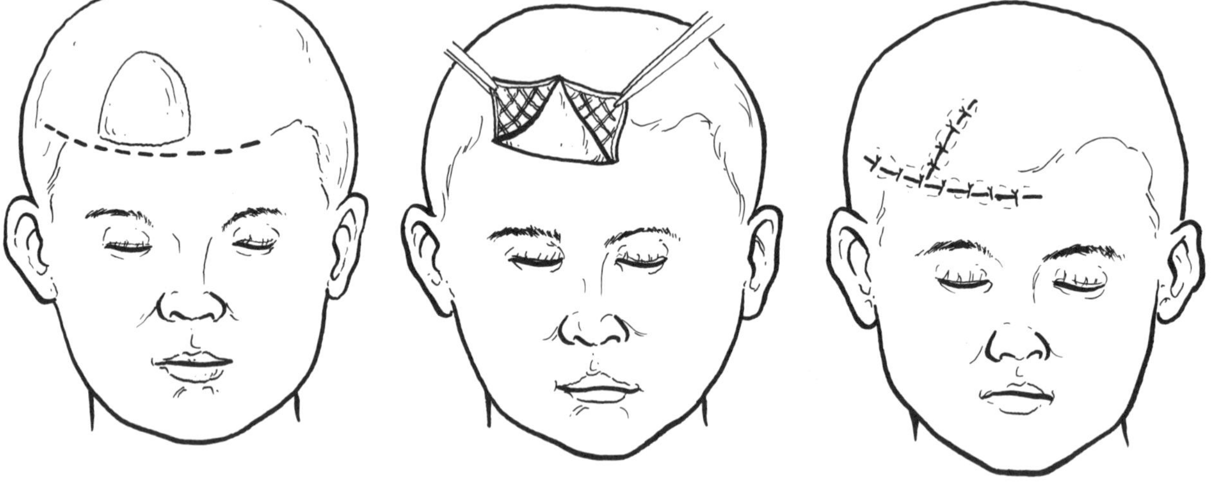

（1）术前　　（2）帽状腱膜多处切开　　（3）术后

图 2-3-11　帽状腱膜多处切开后拉拢缝合

二、面部轮廓缺陷填充物植入术

目前面部植入物用于增大骨骼面积，通过扩张使原本失去的面部轮廓重新恢复，也可作为面部除皱术或其他手术的辅助，成为现代面部美容手术多种研究的一个组成部分。一般的假体操作包括用面颊膨体来弥补颧骨发育不良；下颌假体来突出下颌轮廓，改善鼻颏关系；下颌体和下颌角假体能增大下颌骨的侧面积；颧下和面中部假体能弥补面中部的凹陷或平坦；鼻假体能改善鼻背和鼻小柱外形；上颌假体能改善面中部后移；颞部假体可以改善颞部凹陷（图 2-3-12）。

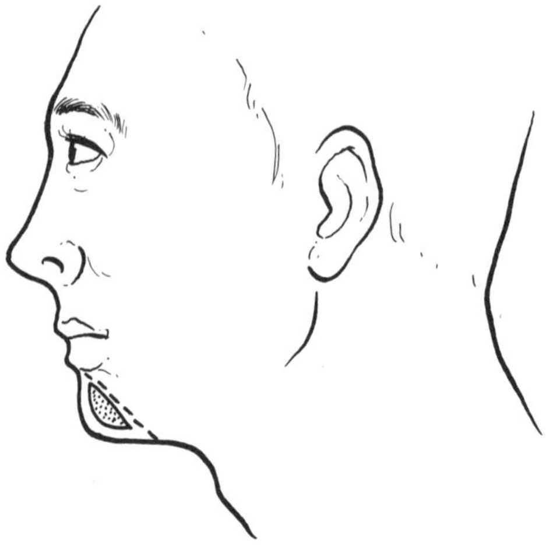

图 2-3-12　假体植入位置

（一）隆下颌（下颌前假体隆颏术）

【适应证】

适用于咬殆关系正常的轻度小颏畸形患者。

【手术图示】

(1) 手术可在局部麻醉下进行。在口内前庭沟以上0.5cm唇颊黏膜处做水平切口。切口中份倒“V”形突起绕过下唇系带，以保证其正常解剖结构并作为缝合时正确对位的标记(图2–3–13)。

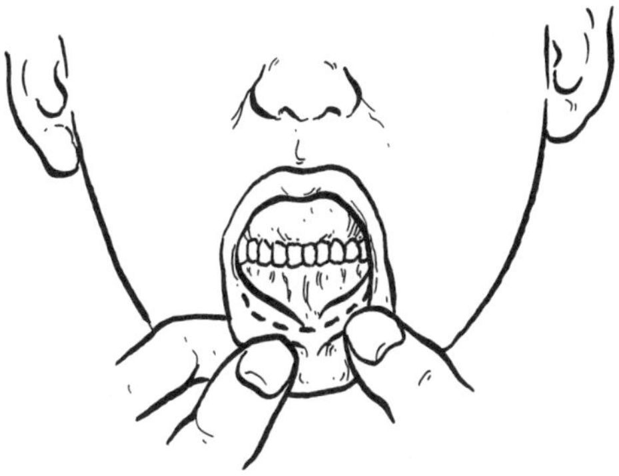

图 2–3–13　切口设计

(2) 切口范围在左、右两侧第2双尖牙之间。切口长度根据植入体类型和形态大小而定。一般来说，如果选择硅橡胶假体，黏膜切口长约1.5cm。如果选择人工骨或自体骨隆颏假体，黏膜切开应适当加长，大约为2.5cm（图2–3–14）。

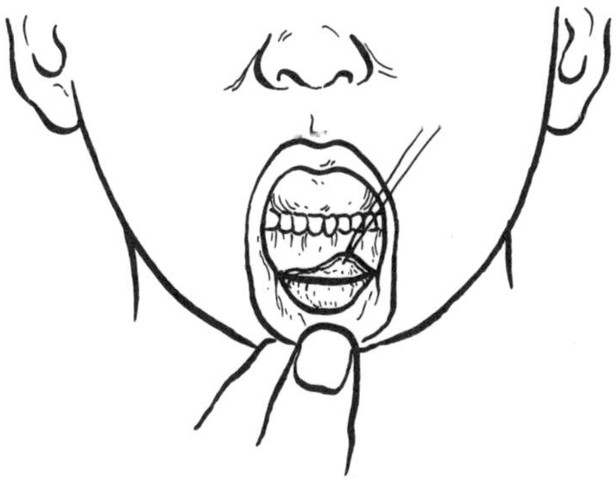

图 2–3–14　切开黏膜

(3) 黏膜切开后，用电刀斜行切断颏肌并保留部分颏肌于颏部前份。在距下前牙根尖下方约5mm处切开骨膜，用剥离子紧贴骨面剥离至颏骨下缘（图2–3–15）。

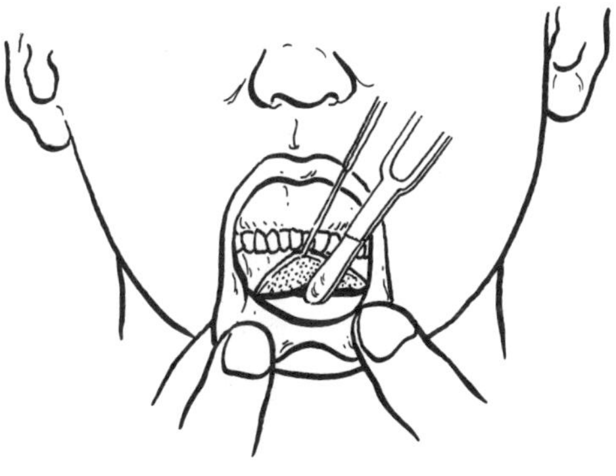

图 2–3–15　剥离骨膜

(4) 如果选择硅橡胶假体或膨体聚四氟乙烯假体，剥离的腔袋应尽量与假体大小相符，特别是左右两侧剥离的宽度要基本一致。腔袋过大植入体容易移动，影响手术效果；腔袋过小将植入体勉强塞入后，张力过大容易外露而导致手术失败。如果选择人工骨或自体骨，则在切开黏膜、肌肉及骨膜后，在骨膜下广泛剥离，充分暴露植骨面，并用圆钻在植骨区钻透外侧骨板至松质骨以利植入体与颏骨的骨性愈合（图2–3–16）。

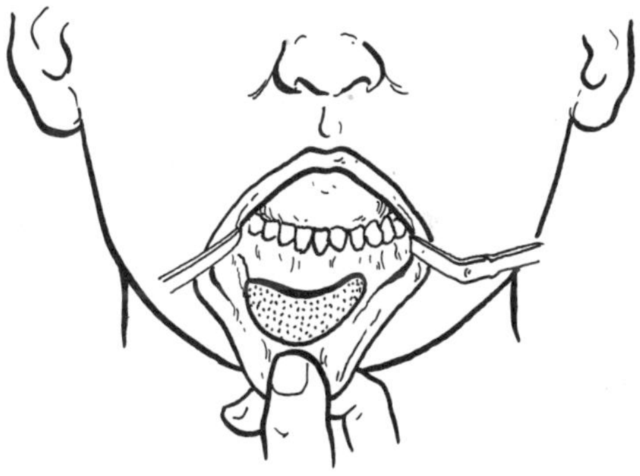

图 2–3–16　剥离范围与植入体关系

(5) 为获得植入体与植骨区的紧密贴合，常常采用不锈钢丝或钛合金螺丝钉固定（图2–3–17）。

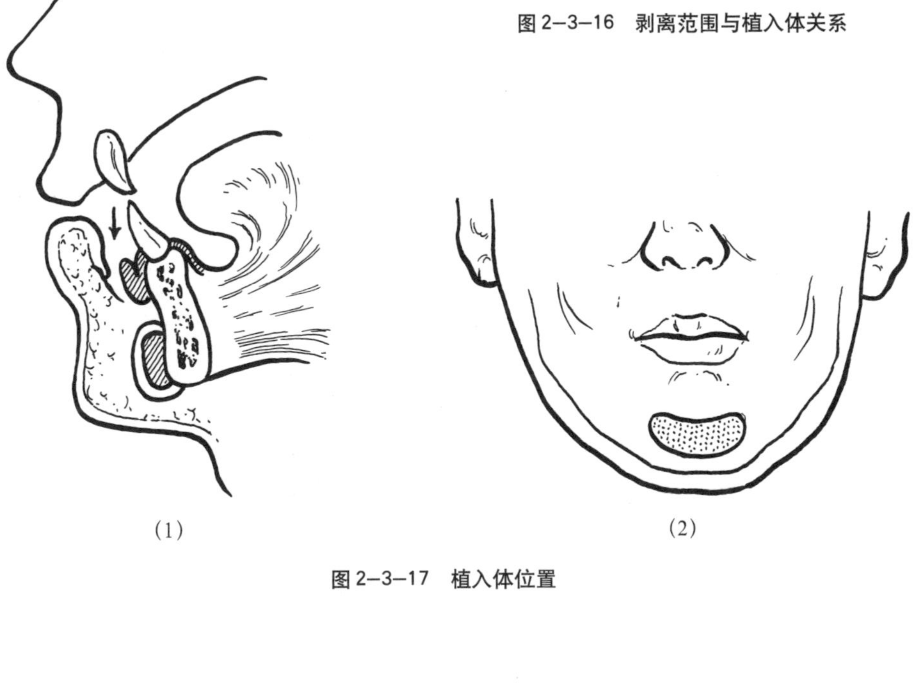

(1)　　(2)

图 2–3–17　植入体位置

【术中应注意的解剖结构及操作技巧】

(1) 在分离腔袋时要注意保护两侧的颏神经，避免因其损伤或假体过大压迫颏神经出现下唇麻木。

(2) 为避免血肿形成及术后感染，术中应仔细轻柔并严格止血。植入体安置好后，采用抗生素盐水反复冲洗，之后分层缝合，一般不必留置引流管。

（二）颧骨和面中部轮廓缺陷填充

【手术图示】（图 2–3–18～图 2–3–20）

（1）局部浸润麻醉后，在黏膜上做切口，垂直斜向骨面。切口长 1.0～1.5cm，在颊龈线上 1cm。

（2）用 9～10mm 宽的弯和直的骨膜剥离子按标记的范围剥离。假体植入所需范围必须足够大，在颧弓后面和通过提起颧弓下的咬肌表面软组织可形成颧下腔。

（3）牵拉黏膜扩张并可完整见到面中部结构。用尺或不同假体可以帮助测量不同的尺寸、形状和假体最终的放置位置。

（4）最终的假体放置必须忠于术前标记的外观局部缺陷。

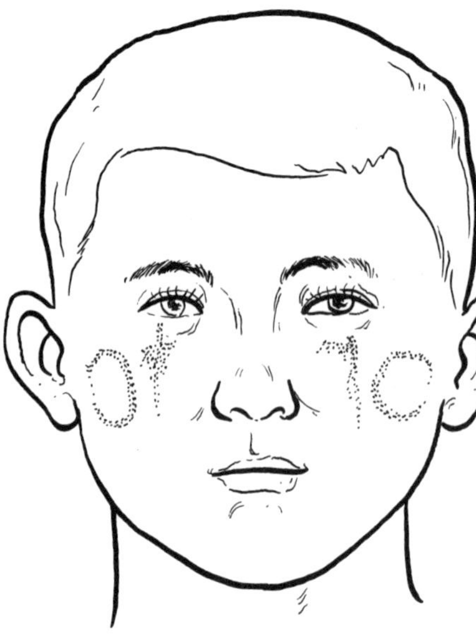

图 2–3–18 局麻前标记需填充的部位（正面观）

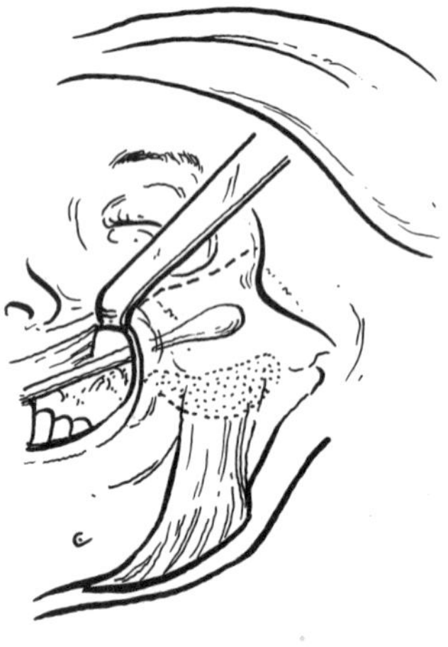

图 2–3–19 术中

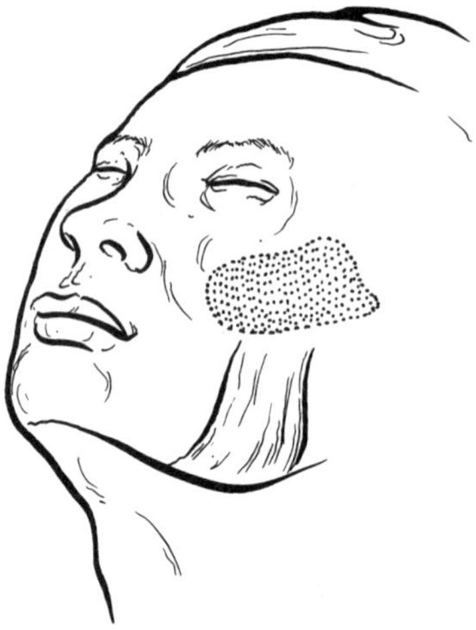

图 2–3–20 术后

（三）颞部凹陷畸形填充

颞部凹陷多为先天发育所致，临床上常见菱形脸的人，前额较长，颧部相对过高，可能与儿童缺钙引起颅骨发育不良有关，也可能属于遗传因素。

颞部凹陷硅胶片填充术（图 2–3–21）

（1）术前设计：预计并测量颞部凹陷区的范围及深度，在观察测量时应注意两侧颞部凹陷程度及面积大小可能不一致。测量好后，用龙胆紫标记出凹陷区的范围。

（2）模型制作：先用印模胶取样，做出符合凹陷区大小及形状的填充物模型，一般为圆盘状，中间厚边缘薄。再用固体硅橡胶块按取样雕刻填充物。

（3）切口选择：取颞部发际内距发际缘 1.0～1.5cm 切口，长 3～4cm。

（4）填充层次的选择：填充物可置于皮下、颞浅及颞深筋膜下（即颞肌筋膜浅层）或颞肌筋膜下。面神经的额支位于颞浅筋膜的深层靠近颞深筋膜处，在切开这两层筋膜时应注意不要损伤该神经。应在安全区切开颞浅、深筋膜，沿颞肌筋膜的浅面向前分离，分离范围略大于模型平面。

（5）固定模型：模型放置稳定后用缝线将其后上缘与颞肌筋膜缝合固定。再将颞浅、深筋膜复位，覆盖在模型上缝合。

（6）术后处置及护理：为防止局部血肿形成，应加压包扎 72 小时以上。

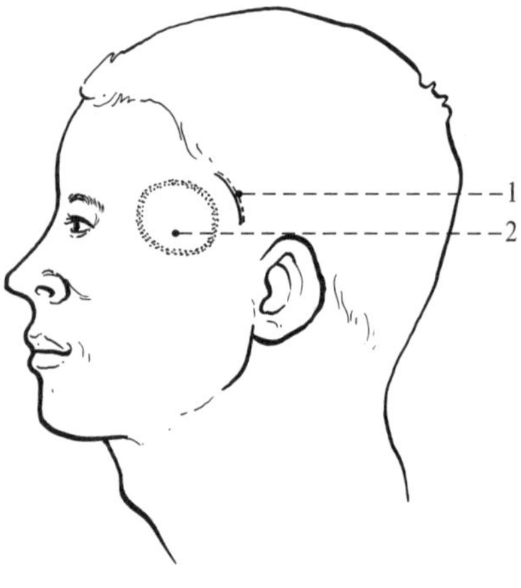

（1）术前

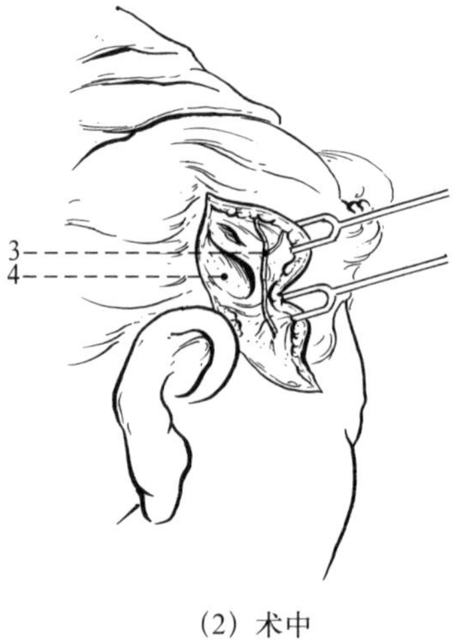

（2）术中

图 2–3–21 颞部填充术

1.切口线 2.填充区域 3.面神经额支 4.颞肌筋膜

三、颧骨截骨整形术

颧部的形态和突度对容貌来说是很重要的，颧部过突或过低及两侧因发育或外伤造成的不对称都会影响容貌的协调和统一。东西方人对此部位的审美有所差异。

（一）颧骨凿低术

【适应证】

颧骨凿低术适用于单纯颧骨体前突或单纯颧弓外突且程度较轻的患者。

【手术图示】

（1）口内切口入路颧突凿低术：经龈颊沟唇侧黏膜做切口，切开黏膜及骨膜，用骨膜剥离子在骨膜下剥离，显露上颌前壁、眶下神经血管、颧骨体，先用较宽的骨凿按预先手术设计将突出的颧骨体凿低，然后用较窄的骨凿修整，最后用骨锉或磨球打磨塑形（图 2–3–22）。

（2）颞部切口入路颧弓凿低术：经颞部发际内及耳前做一长 5cm 的类似除皱术的切口，切开头皮、颞浅筋膜，在颞浅筋膜深面、颧弓上方向前剥离，于颧弓上 1cm 处切开颞深筋膜浅层，在颞浅脂肪垫内向下剥离达颧弓上缘，切开骨膜显露颧弓。用骨凿将突起的颧弓凿低，再用骨锉打磨修整（图 2–3–23）。

（3）鬓角－外眦切口入路颧突凿低术：手术于颧弓后端鬓角内做一长约 1cm 的纵行切口，再于下睑缘做一约为 1.5cm 的外眦切口，经此两个切口联合用骨凿将突起的颧弓凿低（图 2–3–24）。

【术中应注意的解剖结构及操作技巧】

面神经颧支出腮腺区后走行于颧弓表面，手术中进行颧弓剥离及颧骨凿骨时应在骨膜下分离及操作，可以避免面神经颧支损伤（图 2–3–25）。

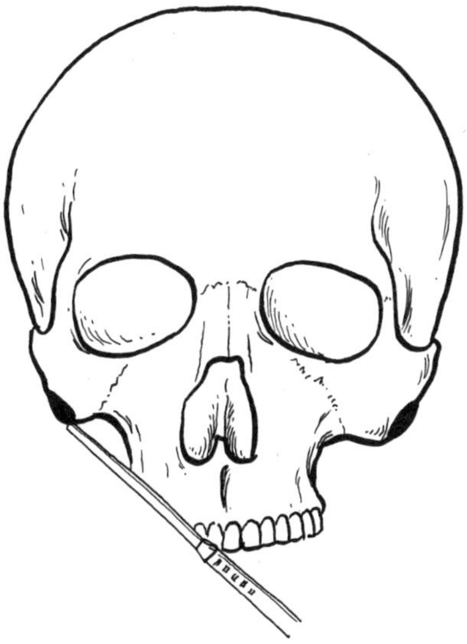

图 2–3–22　口内切口入路颧突凿低术

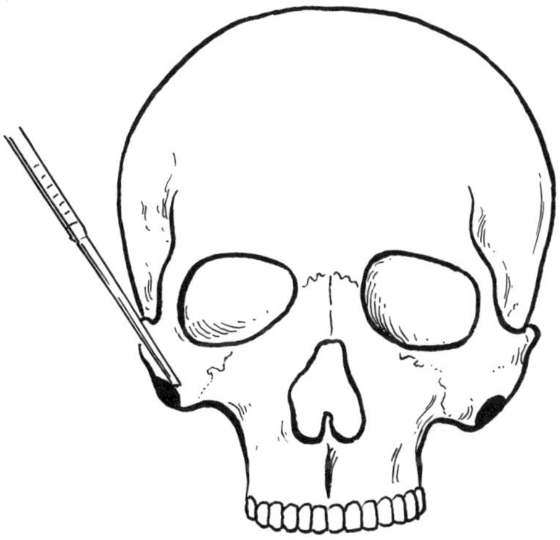

图 2–3–23　颞部切口入路颧弓凿低术

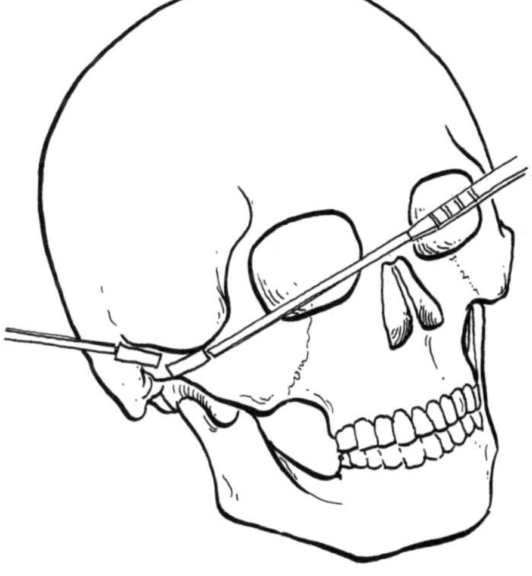

图 2–3–24　鬓角－外眦切口入路颧突凿低术

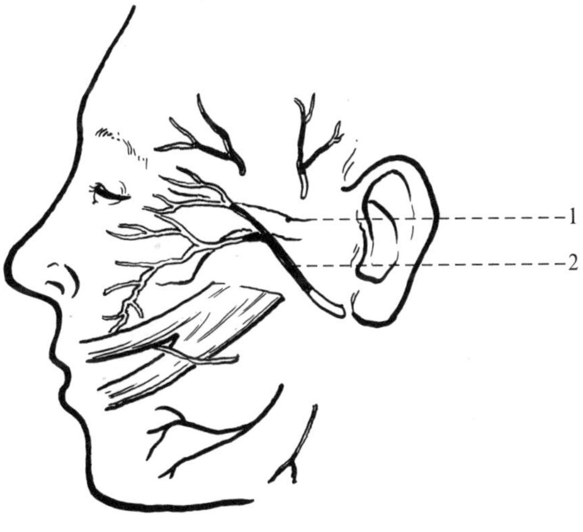

图 2–3–25

1. 颧弓　2. 面神经颧支

（二）颧骨截骨降低术

【适应证】

主要适用于颧骨体前突同时伴有颧骨颧弓过高者。

【手术图示】

1.颅颌面外科冠状切口入路（图2–3–26）显露整个颧骨及颧弓，然后设计不同的截骨方法将颧骨截骨离断、移位降低和重新固定。

（1）Baek颧骨截骨降低术：在颧额缝处作一水平截线，然后紧邻眶外缘弧形向下达颧上颌交界处，于颧上颌缝外侧垂直向下达犬牙槽嵴将颧骨体截断，再于颧弓颧骨结节处由后向前截断颧弓，将整个颧骨复合体向后向内移位，用钢丝或小夹板固定（图2–3–27）。

（2）颧骨三柱截骨降低术：将整个颧骨复合体按照类似于典型的颧骨三柱骨折部位进行截骨。先于颧额缝处作水平截骨，然后沿眶外侧壁弧形向下转向眶底，于颧上颌缝外侧垂直向下达犬牙槽嵴，再于颧颞缝后1cm处截断颧弓。将游离的颧骨复合体向后内移位，于颧额缝及颧弓截骨处钢丝固定（图2–3–28）。

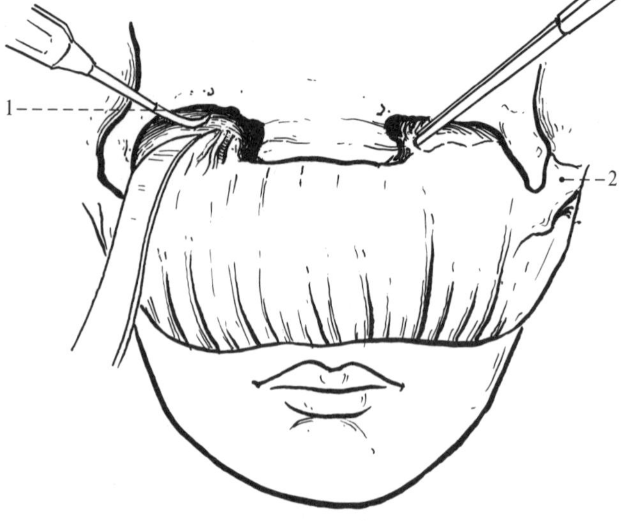

图 2–3–26

1.眶上神经孔　2.颧弓

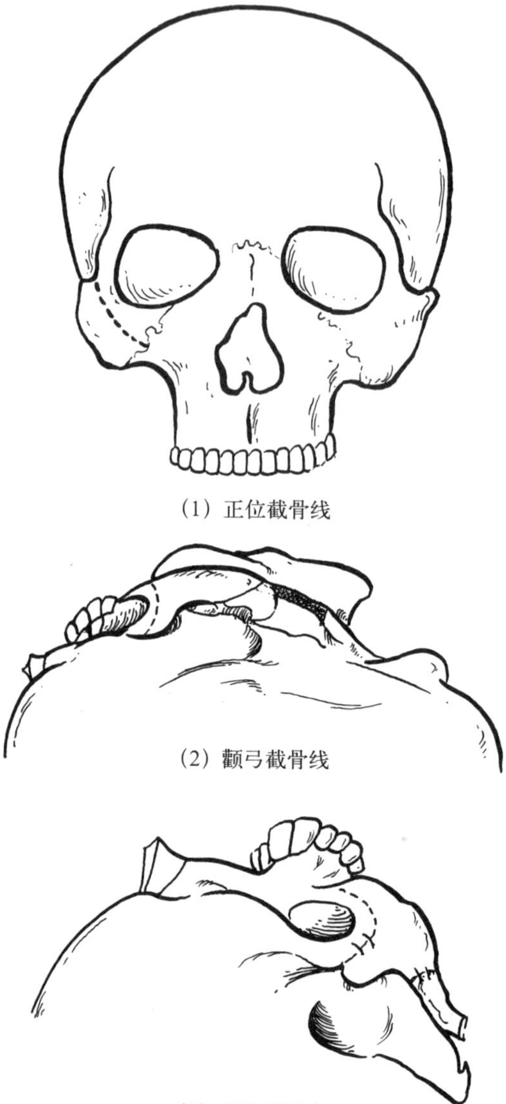

（1）正位截骨线

（2）颧弓截骨线

（3）截骨后固定

图 2–3–27　Baek 颧骨截骨降低术

2.口内法颧突根部截骨术（图2–3–29）

（1）切口：口内黏骨膜后切口类似于上颌 Lefort Ⅰ型截骨术的手术切口。

（2）剥离与暴露：切开黏骨膜后，在骨膜下沿上颌窦前外侧壁向上暴露颧骨外侧面以及颧弓根部，用一光导纤维弯形拉钩插入颧骨颧弓根部的上缘，术野即清楚暴露。

（3）截骨：在颧骨颧弓根部斜向前下方至颧牙槽与颧骨的交汇处截开颧突根部，即可见到颧弓骨段有相当动度。减低其突度，同时完成两条相隔一定距离的截骨线，去除其间的骨块。

（4）固定：可在截骨线两侧用圆钻备孔，然后行钢丝接扎固定。

（三）颧骨截骨增高术

颧骨增高术包括截骨增高术和填充增高术。

【适应证】

通过截骨的方法，将颧骨离断、移位并重新固定，可达到从解剖结构上增高加宽颧骨的目的，是一种比较彻底的矫正颧骨低平或塌陷的方法，效果可靠，适合于颧骨低平较严重的患者。

【手术图示】

（1）经口内切口颧骨截骨增高术：经口内龈颊沟切口入路显露上颌骨及颧骨体，由上颌切迹颧上颌缝外侧垂直向上截

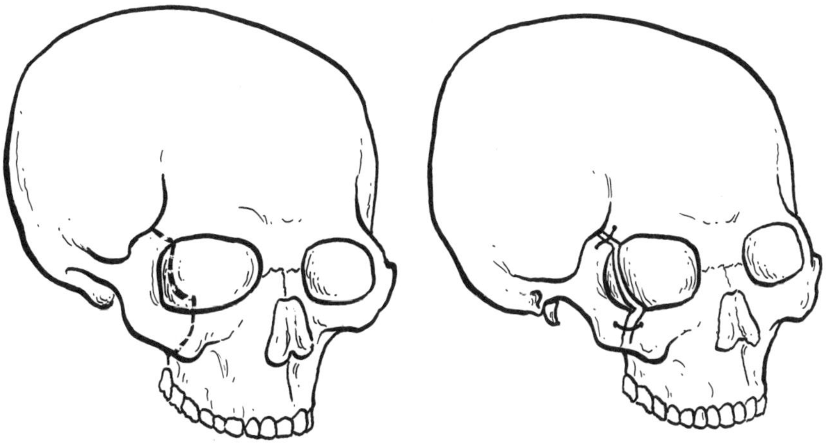

（1）截骨线　　（2）固定

图 2–3–28　颧骨三柱截骨降低术

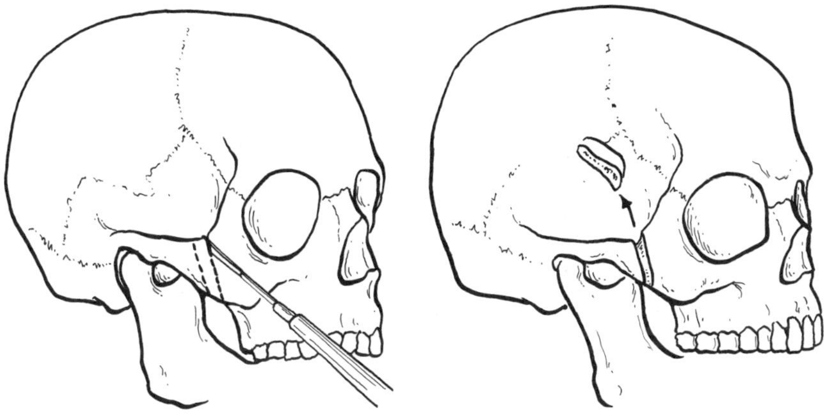

（1）颧突根部截骨线　　（2）颧突根部截骨减低颧突突度

图 2–3–29　口内法颧突根部截骨术

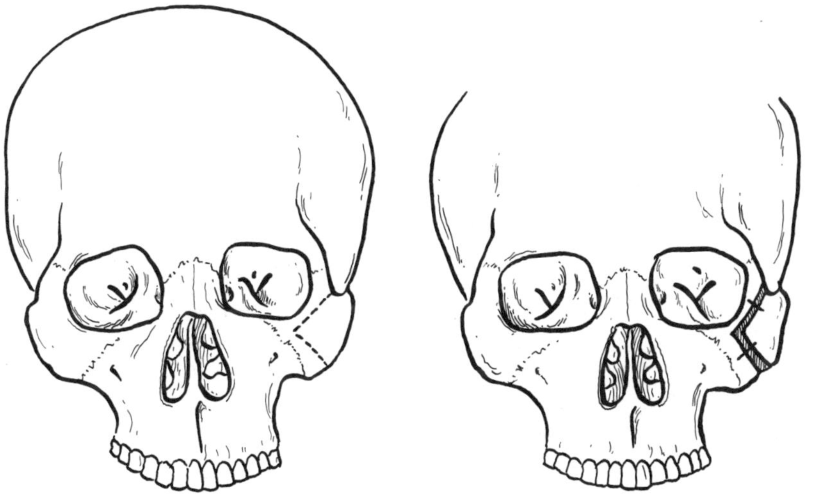

（1）手术设计　　（2）截骨固定

图 2–3–30　经口内切口颧骨截骨增高术

骨，达颧弓上缘水平时转向外侧，将颧骨的内侧份截断，采用骨凿伸入断端内旋转撬动，将颧骨向前向外移动，断端间用人工骨嵌入支撑固位，并用小钛板坚强内固定，以达到增高加宽颧骨的目的。

此方法的缺点是颧骨增高的程度有限，不适用于严重颧骨发育不良患者（图 2–3–30）。

（2）经冠状切口颧骨复合体截骨增高术：按照前述颧骨三柱截骨降低术的操作方法将整个颧骨复合体完全离断，向前向外移位，用小钛板于颧额缝、颧弓、眶下缘处行坚强内固定，断端间采用人工骨或自体骨植骨填充。为使颧突部更加圆滑自然，常采取自体颅骨外板贴附植于截骨后的颧上颌表面并打磨塑形，手术后颧突部不仅增高，而且形态良好（图 2–3–31）。

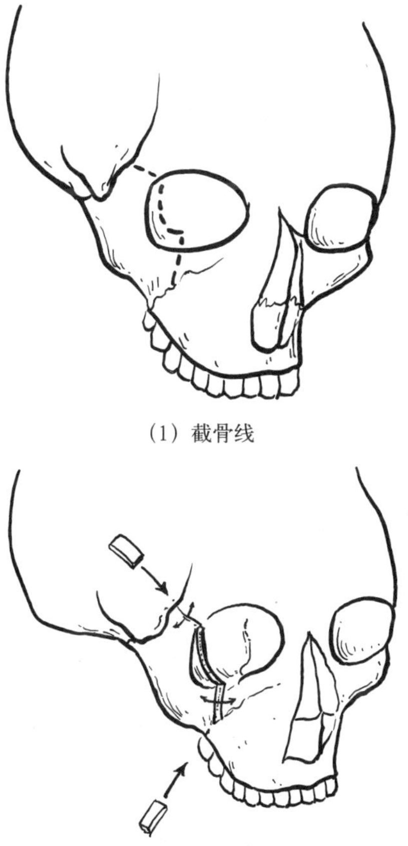

（1）截骨线

（2）截骨植骨固定

图2–3–31　经冠状切口颧骨复合体截骨增高术

四、颏成形术

（一）骨性颏成形术

骨性颏成形术是一种通过处理自体组织以改变颏部大小和形状的方法。虽然严格的定义仅包括通过锉除骨或增加骨移植材料来改变颏部外形，但这个词现已变成指下颌骨前部颏孔下平面水平截骨的同义词。目前在面部骨骼重建或美容而经常进行的截骨手术中位居第 2 位。

【手术图示】

（1）软组织切口：在两侧下颌第 1 双尖牙间前庭沟靠唇黏膜侧约 5mm 处切开黏膜后，刀片稍倾斜，保留部分颏肌于下颌前部的外侧骨板上。在距根尖下方约5mm处，切开骨膜，显露骨面，按预计范围剥离，不要剥离下缘附着的软组织，尽可能保留截骨线以下的软组织附着（图 2–3–32）。

（2）截骨：预先用细裂钻在两侧尖牙间根尖下及正中处做与颌平面垂直的对位标志线，骨切口应与颌平面平行，位于两侧颏孔下方，距下颌下缘1～1.5cm 截骨（图 2–3–33）。

（3）固定：完成预计截骨后，移动骨块达到预计的位置，再行内固定。

（4）缝合：严密而仔细地缝合是保证术后良好愈合及正常唇外形的重要步骤。一般应作三层缝合，尽可能缝合骨膜、颏肌，黏膜缝合。

（5）包扎：防止血肿形成，有利于术后软组织塑形（图 2–3–34）。

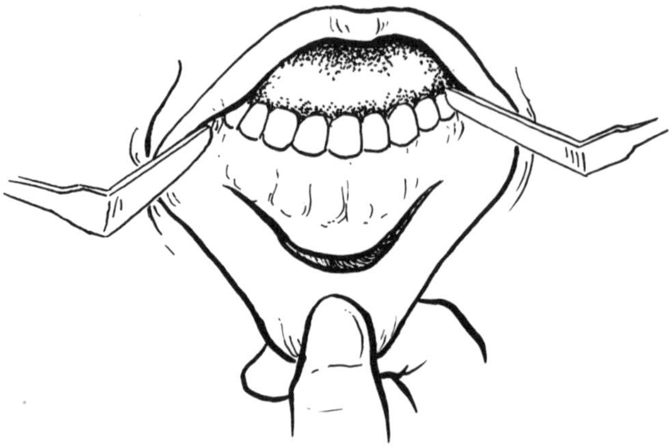

（1）正位

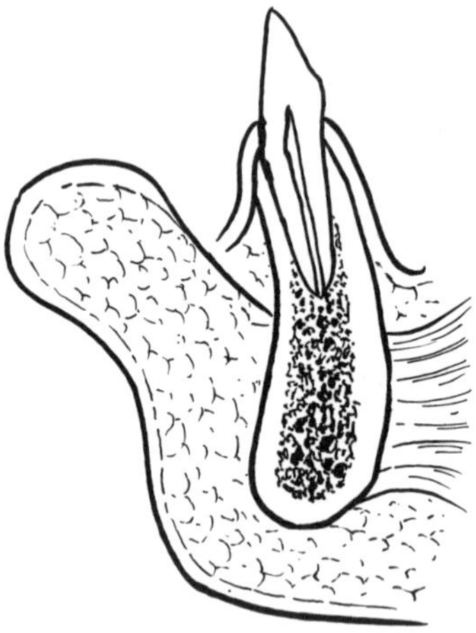

（2）矢状位

图 2–3–32　软组织切口

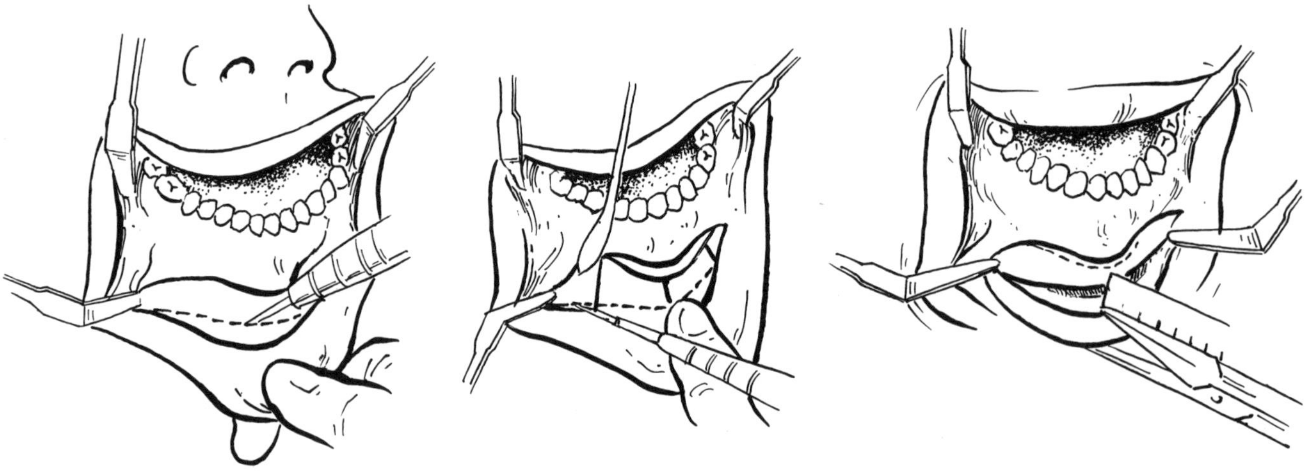

（1）　（2）　（3）

图 2–3–33　截骨

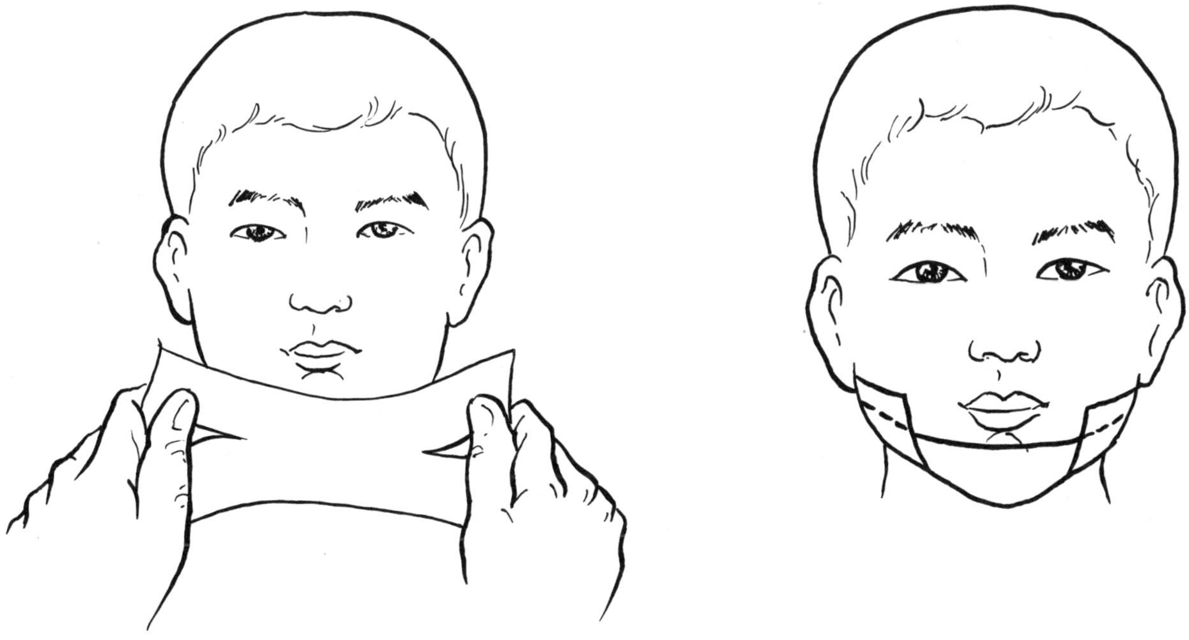

(1)　　　　(2)

图 2-3-34　包扎

（二）各种颏成形术术式

颏成形术的手术灵活，根据颏部的畸形情况，可选择不同的方式，常用的有：

1.水平截骨前徙术：适用于单纯颏部后缩而颏高基本正常的小颏畸形患者。根据头部X线片测量结果以及患者自己的要求确定前移的距离（图 2-3-35）。这种术式颏部前徙的距离常常受到患者颏部骨段本身厚度的限制，一般最大限度在15mm以内。

2.水平截骨前徙延长术：适用于较严重颏部短小者，不仅有颏部后缩，同时伴有纵向短缩。前移延长后骨断端的间隙可采用自体骨或人工骨植入填充，以保证骨质愈合（图 2-3-36）。

3. 双台阶式水平截骨前徙术：适用于严重颏部后缩者，单纯水平前徙术难以满足其增加颏部突度的需要。通过两个水平截骨线形成两个颏部带蒂骨段，先完成下方的骨段截骨，再完成上方的骨段截骨，阶梯式前移，可明显增加颏部的前突度（图 2-3-37）。

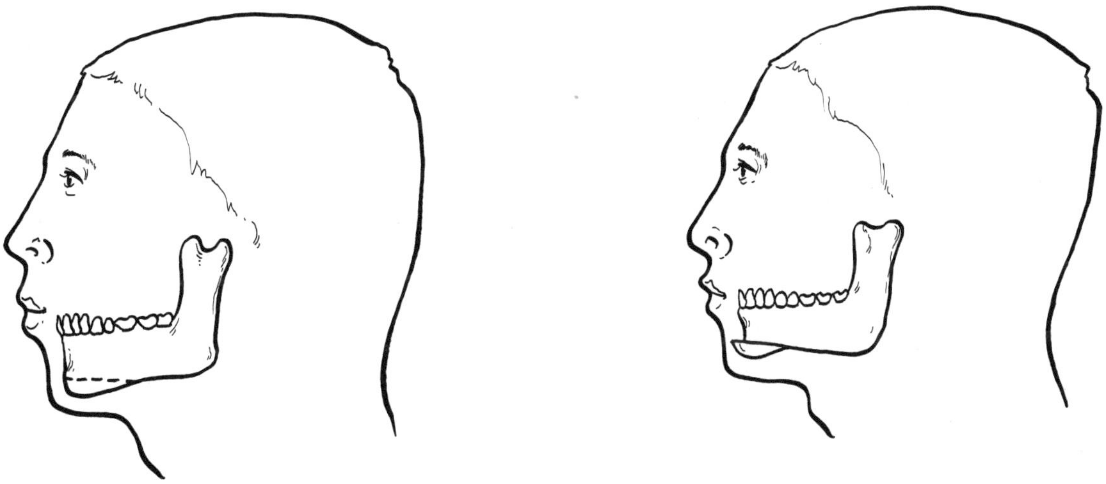

（1）截骨线的设计　　　　（2）截骨后的效果

图 2-3-35　颏成形术——水平截骨前徙术

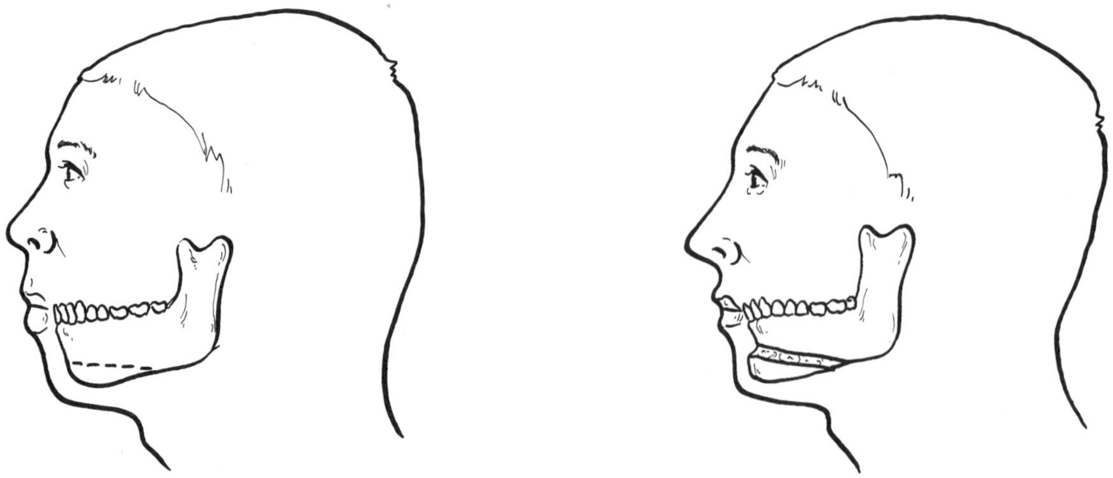

（1）截骨线的设计 （2）截骨后的效果

图 2–3–36 颏成形术——水平截骨前徙延长术

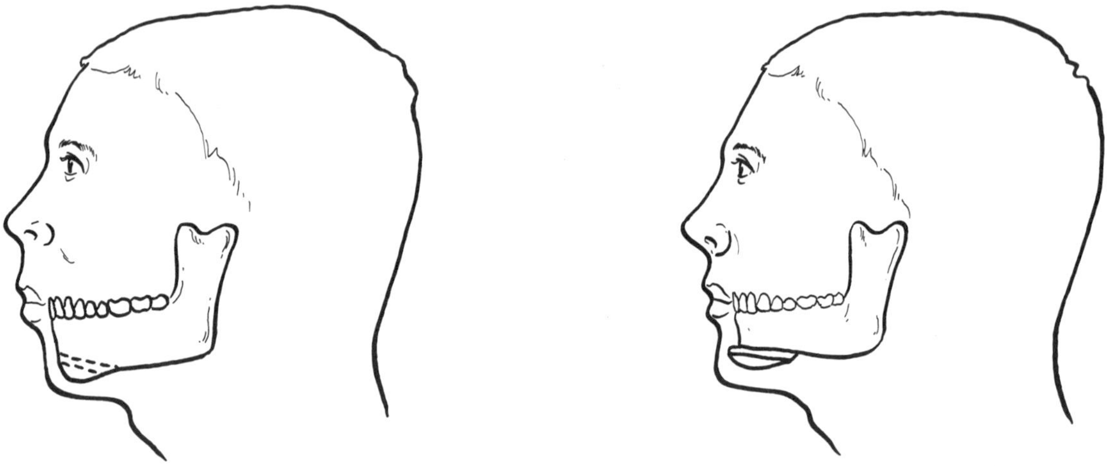

（1）截骨线的设计 （2）截骨后的效果

图 2–3–37 颏成形术——双台阶式水平截骨前徙术

4. 水平截骨短缩后退术：适用于颏部过突过长患者。通过两条水平截骨线截断颏骨后，将中间的骨条去除，将远侧骨段后退固定于近心骨段上（图 2–3–38）。

5. 水平截骨缩短前徙术：适用于颏后缩同时伴有下唇颏部过长者。短缩颏部高度的目的是使上唇高与下唇颏高之间的比例更为谐调。其设计要点是面中份与面下份之比约为 1∶1，上唇高与下唇颏高之比约为 1∶2（图 2–3–39）。

6.铰链式前徙术：适用于颏后缩并伴有轻微过长的情况。铰链式转动前徙颏部骨段，可使颏部骨段前徙并上移，从而增加了颏突度，同时也缩短了颏高度，术后颏部微微上翘。截骨线应向下方稍偏斜，使颏部骨段前徙时，也可有向前、向上滑动的作用（图 2–3–40）。

以上手术方式是用于矫正颏部前后向及纵向畸形，对颏部偏斜畸形尚有以下常用术式。

7. 水平移位术：主要适用于颏中线偏斜但两侧颏结节或下缘高度基本一致者。多见于轻度下颌偏斜畸形，牙咬𬌗关系基本正常。手术的关键是使偏斜的颏中线与面中线一致，根据面中线位置确定水平侧方移动的距离（图 2–3–41）。

8.三角形骨段截除术：适用于颏中线偏斜且一侧颏下缘较另一侧低，下唇颏高较大者。这种三角形骨块截除后常可使偏斜的颏中线得以矫正，并使颏部形态在垂直方向上左右对称，同时还可以结合水平迁移

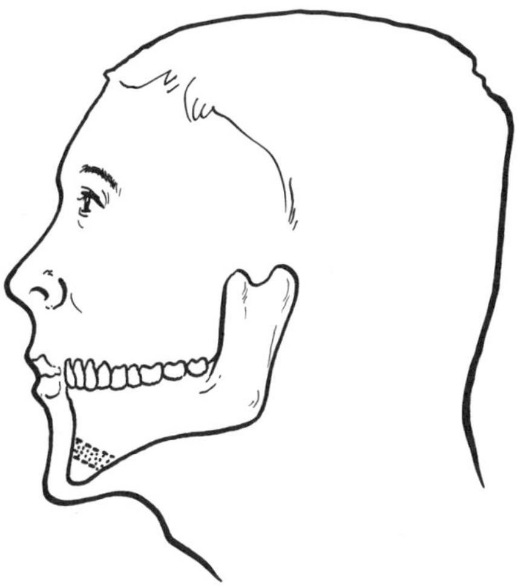

（1）截骨线的设计

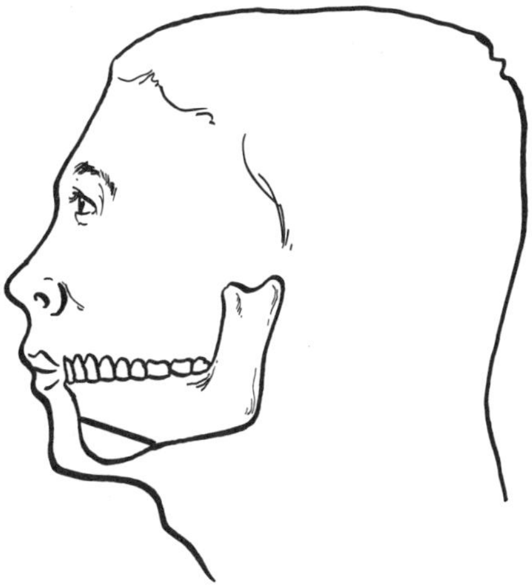

（2）截骨后的效果

图 2–3–38　颏成形术——水平截骨短缩后退术

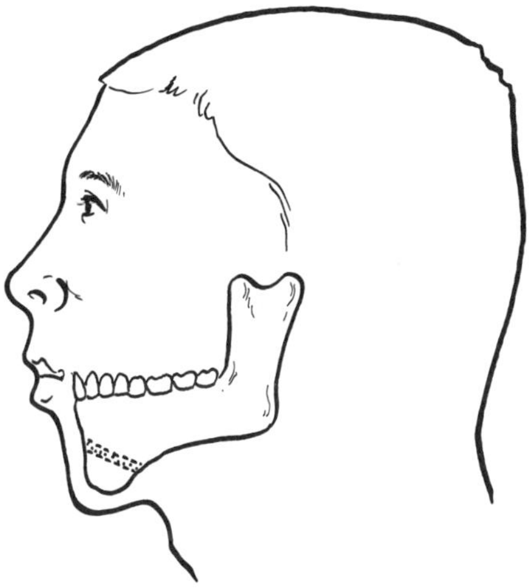

（1）截骨线的设计

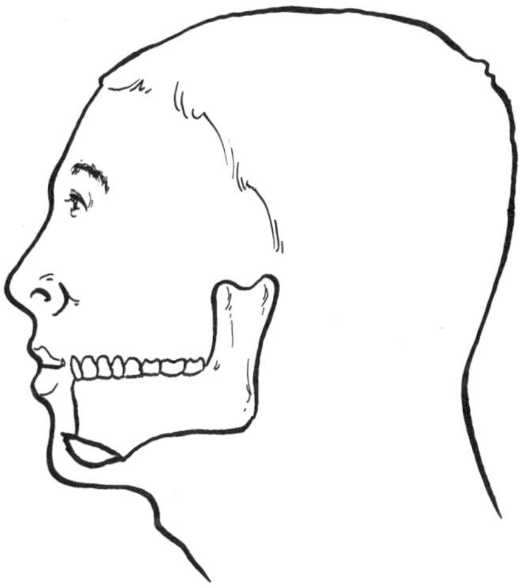

（2）截骨后的效果

图 2–3–39　颏成形术——水平截骨缩短前徙术

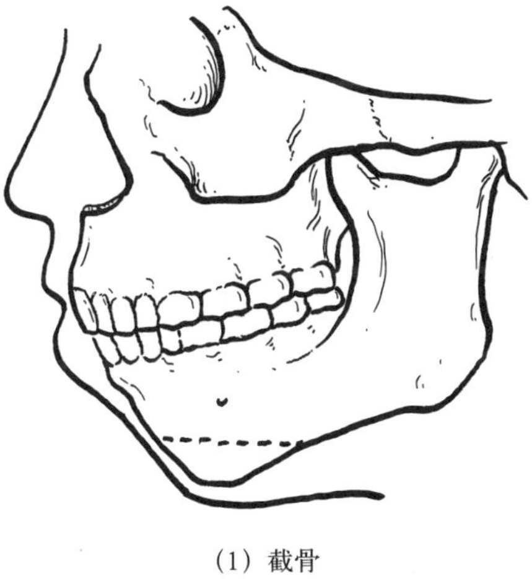

（1）截骨

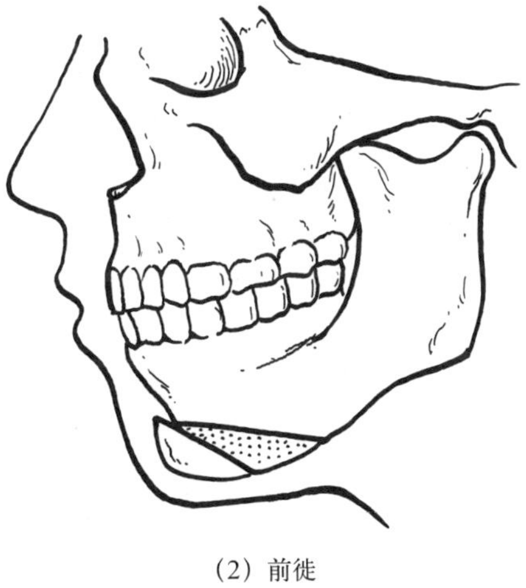

（2）前徙

图 2–3–40　颏成形术——铰链式前徙术

矫正颏突度不足。截除的骨段为平卧的三角形骨块，三角形底的宽度的设计是以双侧下缘的高度差为依据的（图 2–3–42）。

9.水平旋转移位术：主要适用于颏偏斜且两侧颏结节突度不一致的颏部畸形。通过水平旋转移位使颏结节较突的一侧向后旋转，另一侧向前旋转，以求得颏两侧的对称（图 2–3–43）。

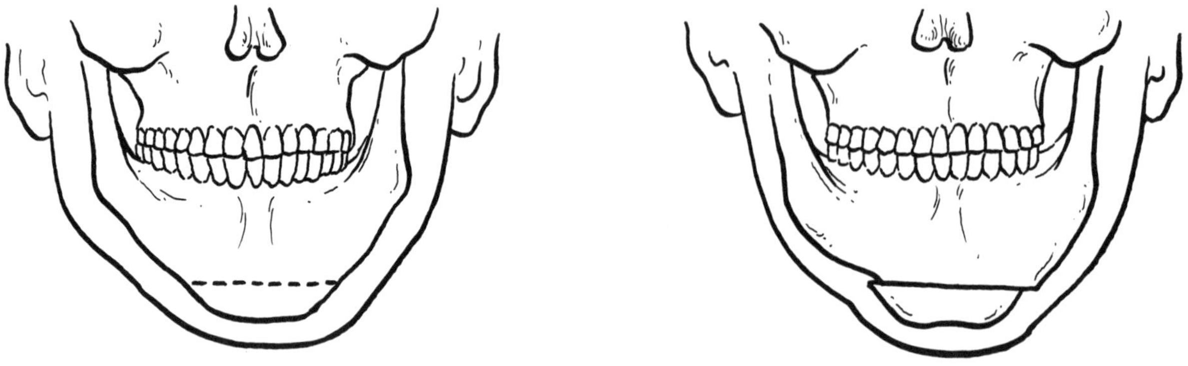

（1）截骨线的设计　（2）截骨后的效果

图 2–3–41　颏成形术——水平移位术

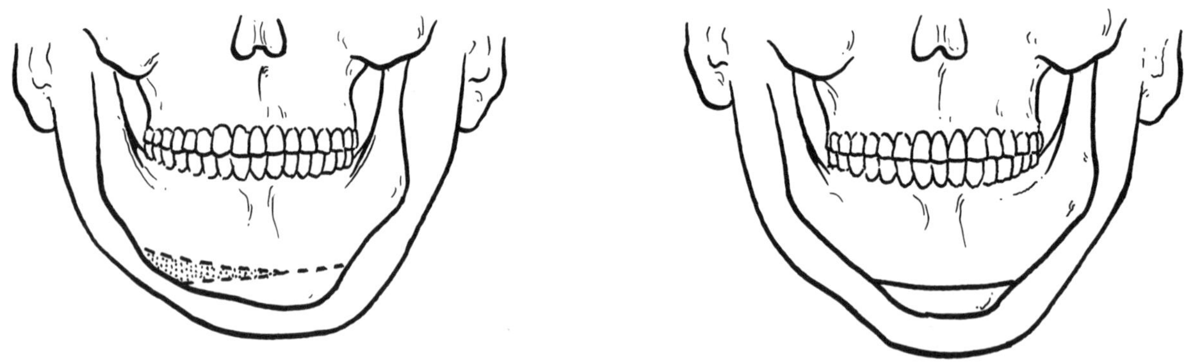

（1）截骨线的设计　（2）截骨后的效果

图 2–3–42　颏成形术——三角形骨段截除术

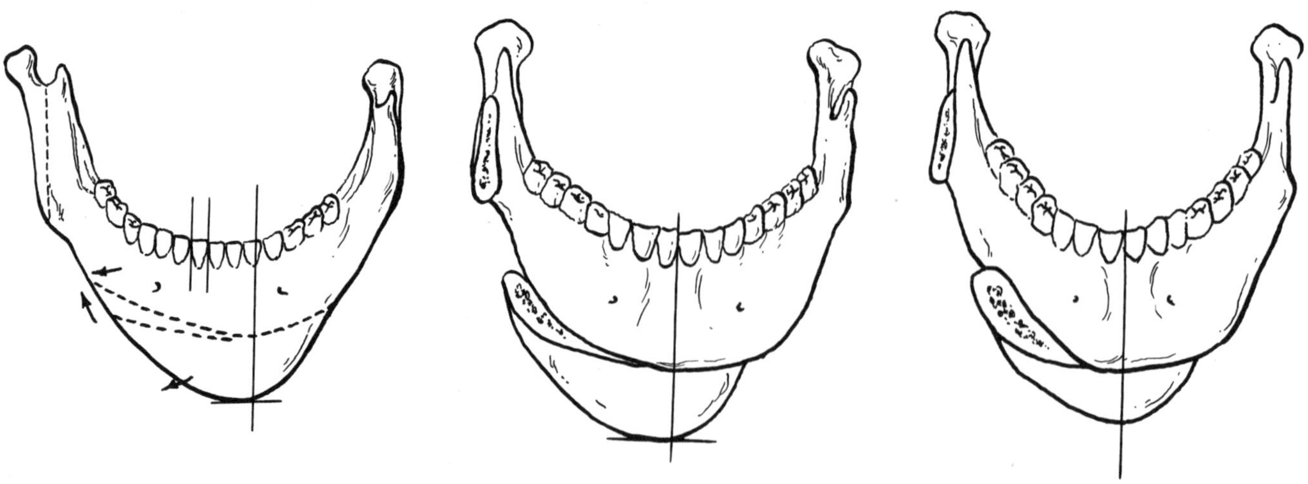

（1）截骨　（2）旋转移位　（3）固定

图 2–3–43　颏成形术——水平旋转移位术

10.楔形骨段截除术：适用于下唇高较高伴有颏突度轻度不足的患者。需要在颏部外侧骨板作两条截骨线，截骨线并不与骨外板垂直，形成一定角度，至舌侧骨板时融合成一条截骨线。截除骨块后形成楔状缺损区，再使颏部骨段旋转固定于牙列骨段上，从而达到缩短下唇颏高以及使颏前点向前上翘起的目的（图2–3–44）。

11.梯形骨段旋转移位术：适用于颏偏斜但两侧颏下缘高度不一致而下唇颏高基本正常的患者。是通过梯形骨段的旋转移位来矫正颏中线偏斜。根据两侧颏下缘的高度差来设计梯形骨段的底宽。取其差值的1/2作为梯形骨段的底宽。上方截骨线应与颌平面平行，位于两侧颏孔下方约5mm处。使梯形骨段旋转移位，修正骨段（图2–3–45）。

在矫治复杂性颏部偏斜畸形时，要仔细分析颏部偏斜的方向，有时是多个象限上的畸形，手术时需要联合应用上述的多个手术方式，方能达到有效矫正畸形的目的。

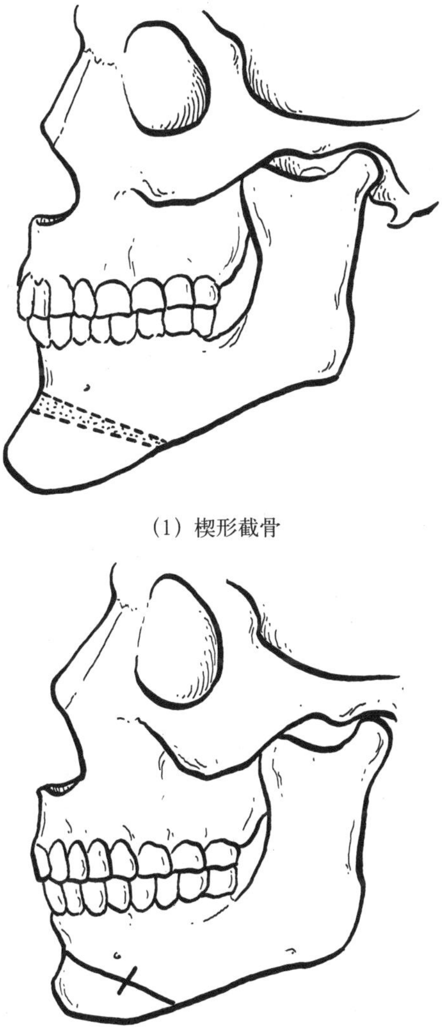

（1）楔形截骨

（2）固定

图2–3–44 颏成形术——楔形骨段截除术

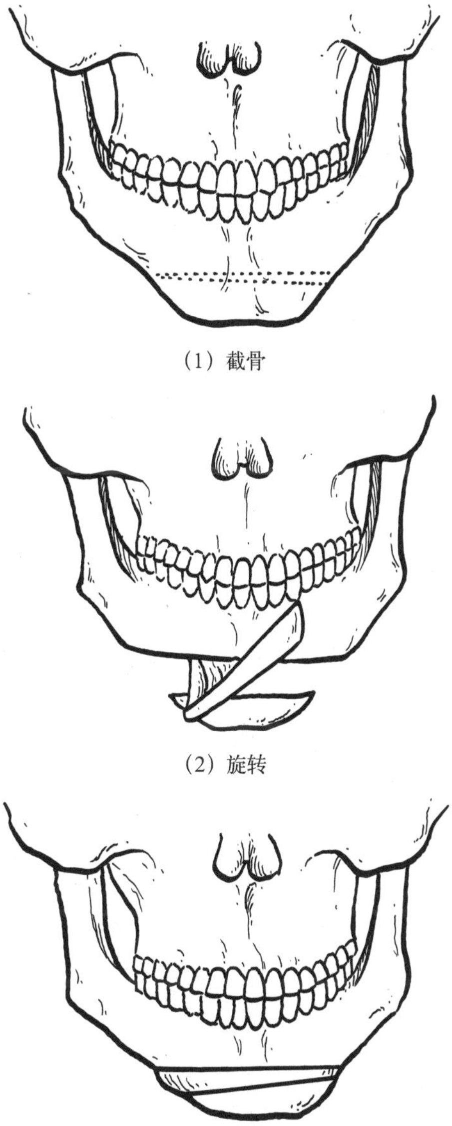

（1）截骨

（2）旋转

（3）固定

图2–3–45 颏成形术——梯形骨段旋转移位术

12．颏部骨段加宽术：适用于颏部较窄需要加宽的患者。完成水平截骨后，切除一块底部位于外侧骨板的楔形骨块，然后加以固定即可使颏部及双侧下颌下缘加宽，也可于中央将截骨块垂直截为两块，然后根据需要加宽的宽度植入相应的骨块，达到颏部加宽的目的（图 2−3−46）。

13．颏部缩窄术：适合于颏部较宽大的患者，手术方法与颏部加宽术相反（图 2−3−47）。

14．不需植骨的颏部加高术：改进的关键是改变水平截骨平行于颌平面的截骨线， 使颏骨段前徙而下移，矫正颏高度不足及突度不足或颏前突（图 2−3−48，图 2−3−49）。

15.颏部修整术：适用于轻微的颏畸形而不需水平截骨颏成形术矫正者。通过局部磨削修正即可达到美容效果。

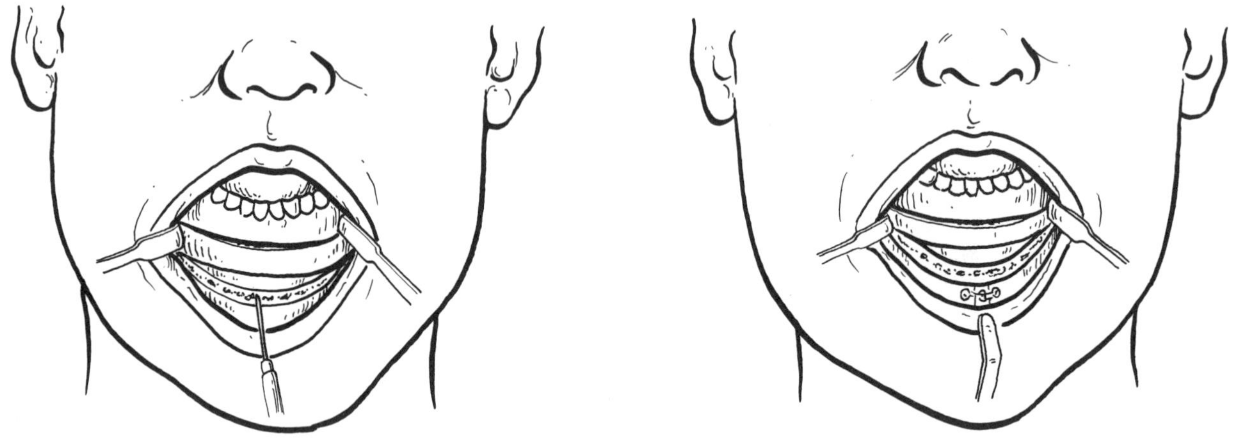

（1）截骨线的设计　　（2）截骨后的效果

图 2−3−46　颏成形术——颏部骨段加宽术

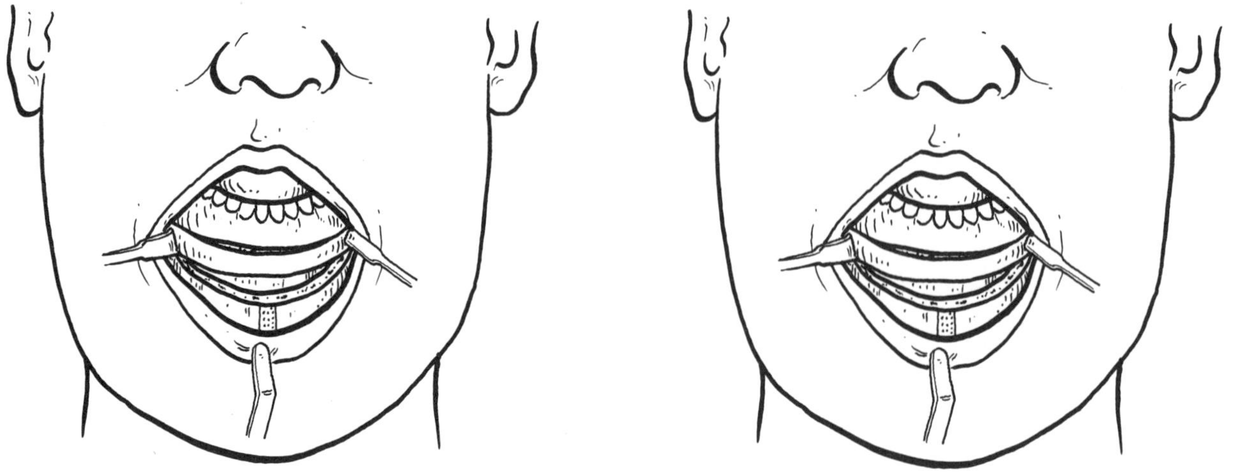

（1）截骨线的设计　　（2）截骨后的效果

图 2−3−47　颏成形术——颏部缩窄术

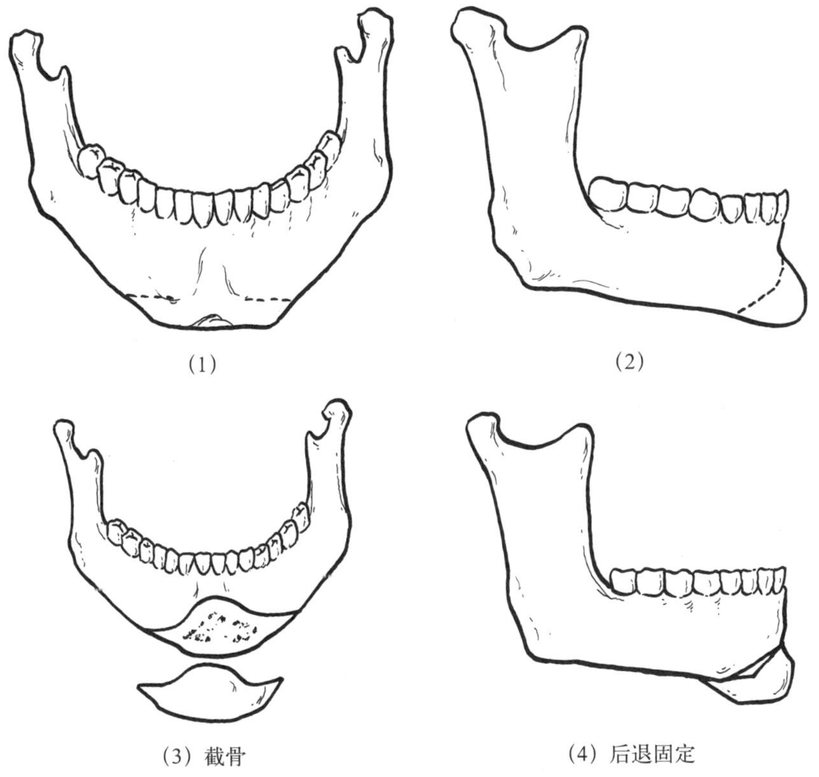

图 2-3-48　颏成形术——颏部骨段下移后退截骨术

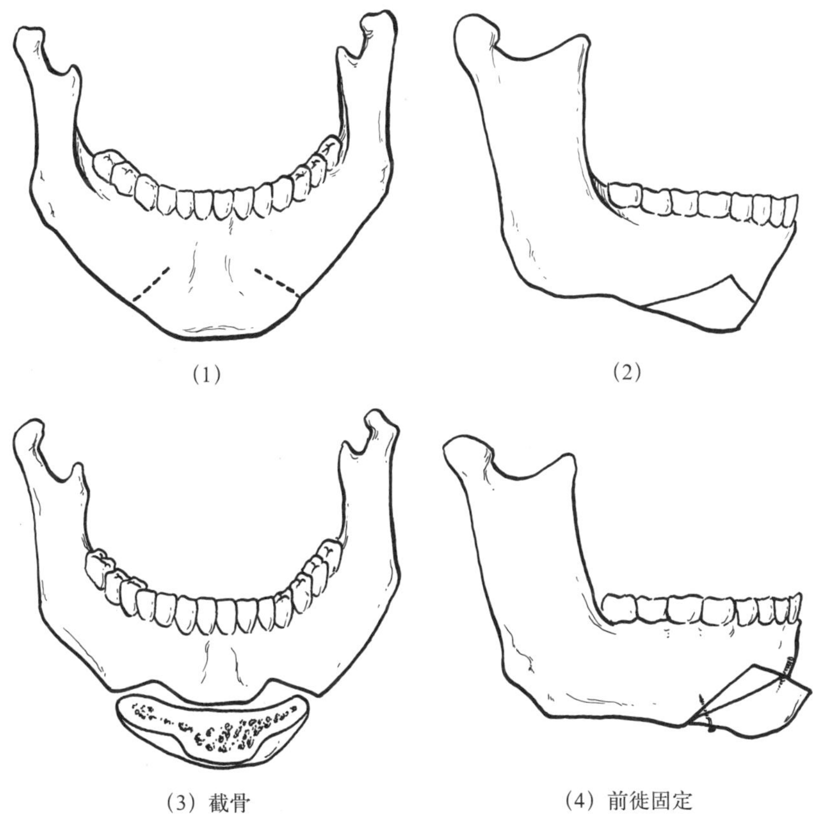

图 2-3-49　颏成形术——颏部骨段前徙下移截骨术

【术中应注意的解剖结构及并发症的预防】

（1）出血：在行颏部水平截骨时，经截骨线内可能会有明显的出血，出血主要来自近心骨段的骨髓腔，在截骨前采用控制性低血压麻醉以及尽快完成截骨操作是减少出血的最主要措施。完成截骨后可采用单级电凝止血，出血明显的部位可用少量骨蜡填压。舌侧软组织出血可用双极电凝严密止血。

（2）口底血肿：主要因止血不当所致。手术中严密止血以及手术后可靠的加压包扎是预防手术后血肿的关键。严重的口底血肿有可能将舌体抬高和后推，导致咽腔狭窄而影响呼吸道通畅，对此应有足够的认识。

（3）感染：局部血肿是引起手术后感染的主要原因。一旦有感染发生，应及时清除淤血或血肿，植有人工骨时亦应予以取出。以碘仿纱条填充腔隙或每日用抗生素盐水冲洗，促进伤口愈合。

（4）骨段骨折：颏骨内外侧及下缘皮质均比较厚，如果在内侧骨板没有完全截断的情况下强力撬动，或采用骨凿切开的力度和方向不当，均可能造成骨段骨折，不仅影响截骨段的移位和精确对位，还影响截骨段的正常愈合。

（5）颏神经损伤及颏唇部麻木不适：颏部水平截骨操作的关键之一是时刻注意保护颏神经勿受损伤，截骨线的精确设计、手术医师的细致操作以及助手的密切配合是保证颏神经不受损伤的关键。即使没有切断颏神经，手术中的暴力牵拉也会造成手术后暂时性颏唇部麻木不适感，一般在手术后数周内即可消失。一旦切断了颏神经，这种麻木感将会持续较长时间，甚至造成永久性局部感觉麻木或感觉迟钝。

五、下颏脂肪袋去除术

颏下区在舌骨和下颌骨下缘之间，是最易发生脂肪聚积和形成垂直皱纹的地方。皮肤松弛、脂肪堆积而形成下颏脂肪袋，即人们常说的“双下巴畸形”。矫正此畸形需行颏下松垂皮肤切除及去脂术，即脂肪袋去除术（图2–3–50）。

【手术图示】

1. 下颏脂肪袋去除术（一）（图2–3–51）

(1) 沿颜面正中画出颏联合中线，向下延伸直达颈部，再沿下颌骨下缘画出切口线。

(2) 切口深达肌层浅面，沿肌层浅面向下潜行，分离的范围大小取决于颏下脂肪聚积的多少。

(3) 在皮肤脂肪瓣下切除多余的脂肪，上推皮肤脂肪瓣，盖于切口上缘，虚线代表皮瓣纵向切开。

(4) 将上推的皮瓣由中线剪开，成为a、b两个三角瓣。

(5) 沿切口上缘处切除三角瓣。

(6) 再以同样的方式切除三角瓣。

(7) 图的矢状面表示切口通过皮肤和脂肪深达肌层浅面，同时也图示了分离平面。

(8) 向前推进皮肤。

(9) 切除颏下过多脂肪。

(10) 切除脂肪组织正面观。

(11) 颏下两个皮肤脂肪瓣标本。

(12) 深层缝合。

(13) 完成切口缝合。

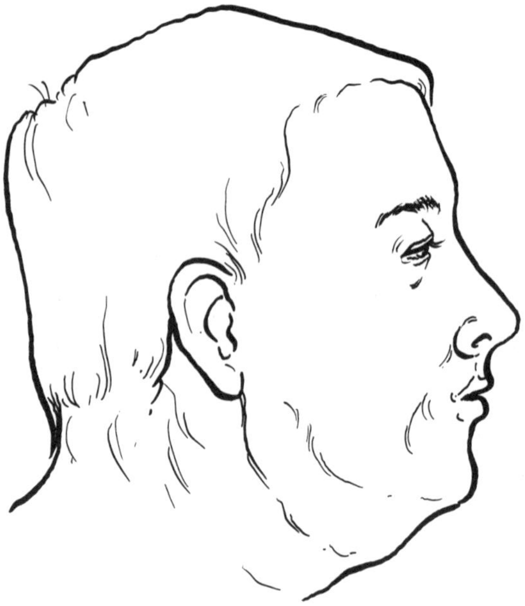

图2–3–50 双下巴畸形

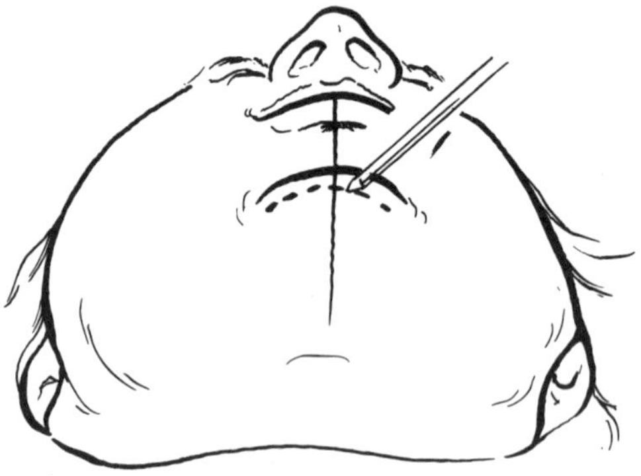

(1)

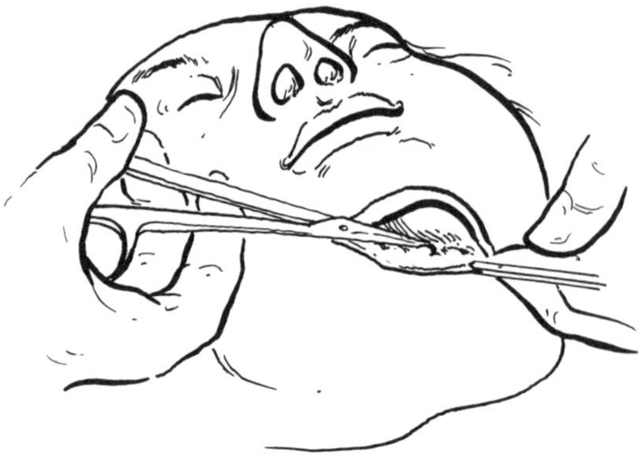

(2)

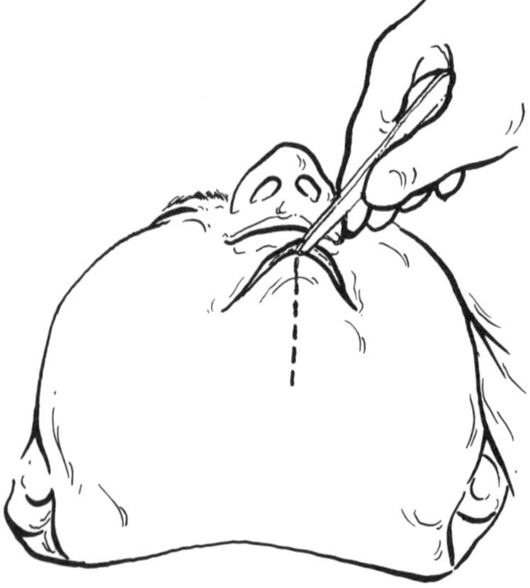

(3)

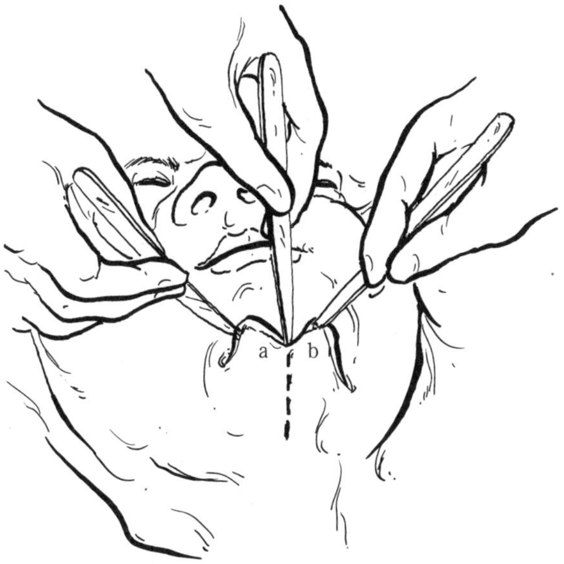

(4)

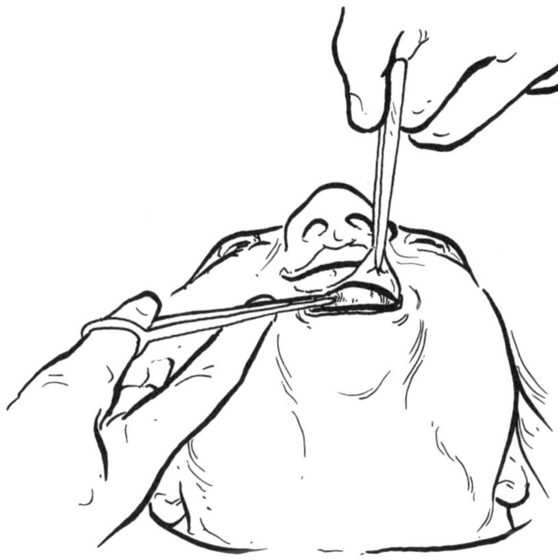

(5)

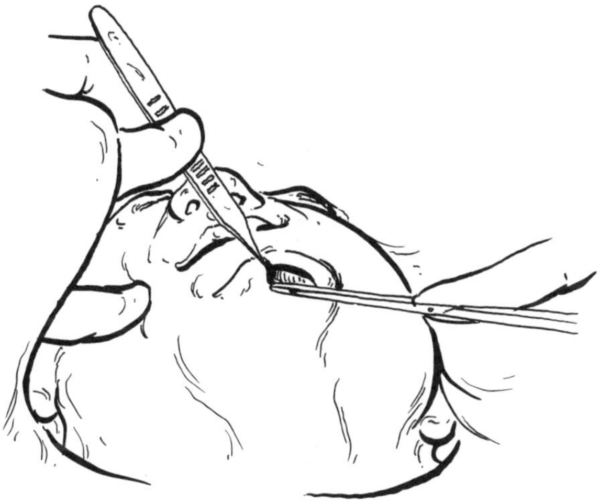

(6)

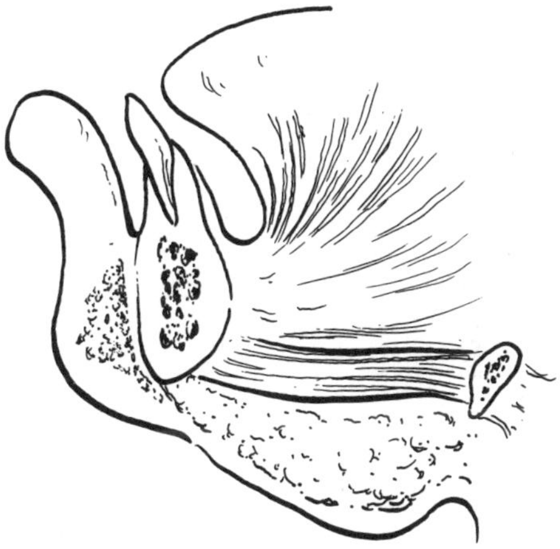

(7)

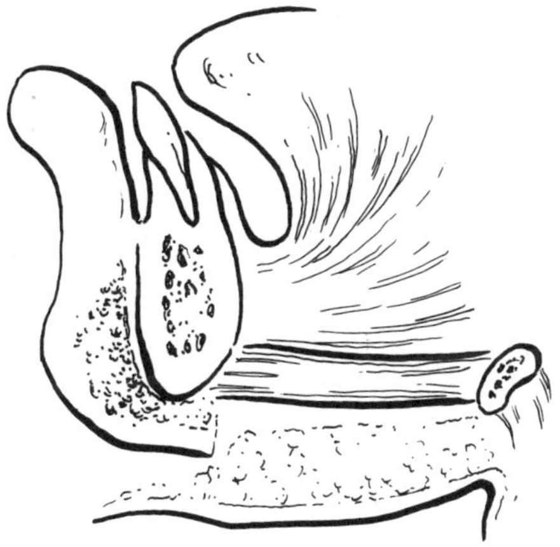

(8)

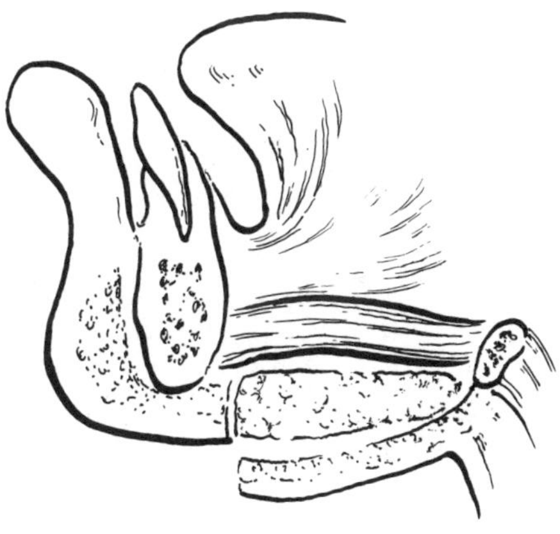

(9)

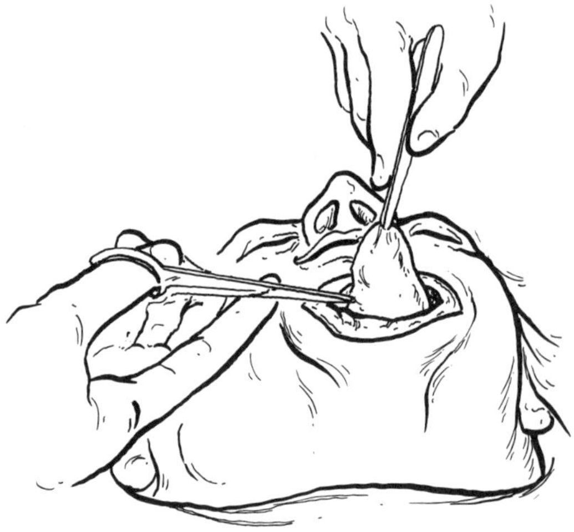

(10)

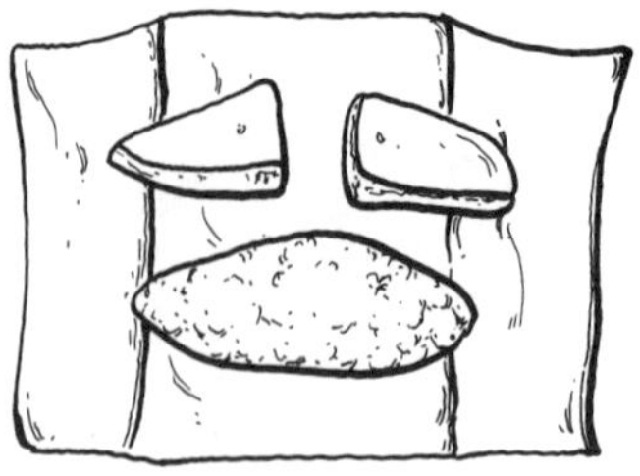

(11)

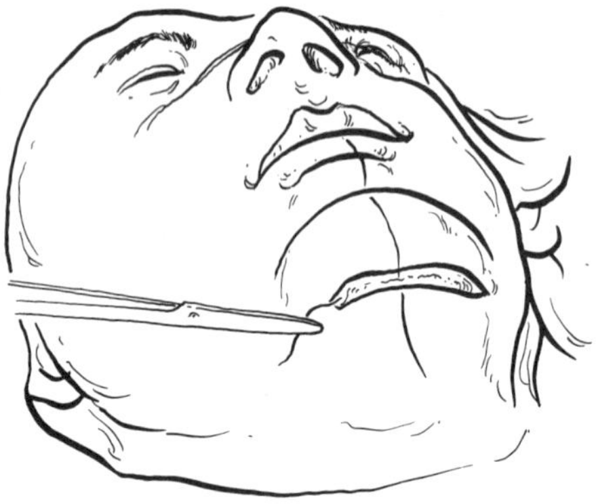

(12)

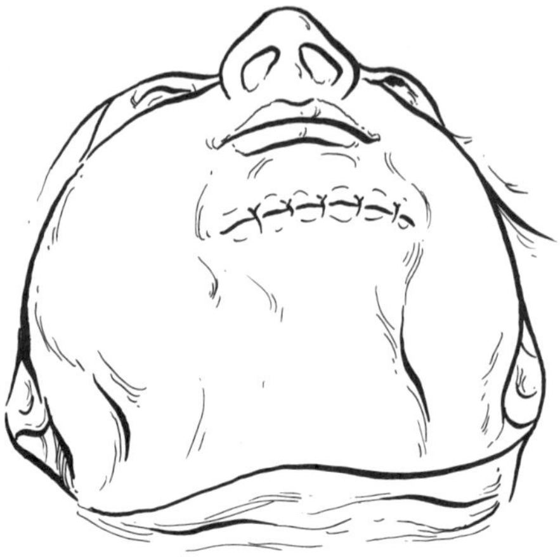

(13)

图 2-3-51　下颏脂肪袋去除术（一）

2.下颏脂肪袋去除术（二）（图 2-3-52）

(1) 先行面颈部除皱。

(2) 定颏下切口线。

(3) 切开剥离，显露颏下脂肪。

(4) 剥离，显露颏下脂肪。

(5) 切除脂肪。

(6) 切除梯形样皮肤。

(7) 缝合。

(8) 术后。

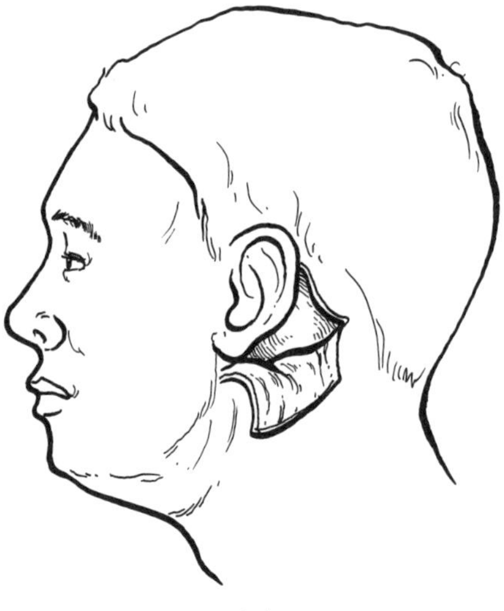

(1)

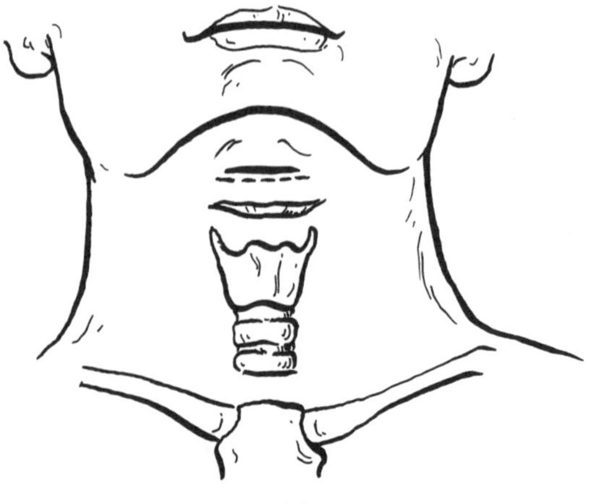

(2)

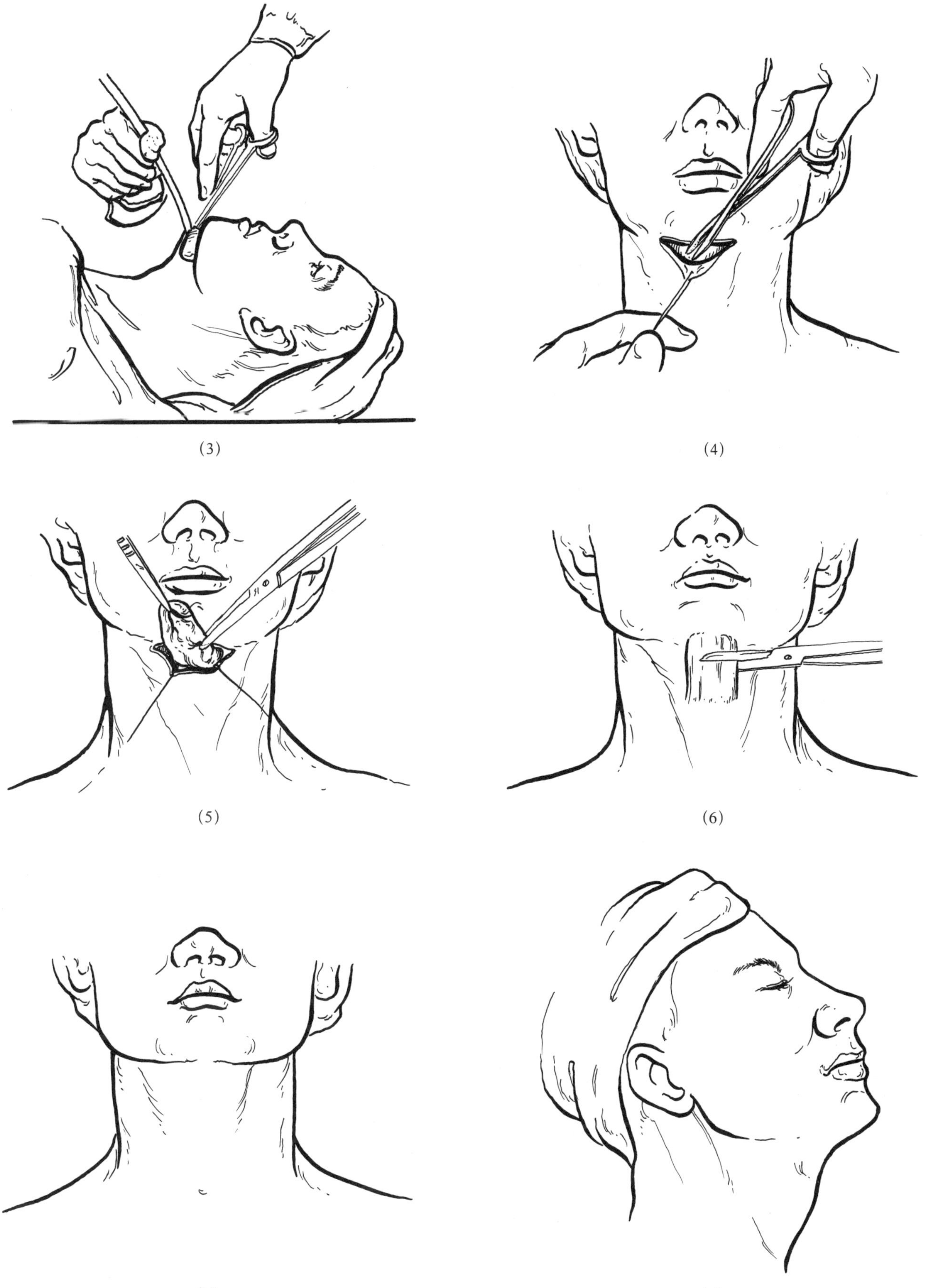

图 2–3–52　下颏脂肪袋去除术（二）

六、嚼肌下颌角良性肥大畸形矫正术

【临床分型】

1.嚼肌肥大型；2.下颌角后突型；3.下颌角外翻型；4.下颌角后突外翻型。

【术前设计】

手术前设计的主要目的在于使患者的美容要求与手术医师的手术效果相一致，并尽可能避免大的失误，如切除量太多或太少等。在设计过程中，侧面下颌角区的弧形曲线极为重要。可采用在彩色照片，X线片直接描绘或计算机成像技术。

（1）面部彩色照片，包括正位和左、右侧位，用于手术前设计、手术前后对比和留作研究资料。

（2）头颅正位、侧位X线片和下颌全景片，以了解下颌神经管的位置和畸形的部位，从而计算出截骨线并确定截骨量。

参照手术前彩色照片和X线片，根据美学要求和解剖学要求，采用计算机模拟去骨量和手术后效果，经与患者讨论和协商后，最终确定手术方案，估算出手术中截骨量并设计截骨线。

【常用的手术方法】

分为口外和口内两种手术入路。由于口外入路常在双侧下颌角区遗留明显瘢痕，所以目前大多采用口内入路。

【手术图示】

1.口外入路（图2-3-53）

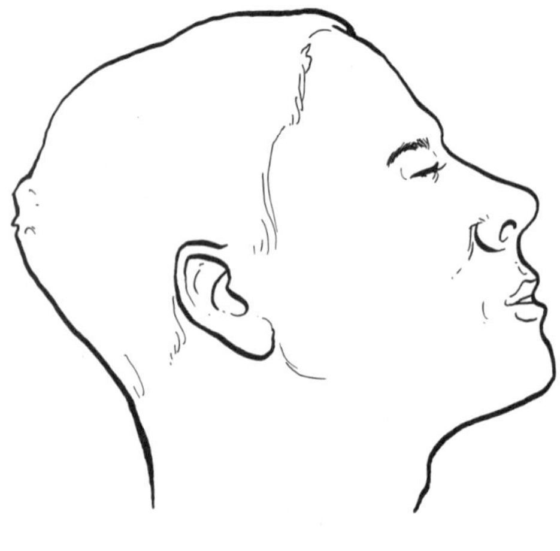

（1）切口设计

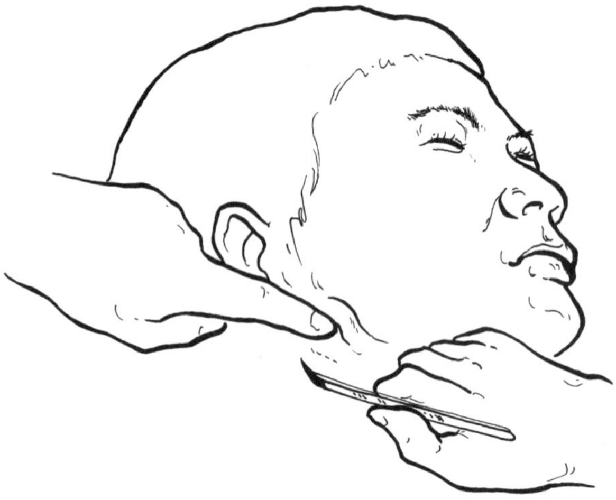

（2）切开

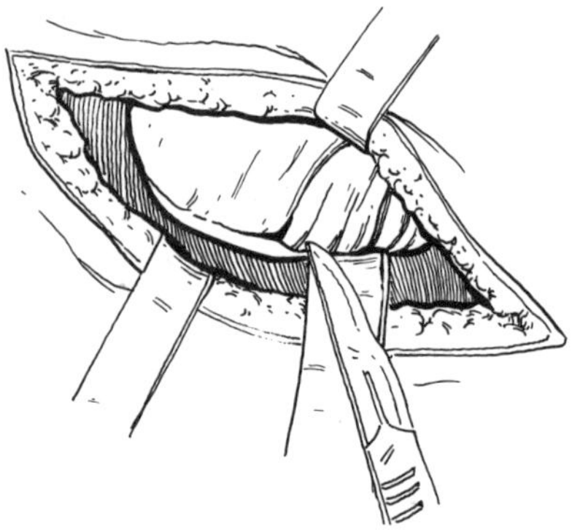

（3）暴露和切断下颌角部的嚼肌附着处

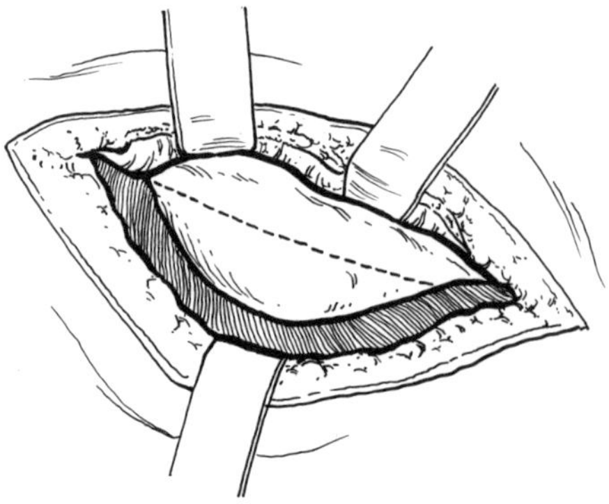

（4）剥离骨膜，显露下颌角

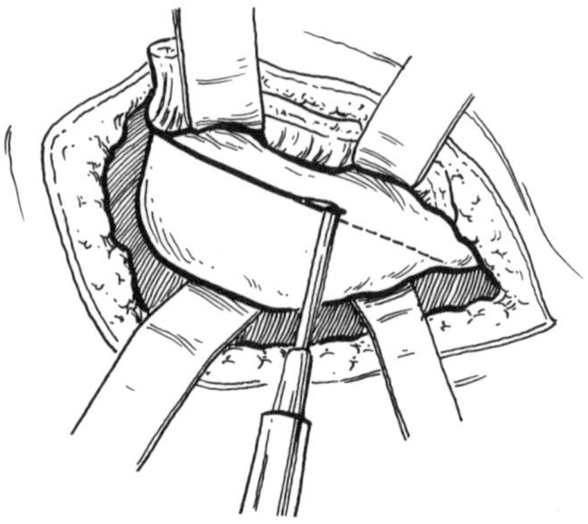

（5）截骨

图2-3-53　口外入路

（1）切口平行于下颌下缘并在其下方1.5cm处做长约3cm的切口，逐层分离，直达颈深筋膜层。

（2）暴露嚼肌并切断嚼肌附着处切开嚼肌筋膜，于下颌角后下缘上方约5cm处切断嚼肌附着处，然后显露整个截骨部分。

（3）切除部分下颌角，用圆钻做好截骨标记线，然后用裂钻沿标记线全层去除一近似三角形的骨块。

（4）切除部分嚼肌。

（5）冲洗缝合创面及加压包扎。

2.口内入路

（1）切口（图2-3-54）。

（2）剥离与暴露：切开黏骨膜后于骨膜下剥离，剥离嚼肌附着处、角前切迹稍前方的下颌下缘及不超过升支高度2/3的升支外侧骨板，以及相应的下颌后缘下方（图2-3-55）。

（3）截骨标志线：与传统升支矢状劈开截骨术不同之处在于，把原来位于升支内侧面乙状切迹与下颌小舌之间的水平骨切口置于升支外侧骨板且位置下移，一般不超过升支高度的1/2。然后沿外斜线向前下方走行，做矢状骨切口标记，由于水平骨切口位置的改变，矢状骨切口一般仅约2cm长。再于角前切迹前方做垂直骨切口标志线。

（4）截骨：用一裂钻沿上述截骨标志线截开外侧骨皮质及升支前缘外斜线处骨皮质。在截开水平骨切口处骨皮质时，因其深方有下齿槽神经血管束通过，为避免其损伤，笔者主张不完全截开骨皮质，仅做一深度相当于骨皮质厚度2/3的骨槽即可。这样在劈开时升支外侧骨板会沿此骨槽折断。而矢状骨切口及垂直骨切口则应完全截开骨皮质（图2-3-56～图2-3-58）。

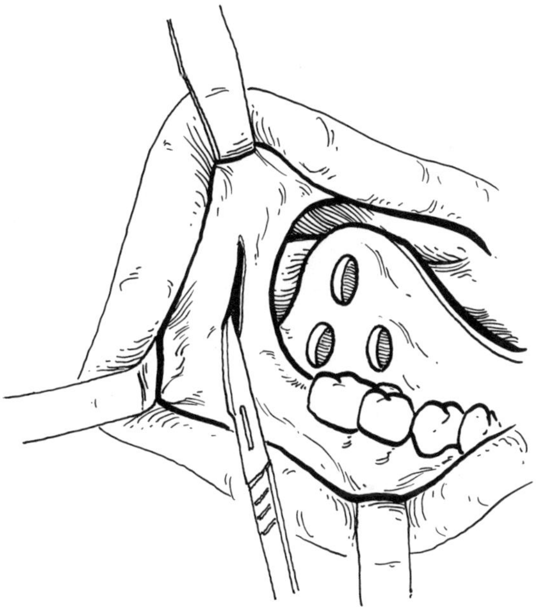

图2-3-54 切口

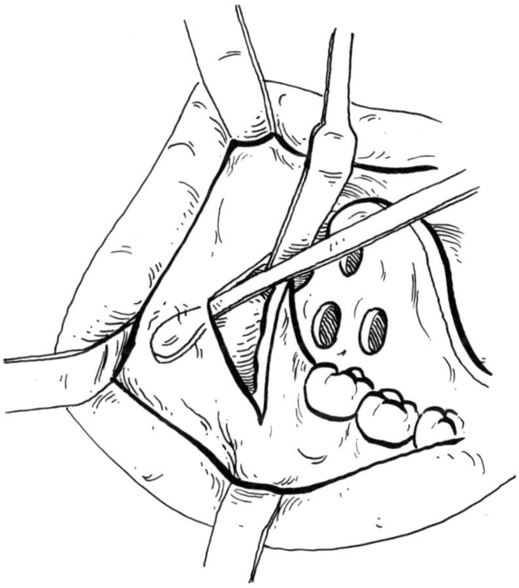

图2-3-55 剥离升支外侧骨板

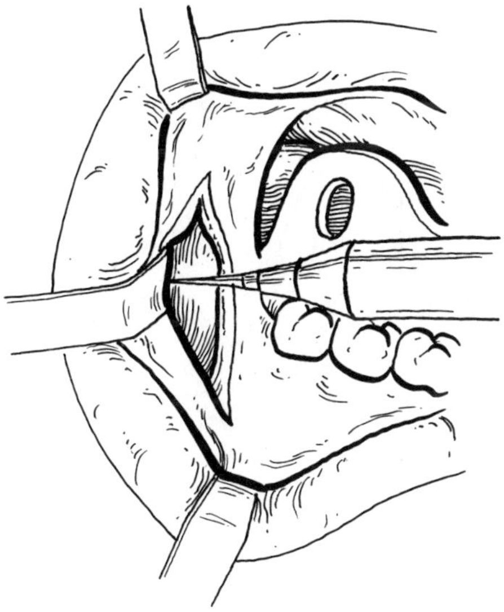

图2-3-56 升支外侧骨板的水平切口

（5）劈开去骨：完成上述截骨线后，用稍弯曲的薄刃骨凿从矢状骨切口进入，凿刃紧贴外侧骨皮质的内侧面凿劈，即可使下颌角部位的升支外侧骨板断离。如下颌角肥大较为严重，亦可在下颌角处去除全层骨皮质，这样不仅使侧方突度减低，而且也可按设计要求改善侧方轮廓（图 2–3–59～图 2–3–61）。

（6）冲洗后缝合切口并加压包扎（图 2–3–62）。

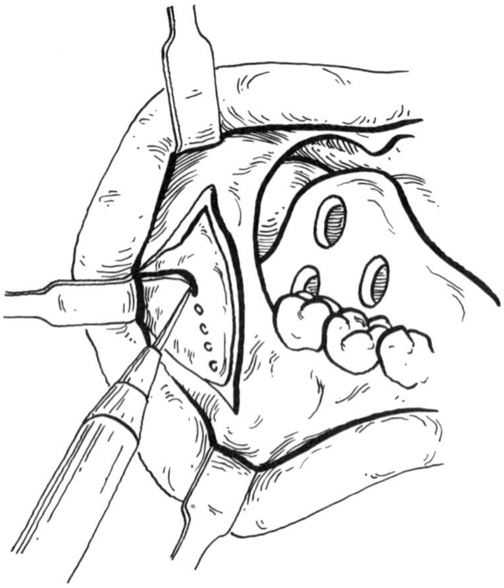

图 2–3–57　升支前缘的矢状切口

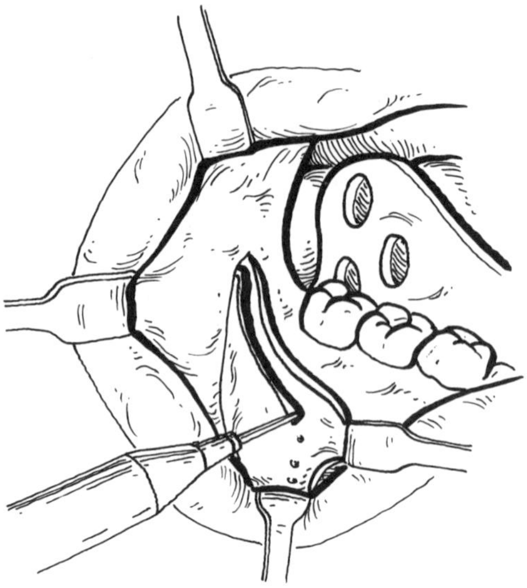

图 2–3–58　第 2 磨牙部位的垂直骨切口

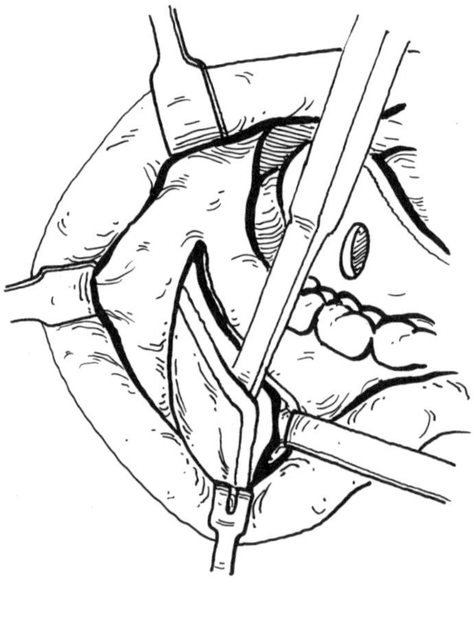

图 2–3–59　骨凿劈开外侧骨板

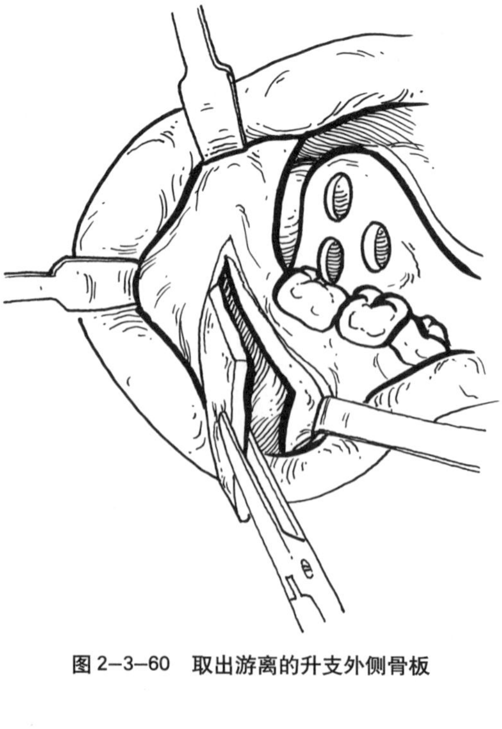

图 2–3–60　取出游离的升支外侧骨板

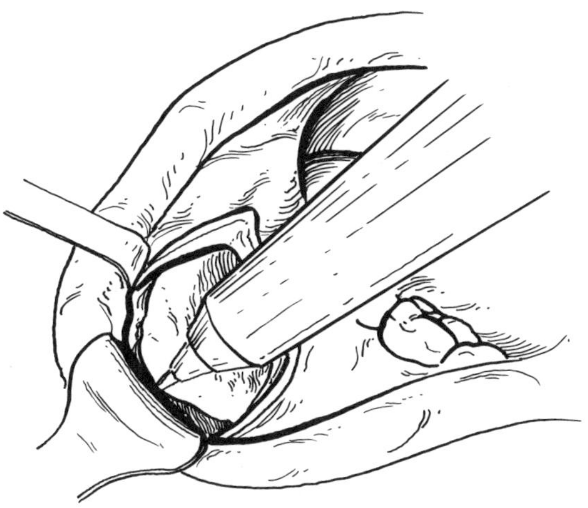

图 2–3–61　修整下颌角边缘

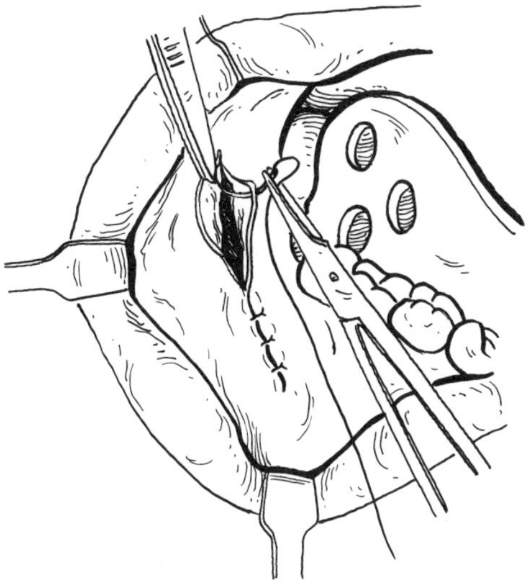

图 2–3–62　冲洗后缝合切口

3.截骨方式

（1）Baek 弧形截骨术或切线截骨术：该截骨方式由 Baek 于 1994 年提出，针对患者的实际情况而施以弧形截骨术或切线截骨术以及两种方式相结合的方法（图 2–3–63，图 2–3–64）。

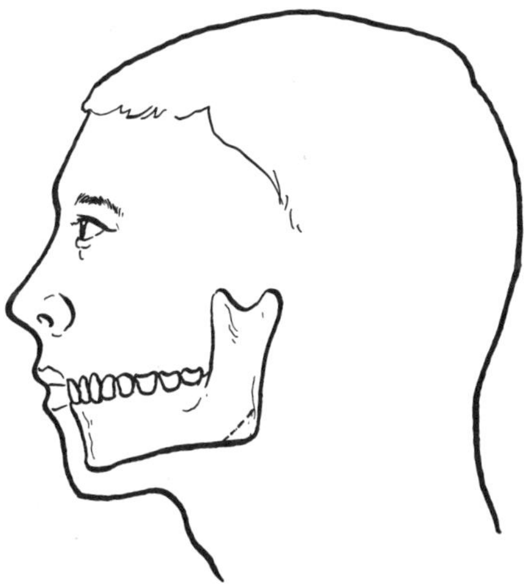

图 2–3–63　下颌角一次性切线截骨术

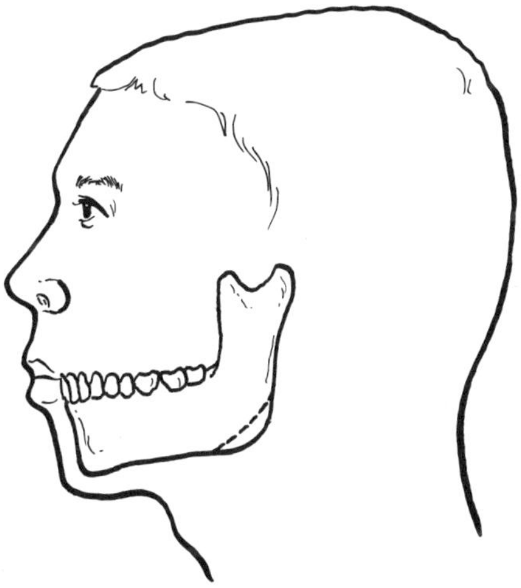

图 2–3–64　下颌角一次性弧线截骨术

（2）连续多次弧形截骨术：该手术方式由 Yang 于 1995 年改进为摆动锯进行的连续多次（3～4 次）弧形截骨术（图 2–3–65）。

（3）下颌角体部一次性连续弧形截骨术：该手术是从整个下颌骨的角度出发，塑形范围包括下颌骨升支中下部、下颌角、下颌体和颏部，利用弧形截骨术一次完成（图 2–3–66）。

采用静脉快速诱导，经鼻气管插管全身麻醉。按照预先设计的截骨量先用小圆钻定点并连成弧线，用摇摆锯沿弧线截骨，将下颌角截除，必要时用磨头对下颌缘进行打磨修整。一般情况下，不需切除咬肌。同法行对侧手术。为配合下颌骨整形，有时可同时进行面部其他面容手术，如颊脂垫去除术、颧骨降低术、颏

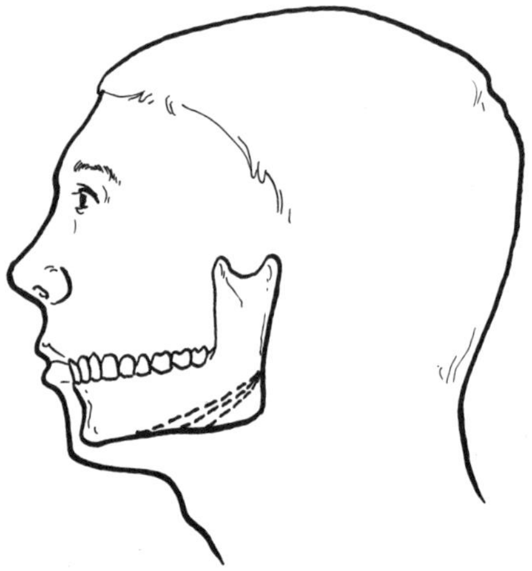
图 2–3–65 下颌角连续多次弧形截骨术

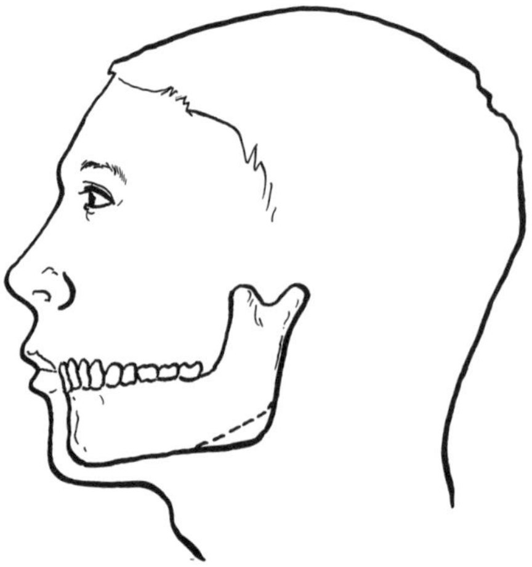
图 2–3–66 下颌角体部一次性连续弧形截骨术

成形术等，以增强整体效果。手术结束后充分止血，庆大霉素盐水冲洗创面，4–0 可吸收线全层严密缝合黏骨膜，加压包扎。

（4）矢状劈开截骨术：前述口内外手术方法对矫正重度嚼肌下颌角良性肥大常可收到满意效果，但对中轻度患者则有改变了原本正常的下颌侧方形态的缺点。在行口内入路下颌角截骨术时，手术中涉及的神经主要为颊神经和下牙槽神经（图 2–3–67）。这一方法的优点是，保留了口内切口的优点，避免了皮肤瘢痕和损伤面神经下颌缘支，同时操作相对安全简便，又保留了原本正常的下颌侧方轮廓，只是减低了侧方突度（图 2–3–68，图 2–3–69）。

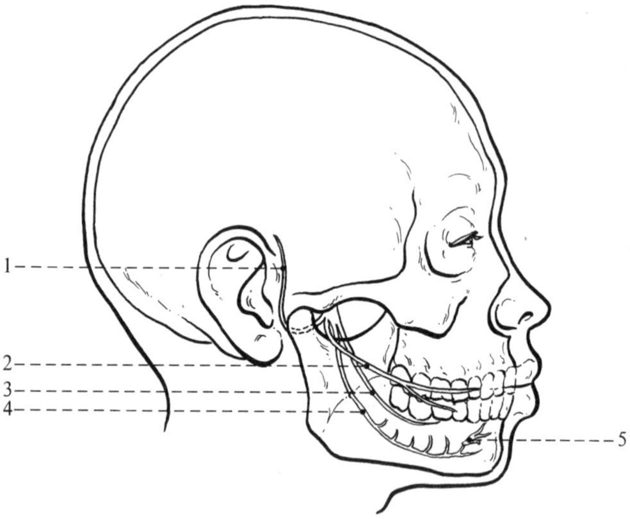

图 2–3–67 三叉神经下颌支

1. 耳颞神经 2. 颊神经 3. 舌神经 4. 下牙槽神经 5. 颏神经

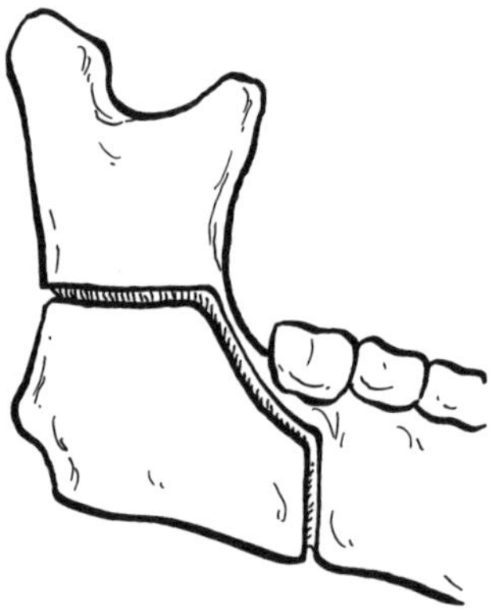
图 2–3–68 矢状劈开截骨线

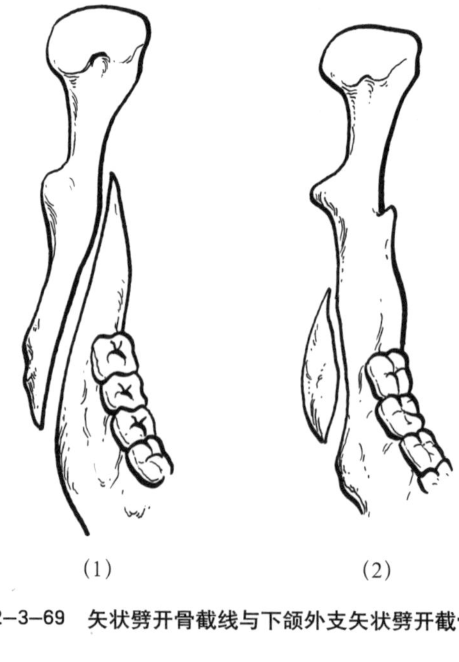

图 2–3–69 矢状劈开骨截线与下颌外支矢状劈开截骨线

【术中应注意的解剖结构及并发症的预防】

1.血肿

在剥离取出截断的下颌角时，有可能造成咬肌附着处肌肉渗血，手术中应严密止血。手术后放置引流管和加压包扎可有效预防手术后血肿的形成。对大的血肿应及时行手术探查清除。小血肿，可在手术后8～10天血肿液化时，拆除口内2～3针缝线，将血肿挤出。

2.牙关紧闭

在行咬肌部分切除时，它是最严重的问题，有时持续时间很长。手术中应仔细止血，手术后在面部两侧放置冰袋，避免张口过大或打哈欠。然而规律性地颌体运动有助于避免痉挛。如果发生牙关紧闭，可采用交替热敷和冷敷等辅助疗法，颌运动和时间将有助于解决问题。一般情况下1周内可逐渐消失。

3.感染

引起感染的主要原因是局部血肿形成而没得到及时有效的处理。避免手术后感染的措施除了注意无菌操作以及手术前、手术中和手术后合理应用抗生素以外，主要措施为手术中仔细操作，彻底止血以避免血肿形成以及发现血肿形成后的有效处理。发生感染时，可将原手术切口打开，反复用抗生素生理盐水冲洗，必要时采用碘仿纱条填塞引流。一般情况下5～10天即可控制感染。

4.不对称

在早期采用切除咬肌的手术方法时，两侧出现不对称的情况比较多见。目前经采用一次性下颌角体部弧形截骨术的方法，发生不对称的几率和程度均明显减少。引起不对称的主要原因是左、右两侧截骨量不一致。因此，避免不对称的措施除了手术前认真分析病情、合理设计截骨线和截骨量以外，主要还是手术中的仔细操作。

5.神经损伤

在行口内入路下颌角截骨术时，手术中涉及的神经主要为颏神经和下牙槽神经。前者在截骨线超过颏孔的患者比较容易损伤。在这种情况下，最好将颏神经解剖剥离并予以仔细保护。后者主要与手术中截骨线的位置有关。因此，手术前在X线片上仔细确定下牙槽神经管的位置和走向尤为重要。另外，手术中也应尽可能地仔细操作。一般情况下，由手术中器械对局部神经（主要是颏神经）牵拉导致的轻微损伤所造成的局部感觉障碍，在3～5周后可逐渐恢复正常。

6.髁状突骨折

为下颌角截骨整形术的严重并发症，大多由于截骨线过高、截骨不彻底、骨凿暴力截骨所致。发现后应及时予以复位，患侧垫颌垫持续颌间牵引6～8周。颌间牵引去除后加强张口训练。

MEIRONGWAIKEJIEPOUTUPU

美·容·外·科·解·剖·图·谱 >>>

第三章

面部解剖

第一节 面部除皱手术应用解剖

一、面部衰老相关解剖结构

（一）皱纹的类型（图 3–1–1）

皱纹为皮下肌肉直接连接脸部皮肤引起，肌肉收缩、皮肤松弛及地心引力是形成皱纹的三个主要因素。老化皱纹的类型：1.动力性皱纹：出现于皮肤表情肌黏着部位，如额纹、鱼尾纹、下睑皱纹、眉间垂直纹、鼻根横纹、口周垂直纹等。2.重力性皱纹：上、下睑袋状皱襞，鼻唇沟皱襞，下颌皱襞，“羊腮”或“火鸡脖”等。3.混合性皱纹：鼻唇附近皱纹、颈部皱纹等。

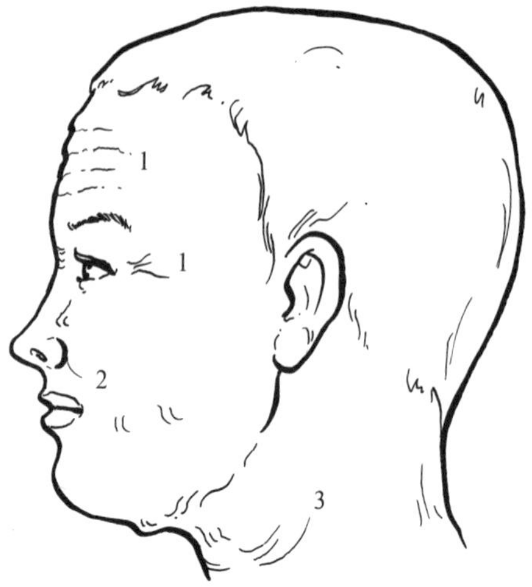

图 3–1–1 面部皱纹

1.动力性皱纹 2.重力性皱纹 3.混合性皱纹

（二）与皱纹形成有关的肌肉（图 3–1–2）

额肌：起自帽状腱膜，前缘附着于额部皮肤参与形成额纹，除皱术中唯有去除额肌，方可防止复发。

皱眉肌与降眉肌：两肌重叠于眉内侧，是形成眉间纵横纹的主要肌肉。皱眉肌位于眼轮匝肌眶部及额肌的深面，起自额骨鼻部，肌纤维斜向上外，止于眉部皮肤。降眉肌为额肌之延续，起自鼻根，向上止于眉间部皮肤，除皱术中，此两肌皆可切断或部分去除。

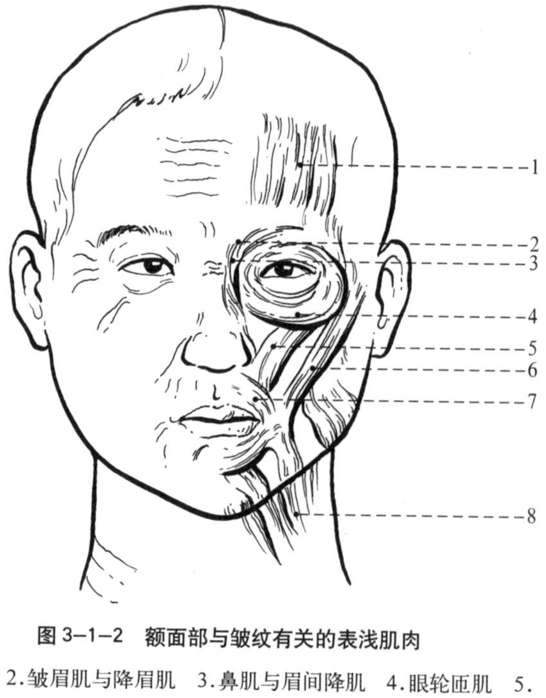

图 3–1–2 额面部与皱纹有关的表浅肌肉

1.额肌 2.皱眉肌与降眉肌 3.鼻肌与眉间降肌 4.眼轮匝肌 5.颧肌 6.笑肌 7.口轮匝肌 8.颈阔肌

眉间降肌：起自鼻骨，止于鼻上方皮肤，引眉间皮肤向下，是鼻根部横纹的形成肌肉，除皱术中亦应尽量将其部分切除。

眼轮匝肌：为一椭圆形扁肌，围绕睑裂周围，起自睑内侧韧带及其周围的骨性部分，至外眦部止于皮肤及移行于邻近诸肌，是形成鱼尾纹及下睑放射纹的肌肉。该肌松弛可参与眼袋形成。除皱术中可通过该肌拉紧或在外眦劈开悬吊等方式，去除鱼尾纹，上提外眼角。

笑肌及颧肌：均位于面颊部表情肌浅层。笑肌起自腮腺筋膜及颊部皮肤，止于口角，颧肌起自颧骨前面，止于上唇。两肌收缩形成加深的鼻唇沟纹。由于两肌具有重要的表情功能，除皱术中距耳前切口最远，难以解剖与部分去除，故手术去除鼻唇沟纹不甚理想，易复发。

口轮匝肌：环绕口裂，是老年口周纵纹的形成肌肉，由于此肌被覆皮肤较厚，形成的皱纹细浅，手术难以去除。

颈阔肌：位于颈部皮下，薄而宽阔。起自胸大肌和三角肌筋膜，向上至口角皮肤，是颈部横纹形成的肌肉，颈部除皱与上提时需将此肌切断。

二、面部除皱手术相关解剖结构

（一）颧颊脂肪垫（图 3–1–3）

不同于鼻、眶、额区，颧颊部皮下脂肪层为一明显增厚的纤维脂肪组织样层次。上界位于下睑眼轮匝肌眶部前方，内界到达鼻唇沟、上唇和口角，下界到达下颌缘，外界为耳屏前。该层在颧颊区增厚最为明显，脂肪颗粒浅层细密而深层粗大，颗粒间为强韧的纤维筋膜，呈现均一的网格状纤维——脂肪层，位于SMAS 层浅面。形态近似一个倒三角形，三角形的尖位于口角外下方，约平下颌角平面。底部沿眼轮匝肌下缘呈一弧线。内侧界为鼻唇沟，外侧界从颧骨和颧弓交界到达口角外下方或下颌缘。在脂肪垫中部可见一由内眦斜向外下的致密筋膜，此筋膜将颧颊脂肪垫分为上下两部，称之为颧隔，颧隔对应的体表标志是颧颊沟或睑颊沟。颧隔上方位于颧骨表面的部分称为颧纤维脂肪垫（malar fibrofatty pad），三角形的颧纤维脂肪垫底位于颧隔及其延长线上，尖位于颧突。颧隔下方位于颊部的部分称为颊纤维脂肪垫（buccal fibrofatty pad）。颊脂体位于其下外方的SMAS 层之深面。

（二）表浅肌肉腱膜系统层（SMAS，图 3–1–4）

该组织层为Skoog 于1973 年发现，1976 年 Mitz 和Peyronie 通过尸体解剖明确了该层的范围，并命名为面部浅表肌肉腱膜系统（superficial muscular aponeurosis，SMAS）。该层位于皮下脂肪层下方，是由头至颈的一个皮下含有表浅肌肉的纤维腱膜层。其上借一层脂肪组织与皮肤相隔，其下有疏松结缔组织与深筋膜分离，分为：①额枕部：包括额枕区帽状腱膜、额枕肌；②颞部：包括颞浅筋膜及覆盖颞肌的筋膜；③颧弓部及颊部：包括颧前筋膜组织、腮腺区浅筋膜及其颊区移行部和颊部肌肉；④颈部：即颈阔肌层。额部除皱多在此层下剥离，面部除皱术同时在皮下层和SMAS 层进行剥离，悬吊SMAS 层可增加去皱效果，增进颊部、鼻唇沟上提的可靠性与持久性，有助消除“羊腮”。

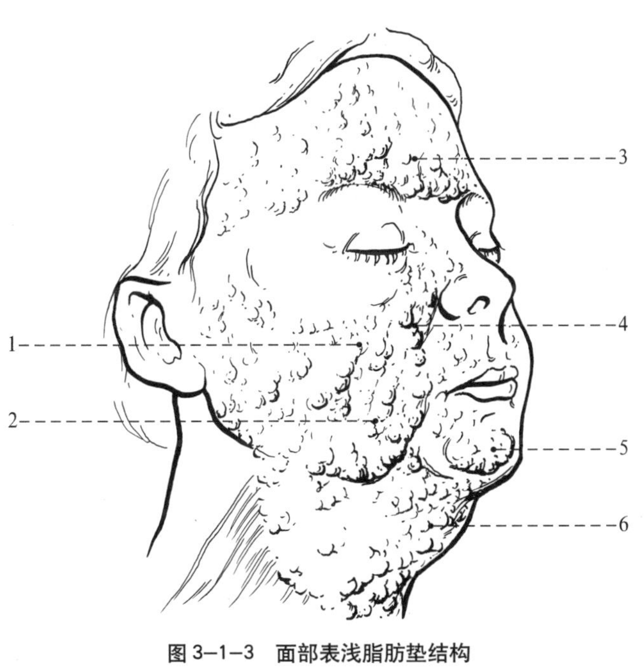

图 3–1–3　面部表浅脂肪垫结构

1.颧颊纤维脂肪垫　2.颊纤维脂肪垫　3.帽状腱膜及眉下脂肪垫　4.鼻唇沟脂肪垫　5.颏前脂肪垫　6.颈阔肌前脂肪垫

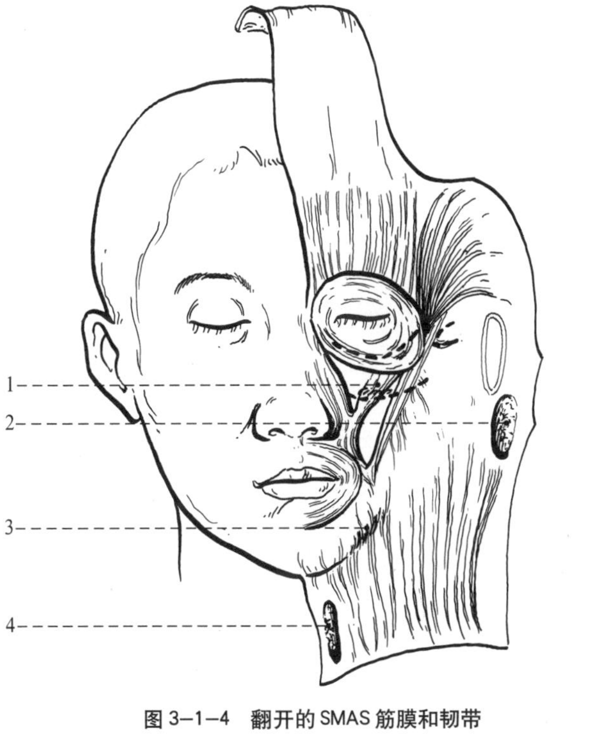

图 3–1–4　翻开的SMAS 筋膜和韧带

1.颧弓韧带　2.颈阔肌耳韧带　3.下颌骨韧带　4.颈阔肌前韧带

（三）SMAS 层安全分离范围（图 3–1–5）

SMAS 层的安全分离范围依据面神经及颞浅神经的浅出位置而制订。由于面神经仅在腮腺区段深行，出腮腺即为表浅，并且多数于 SMAS 层深面进入肌肉。因此，如果掀起 SMAS 则必然引起面神经损伤。所以，形成的 SMAS 瓣安全范围即为腮腺范围，过腮腺前缘后的咬肌和颊区为危险区，无腮腺或肌肉覆盖的颧弓区及下颌角区为最危险区。除皱术中下面部形成的SMAS瓣于额部形成阶梯状，做平行颧弓下缘1.0～1.5cm 横切口，向前达腮腺前缘，自耳屏前 1.0～1.5cm 做纵切口，平行耳廓向前下至下颌缘上 2cm。必要时危险区只能钝性分离，颧弓区则应避免分离，颞区形成的 SMAS 瓣其前下方以不超过眉梢上 2.0cm 为安全。

（四）骨膜层及除皱术中各层安全分离范围（图 3–1–6）

骨膜层为80年代提出的一种安全有效的分离层，位于眶下缘以上水平的骨膜平坦，与帽状腱膜连接疏松，亦无肌肉附着。位于眶上缘鼻根部、上颌骨眶下缘以下的腱膜较厚，与骨膜相连紧密，难以分离。表情肌借骨膜附着于面骨，SMAS 层变薄，且有面神经支穿行。于鼻根部、上颌眶下区行骨膜下剥离，不仅可以提高各松弛肌肉的附着点，而且可以避免颊区面神经损伤。骨膜下分离范围为眶骨、上颌骨、颧骨内侧、鼻骨。由于面神经经颞支紧贴颧弓外侧上行，分离颧弓骨膜亦可牵拉或损伤颞支。因此，颧弓的外 2/3 区被视为手术禁区。

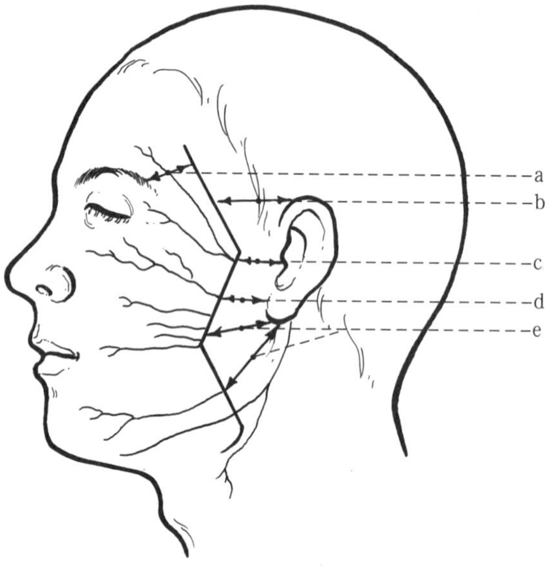

图 3–1–5　面神经体表投影及 SMAS 层安全分离范围

a.1.5～2.0cm　b.3.5～4.0cm　c.3.0cm　d.5.0～5.5cm　e.4.5～5.0cm

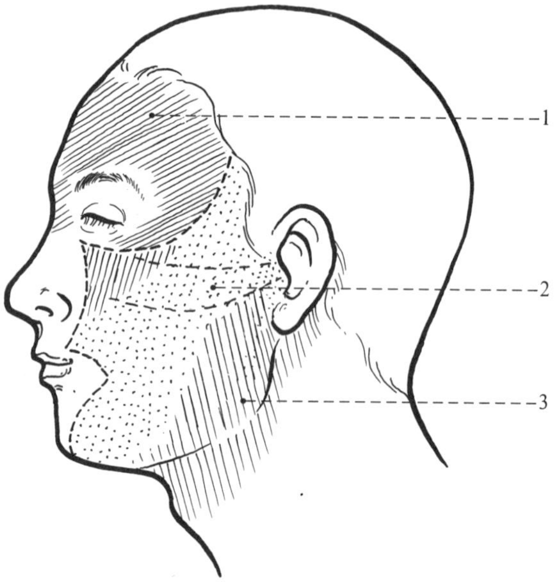

图 3–1–6　除皱术中各层安全分离范围

1.骨膜层　2.皮下脂肪层　3.SMAS 层

（五）面神经腮腺外分支（图 3–1–7）

面神经为第 7 对脑神经，是混合性神经，主面部表情运动、味觉（舌前 2/3）和分泌。面神经颅外段共五大支，出腺体，即颞支、颧支、颊支、下颌缘支和颈支，呈扇形分布走行。其走行及体表投影分述如下：

1.颞支：在腮腺上方穿出，向上经过颧弓后 1/3 与中 1/3 交界处进入颞区，此处表面无肌肉等组织覆盖，术中易被损伤。颞支在向上走行时发出小支至耳上肌和耳前肌后形成两个重要终支——额肌支与眼轮匝肌支，损伤后额纹消失。

体表投影：

颞支主干：颧弓后 1/3 与中 1/3 交界处。

额肌支：耳轮前角与外眦连线的中点（3.5～4.0cm）至眉梢上1.5～2.0cm处眼轮匝肌外缘深面入肌。

2.颧支：在腮腺前缘上部穿出，斜向前上经颧弓内侧表面分2～3支进入外眦部眼轮匝肌、颧肌和鼻孔内肌。此神经经过颧弓部分，也无肌肉覆盖，手术时较易损伤。该支对眼睑闭合功能甚为重要，损伤后可致下睑外翻，不能闭眼，口角歪向健侧。

体表投影：距耳屏向前3.0cm处为颧支腮腺前缘浅出点，走行与颧弓平行。

3.颊支：自腮腺前缘中部穿出，多为3～5支，贴咬肌筋膜前行，在腮腺导管上方或下方各10mm内（99%），经腮腺导管的深面或浅面向前至口角，分布于眶下和口周的颧肌、笑肌、上唇方肌、尖牙肌、颊肌、鼻肌及口轮匝肌。此支损伤后鼻唇沟消失，口唇不能开启，口角歪向健侧，不能鼓腮。

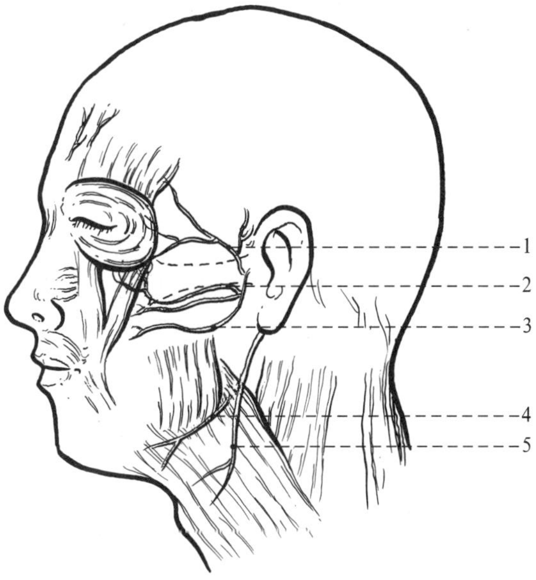

图 3–1–7 面神经走行及颧弓周围结构

1.颞支 2.颧支 3.上、下颊支 4.下颌缘支 5.颈支

体表投影：

上颊支：耳屏间切迹与鼻翼下缘的连线上，在腮腺导管上方平行向前，距耳垂沟5.0～5.5cm为该支浅出点。

下颊支：不恒定，可在平口角水平或在其上方。

4.下颌缘支：自腮腺前缘的下部穿出，经下颌角处颈阔肌深面与咬肌筋膜及颈深筋膜浅层的浅面间沿下颌缘弓行向前，至咬肌前下角处，越面动脉与面前静脉浅面向前分布至三角肌、下唇方肌与颏肌。受损后同侧下唇运动障碍，口唇外翻，口角歪斜，不能闭口。

体表投影：由耳垂沟向下前4.5～5.0cm处的下颌角为其浅出点，沿下颌骨下缘上12mm至下颌下缘7mm的范围内。

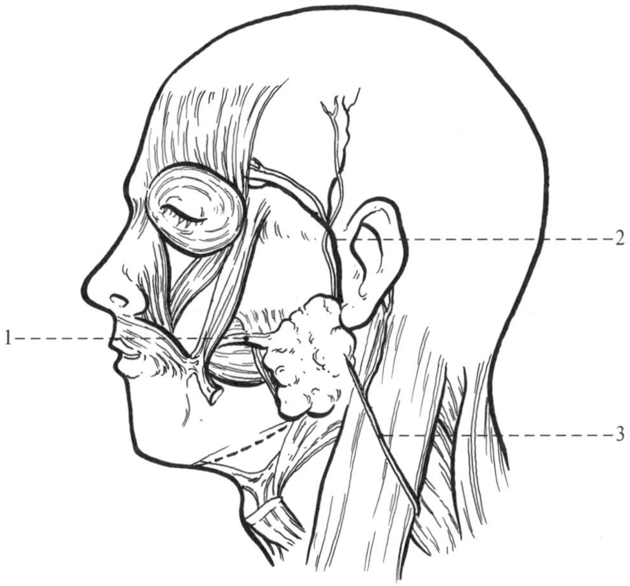

图 3–1–8 颞浅血管、神经及腮腺导管

1.腮腺导管 2.颞浅神经、血管 3.耳大神经

5.颈支：自腮腺下缘穿出，在距下颌角后约10mm处颈阔肌深面，行向前下方至颌下三角，沿途分数条细支至颈阔肌。

面神经各支的浅出点均紧贴于其上的SMAS筋膜。因此，在SMAS层进行剥离的安全范围应在其浅出点以内。

（六）颞浅血管、神经及腮腺导管（图 3–1–8）

1.颞浅血管及颞浅神经支：在耳屏前穿出腮腺后相互攀缠上行到耳轮前脚水平，均分出额支和顶支前行，呈分叉状，走行于颞浅筋膜内及其浅面，以颞浅静脉最为表浅。颞区分离平面即在头皮下与颞浅筋膜之间，在注意保护血管、神经的同时，更需注意毛囊的保护。此外，颞部的切口也最好选择在血管分叉的后支的后面，以免损伤血管。

2.耳大神经：颈丛最下部的分支。自胸锁乳突肌后缘中点向前上的下颌角方向走行，与胸锁乳突肌交叉，以分布于腮腺区和耳廓的皮肤。因其紧贴于耳后下方的皮下，行面颈除皱术时应注意保护。

3.**腮腺导管**：腮腺导管为由多数腮腺分支导管聚合成的一单独总管。出腮腺前缘，在颧弓下紧贴嚼肌表面向前下方斜行，至嚼肌前缘穿过颊肌，开口于颊黏膜上腮腺导管乳头处（上颌第2磨牙咬𬌗面水平），导管位于颧弓下缘下，平均约24mm，体表投影相当于由耳屏至鼻翼根部与口裂间中点连线的中1/3段。手术中行SMAS悬吊固定时，注意勿将此导管缝合或折叠。

（七）面部皮肤支持韧带（图3–1–9）

是皮肤与深部组织的固定结构。这些韧带常常影响除皱术的效果。有些韧带常有血管神经伴行，应引起注意。

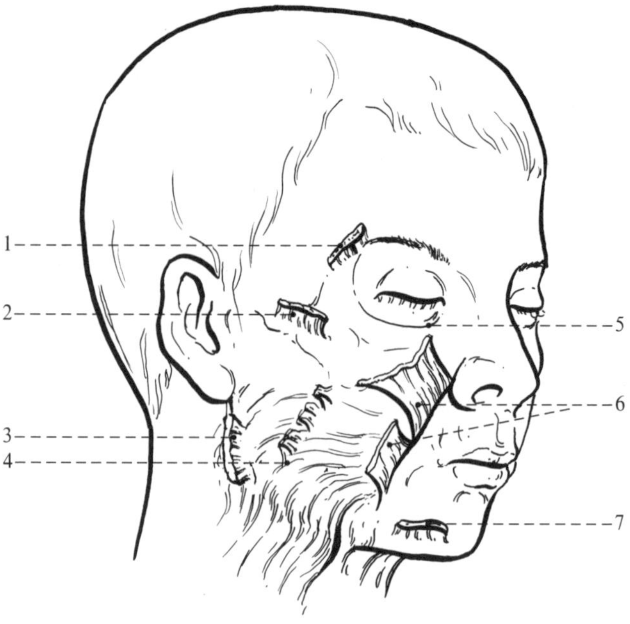

图3–1–9 面部皮肤支持韧带

1.眶韧带 2.颧弓韧带 3.颈阔肌耳韧带 4.皮肤咬肌韧带 5.颧上颌缝 6.颊上颌韧带 7.下颌支持韧带

1.**颧弓韧带**：位于颧弓前下缘，与小颧肌起始部后方纤维相延续，呈扇形进入真皮。此韧带呈白色，宽约3mm，厚约0.5mm，长6～8mm，韧带内伴有小动脉和感觉神经支。其深面有面神经的颧支，体表投影为耳屏前约5.4cm。

2.**颈阔肌耳韧带**：位于颈阔肌后缘耳下后方。呈片状纤维与乳突表面骨膜和胸锁乳突肌表面肌膜紧密附着，耳大神经支及颈外静脉走行其中。由于分离困难，多采用锐性分离，应注意保护。

3.**颈阔肌前韧带**：位于颈阔肌前面、前中部皮肤与颈阔肌之间，亦为错综的结缔组织。

4.**下颌支持韧带**：位于下颌骨前中1/3段、下颌骨下缘上1.0cm处，伴血管及感觉神经，剪断后产生颏部拉紧效果，并有利于颏区脂肪的去除。

第二节 面部手术及相关解剖

一、额部除皱术

【除皱范围】

前额横纹，眉间垂直纹，眉、上睑皮肤下垂，鼻根横纹。

【切口设计与选择】

1.**前额发际切口**：适于前额宽大者，即前额切口位于发际缘，两颞切口位于发际内5～6cm直至两侧耳轮前角水平（图3–2–1）。

2.**发际内冠状切口**：适于前额略窄者，即整个切口位于皮肤发际内5～6cm，沿着发际形状形成的两侧耳轮脚前缘间的冠状连线（图3–2–2）。

3.**随形冠状切口**：为适应特殊发际采用的切口，设计以减轻发际及前额畸形为宗旨（图3–2–3）。

【手术图示】

（1）标记切口线。

（2）切开：沿标记线切开前额部，平行毛囊切开头皮直至帽状腱膜下，两颞切口深度不超过颞浅筋膜浅层，即仅深及毛囊下层，边切边用头皮血管夹止血（图3–2–4）。

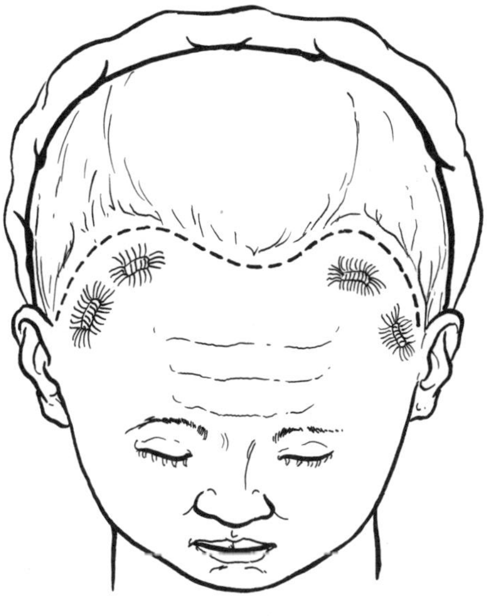

图 3–2–1　前额发际切口及头皮准备

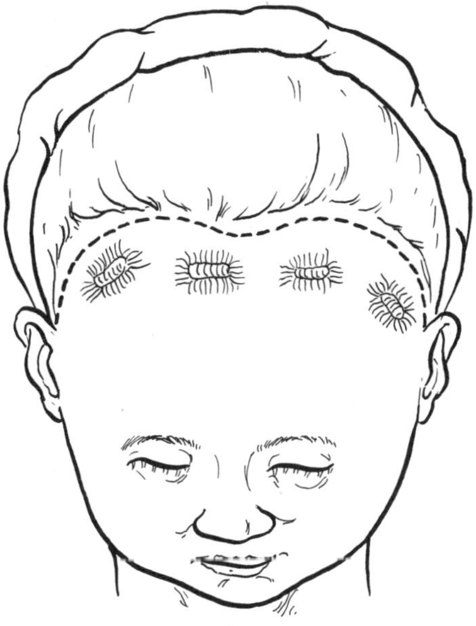

图 3–2–2　发际内冠状切口及头皮准备

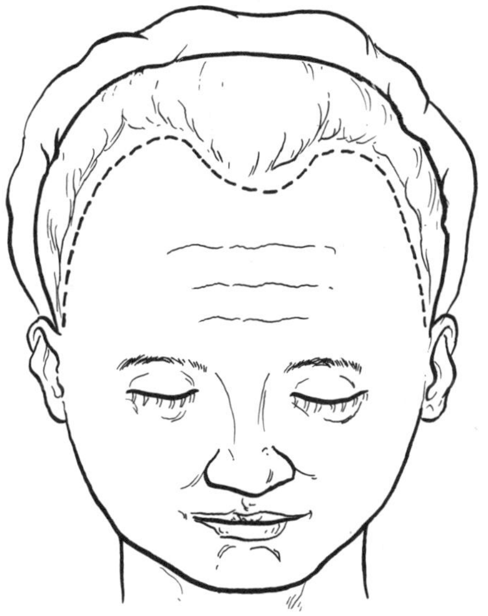

图 3–2–3　随形冠状切口

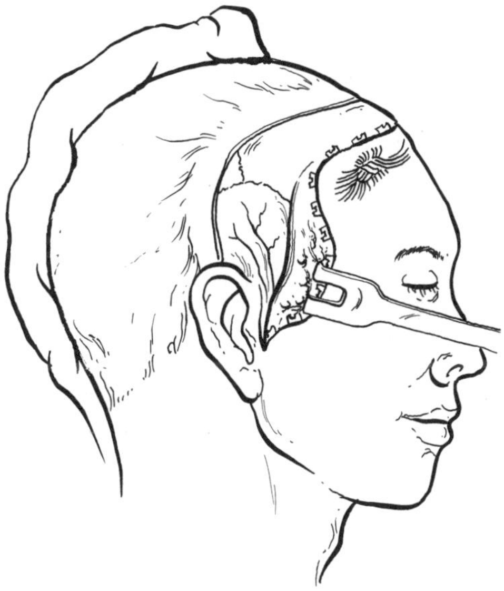

图 3–2–4　切开

（3）剥离：额部在帽状腱膜下层剥离，边剥离边翻转头皮，直至鼻背及眶缘，两侧颞浅筋膜浅层剥离直至眉梢及外眦上外 2～3cm 处。在靠近眶上血管神经束时，应采用钝性分离，以免损伤眶上神经（图 3–2–5）。

（4）切断皱眉肌及降眉肌：显露皱眉肌、降眉肌及眉间降肌，钝性离断其大部分纤维。亦可将部分肌纤维剪除（图 3–2–6）。

（5）切除额区帽状腱膜，离断额肌：以两侧眶上血管神经束为界，分三段切除皱纹区 2～3cm 宽帽状腱膜及额肌，与皱纹相对应部的皮下组织亦应松解分离。有眉下垂者，应将眉梢上方的筋膜上提折叠缝合数针，使前额皮肤皱纹充分伸展。显露眼轮匝肌外侧，可以外眦水平延长线为中轴，对称“八”字形剪断（图 3–2–7）。

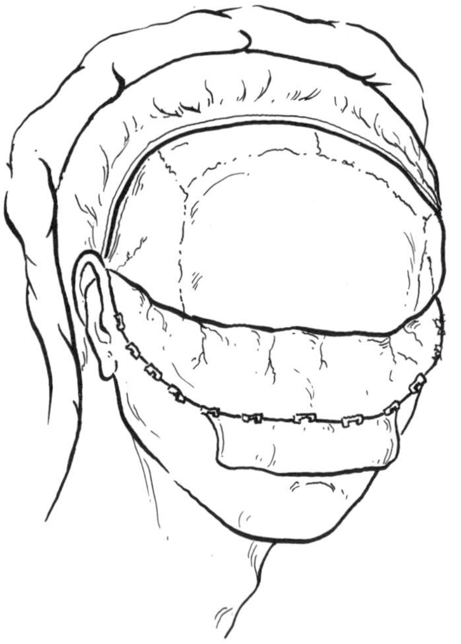

图 3-2-5 向下方剥离

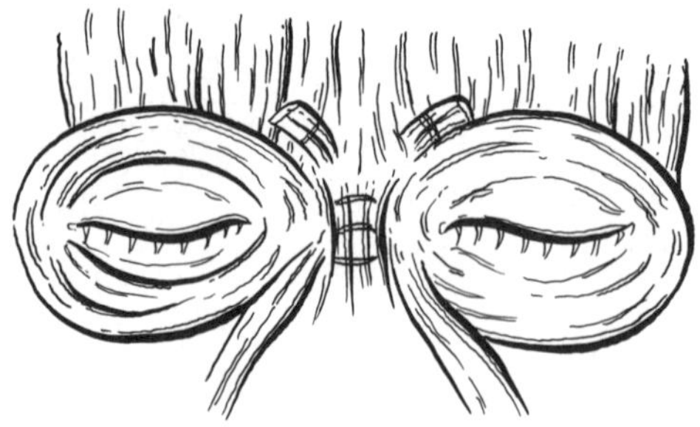

图 3-2-6 切断皱眉肌及降眉肌

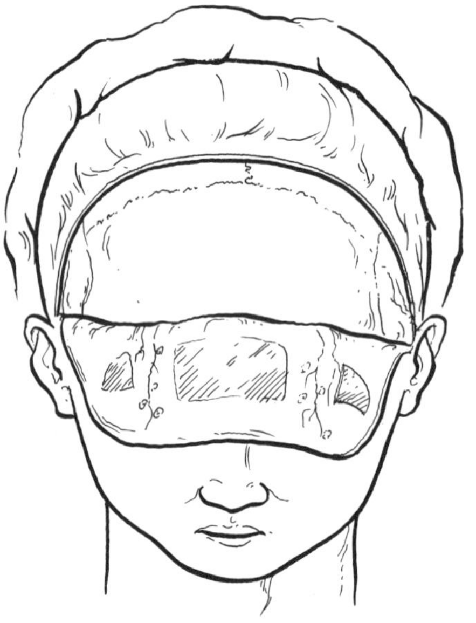

图 3-2-7 切除额区帽状腱膜，离断额肌

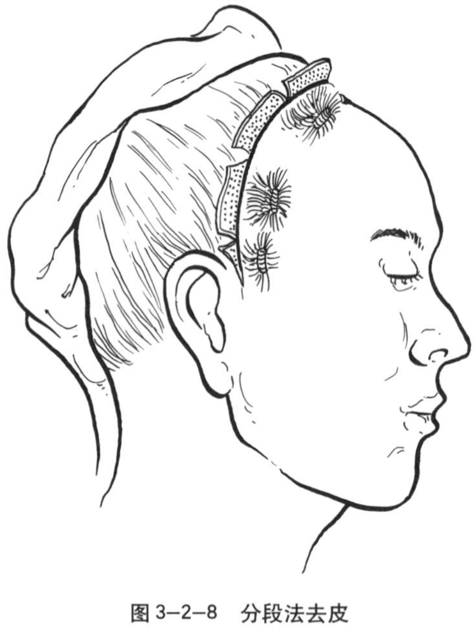

图 3-2-8 分段法去皮

（6）上提皮肤，拉紧缝合：上提前额皮肤，为确定松弛多余头发宽度，先沿头皮冠状口前唇分 3～4 点劈开多余头皮，于劈开处缝合固定，然后分段切除多余头皮。一般采用边切除边分层缝合帽状腱膜及头皮，以减少出血。两颞侧可将颞浅筋膜折叠缝合数针后，直接缝合头皮层，放置引流片（图 3-2-8）。

【术中应注意的解剖结构及操作技巧】

（1）在额部皮瓣掀起时，应尽量保护好骨膜，在其浅层走行。一旦骨膜片状损坏缺乏，术后可形成皮肤粘连。

（2）沿骨膜浅层分离额区头皮瓣时，在额 1/2 水平，即应注意保护眶上血管神经束。该血管束多紧贴骨膜走行，应采用钝性分离。在距眶上孔 1cm 左右，必要时可切开骨膜自骨膜下向眶上孔分离。

二、颞部除皱术

【除皱范围】

外眦部鱼尾纹，眉及外眦角下垂纹，上睑松弛及轻度的鼻唇沟加深。

【手术图示】

(1) 切口起自颞顶交界水平，在颞部发际内5cm处下行，至耳轮起始部鬓角处。切口转至耳前皮肤，止于耳轮前脚水平，标记好切口线。另外还需在眉梢上外方1.5～2.0cm处标点A，在耳轮前脚与外眦连线中点标点B，两点连线之前有面神经颞支的额肌支，需小心。皮下层可剥离至上、下睑外份及颞颊部（图3−2−9）。

(2) 切开：沿标记切开头皮，切开深度仅限于头皮层。

(3) 剥离：在颞筋膜浅层紧贴毛囊下分离至眼轮匝肌外缘（约距外眦3cm），在眼轮匝肌浅层分离直至外眦及睑外侧鱼尾纹分布区（图3−2−10）。

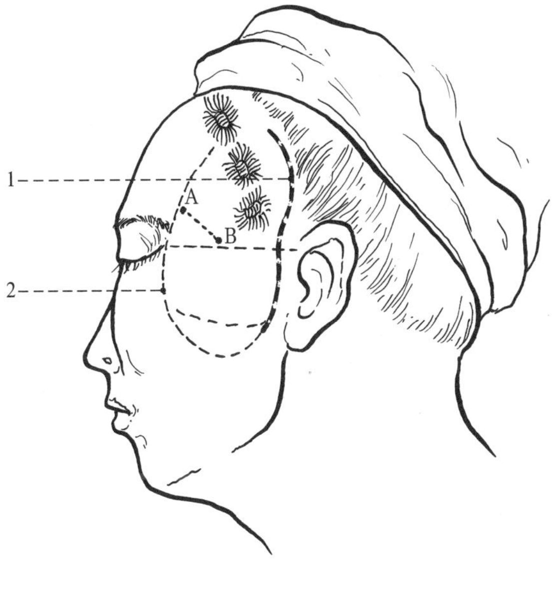

图3−2−9　切口线及剥离范围

1.切口线　2.剥离区标志线AB间——面神经颞支的额肌支走行区域

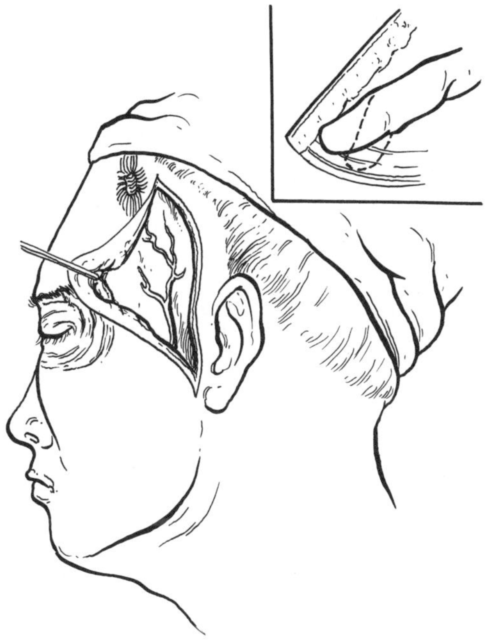

图3−2−10　皮下分离

(4) 悬吊眼轮匝肌：提起眼轮匝肌外缘，用蚊式钳轻柔钝性分离眼轮匝肌下层，至肌外侧宽度的2/3，分离时对任何纤细的神经分支均应保留，牵起分离的肌肉，与外眦水平，在直视下用小弯剪剪断分离区的眼轮匝肌纤维，形成燕尾状上、下角。展开、上提眼轮匝肌上角，固定于颞肌筋膜（2～3针），下角则水平拉紧后固定于筋膜上（1～2针）。翻转头皮瓣，观察眼外侧悬吊情况，不满意时可适当调整悬吊水平（图3−2−11）。

(5) 切除多余皮肤：向外上牵拉颞部皮肤，在外眦相对应处将多余皮缘切开拉紧固定缝合1～2针，观察外眦与眉梢高度合适对称后，切除多余皮肤，间断缝合头皮。

(6) 对颞部皮肤过于松弛者，为避免去除多余皮肤后，切口下方皮肤出现“猫耳”及鬓角消失，可在切口后方头皮内做一附加切口，切除一窄条头皮，以减轻前方切口去除“过多”之虑。切口间断缝合（图3−2−12）。

【术中应注意的解剖结构及操作技巧】

(1) 分离眼轮匝肌下方时，切忌粗暴，注意保护由外缘进入眼轮匝肌的眼轮匝肌肌支。

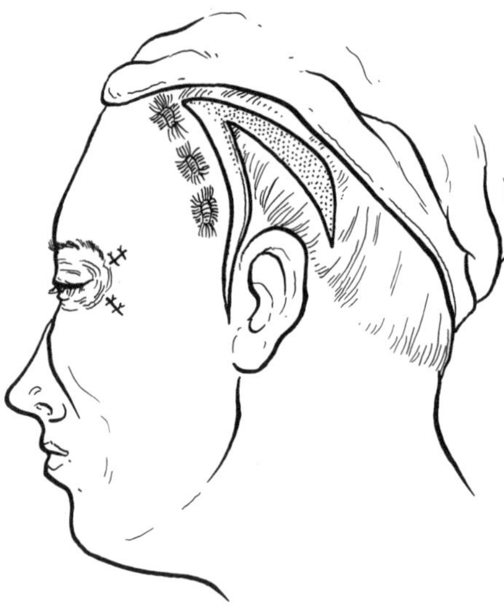

图 3-2-11 悬吊眼轮匝肌

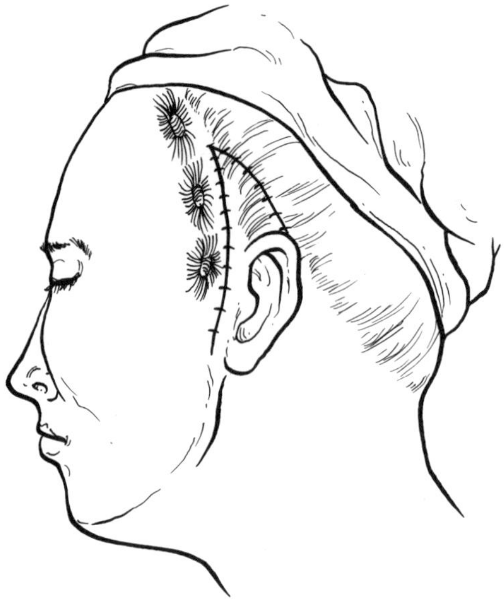

图 3-2-12 切口后方头皮内做一附加切口，缝合

（2）悬吊眼轮匝肌与拉紧头皮时，务必注意两侧对称，但有时因两侧麻药注射量不同而估计不准，可在术前用针头蘸美蓝液在眼轮匝肌预悬吊固定点做穿刺标记。

（3）在去除多余皮肤时，应注意尽量保留鬓角，必要时做附加切口以增加悬吊效果。耳前切口则应用6–0无损伤针线对合。

三、面中下部除皱术

（一）SMAS 上提术

【除皱范围】

面颊部、颌颈部皮肤皱纹及松垂，鼻唇沟过深，口角下移。

【手术图示】

（1）切口上端始于耳廓前缘上3～4cm处，向下至耳轮脚前缘，沿耳轮脚弧线向下后至耳屏，在其后方（或前方）向下至耳垂前，绕过耳垂下沟向上转入耳垂后沟2/3处，呈75°角，转向进入发际内5cm或沿发际向下4～5cm（图3–2–13，图3–2–14）。

（2）沿标记切开皮肤，切口仅深及浅筋膜层。

（3）剥离：耳前区面部潜行剥离，剥离平面在浅部皮下脂肪

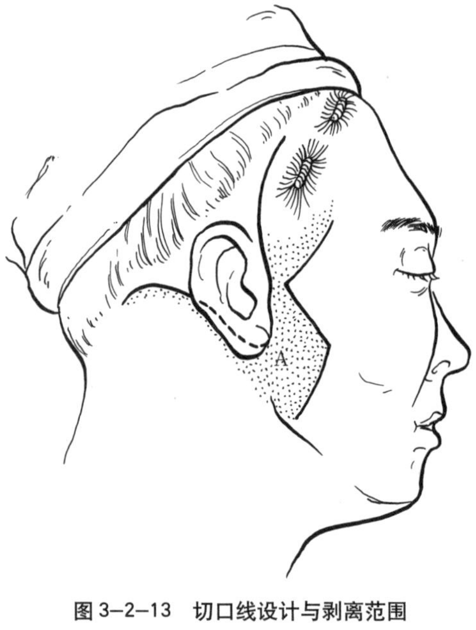

图 3-2-13 切口线设计与剥离范围

A.SMAS 安全剥离范围

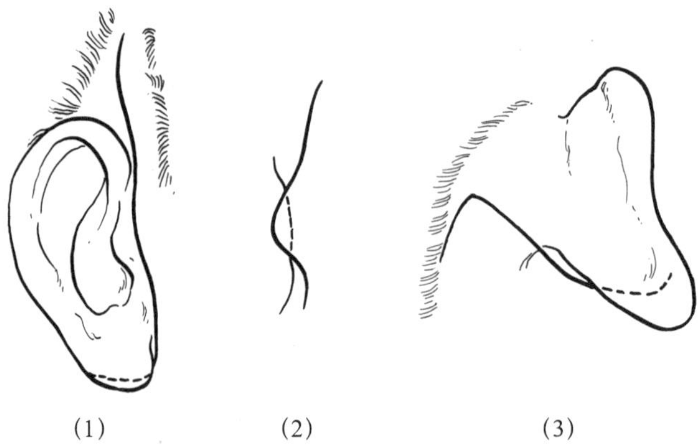

（1） （2） （3）

图 3-2-14 耳周切口线设计

层，至切口前4cm的颧弓下缘，可见到颧弓——皮肤支持韧带。紧贴皮下剪断之，结扎伴行小动脉，然后继续潜行剥离至整个面部，直至鼻唇沟。颌颈部剥离：剥离平面在颈阔肌浅层，下颌角处没有颈阔肌覆盖，不可分离过深，以免损伤其下的面神经颈支、耳大神经和颈外静脉。耳后区分离：分离平面在皮下与深筋膜之间，先需锐性切断颈阔肌耳韧带，因耳大神经最为表浅，分离时应紧贴皮肤，注意保护，发际内可紧贴毛囊下分离（图3–2–15，图3–2–16）。

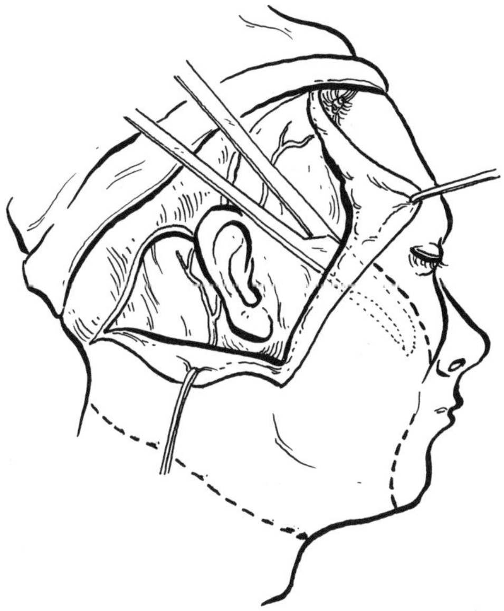

图3–2–15　皮下剥离范围（侧位）

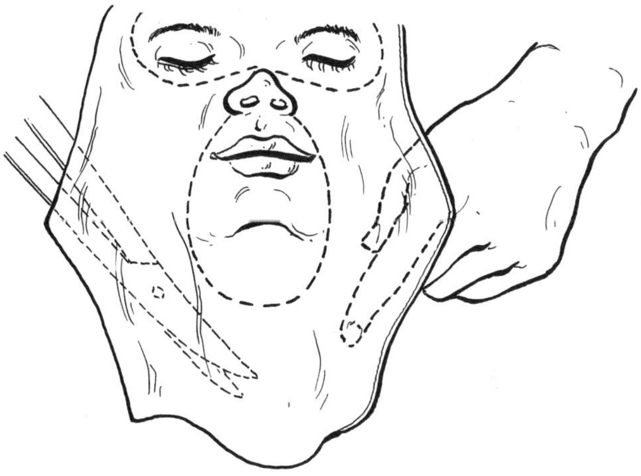

图3–2–16　皮下剥离范围（正位）

（4）SMAS瓣形成与固定：在耳前切口前1cm处，切断SMAS附着在耳前的坚固纤维。在颧弓下1cm处腮腺表面横行切开，从腮腺包膜的浅面掀起并剥离至腮腺前缘，形成SMAS瓣（必要时只能钝性向咬肌筋膜浅面分离）。经此瓣向后上方拉紧，在耳前和颧弓下重叠固定3～4针。

在颈阔肌深面于颈深筋膜间钝性分离，必要时可分离至颈中部，在下颌角前下方切开颈阔肌外侧缘，形成“Y”形瓣。向后上拉紧，将其固定于乳突筋膜上（图3–2–17，图3–2–18）。

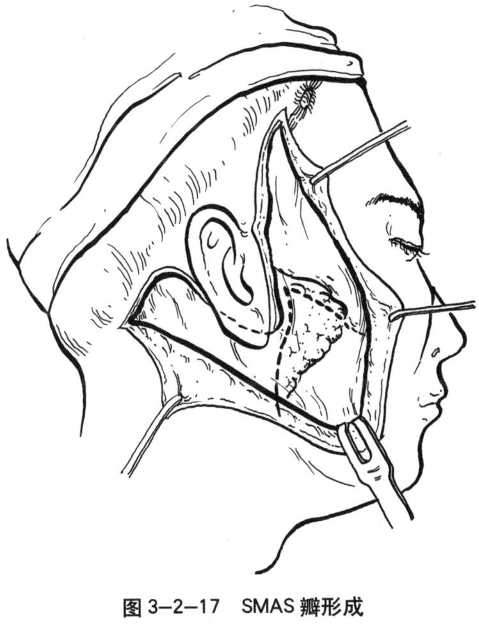

图3–2–17　SMAS瓣形成

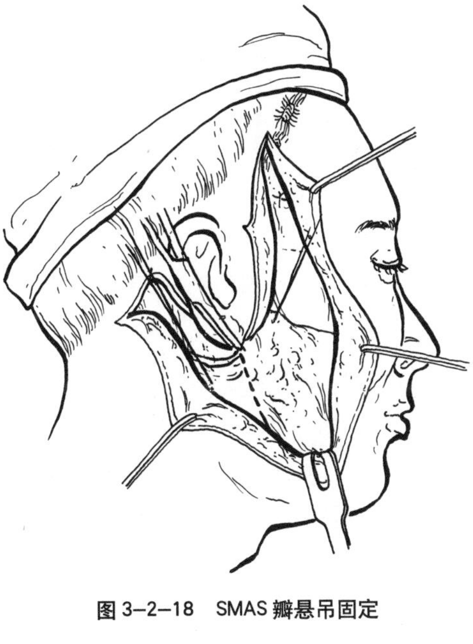

图3–2–18　SMAS瓣悬吊固定

（5）上提皮肤瓣：根据皮肤多余宽度先在耳廓上缘剪开并固定1针，确定悬吊高度。在耳轮角水平剪开作第2针固定，确定其松紧度。在耳垂下方作第3针固定，在相当于耳廓后沟2/3处剪开多余皮缘作第4针固定。然后沿耳廓后沟、耳垂下沟及耳前切缘剪掉多余皮肤，最后发际切口皮肤修平（图3–2–19～图3–2–22）。

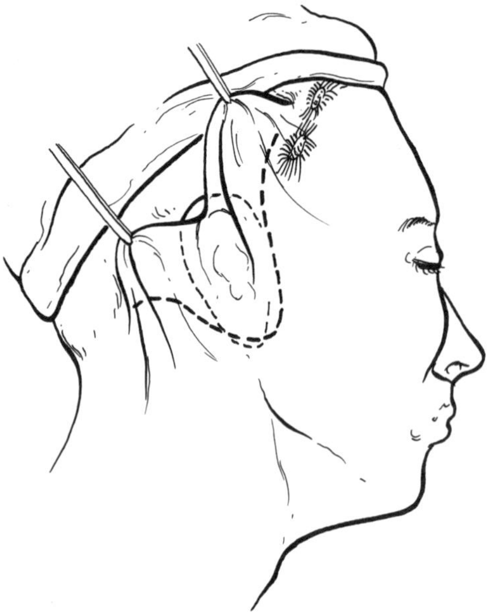

图3–2–19　上提皮肤瓣

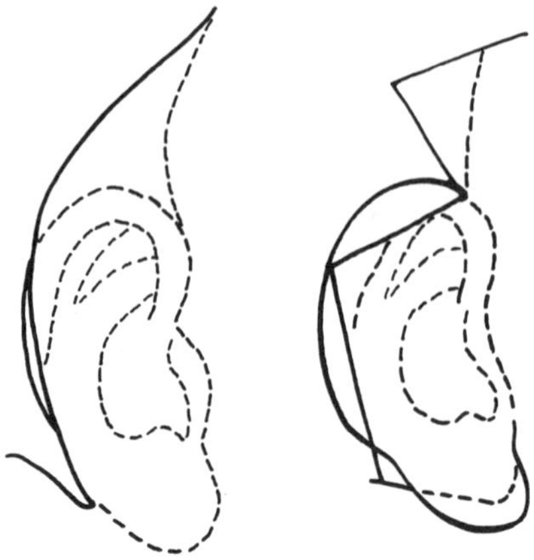

(1)　(2)

图3–2–20　上提定点定位

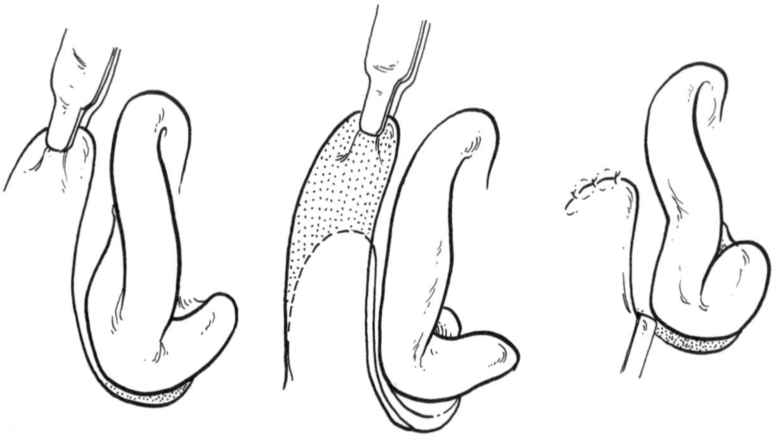

(1)　(2)　(3)

图3–2–21　耳后去皮

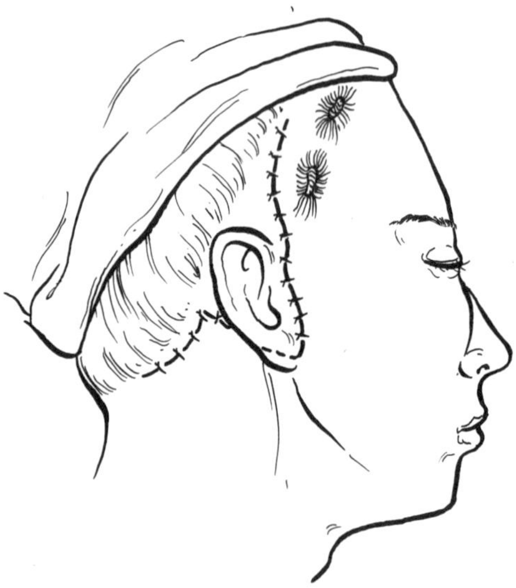

图3–2–22　缝合后情况

【术中应注意的解剖结构及操作技巧】

在分离SMAS下方时，应严格按安全区标记施行，否则将极可能损伤面神经分支。在SMAS浅层分离时，理论上应可分离至鼻唇沟，但操作风险较大，应慎行之。

（二）颧颊脂肪垫悬吊面中下部除皱术

【除皱范围】

面颊部皮肤皱纹及松垂，鼻唇沟过深，口角下移。

【手术图示】

(1) 沿两颞侧切口标记线切开头皮，在颞浅筋膜浅层及面部脂肪浅层剥离直至颧弓下2～3cm，显露颧纤维脂肪垫和眼轮匝肌下脂肪垫。

(2) 以组织钳上提并反复拉动纤维脂肪垫，确认提拉方向与上提距离，同时沿颞肌附着弧线上确定3～4个悬吊点。用1-0 PTFE线沿脂肪垫上缘自颞侧向鼻侧半弧形连续贯穿缝合，每贯穿一针即向颞肌附着弧线深筋膜上固定一针，依次连接颧颊纤维脂肪垫、眼轮匝肌下脂肪垫与颞肌附着弧线固定点，拉紧悬吊线并打结固定。颧颊纤维脂肪垫的上提方向近乎垂直向上，而眼轮匝肌的悬吊方向约水平向上30°角，即各线的方向如“佛手”之指引（图3-2-23，图3-2-24）。

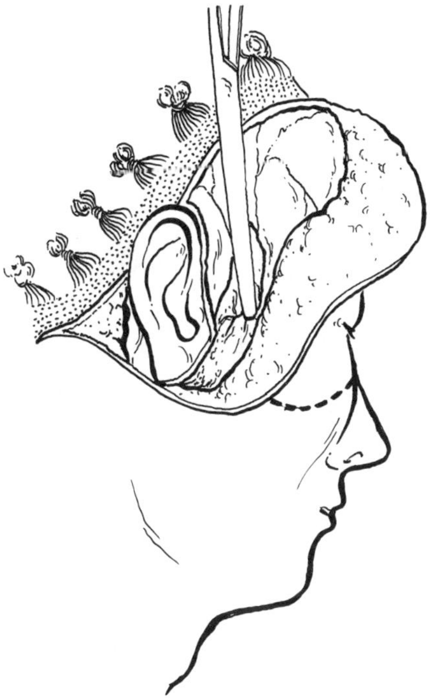

图3-2-23　切开后上提颧脂肪垫

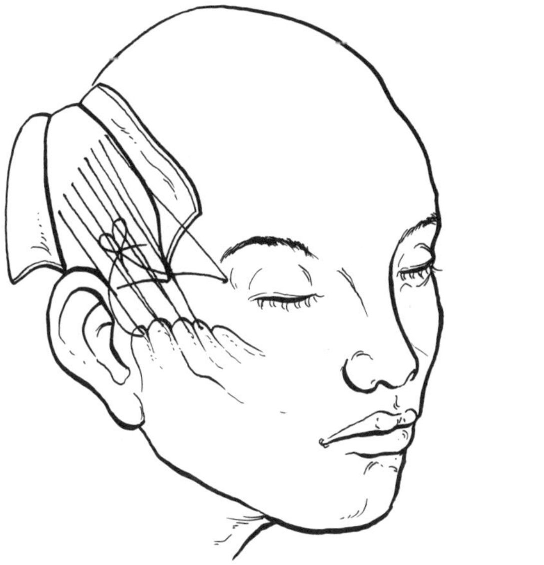

图3-2-24　沿连续缝合悬吊颧脂肪垫

(3) 需要颊纤维脂肪垫一并悬吊者，可用李森凯埋导引针进行，首先于切口内颧纤维脂肪垫进针，沿悬吊方向贯穿穿过颧脂肪垫、颧隔“Y”形裂隙、颊脂肪垫，在颊部皮肤标记点缓慢出针，出针时针的另一头到达颊脂肪垫水平停止出针，在此深度平面的脂肪垫内走行0.5～1.0cm后垂直穿出皮肤另一标记点；另一头在同一水平停止出针，再贯穿穿过颊脂肪垫、颧隔“Y”形裂隙和颧脂肪垫出针，在颧脂肪垫悬吊完成后，调整颊脂肪垫的悬吊松紧度，打结固定于颞深筋膜。

(4) 纤维脂肪垫悬吊后进行去皮与上提缝合已变得毫无张力，可用较细的缝线轻松缝合，轻轻拉拢缝合即可。可根据术中的出血情况决定引流片的放置。

四、内镜除皱术

【除皱适应证】

1.不愿接受肉毒素注射治疗的年轻患者。

2.患有秃发的男性患者。

3.前额较高或相对高的患者。

4.面神经麻痹所致的上睑下垂患者。

（一）内镜眉上提术（图 3–2–25，图 3–2–26）

【手术图示】

（1）在发际线上做 2～3 个小切口（以方便插入内镜为度）。

（2）插入内镜及器械。

（3）内镜下潜行分离整个额部皮瓣，也可间断剪断额肌，在内镜指引下撕开或直接剪断眉间肌及皱眉肌。

（4）松解眶上缘外侧韧带，以利于额部上提。

（5）上提，加压包扎，固定。

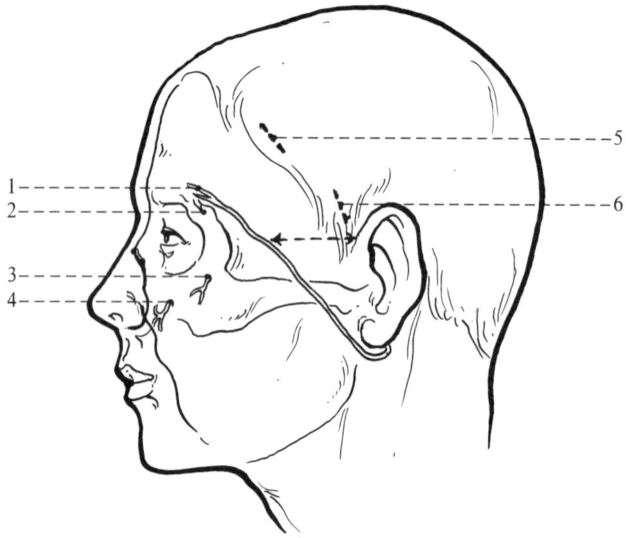

图 3–2–25 内镜手术发际切口

1.颧颞静脉 2.面神经颞支 3.颧面神经 4.眶下神经 5.耳轮上 6cm 切口 6.耳轮上 1cm 切口

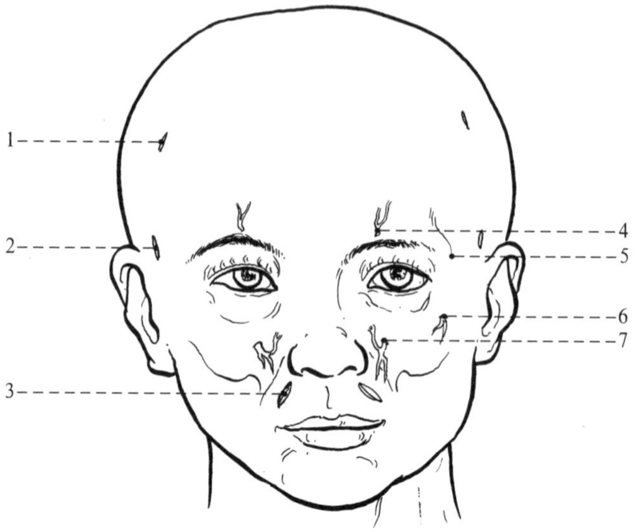

图 3–2–26 内镜除皱术切口部位及术中需要注意保护的结构

1.耳轮上方6cm处1.5cm切口 2.耳轮上方1cm处1.5cm切口 3.龈颊切口 4.眶上神经 5.颧颞静脉 6.颧面神经 7.眶下神经

（二）内镜骨膜下面中部上提术（图 3–2–27）

1.内镜经颞部切口入路骨膜下面中部上提术

【手术图示】

（1）在颞侧或发际线做切口（参见“颞部除皱术”）。

（2）先后切开颞浅筋膜和颞深筋膜，在其下方向颧弓分离。

（3）进入颧弓骨膜下方，向前下方至整个颧骨、上颌骨表面。

（4）上提骨膜及其上方组织，继续剪断颞纤维隔，使皮肤骨膜瓣充分移动。

（5）调整外眦形态，使颧颊部组织上提。

（6）缝合切口，上提、加压、包扎固定。

【术中应注意的解剖结构及操作技巧】

（1）当剥离从颞筋膜中部至颧部骨膜下平面过渡时应注意面神经额支在耳屏前至眉外 1～3cm 走行于骨膜浅层还是下层，应严格控制在骨膜下层。

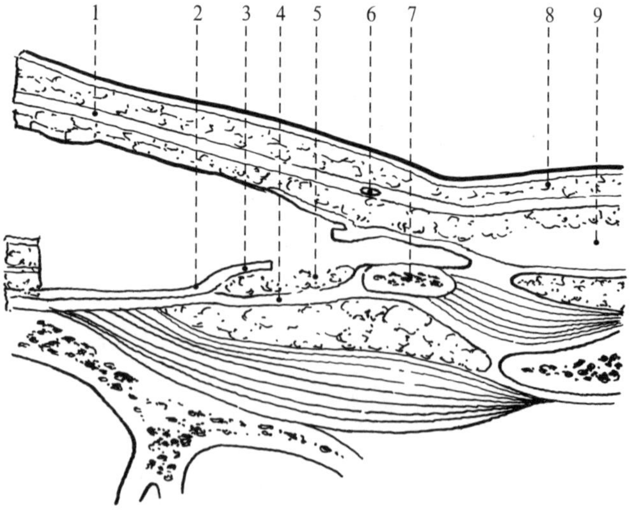

图 3–2–27 采用内镜由颞部到颧部骨膜分离层次

1.颞顶筋膜 2.融合线 3.颞深筋膜浅层 4.颞深筋膜深层 5.颞浅脂肪垫 6.面神经颞支 7.颧弓 8.皮肤 9.骨膜下剥离腔隙起点

（2）颞深筋膜至颧部骨膜下过渡包括颞脂肪垫的过渡，如果反复挤压牵拉造成损伤，术后可能出现单侧或双侧颞部的凹陷及毛发脱失。

（3）在颧骨骨膜下剥离时避免损伤颧颞部、颧面部及眶下部神经。

2.内镜经口内入路骨膜下面中部上提术（图3-2-28）

【手术图示】

（1）在龈颊沟犬齿窝处做横行或纵行切口（长度以能放入内镜和器械为度）。

（2）从骨膜剥离子剥离掀起上颌骨表面骨膜。上至眶上缘，外侧至颧骨和颧弓表面。注意勿损伤眶下神经。

（3）至颞深筋膜及浅筋膜处穿出（不出皮），使颧颊部皮肤游离。

（4）上提固定。

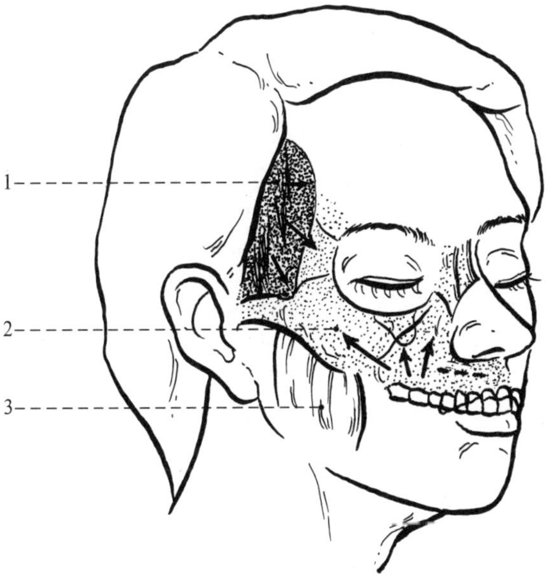

图3-2-28　采用内镜进行复合除皱分离层次

1.颞筋膜深层　2.骨膜下　3.咬肌浅面

MEIRONGWAIKEJIEPOUTUPU

美·容·外·科·解·剖·图·谱 >>>

第四章

眼部解剖

第一节 眉、眼应用解剖

一、眉部浅表结构

（一）眉部的组织层次

从浅层到深层为皮肤、皮下组织、肌层、肌层下疏松结缔组织（眉脂肪垫）及骨膜颅骨。眉部皮下的致密结缔组织包覆额肌，其浅面与皮肤连接，其深面附于眶缘（图4－1－1）。

（二）与眉运动有关的肌肉

皱眉肌位于眉内端眼轮匝肌眶部和额肌的深面。起于额骨鼻部、肌纤维斜向上外斜行穿过其前方肌肉，横越眶上神经和血管的浅面止于眉内侧皮肤。此肌收缩时可将两侧眉毛拉向鼻根部，使眉间出现垂直方向的皱纹。降眉肌起于鼻骨与鼻外侧软骨连接处以上，止于两眉内侧的水平线，其收缩可降低眉内侧，并参与鼻根横纹的形成（图4－1－2，图4－1－3）。

（三）眉部血管、淋巴管和神经（图4－1－4～图4－1－7）

1.血管：眉部动脉为眶上动脉、颞浅动脉和滑车上动脉分支。眉部静脉内侧入眶上静脉或内眦静脉，外侧入颞静脉。

2.淋巴管：内侧沿面静脉引流入下颌下淋巴结，外侧入腮腺淋巴结。

3.神经：眉的运动主要受面神经颞支所支配，其感觉受三叉神经的额支支配。

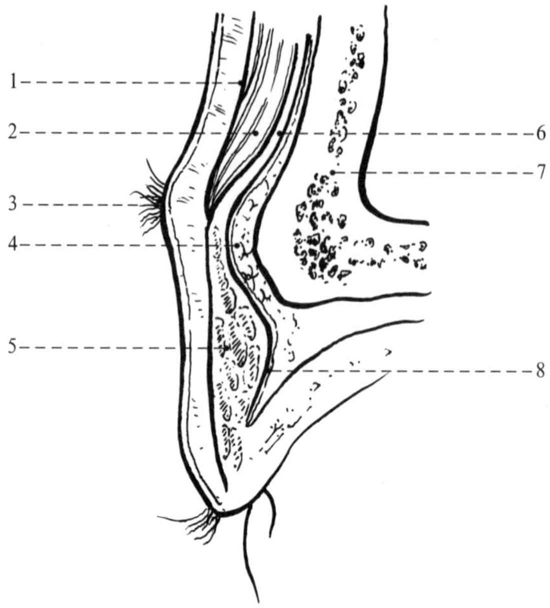

图4－1－1 眉区矢状位

1.额肌前筋膜 2.额肌 3.眉毛 4.眉下脂肪垫 5.眼轮匝肌 6.额肌后筋膜鞘 7.额骨眶部 8.眶隔

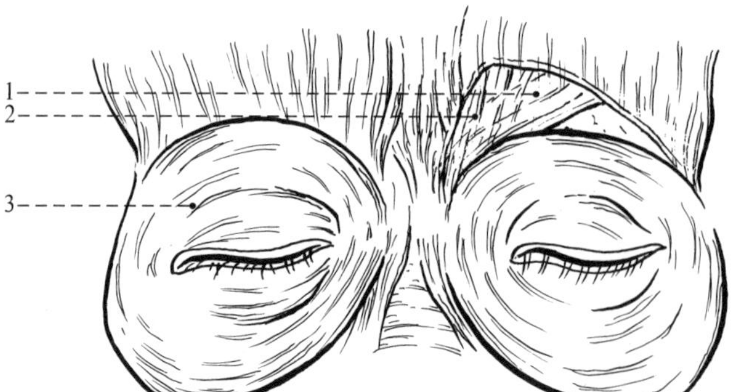

图4－1－2

1.皱眉肌 2.降眉肌 3.眼轮匝肌

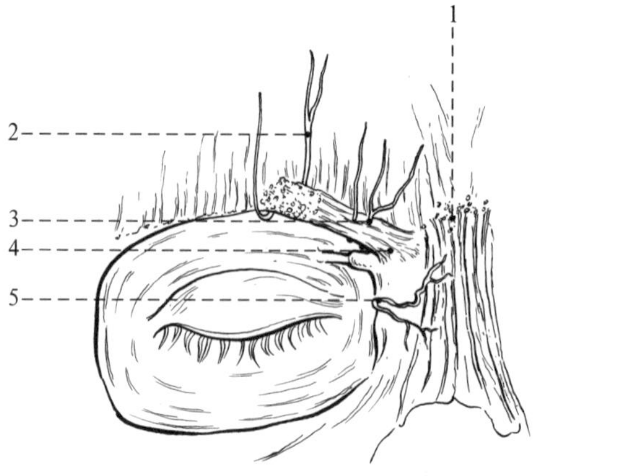

图4－1－3

1.降眉肌 2.眶上血管神经束 3.滑车上动脉 4.皱眉肌 5.内眦动脉

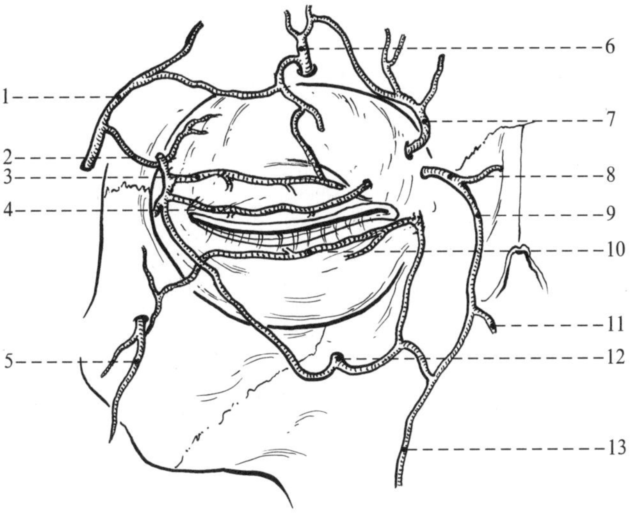

图 4–1–4　眼周动脉

1.颞浅动脉　2.泪腺动脉　3.周围动脉　4.上睑缘动脉　5.面横动脉　6.眶上动脉　7.滑车上动脉　8.鼻背动脉　9.内眦动脉　10.下睑缘动脉　11.鼻外动脉　12.眶下动脉　13.面动脉

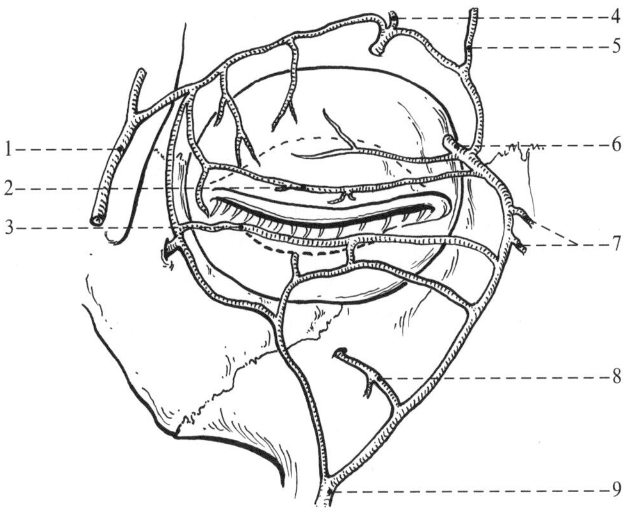

图 4–1–5　眼周静脉

1.颞浅静脉　2.上睑静脉　3.下睑静脉　4.眶上静脉　5.额静脉　6.滑车上静脉　7.鼻静脉　8.眶下静脉　9.面静脉

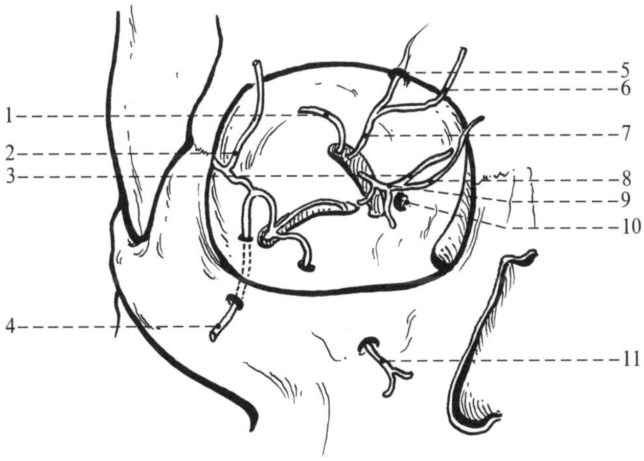

图 4–1–6　眼眶神经分布

1.泪腺神经　2.颧神经颞支　3.鼻睫神经　4.面神经颧支　5.眶上神经　6.滑车上神经　7.额神经　8.滑车下神经　9.睫状神经感觉根　10.视神经孔　11.眶下神经

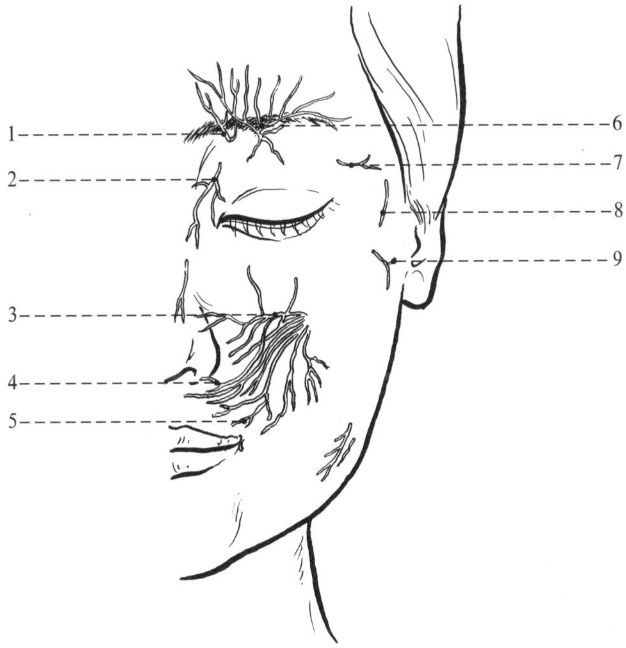

图 4–1–7　面及眼周感觉神经

1.滑车上神经　2.滑车下神经　3.眶下神经　4.鼻支　5.唇支　6.眶上神经　7.泪腺神经　8.颧颞神经　9.颧面神经

二、眼睑浅部结构

（一）眼睑外观（图 4–1–8）

（二）眼睑的分界（图 4–1–9）

（三）眼睑的表面形态（图 4–1–10）

上睑表面在睑缘上方约5mm处有一沟，即上睑沟。它的形成是由于上睑提肌牵张的结果。重睑和单睑即以上睑沟的有无作为标志。下睑沟相当于下睑板的下缘，在下睑缘下方3～4mm处有一下睑沟，年轻人

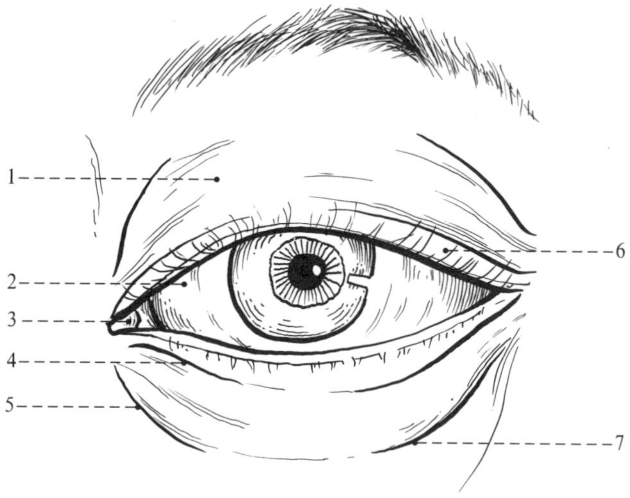

图 4–1–8 眼睑外观

1.上眼睑 2.球结膜 3.泪阜 4.下睑皱襞 5.鼻睑皱襞 6.上睑皱襞 7.颧睑皱襞

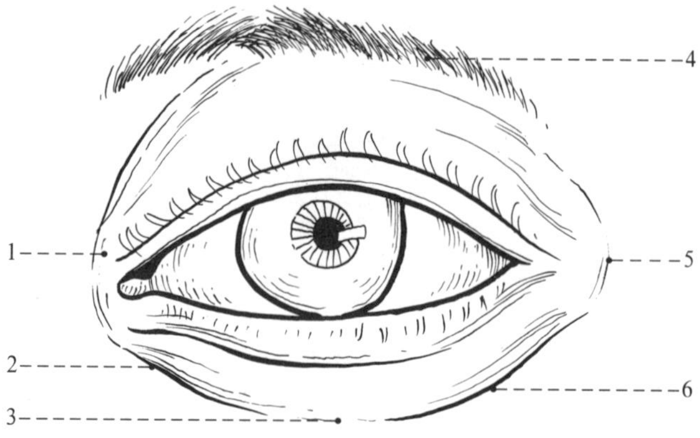

图 4–1–9 眼睑的分界

1.眶内缘 2.鼻睑皱襞 3.眶下缘 4.眉弓 5.眶外缘 6.颧睑皱襞

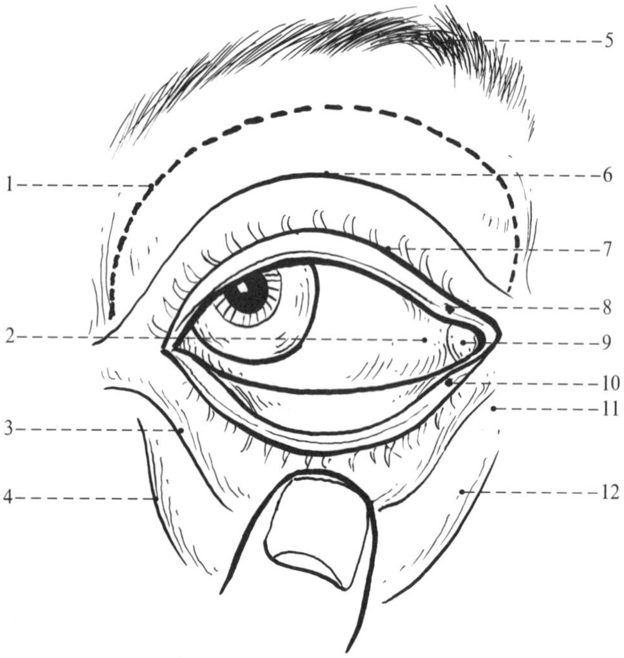

图 4–1–10 眼睑的表面形态

1.眶上缘 2.泪湖 3.下睑沟 4.颧睑皱襞 5.眉弓 6.上睑沟 7.缘睑沟 8.上泪点 9.泪阜 10.下泪点 11.鼻睑皱襞 12.鼻睑沟

向下方注视时显现，老年人此沟明显。

（四）眼睑的组成

眼睑由外到内分为五层，即皮肤、皮下组织、肌层、纤维层及结膜。临床上通常将眼睑分为浅、深两层：浅层为皮肤，皮下组织和肌层；深层为睑板和睑结膜。浅、深层的分界线为睑缘灰线，该分界线也是某些睑部手术的重要标志（图 4–1–11）。

（五）眼睑肌层

眼睑的肌肉有眼轮匝肌、上睑提肌和米勒氏肌。

1.**眼轮匝肌**：位于眶缘、眶隔、睑板的浅面，皮肤、皮下组织的深面。其肌纤维方向是以眼裂为中心，环绕上、下睑，形似一个扁环。肌肉收缩时闭合眼睑（图 4–1–12）。

眼轮匝肌受面神经的颞支分支支配，由于其分支越过颧弓、颧突进入颞部或眶周附近时，形成大量的分支并相互吻合，最后分支进入肌下。所以在手术或外伤时，虽对眼睑造成某种程度损伤，但仍有可能保持其闭睑功能。

2.**上睑提肌**：起于视神经孔附近的纤维环，在上直肌上方沿眶顶而行。其末端形成扇形的纤维腱膜，中央部止于上睑板前面，两侧端分别与睑内、外侧韧带融合，形成内、外侧脚。此外，上睑提肌部分纤维向前穿过眼轮匝肌而终止于上睑皮下，其中近睑缘的部分可使皮肤形成上睑皱襞，即双眼皮。上睑提肌受动眼神经支配，收缩时提上睑。正常睁眼时，上睑可掩盖角膜上缘约 2mm，病态时上睑可更为提高或下垂。

3.**米勒（müller）氏肌**：又称睑板肌，为一薄层平滑肌，上、下眼睑各一。上睑的较大，起于上睑提肌的深面，在上睑提肌与结膜间向前下方走行，止于上睑板上缘。下睑的较小，起于下直肌的鞘膜，行向前

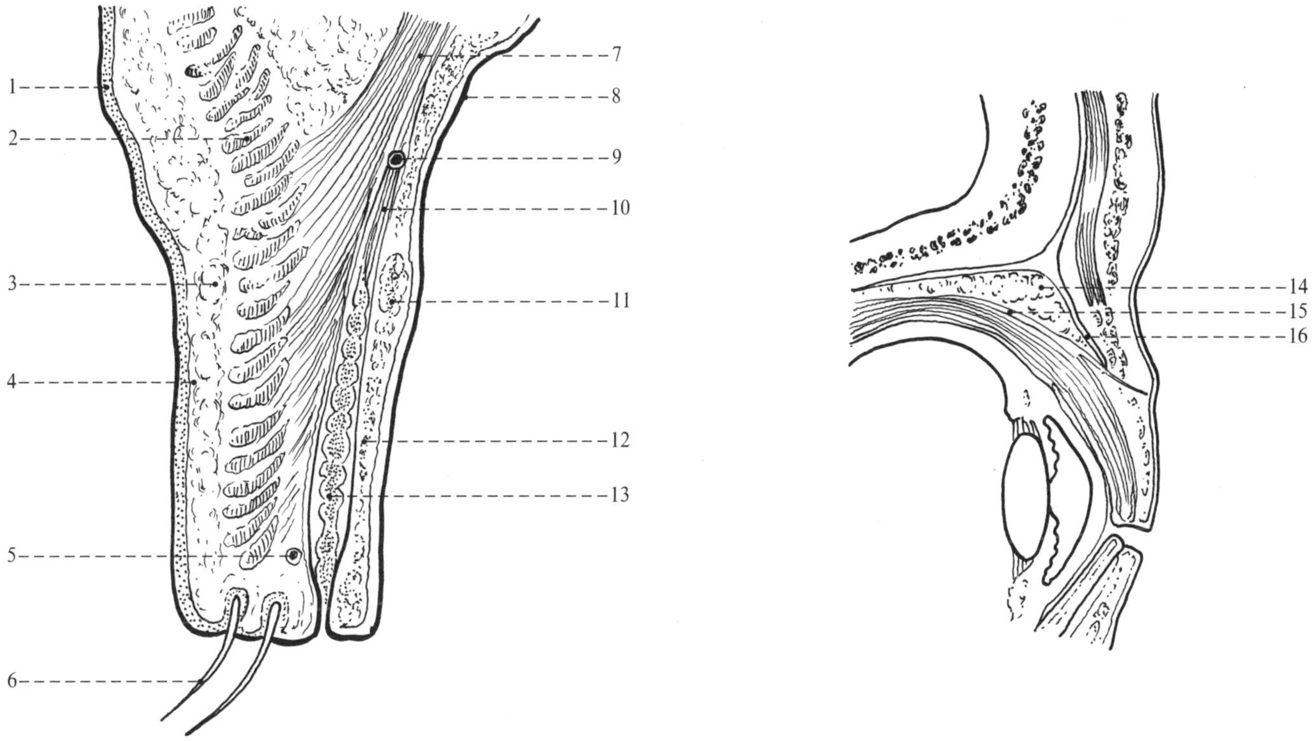

(1) (2)

图 4–1–11 上睑剖面图

1.皮肤 2.眼轮匝肌 3.汗腺 4.皮下组织 5.睑缘动脉弓 6.睫毛 7.上睑提肌 8.睑结膜穹隆部 9.周围动脉弓 10.米勒氏肌 11.华夫林腺 12.睑板 13.睑板腺 14.眶隔脂肪 15.提上睑肌复合体 16.眶隔膜

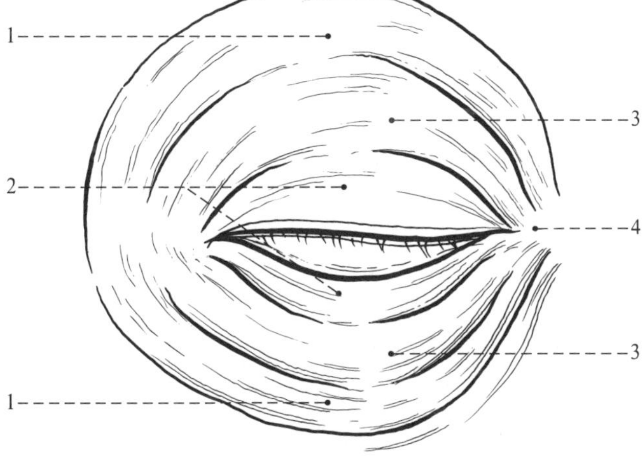

图 4–1–12 眼轮匝肌的分部

1.眶部 2.睑板前部 3.眶隔前部 4.内眦

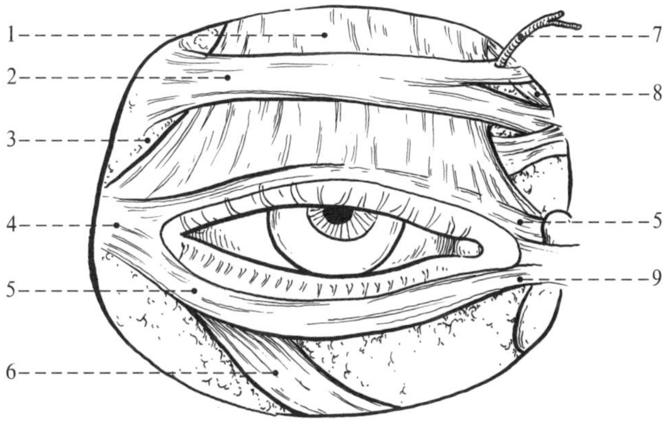

图 4–1–13 正面观

1.上睑提肌 2.whitnall横韧带 3.泪腺 4.外眦韧带 5.眼轮匝肌 6.下斜肌 7.额动脉 8.上斜肌 9.内眦韧带

上方，止于下睑板下缘。米勒氏肌与上睑提肌很难分离，尤其是上睑提肌发育不良时尤甚。做上睑提肌缩短术时，实际上是把此肌与上睑提肌作为一个整体分离后被缩短。该肌与睑结膜紧贴，在睑板上缘处更为明显。米勒氏肌受交感神经支配，协助开睑，在惊恐、愤怒或疼痛时发挥作用，增大睑裂张开程度（图4–1–13，图4–1–14）。

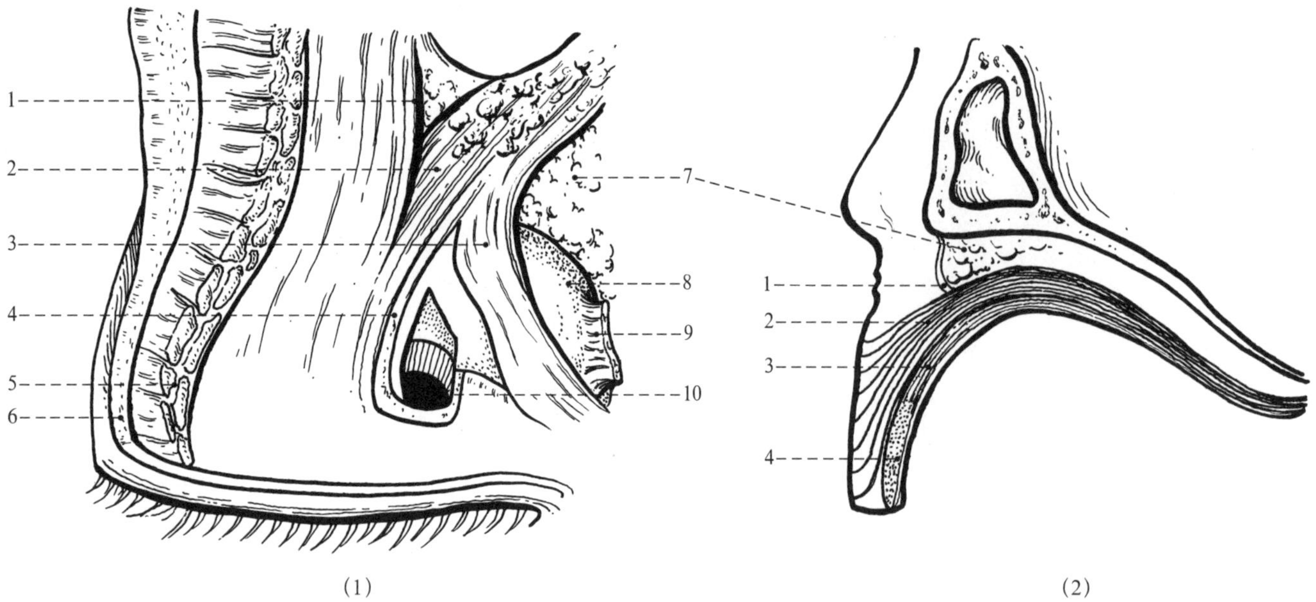

图 4–1–14 上睑提肌的解剖关系

1.眶隔 2.上睑提肌 3.米勒氏肌 4.睑板 5.眼轮匝肌 6.皮肤 7.眶隔脂肪 8.眼球 9.外直肌 10.瞳孔

（六）纤维层

是眼睑的支架，由较厚的中央部的睑板和周边部的眶隔组成（图 4–1–15～图 4–1–17）。

1.睑板：上、下眼睑各有一块，呈半月状弯曲，与眼球形状相符，是睑的支架。上下睑板长约29mm，厚为1mm。上睑板较大，其中央部宽度男性为7～9mm，女性为6～8mm；下睑板薄而略窄，中央部宽约5mm。睑板分为前、后面，游离缘和附着缘及内、外两端。

睑板的内、外两端分别有结缔组织形成的睑内、外侧韧带，与眶缘附着。睑内侧韧带又称内眦韧带，近似三角形，长约4mm，宽约2mm，从鼻颌

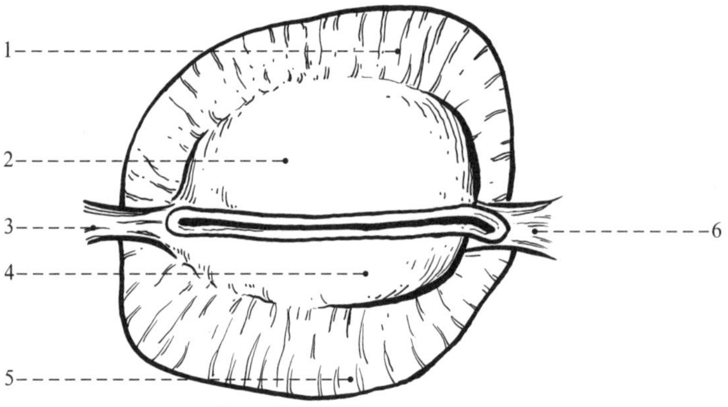

图 4–1–15 正面观

1.上睑眶隔 2.上睑板 3.外眦韧带 4.下睑板 5.下睑眶隔 6.内眦韧带

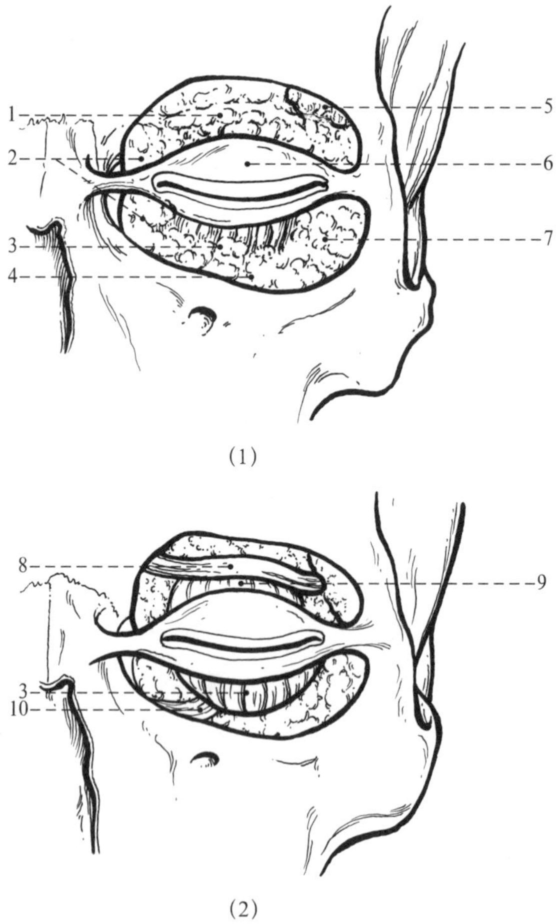

图 4–1–16 去除眶隔膜

1.腱膜前脂肪垫 2.鼻脂肪垫 3.下睑缩肌 4.下脂肪垫 5.泪腺 6.上睑板 7.颞脂肪垫 8.节制韧带 9.上睑提肌 10.下斜肌

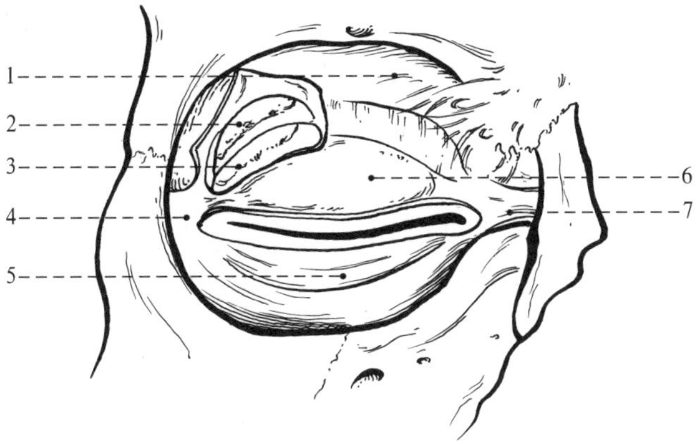

图 4-1-17　部分去除眶隔膜

1.眶隔　2.泪腺眶部　3.泪腺睑部　4.外眦韧带　5.下睑板　6.上睑板　7.内眦韧带

缝附近的上颌骨额突浅面，泪沟稍前方，经泪囊浅面，止于上、下睑板的内侧端。其上缘连接于骨膜上，下缘游离。睑外侧韧带又称外眦韧带，长约7mm，宽2mm，将睑板外侧端连于额骨的眶结节上。睑外侧韧带位置深，不易隔皮触及。

2.眶隔：又称睑板阔韧带或眼眶睑板韧带。是一层纤维膜，起于眶缘骨膜，向下（或向上）附着于睑板前面。眶隔内侧附于泪囊窝深面（后方），外侧则附着于额骨眶结节浅面。当眼睑闭合时，眶隔就作为眶口的隔膜。眶隔参与眼睑的运动，是一层可活动的薄膜。眶隔借助于睑板将眶与睑分开。在睑板上缘稍上方切开眶隔后，通常可见到脂肪组织，其深面即为上睑提肌，是手术时寻找上睑提肌的重要标志。

（七）结膜

结膜为一层半透明而具有一定弹性的薄膜，覆盖在眼睑内面及眼球表面。依所在部位分为三部：睑结膜、穹隆结膜和球结膜（图 4-1-18）。

1.睑结膜：紧贴上、下睑板的内面，起于睑缘，止于穹隆结膜，可分为睑缘部、睑板部和眶部。睑结膜与睑板紧贴难于分离，但穹隆结膜很松弛。眼睑的开闭主要由上睑活动来完成。闭眼时，上睑下垂，眼球上翻（转）时将角膜隐藏于上睑后方，以保护角膜。

（1）睑缘部结膜：为皮肤和睑板部结膜移行的部分。自皮肤结膜移行部向后2mm有一浅沟，为睑板下沟，是血管穿过睑板进入结膜的部位，异物易存于此沟内。泪点开口于睑缘部。

（2）睑板部结膜：紧密连接于上、下睑板部的结膜。其薄而透明，富有血管，呈红色或淡红色。该部因透明故可见其深面的睑板腺。

（3）眶部结膜：为由睑板上缘至穹隆结膜之间的部分，与其深面的米勒氏肌疏松相连。

2.穹隆结膜：为上、下睑结膜与球结膜之间的移行部分，其反折处分别构成结膜上穹与结膜下穹。穹隆结膜厚而疏松，便于眼球运动。此外，该部结膜血液供应较丰富并含有泪腺及副泪腺的开口。

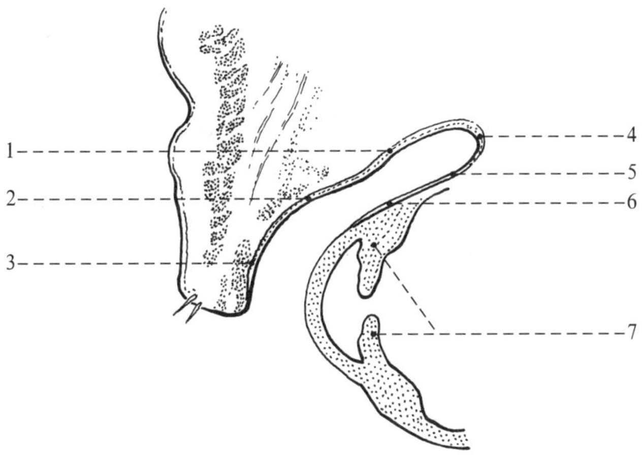

(1)

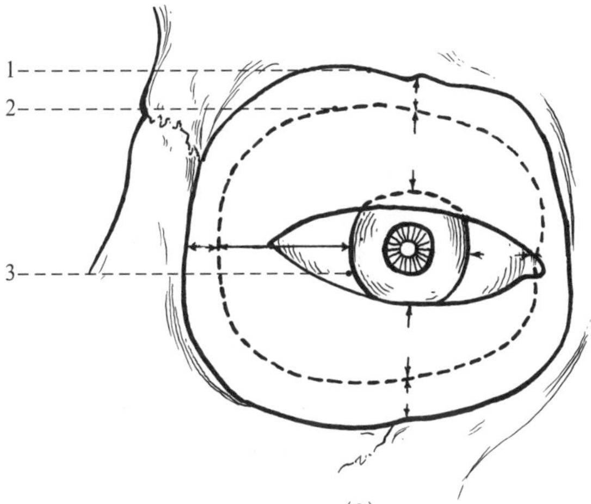

(2)

图 4-1-18

（1）结膜的分部

1.眶部结膜　2.睑板部结膜　3.睑缘部结膜　4.穹隆结膜　5.球结膜　6.角膜缘部结膜　7.眼球

（2）穹隆结膜至角膜缘和眶缘的距离

1.穹隆结膜　2.眶缘　3.角膜缘

3.球结膜：覆盖于巩膜前部。该部最薄弱，与其深面的组织结构疏松，球结膜富弹性，在生理与病理情况下均能出现皱袋。临床上易出现水肿或出血。

4.半月皱襞和泪阜（图4-1-19）

半月皱襞是结膜组织的一部分，位于角膜内缘以内、泪阜以外，是呈半月形的结膜皱褶。其凹面向角膜，凸面向泪阜，上、下角分别指向上、下穹隆，中央部宽约2mm。其凸面旁有一腔隙，为积蓄泪液的场所。

泪阜是下眼睑的一部分，位于半月皱襞与内眦角之间。呈粉红色卵圆形，高约5mm，宽约3mm。泪阜为变形的皮肤，其表面覆以复层鳞状上皮但无角化现象，其深层为丰富的结缔组织，该组织与内眦韧带关系密切。另外，还借少许平滑肌纤维与内直肌鞘相连，临床上行内直肌手术时要注意将两者分离开。泪阜血供丰富，伤后易出血。

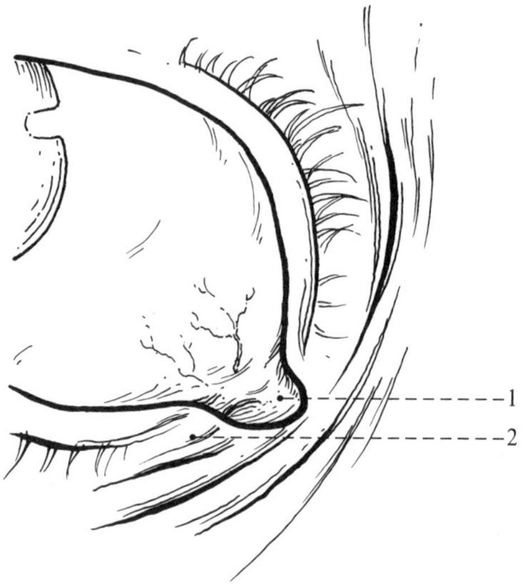

图4-1-19

1.泪阜　2.半月皱襞

（八）眼睑的血管、神经及淋巴

1.眼睑的动脉（图4-1-20，图4-1-21）

眼睑的动脉血液有两个主要来源：

（1）由颈内动脉分出的眼动脉及其眶上动脉、泪腺动脉等分支。

（2）来源于颈外动脉的面动脉及其内眦动脉、颞动脉等分支。

在两个动脉系统之间有广泛的侧支循环，二者之间的吻合支形成睑缘及周围动脉弓。每侧眼睑都有一个睑缘动脉弓和一个周围动脉弓。

睑缘动脉弓在睑缘上约3mm，位于睑板与眼轮匝肌之间；周围动脉弓较小，沿睑板上缘走行。各动脉弓之间有小动脉吻合支，形成睑板前、后动脉丛，分别供应睑板腺及结膜等。

2.眼睑的静脉（图4-1-22）

（1）眼睑的静脉系统也被分为两部分，即睑板前系统及睑板后系统。睑板前静脉系统的血液向内汇流

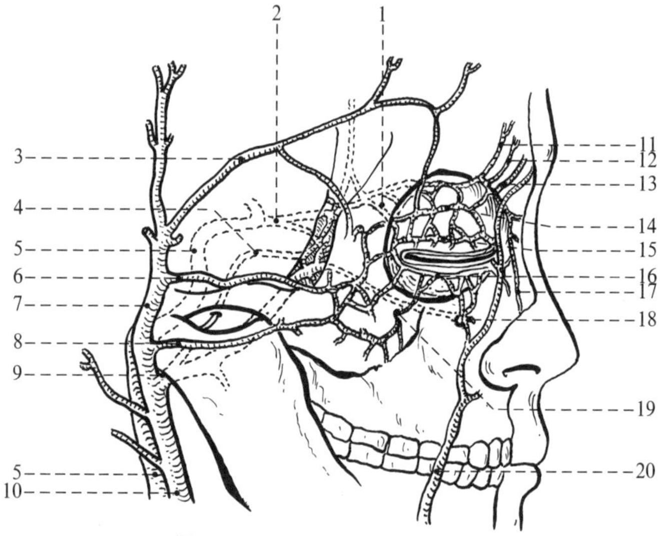

图4-1-20　眼睑动脉剖面透视图

1.泪腺动脉　2.眼动脉　3.颞浅动脉额支　4.脑膜中动脉　5.颈内动脉　6.颧眶动脉　7.颞浅动脉　8.面横动脉　9.上颌动脉　10.颈外动脉　11.眶上动脉　12.滑车上动脉　13.滑车下动脉　14.上睑周围动脉　15.上睑缘动脉　16.下睑缘动脉　17.鼻背动脉　18.眶下动脉　19.颧面动脉　20.面动脉

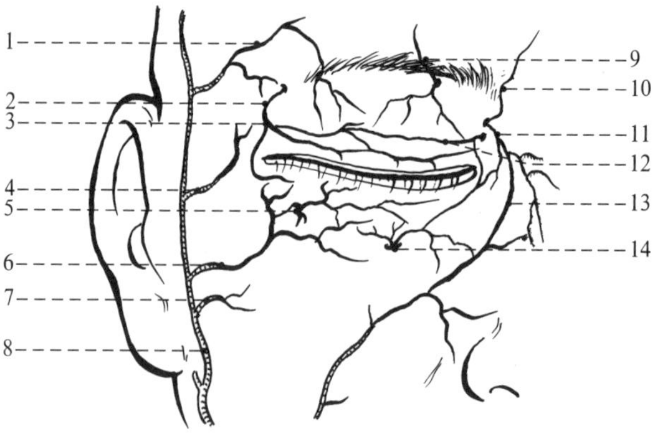

图4-1-21　眼睑动脉体表投影

1.颞浅动脉额支　2.泪腺动脉　3.睑外侧动脉　4.颧眶动脉　5.颧面动脉　6.面横动脉　7.颞浅动脉　8.颈外动脉　9.眶上动脉　10.滑车上动脉　11.鼻背动脉　12.睑内侧动脉　13.内眦动脉　14.眶下动脉

到内眦静脉，向外汇流进入颞浅静脉。睑板后静脉系统的血液汇入到眼眶静脉、面深静脉及翼状丛中。

（2）睑板前及睑板后静脉系统在鼻侧的内眦角附近汇合注入内眦静脉，并在距内眦角约8mm处接受额静脉、眶上静脉汇入的血液，向下与面静脉相通。另外，睑静脉与同名动脉伴行而形成静脉血管弓。

（3）眼睑及面部静脉均无瓣膜，且与颅内沟通密切，故面部有炎症化脓时，病菌可直接进入眶静脉并汇入海绵窦。因此，当眼睑尤其在内眦区鼻翼及泪囊区域有炎症时切忌挤压，以免引起严重后果。

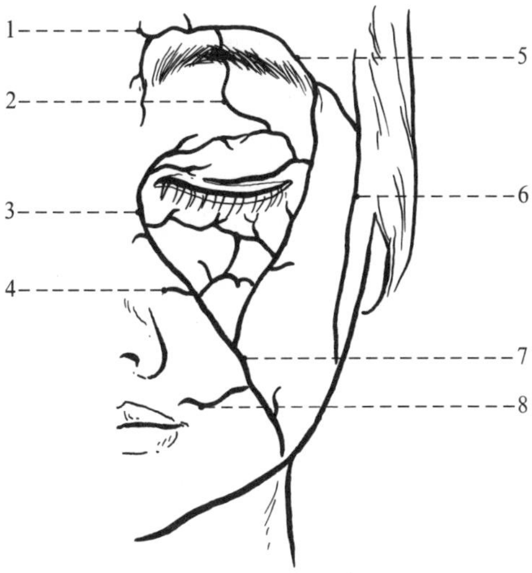

图4–1–22 眼睑静脉

1.额静脉 2.上睑静脉 3.内眦静脉 4.鼻静脉 5.眶上静脉 6.颞浅静脉 7.面静脉 8.上唇静脉

3.眼睑的淋巴（图4–1–23）

内侧眼睑的淋巴液，沿面静脉汇入颌下淋巴结。上睑外3/4及下睑外侧部分的淋巴液汇入耳前淋巴结。上睑结膜的全部及下睑的外1/3的淋巴汇入腮腺深部淋巴结。

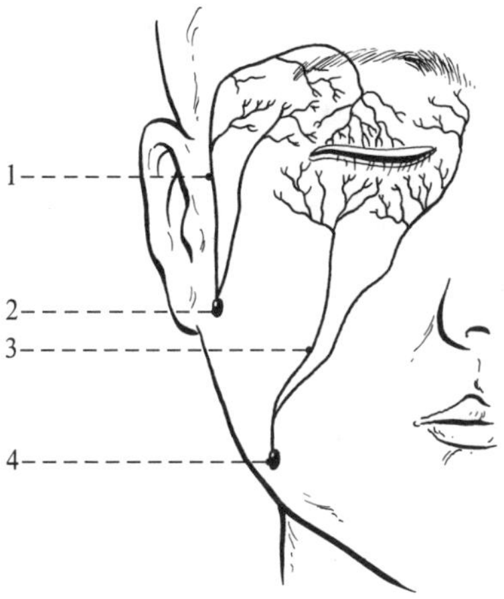

图4–1–23 眼睑淋巴

1.外侧淋巴管 2.耳前淋巴结 3.内侧淋巴管 4.颌下淋巴结

4.眼睑的神经支配（图4–1–24，图4–1–25）

眼睑的神经支配有三种来源：即运动神经、感觉神经及交感神经。

（1）运动神经：上睑提肌接受动眼神经分支支配，司提上睑功能。眼轮匝肌接受面神经的分支支配，司眼睑的闭合。

（2）感觉神经：眼睑的感觉神经主要为三叉神经的眼支及上颌支的分支。上睑主要由眶上神经支配，下睑由眶下神经支配，内眦附近上、下睑由滑车上、下神经支配，外眦附近上、下睑由泪腺神经支配。

（3）交感神经：眼睑的交感神经主要源于海绵窦的交感神经丛，经眼动脉的睑支至眼睑，分布于米勒氏肌、眼睑血管及各种腺体。

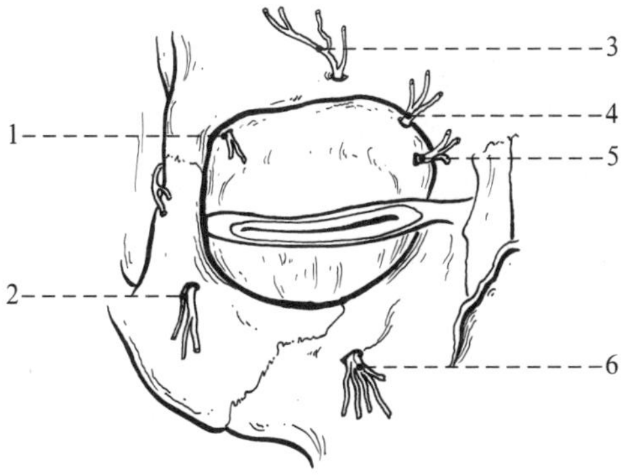

图4–1–24 眼睑的感觉神经

1.泪腺神经 2.颧面神经 3.眶上神经 4.滑车上神经 5.滑车下神经 6.眶下神经

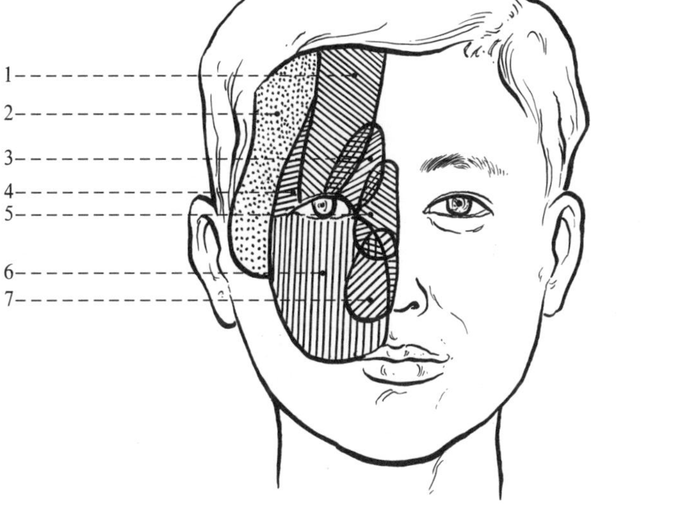

图4–1–25 具体支配范围

1.眶上神经 2.颧颞神经 3.滑车上神经 4.泪腺神经 5.滑车下神经 6.眶下神经 7.鼻睫神经

三、眶及眼外肌

眼眶是一对内含眼球、眼外肌、神经血管及脂肪的骨性空腔。呈梨形，由前向后逐渐变细直至眶尖并与视神经管相连（图 4–1–26）。

眶对称性分列于鼻根两侧。有内、外、上、下四个壁，一个底（眶口）及一个尖端，容纳眼球及其附属结构。眶口略呈四方形，向前下外倾斜。眶口上缘内、中 1/3 交界处有眶上孔或眶上切迹。眶下缘中下方有眶下孔。在内侧缘与下缘交界点有泪结节，作为探查泪囊的标志。左、右眶腔的两内侧壁呈平行位，而外侧壁约呈 90° 角的倾斜位，下壁近于水平位，上壁向后下倾斜达眶的尖端。

（一）眶壁

眶壁由额骨、蝶骨、颧骨、上颌骨、腭骨、泪骨和筛骨构成，分为内、外、上、下四壁（图 4–1–27）。

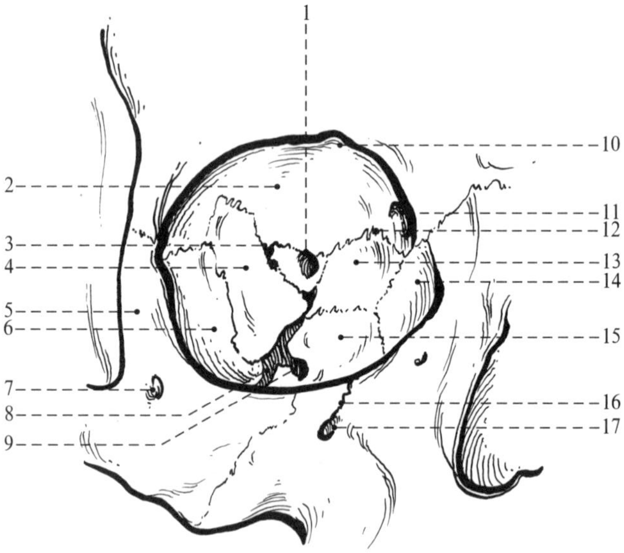

图 4–1–26 眶正面观

1.视神经管 2.泪腺窝 3.眶上裂 4.蝶骨大翼眶面 5.额突 6.颧骨眶面 7.颧面孔 8.眶下裂 9.眶下沟 10.眶上切迹 11.滑车窝 12.筛前孔 13.筛骨 14.泪骨及泪囊窝 15.上颌骨眶面 16.眶下缝 17.眶下孔

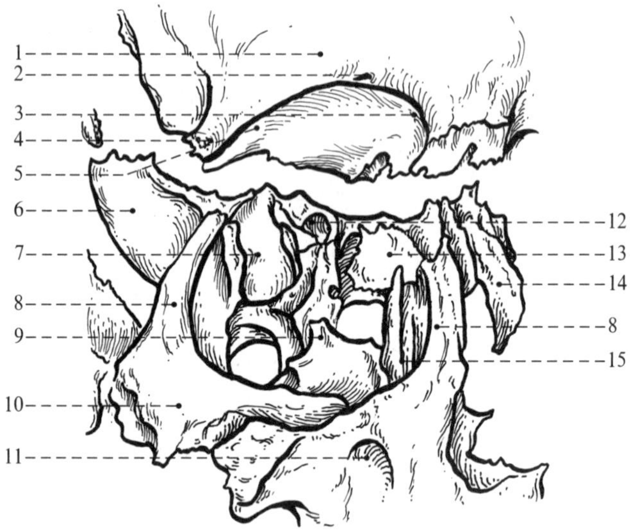

图 4–1–27 眶壁结构

1.额骨 2.眶上切迹 3.滑车窝 4.颧突 5.泪腺窝 6.蝶骨大翼 7.蝶骨大翼眶面 8.额突 9.腭骨 10.颧骨 11.眶下孔 12.视神经管 13.筛骨 14.鼻骨 15.泪骨

1.上壁：主要由额骨眶部构成，分隔颅前窝与眶腔。该壁外侧分有泪腺窝，内侧分有滑车小棘或滑车小凹，有上斜肌肌腱通过。在额筛缝处有筛前孔和筛后孔（图 4–1–28）。

2.内侧壁：主要由筛骨构成。其前部有泪囊窝，经鼻泪管通鼻腔的下鼻道。窝后方以菲薄的筛骨纸板与筛骨的筛窦相隔（图 4–1–29）。

3.下壁：由颧骨、腭骨和上颌骨构成。呈三角形，斜向上内，移行于内侧壁。下壁分隔眶与上颌窦。下壁中分有

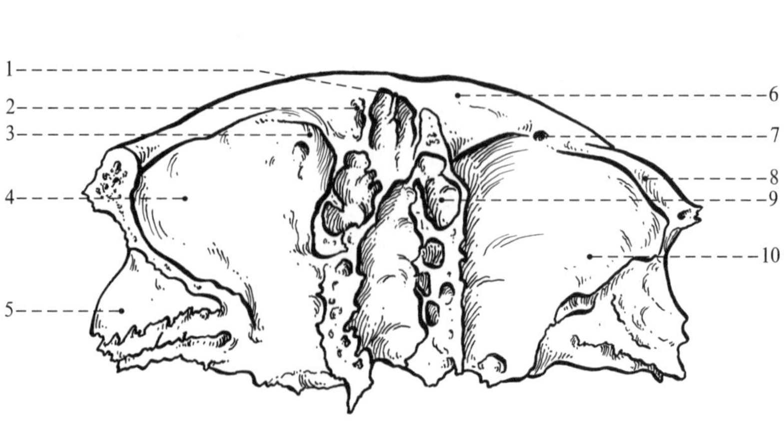

图 4–1–28 眶上壁下面观

1.鼻棘 2.鼻缘 3.滑车窝 4.泪腺窝 5.颧面 6.眉弓 7.眶上孔 8.眶上缘 9.额窦口 10.额骨眶面

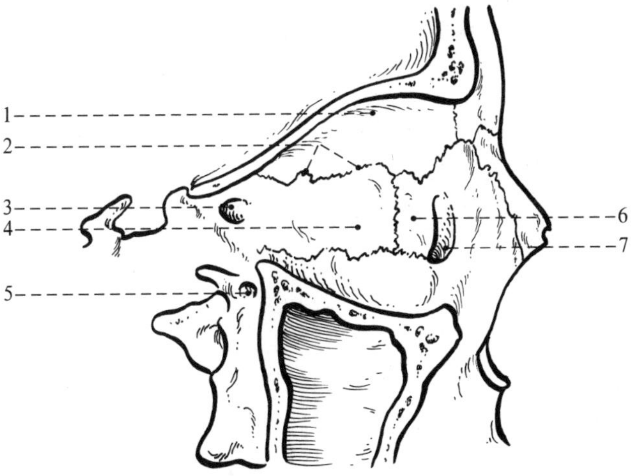

图 4—1—29　眶内侧壁

1.额骨眶板　2.筛孔　3.视神经孔　4.筛骨　5.翼腭孔及窝　6.泪骨　7.泪囊窝

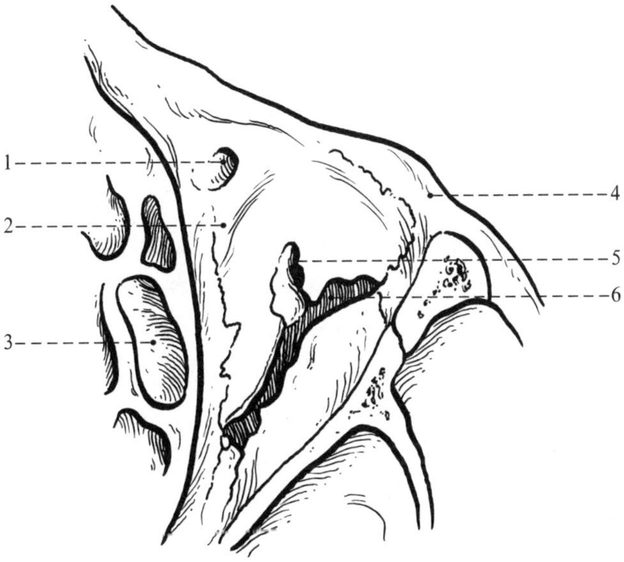

图 4—1—30　眶下壁

1.鼻泪管　2.上颌骨眶面　3.筛窦　4.颧骨眶面　5.眶下沟　6.眶下裂

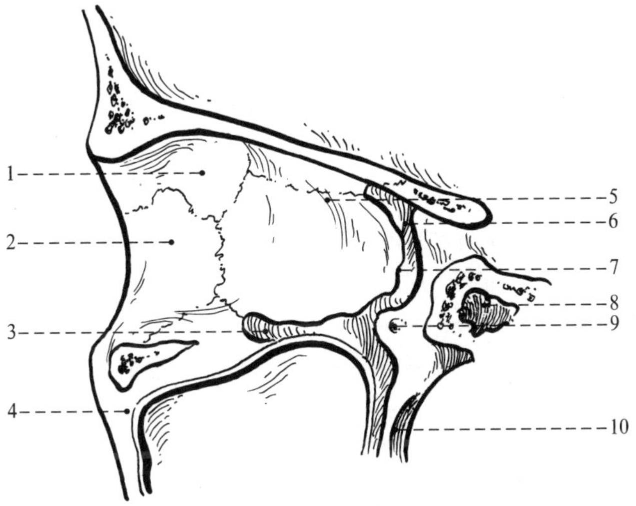

图 4—1—31　眶外侧壁

1.额骨眶板　2.颧骨眶板　3.眶下裂　4.眶下孔　5.蝶骨大翼　6.眶上裂　7.外直肌棘　8.蝶窦　9.圆孔　10.翼腭窝

眶下沟及眶下管，向前开口于眶下孔（图4—1—30）。

4.外侧壁：比较坚厚，主要由额骨和蝶骨大翼构成。该壁后部分别借眶上裂和眶下裂与上壁和下壁分开。该壁有额眶孔通过额神经。在眶缘稍内方有一个眶外侧结节，是睑外侧韧带、上睑提肌腱膜和眼球悬韧带的附着处（图 4—1—31）。

（二）眶的交通

眶壁上有许多孔和裂，有血管与神经通过，以此建立眶腔与周围的交通。经眶上裂和视神经管与颅中窝相通；由眶下裂向下与颌下窝及翼腭窝交通；由眶下裂经眶下沟、眶下管通眶下孔开口于面部；经鼻泪管通鼻腔。

（三）泪器

泪器由两大部分构成，一部分为分泌泪液系统，称为泪腺和副泪腺；另一部分为泪液排出系统，称为泪道（图 4—1—32）。

1.泪腺

泪腺为杏核大小的腺体，位于眶内、外上壁交界近前缘的泪腺窝内，泪腺分泌泪液，有 10～20 条排泄管，大部分开口于结膜上穹的外侧部。在靠近结膜上穹处，有时尚有数个副泪腺，其排泄管开口于结膜囊内。

2.泪道：包括泪点、泪小管、泪囊和鼻泪管。

（1）泪点：为泪小管的起始处，位于内眦附近上、下睑缘后唇部的泪乳头上。上泪点距内眦角 6mm，下泪点距内眦角 6.5mm。

（2）泪小管：上下各一，起始于上、下泪点，先向上、下垂直行走，然后接近水平位转向内侧，汇合于泪囊。泪小管长约10mm，垂直部长 1.5～2.0mm，水平部长 8.0～8.5mm。垂直与水平的转折交界处局部扩大被称为泪小管壶腹部，也是进入探针时由垂直至水平方向的转折点。

（3）泪囊：位于内眦韧带前、后束之间，泪囊窝内，为一囊状结构。上部为盲端，最高处位于内眦上方2～3mm处，中部有上、下泪小管合并或分别注入，下部移行为鼻泪管。泪囊内侧与鼻腔的中鼻道相对，二者之间被较薄的泪骨及上颌骨额突分隔。

（4）鼻泪管：为泪囊的延续部分，上接泪囊，下开口于鼻腔。全长约18mm。上部埋在骨性鼻泪管内，下部在鼻腔侧壁的黏膜深面，鼻黏膜充血时，可因鼻泪管的开口受压而出现溢泪现象。

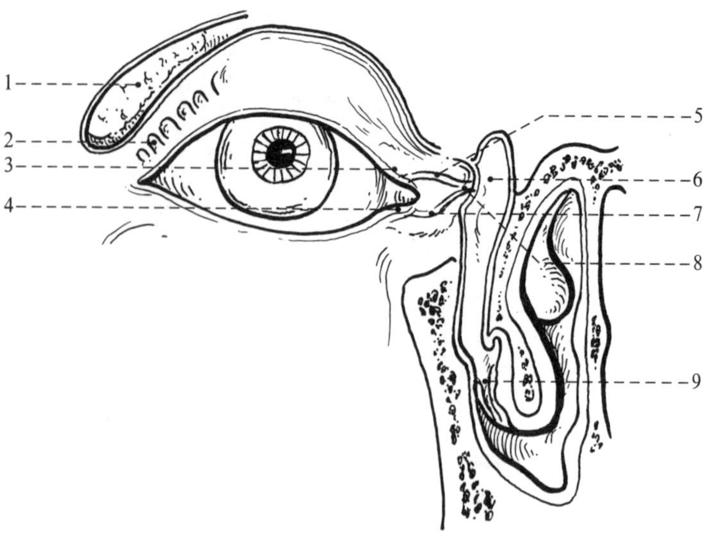

图4—1—32

1.泪腺眶部 2.泪腺睑板部 3.上泪小点 4.下泪小点 5.上泪小管 6.泪囊 7.下泪小管 8.泪总管 9.鼻泪管

（四）眼外肌（图4—1—33～图4—1—36）

眼外肌是支配眼球运动的肌肉，属横纹肌。每眼6条，其中4条直肌、2条斜肌。分别为：内直肌、外直肌、上直肌、下直肌、上斜肌、下斜肌。4条直肌主司眼球的水平和垂直方向的运动，2条斜肌主司眼球的旋转运动。6条眼外肌除下斜肌起始于眼眶下壁前内方、鼻泪管口附近的浅凹处外，其余5条均起始于眶尖部Zinn氏总腱环。

1.内直肌：是最有力的直肌，起始于眶尖部Zinn氏总腱环的内下部、眼眶内壁向正前方向走行，延伸至眼球前部，附着于眼球鼻侧距角膜缘5.5mm的巩膜上。其受动眼神经支配，收缩能使眼球内转。

2.外直肌：始于Zinn氏总腱环跨越眶上裂的部位，沿眶外壁向前、越过下斜肌止端，止于眼球距颞侧角膜缘约6.9mm的巩膜上。其受展神经支配，收缩能使眼球外转。

3.上直肌：Zinn氏总腱环的上部、上睑提肌之下、内外直肌之间向前外方越过上斜肌肌腱前行，止于

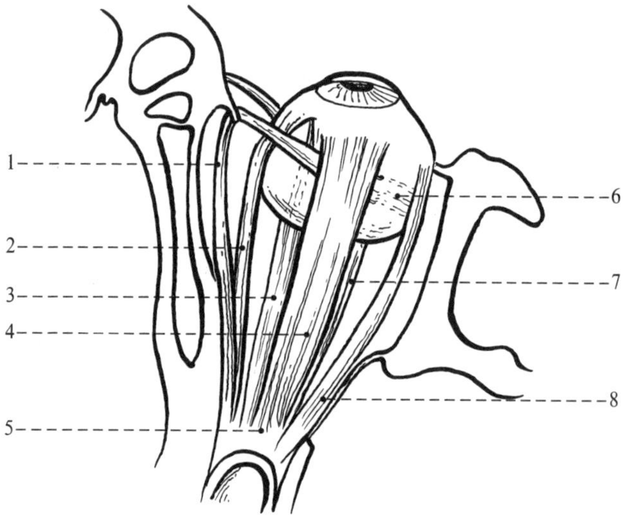

图4—1—33 眼外肌与眼球的关系（一）

1.上斜肌 2.内直肌 3.下直肌 4.上直肌 5.上睑提肌残端 6.下斜肌投影 7.视神经 8.外直肌

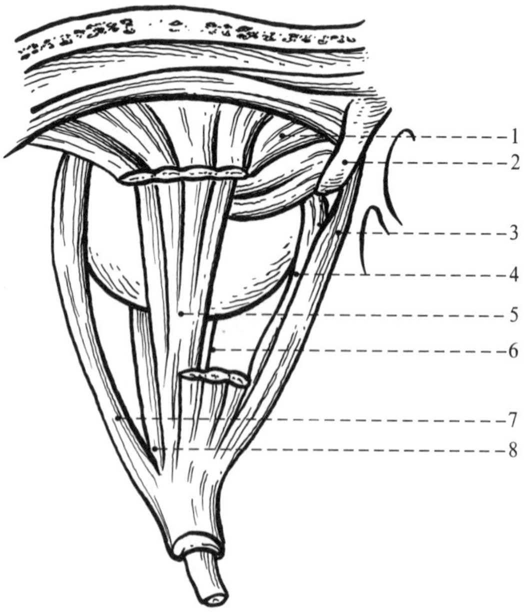

图4—1—34 眼外肌与眼球的关系（二）

1.上睑提肌 2.滑车 3.上斜肌 4.内直肌 5.上直肌 6.视神经 7.外直肌 8.下直肌

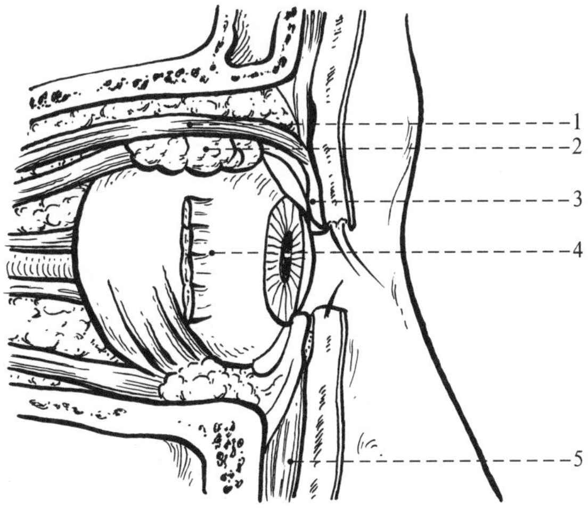

图 4-1-35　眼外肌侧面观

1.上睑提肌　2.泪腺　3.睑板　4.外直肌　5.下斜肌

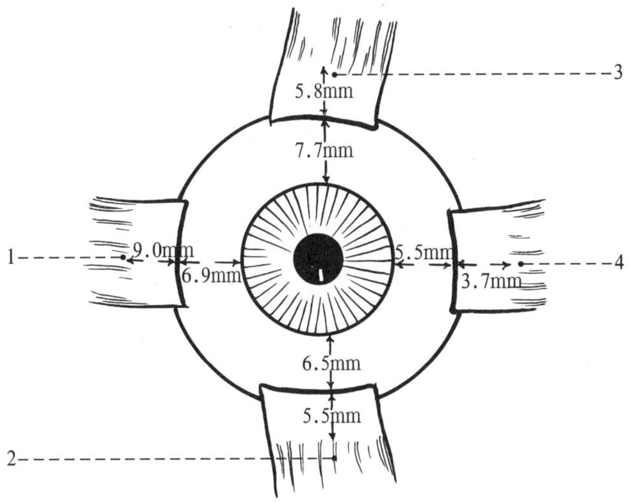

图 4-1-36　四直肌附着点

1.外直肌　2.下直肌　3.上直肌　4.内直肌

上方距角膜缘 7.7mm 处的巩膜上。

4.**下直肌**：是最短的一条，始于Zinn氏总腱环的下部，沿眶底与眼球之间向外前方，越过下斜肌上方前行，止于距下方角膜约6.5mm的巩膜上。其受动眼神经支配，收缩主要使眼球下转，其次是内转、外旋。

5.**上斜肌**：是最细最长的眼外肌，始于视神经孔的内上方，靠近Zinn氏总腱环的滑膜上。沿眶顶与眶外壁的连接处向前至滑车处，再转向后外下方，经过上直肌和眼球之间，越过眼球赤道部，止于眼球旋转中心后外方的巩膜上。受滑车神经支配，收缩主要使眼球内旋，次要是下转和外转。

6.**下斜肌**：始于眶下壁内前方、上颌骨眶面的浅凹处，向后外方经过下直肌下方，附着于眼球赤道后部、眼球旋转中心后颞下方的巩膜上。该肌也受动眼神经支配，主要作用是使眼球外旋，次要是上转和外转。

其中下直肌、下斜肌与下睑板、眶隔、结膜关系密切，所以在做下睑手术时，应仔细辨认，避免损伤造成复视。

第二节　眼部常见美容手术及相关解剖

一、重睑术

【重睑术的基本原理】

通过手术的方法使上睑提肌腱膜或睑板与上睑重睑线处皮肤连接、粘连固定。从而在睁眼时上睑提肌收缩将睑板和粘连线以下的上睑皮肤上提，而粘连线以上的皮肤基本保持原位，折叠形成皱襞，出现重睑（图 4-2-1）。

【重睑形态设计原则】

力求双侧上睑重睑线高度、长度、弧度合适，双侧重睑形态对称、流畅，并尽量使重睑与整个容貌的比例自然和谐。去除组织遵循“宁少勿多、宁窄勿宽、力求适中”的原则。

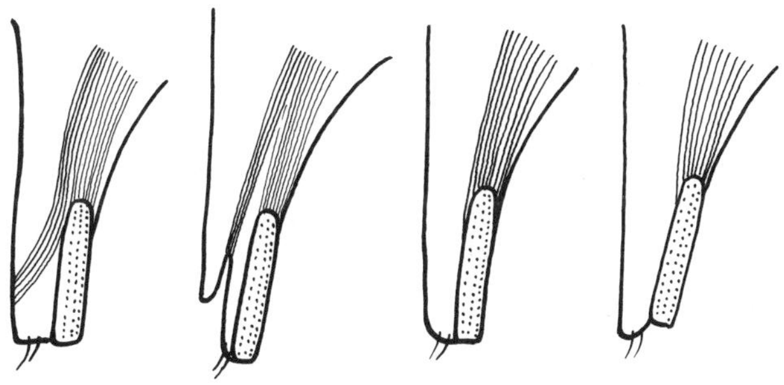

（1）重睑下视　（2）重睑平视　（3）单睑下视　（4）单睑平视

图 4-2-1

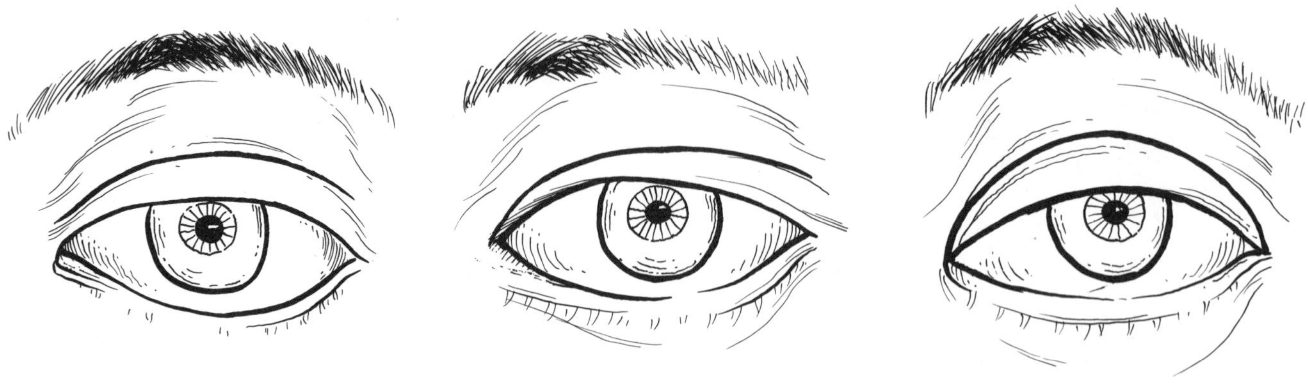

（1）平行型　（2）开扇型　（3）新月型

图 4–2–2

常见重睑线形态：平行型、开扇型、新月型（图 4–2–2）。

（一）埋线法重睑

【手术图示】

1.连续埋线法（图 4–2–3～图 4–2–6）

（1）重睑线设计：一般宽度6～8mm，内、外侧不超过内、外眦部，平均分成六点。

（2）从a至f点缝合，深度穿过睑板或其上方的上睑提肌腱膜，从f至a点缝合，深度通过皮下和真皮层。

（3）往复缝线尽量垂直排列在一个平面上，最后将线结深埋于皮下。

2.间断埋线法（图 4–2–7～图 4–2–9）

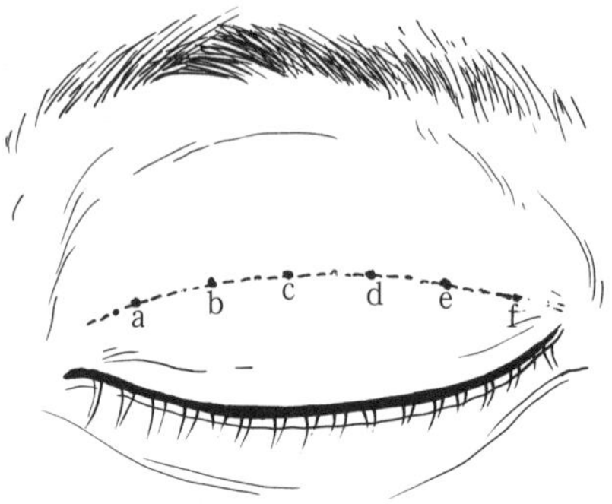

图 4–2–3

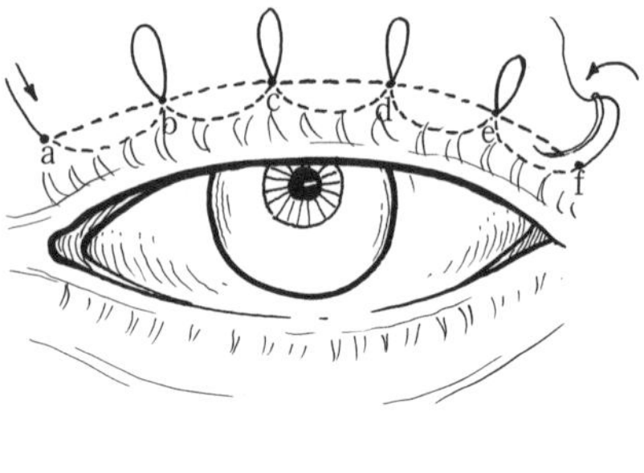

图 4–2–4

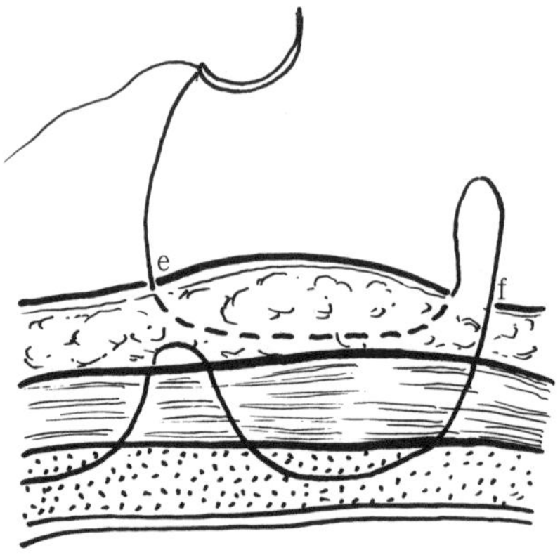

图 4–2–5

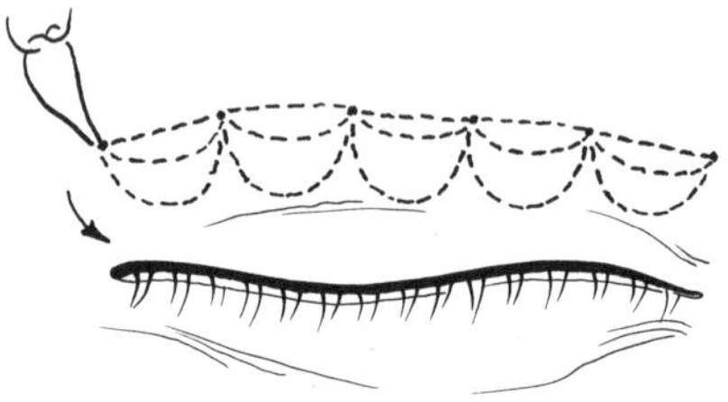

图 4–2–6

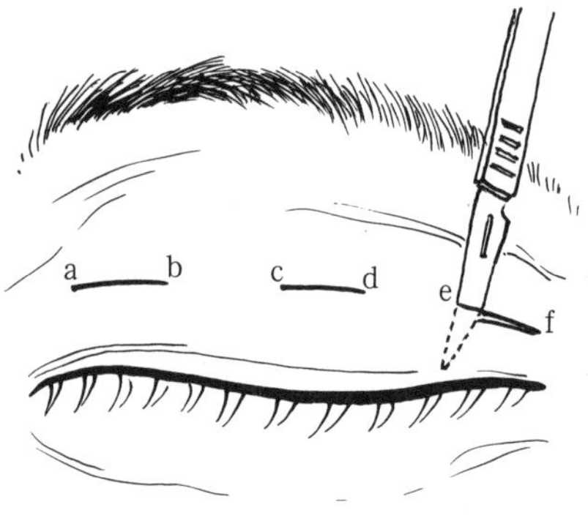

图 4–2–7

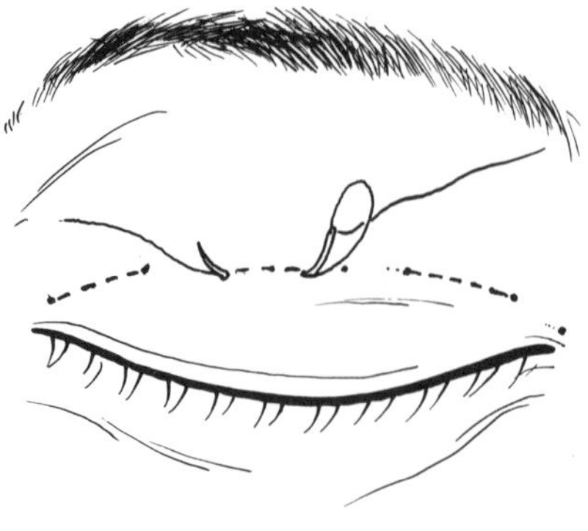

图 4–2–8

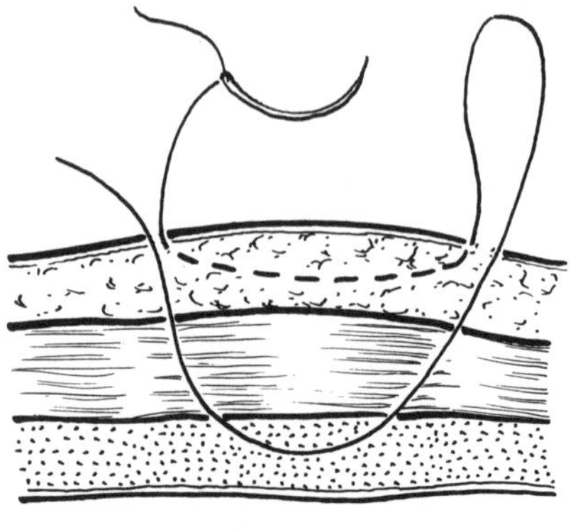

图 4–2–9

（1）设计重睑线并标记3mm长的三个小短线，在每个短线的首尾用11号尖刀旋转形成皮下至肌层的小深窝。

（2）由首侧小窝进针穿过睑板上缘的浅层或上睑提肌从尾侧小窝穿出皮肤，再从尾侧进针，穿过真皮层由首侧穿出，将首尾线打结埋于小窝内。以此类推缝合余下两个缝合线并打结。

（二）切开法重睑

【手术图示】（图4–2–10～图4–2–15）

（1）沿重睑线切开皮肤、皮下组织至眼轮匝肌表面。

（2）将皮肤与眼轮匝肌分离，切除切口下方睑板前一条眼轮匝肌。

（3）牵开切口上唇暴露眶隔膜，轻压眶下缘眼球部位使眶脂膨隆突起，在突起最高点垂直剪开眶

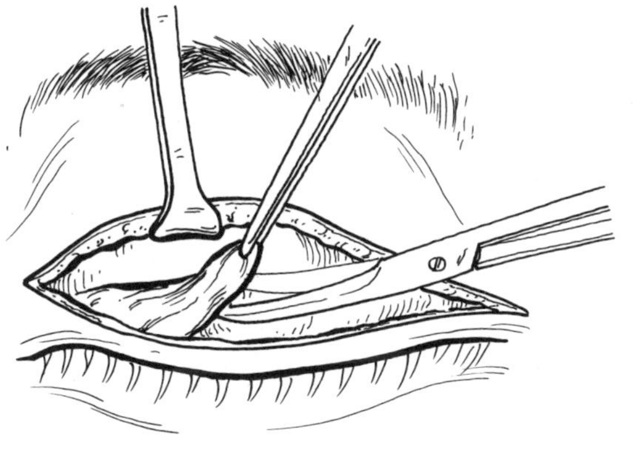

（1）

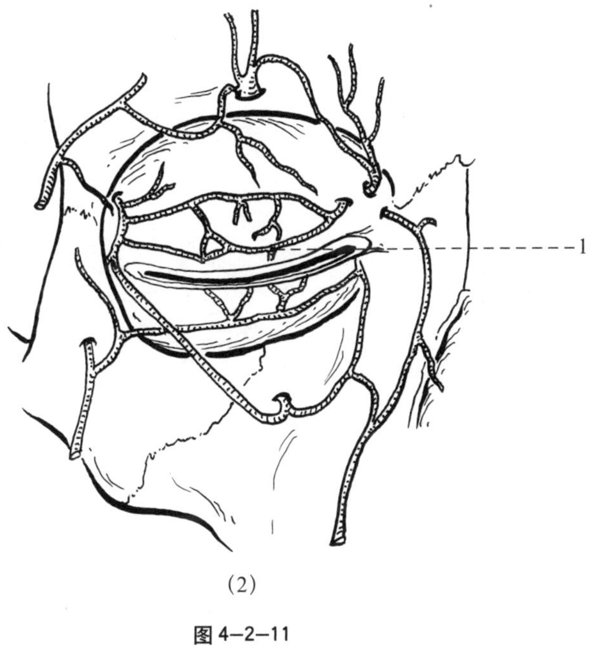

（2）

图4–2–11

1.上睑缘动脉弓

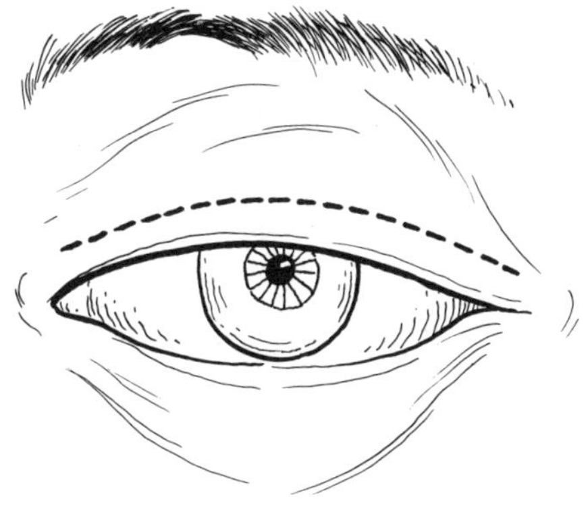

图4–2–10

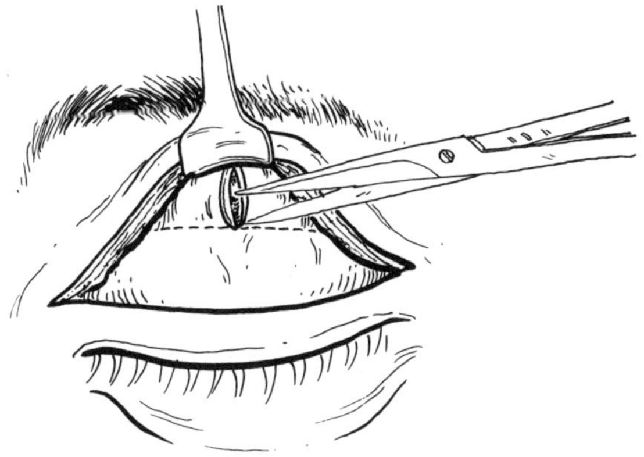

图4–2–12

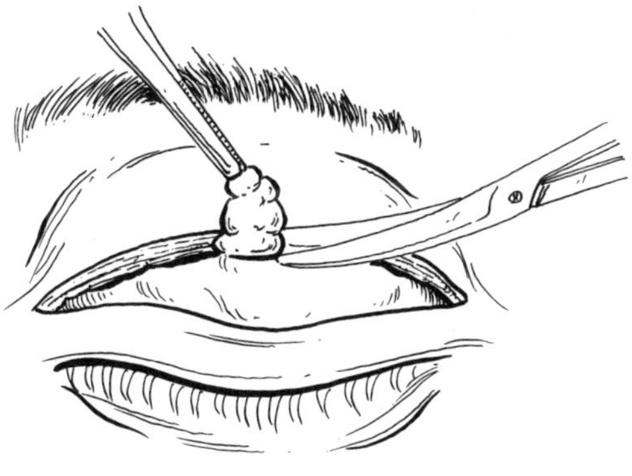

（1）

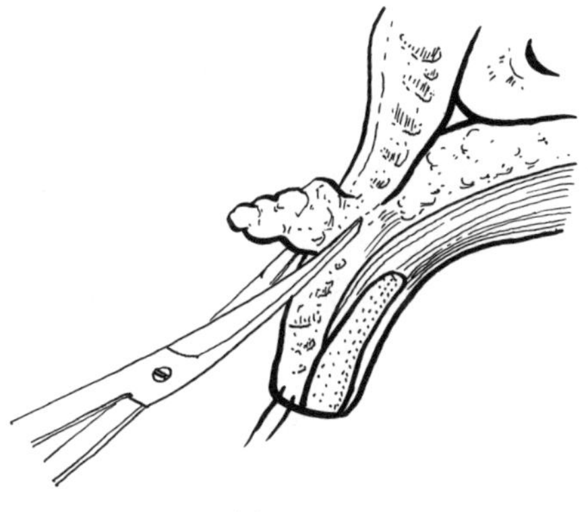

（2）

图4–2–13

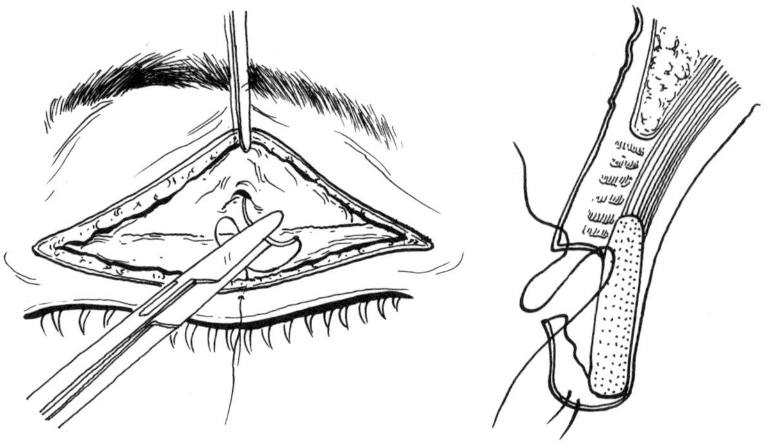

(1) (2)

图 4-2-14

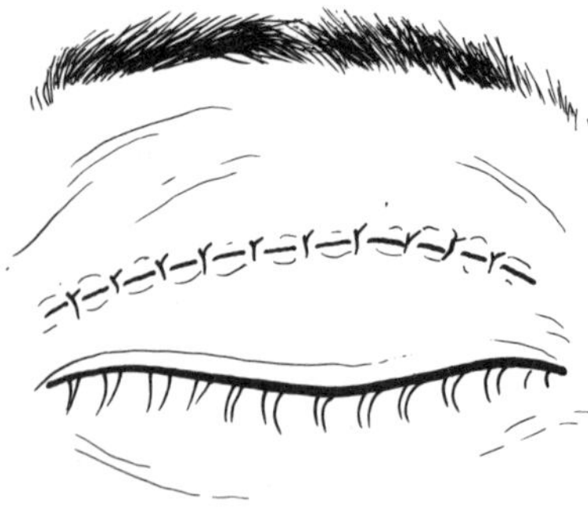

图 4-2-15

隔 2～3mm，并将自动疝出的眶脂肪平行剪除，断端电凝止血。

（4）睁眼观察重睑形态和弧度，修剪去除多余皮肤。结节缝合切口（自切口下缘皮肤进针，经过睑板前筋膜和上睑提肌腱膜，再从对应位置的切口上缘皮肤出针），使重睑线自然流畅。

【术中应注意的解剖结构及操作技巧】

（1）在分离及切除眼轮匝肌时不要太靠近睑缘，避免损伤睫毛毛囊及睑缘动脉弓。

（2）避免向深部过度掏剪眶脂肪，造成术后凹陷畸形，另外切勿盲目向深部掏剪，将松垂泪腺当眶脂误切。

（3）每种重睑术缝合时都要确定经过睑板前筋膜，才能使重睑形成牢固。

二、眼袋整复术

【眼袋形成机制】

下睑皮肤、眼轮匝肌、眶隔膜为眶前支撑结构，由于其退行性改变、松弛、无力，眶内脂肪于下睑处将其向前方推拥而致下睑局部臃肿、膨隆或下垂，形如袋状形成眼袋。

【下睑眼袋处理原则】

主要从加固修复“眼袋前壁”（皮肤、眼轮匝肌、眶隔膜）和处理好“眼袋内容物”（眶脂肪）两方面着手进行。手术分为内路（结膜）和外路（皮瓣、肌皮瓣、眶脂释放法）两类。

【手术图示】

1.结膜入路法：只适合皮肤肌肉弹性较好，伴有脂肪膨出的中青年人（图 4-2-16～图 4-2-19）。

（1）在距睑板中段下缘1～2mm处，做0.3～0.5cm的结膜横切口，此处与眶隔膜非常接近。

（2）在眶隔浅面、眼轮匝肌后方，向眶下缘方向钝性分离暴露眶脂肪团。

（3）轻压眼球，去除多余眶脂，以残余眶脂肪团与眶下缘平齐为度，避免下睑塌陷。

（4）连续缝合结膜切口（也可不缝），结膜囊内涂抗生素眼膏，加压包扎，术后 5 天拆线。

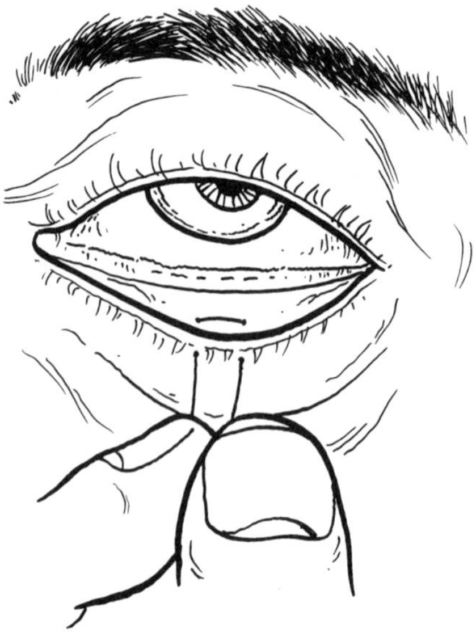

图 4-2-16

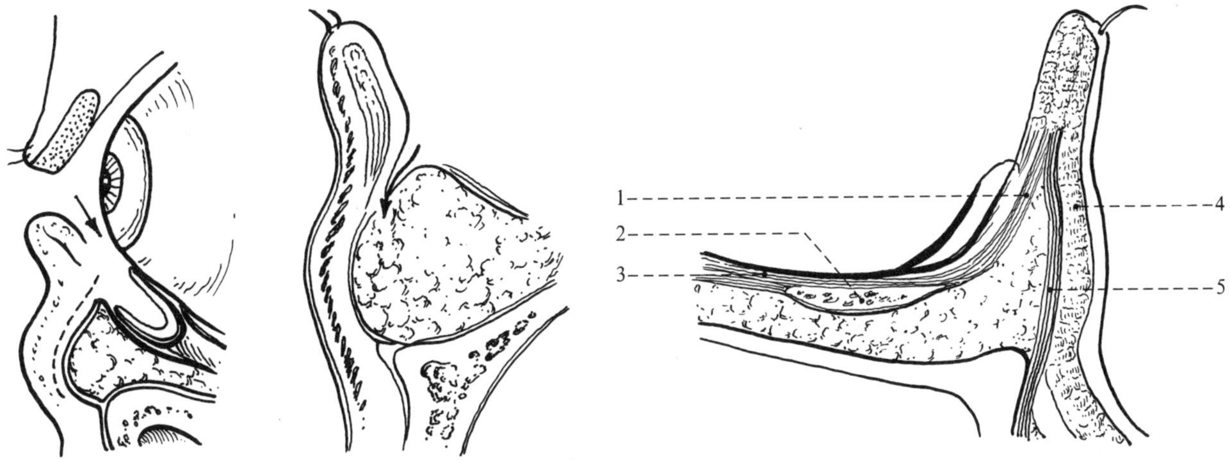

(1)　　(2)　　(3)

图 4–2–17

1.下睑板肌　2.下斜肌　3.下直肌　4.眶隔前眼轮匝肌　5.眶隔

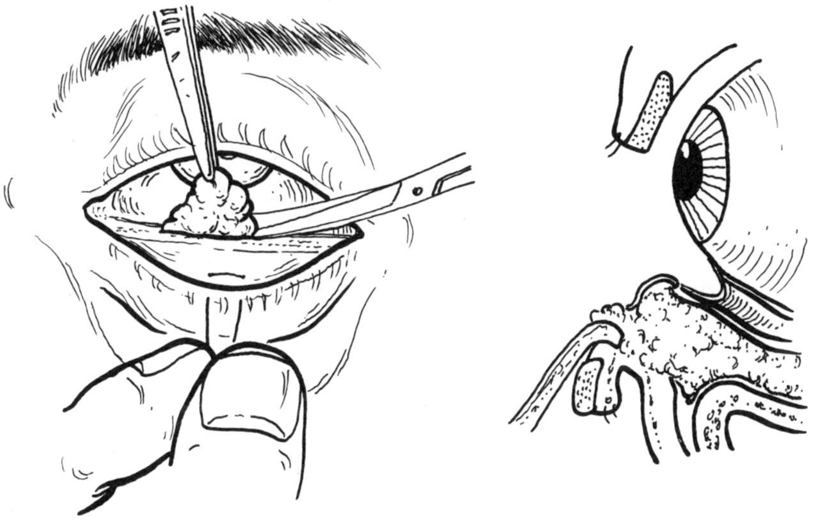

(1)　　(2)

图 4–2–18

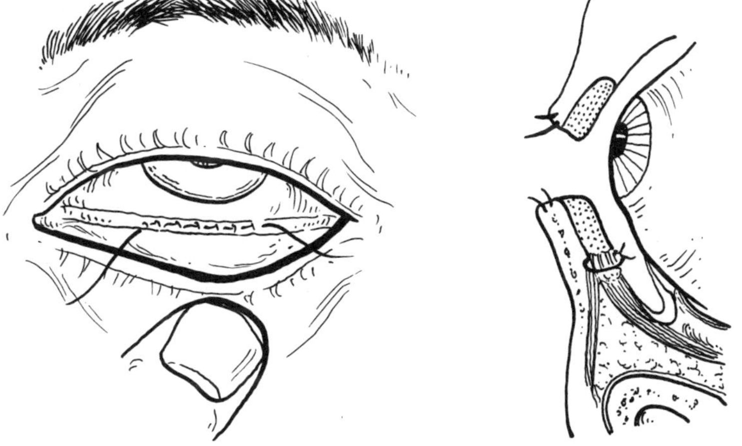

(1)　　(2)

图 4–2–19

【术中应注意的解剖结构及操作技巧】

取眶脂肪切忌向深部盲目掏剪，下直肌和下斜肌均在眼球下方，有共同腱膜，其扩展部与下睑板、眶隔膜、结膜均有密切关系，又与眶脂肪相邻。术中若操作粗暴，造成组织和眼肌损伤或因术后瘢痕牵拉，就可能引起眼位改变而致斜视和复视。

2.皮瓣法入路：适合于皮肤较厚、皱纹深、年龄较轻、眼轮匝肌张力较好的受术者和再次手术者（图 4–2–20～图 4–2–24）。

（1）于下睑缘最下一排睫毛为标志，距其1.0～1.5mm平行下睑缘画切口线。

（2）切开后于眼轮匝肌表面分离，达眶下缘下1cm，注意分离平面厚度均匀一致，切勿过薄。

（3）于眶下缘稍上方，顺眼轮匝肌纤维方向水平钝性分离眼轮匝肌，暴露眶隔膜，打开眶隔去除多余脂肪，以轻压眼球自动疝出部分为度。如有眶隔和眼轮匝肌松弛的予以单纯折叠缝合或适当部分切除缩短。术中嘱其上视，观察是否有睑外翻和下睑退缩移位。

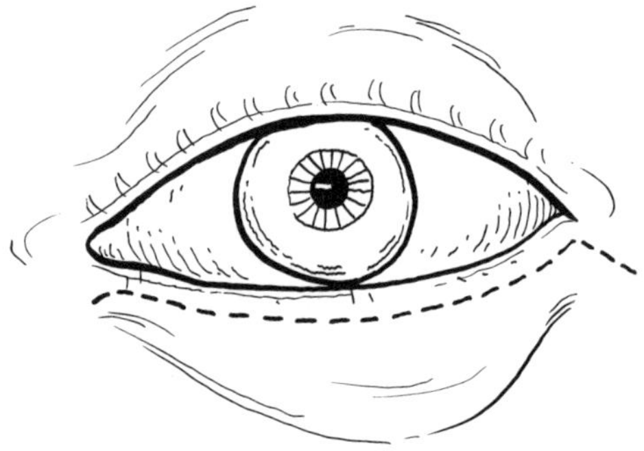

图 4-2-20

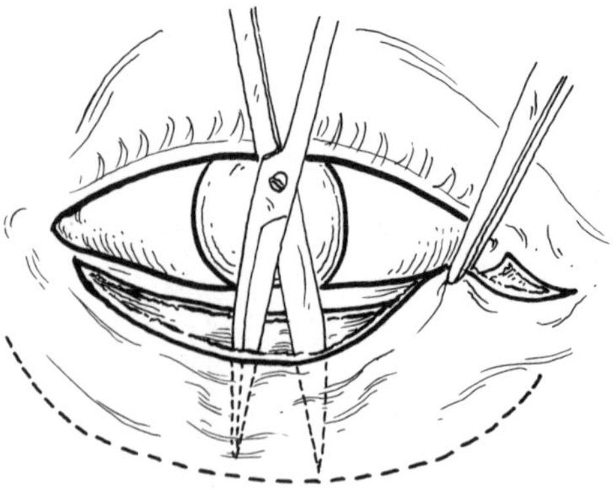

图 4-2-21

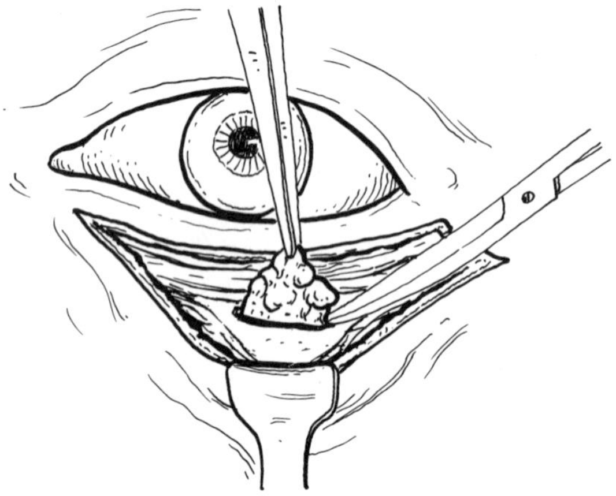

(1)

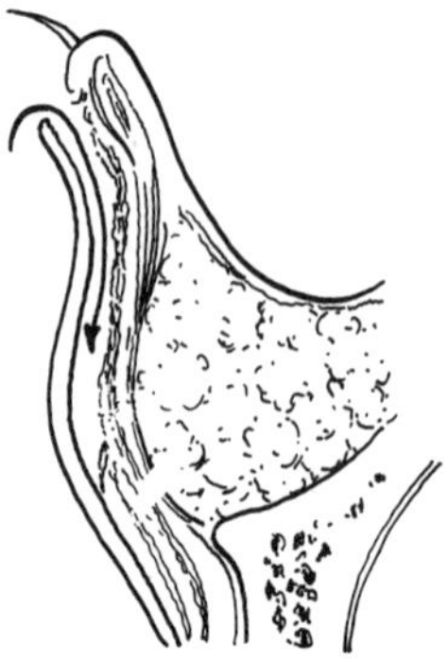

(2)

图 4-2-22

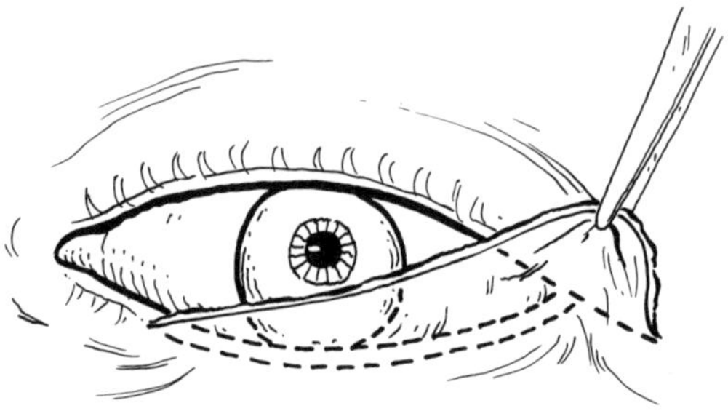

图 4-2-23

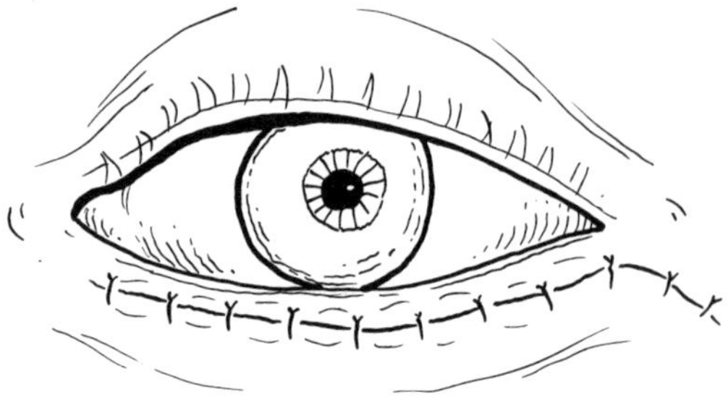

图 4-2-24

（4）向内折叠切口下缘多余皮肤，使其与切口上缘在双眼向上注视时自然对合，美蓝画线标记并去除多余皮肤，结节缝合创口，适度加压包扎。

3.**肌皮瓣法入路**：适合年龄较大、眼轮匝肌松弛、眼袋较明显者（图 4–2–25～图 4–2–28）。

（1）设计切口同上，沿切口逐层切开皮肤、眼轮匝肌至睑板浅层，在眼轮匝肌下钝性分离致眶下缘。

（2）剪开眶隔，去除多余的脂肪组织。

（3）眶肌筋膜韧带提紧：眶肌筋膜韧带是眼轮匝肌眶缘外侧深面—眶隔筋膜部分增厚的膜纤维结缔组织结构，是一膜状筋膜间隔韧带，位于眶外侧脂肪囊的外侧。其在冠状面上，位于眼外眦角内侧、眶肌筋膜韧带浅面，紧贴眼轮匝肌深面，筋膜韧带深面与下眼睑筋膜相连。切开下睑缘眼轮匝肌后，在外眦角内侧下方眼轮匝肌深面，用蚊式钳分离便可看到一束长 15mm、宽 12mm 连接眼轮匝肌和下

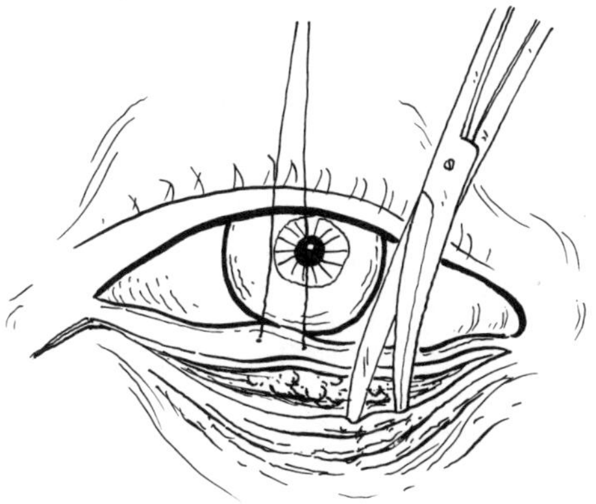
(1)

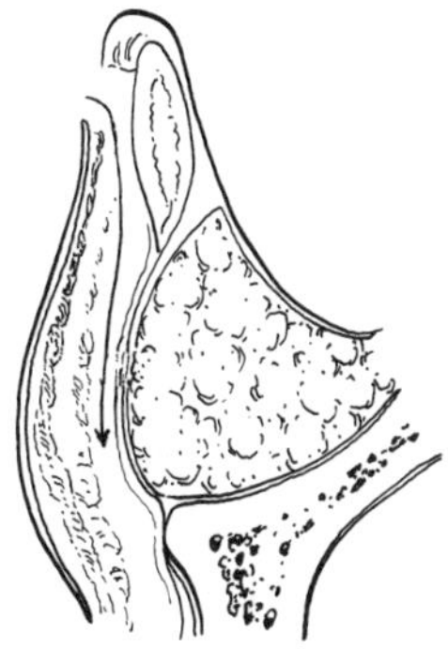
(2)

图 4-2-25

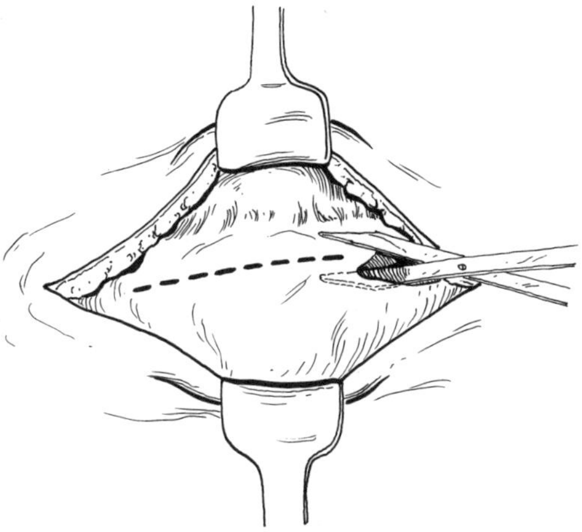
(1)

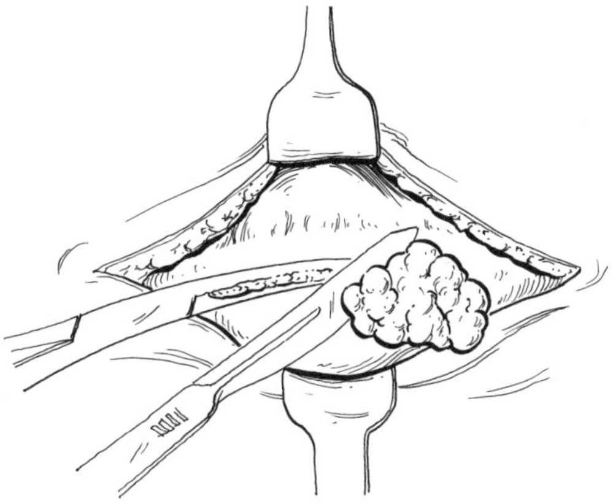
(2)

图 4-2-26

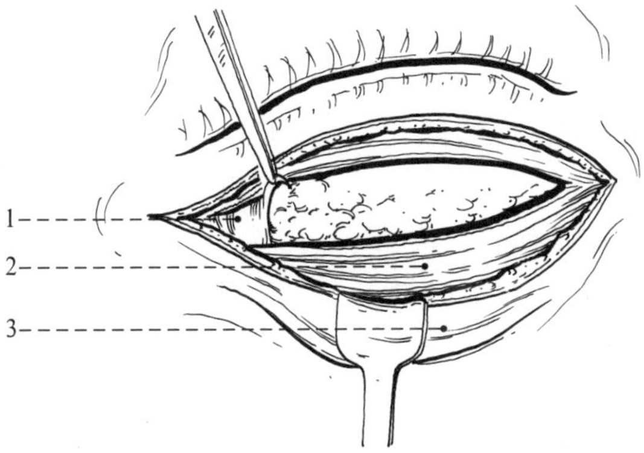

图 4-2-27

1.眶肌筋膜韧带　2.眼轮匝肌　3.下睑皮肤

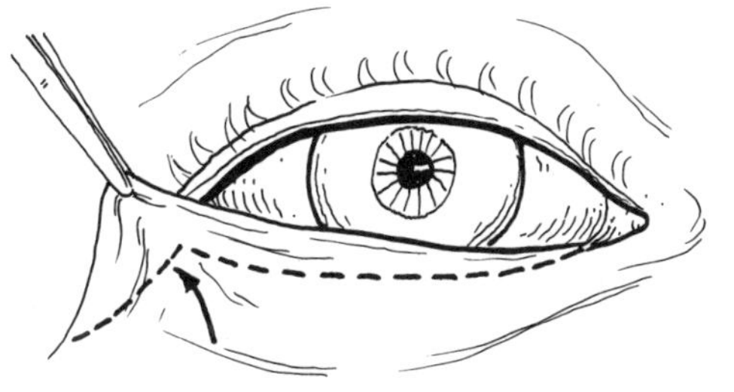
(1)

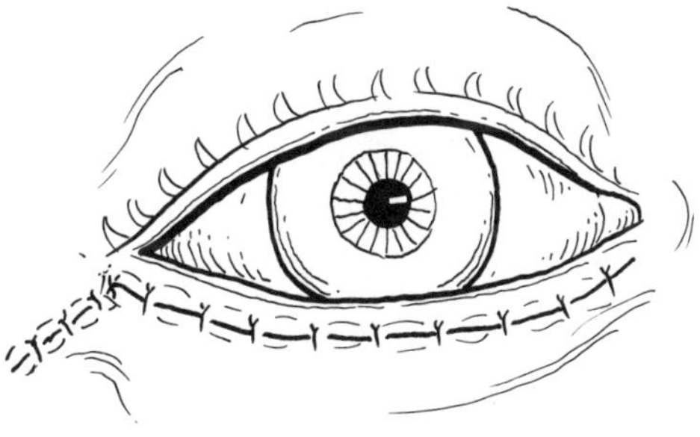
(2)

图 4-2-28

睑板的眶筋膜韧带。将其自中部剪断与外眦韧带或眶外缘的骨膜缝合，可使眼轮匝肌和眶隔筋膜全面提紧。该方法矫正皮肤肌肉松弛效果明显，使睑眶沟及眼袋松弛得以矫正，去除鱼尾纹效果显著。

（4）去除多余的肌肉、皮肤，对位缝合。

4.保留眶脂肪的眼袋整复术：适合于有下睑凹陷的患者（图4–2–29～图4–2–31）。

（1）切口及眼轮匝肌下分离同前，完全暴露眶下缘，紧贴眶下缘骨膜水平再向下分离至眶下孔平面。

（2）轻压眼球，在眶隔前下方突起呈弓状处剪去一条眶隔膜，暴露眶脂，并使其游离释放。用5–0丝线将其与眶下缘稍下方的骨膜缝合5～8针。缝合眼轮匝肌，去除多余皮肤，结节缝合同上。

【术中应注意的解剖结构及操作技巧】

（1）外路法切口设计时内侧泪小点处稍向内下倾斜，避免瘢痕牵拉导致泪小点外移或外翻造成溢泪。外眦部转向外眦角外下方，顺鱼尾纹延伸5～8mm，但不能超越外眦角隐沟，以预防上睑外眦部下移所致外眦角畸形。

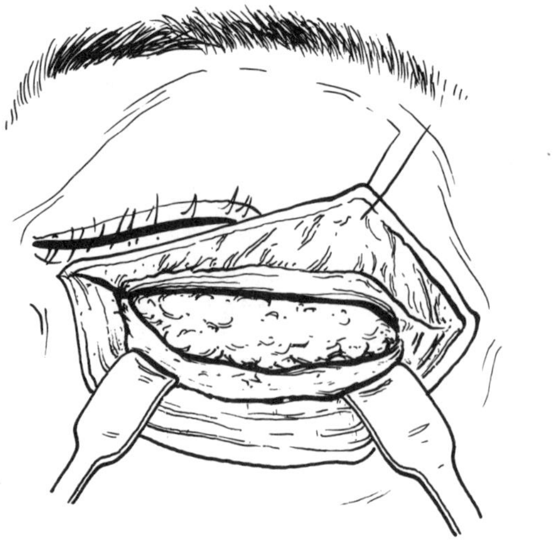

图4–2–29

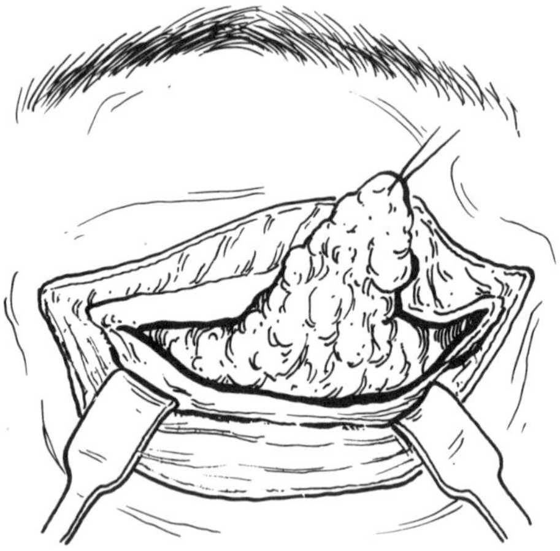

图4–2–30

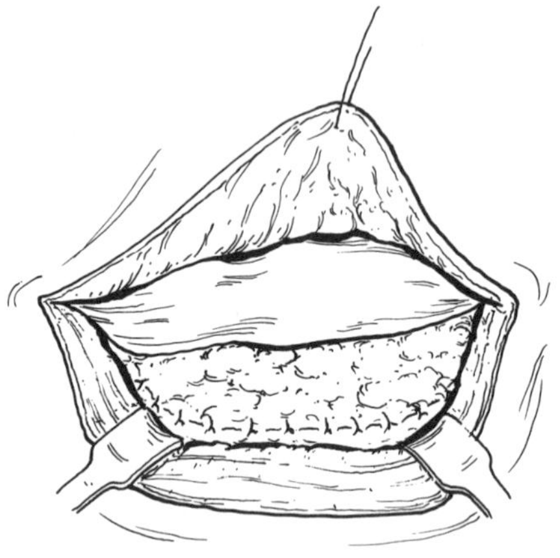

图4–2–31

（2）对伴有下睑肌肉眶隔松弛的患者，在进行加固缩短时，一定注意适量（宁少勿多），避免发生难以矫正的下睑退缩畸形。

（3）眶脂释放手术中，在眶下缘骨膜水平分离时应注意保护眶下血管、神经束。

三、内眦赘皮矫正术

【内眦赘皮分级】（根据遮掩泪阜程度）（图4–2–32）

0级：无内眦赘皮。

1级：赘皮微显，遮掩泪阜小部分，赘皮宽1.0～1.5mm。

2级：赘皮中等，遮掩泪阜一半，赘皮宽1.5～2.5mm。

3级：赘皮甚显，泪阜被大部或全部遮掩，赘皮宽>2.5mm。

【内眦赘皮形态】（图4–2–33）

1.眉型内眦赘皮：起自眉部，向下经内眦延伸至泪囊或鼻部。

2.睑型内眦赘皮：起自上睑睑板区以上，向下经内眦延伸至眶下缘处，有的可与下睑鼻颧部皱襞融合在一起。

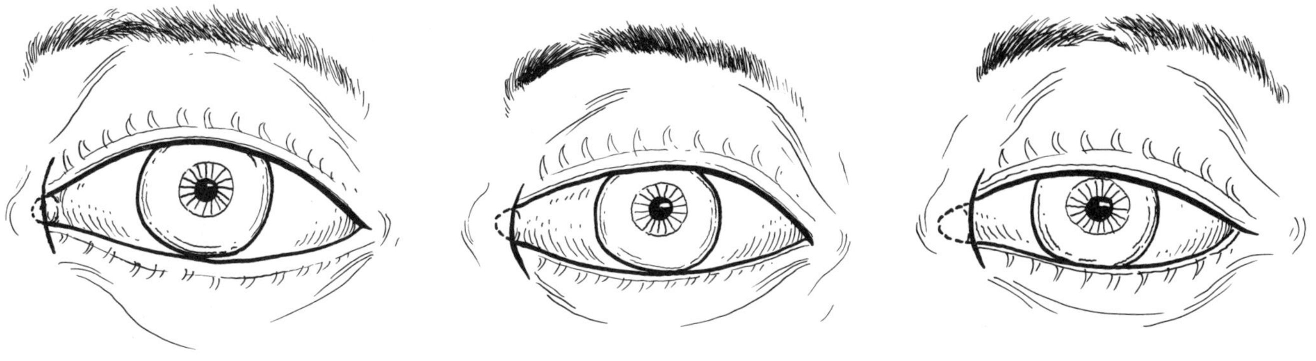

（1）1级　（2）2级　（3）3级

图 4-2-32

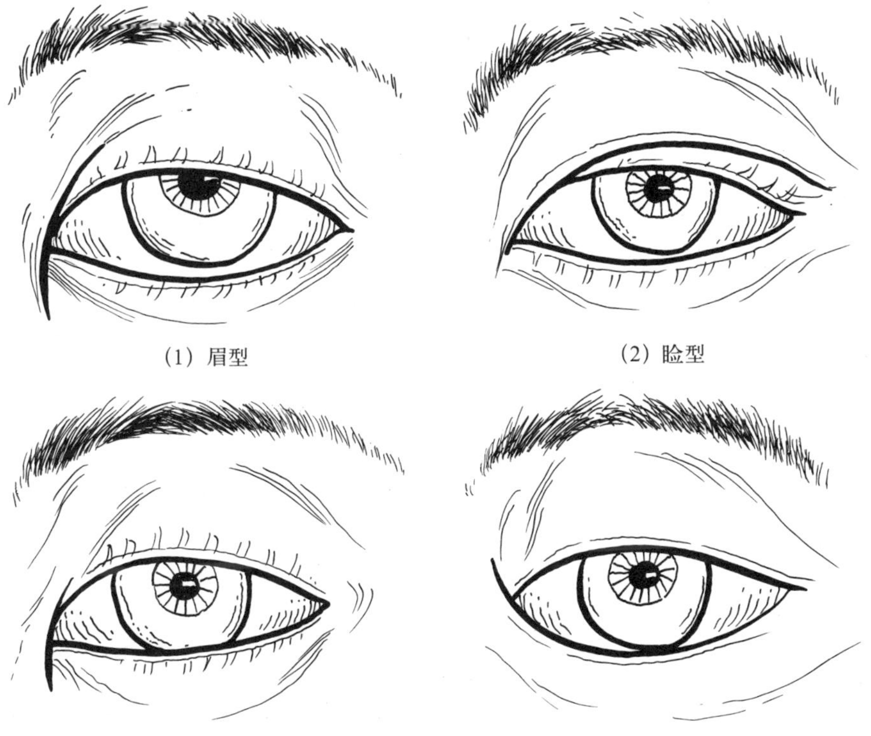

（1）眉型　（2）睑型　（3）睑板型　（4）倒向型

图 4-2-33

3. **睑板型内眦赘皮**：起自上睑板区，向下延伸至内眦部逐渐消失。

4. **倒向型内眦赘皮**：起自下睑，向上延伸至稍高于内眦的弧形皮肤皱襞。

【内眦赘皮形成的解剖学因素】

主要与内眦部皮肤垂直张力过大、鼻骨及颅骨发育不良、内眦部眼轮匝肌及其附着异常，造成内眦部纵向牵拉以及水平部皮肤宽松等诸多原因有关。

【内眦赘皮矫正手术原理】

采用局部皮瓣转移的方法，利用赘皮本身水平方向的一些相对过剩的皮肤来补偿垂直方向的不足，同时适当去除内眦部异常分布的眼轮匝肌，从而达到矫正的目的。

在诸多的皮瓣设计中，推荐两种较为常用、瘢痕较隐蔽的术式。

【手术图示】

1. **改良的Z成形术**：适合于较轻的内眦赘皮，可与重睑手术同时进行。该术式优点是切口隐蔽（图4-2-34～图4-2-37）。

（1）用美蓝沿内眦赘皮全长画线并确定内眦中点位置为A点，下端沿下睑缘平行延伸5～10mm至C点位置。

（2）用钩镊向鼻侧牵拉内眦赘皮至显露泪阜，确定新内眦点B的位置，并将其与皱襞线顶端呈45°角连线。

（3）沿设计线切开，充分显露皮下分离虚影部分，适量去除内眦部异常分布的眼轮匝肌。

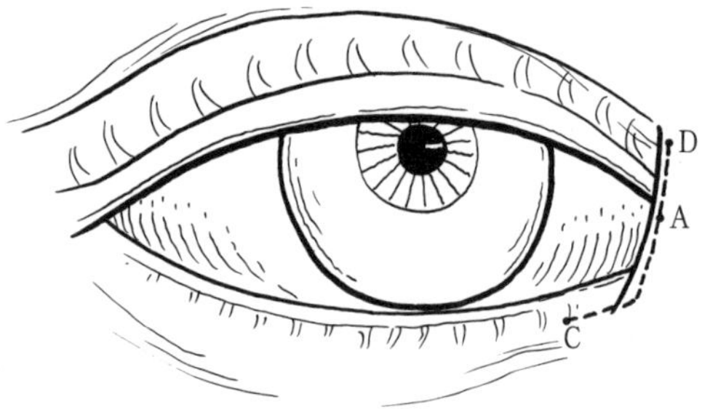

图 4-2-34

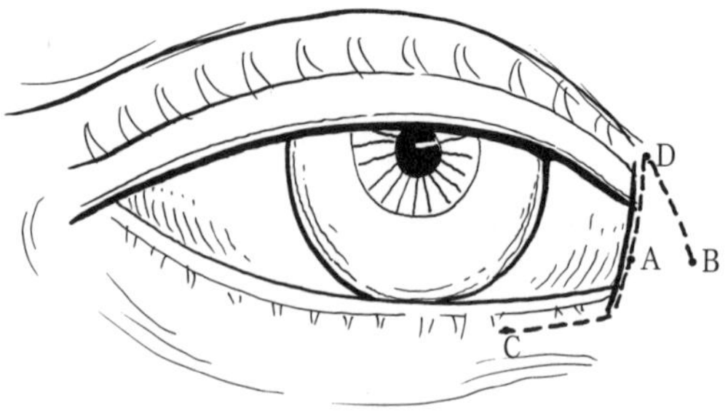

图 4-2-35

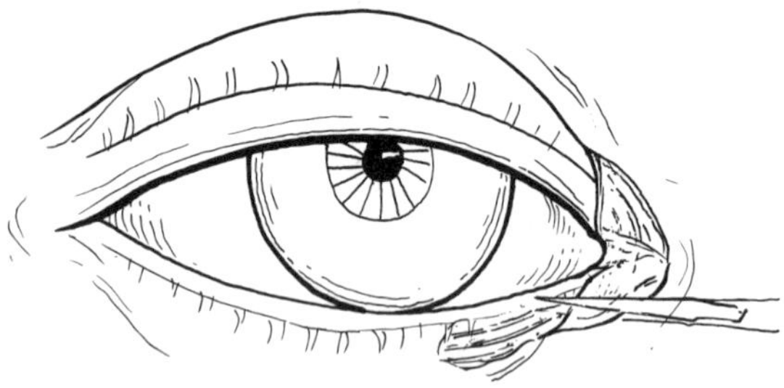

图 4-2-36

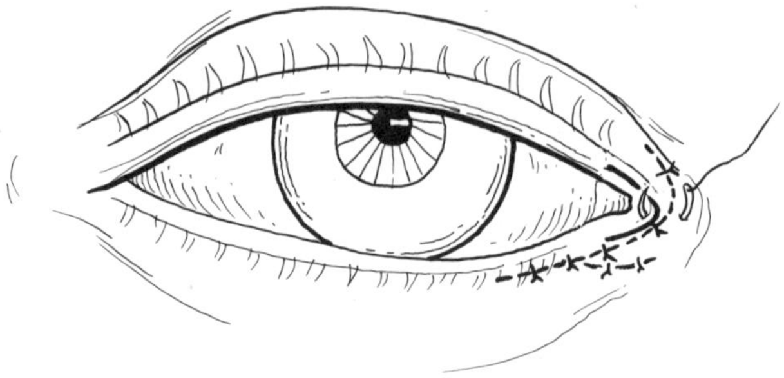

图 4-2-37

（4）将三角瓣修整“猫耳”后移位于下睑切口处，插入缝合。将赘皮中点 A 与 B 点缝合，结节对位缝合切口。

2.改良 V-Y 成形术：适合于较重的内眦赘皮及同时伴内眦间距增宽者，该术式优点是切口瘢痕隐蔽而且同时可以缩窄内眦间距（图 4-2-38～图 4-2-42）。

（1）用美蓝沿内眦赘皮全长画线，并确定内眦赘皮中点位置为 A 点。

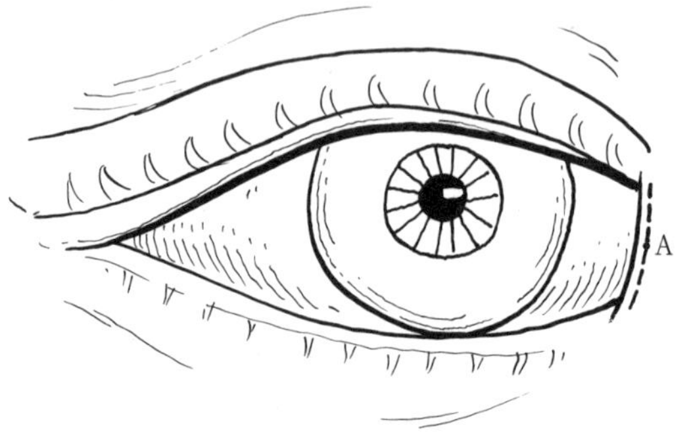

图 4-2-38

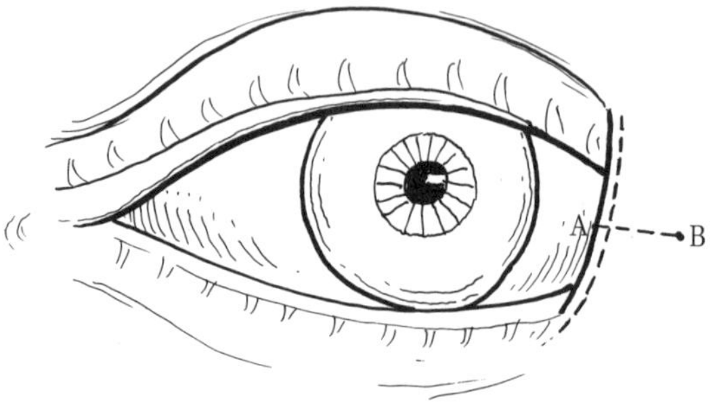

图 4-2-39

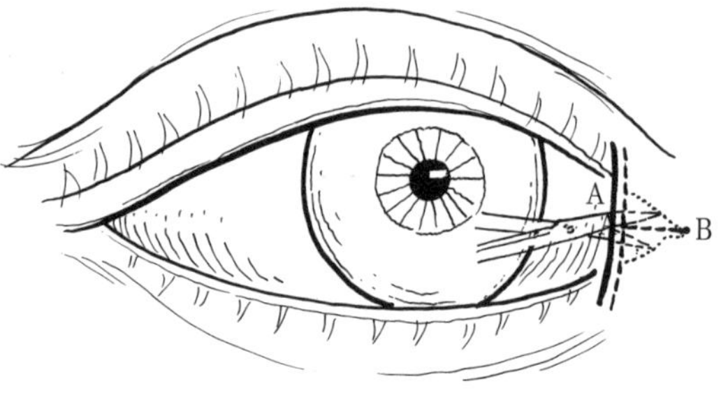

图 4-2-40

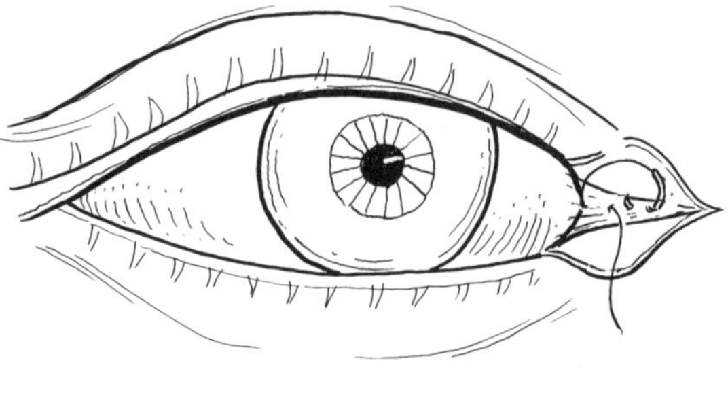

图 4-2-41

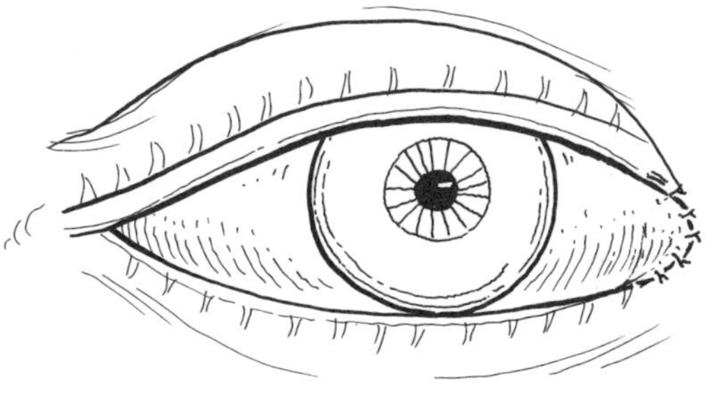

图 4-2-42

（2）用钩镊向鼻侧牵拉内眦赘皮至显露泪阜，确定新内眦点B的位置，并将其与A连线形成“Y”形切口线。

（3）沿设计线切开皮肤，分离并去除适量内眦部异常分布的眼轮匝肌。

（4）有内眦间距增宽者，可剪断内眦韧带，将其缝合于泪前嵴或只做折叠缝合。

（5）去除两侧三角瓣多余的皮肤组织，无张力情况下用8－0无损伤线结节缝合皮肤。

【术中应注意的解剖结构及操作技巧】

（1）在分离缩短内眦韧带时要避免粗暴，盲目向深部掏剪导致内眦动脉及泪道的损伤。

（2）手术操作一定要微创，注意保护皮肤组织，皮瓣不可分离太薄，切口缝合时尽量无张力，以免出现皮瓣坏死和局部瘢痕增生。

四、上睑下垂矫正术

（一）上睑下垂分度

去除额肌力量，测双眼平视、向下、向上三个不同位置睑裂高度，两眼相差小于4mm或上睑缘位于瞳孔上缘为轻度下垂，在5～7mm间或睑缘位于瞳孔上缘和瞳孔1/2之间为中度下垂，两眼相差大于7mm或睑缘遮挡瞳孔1/2以上为重度下垂（图4-2-43）。

【上睑下垂手术目的】

提高下垂上睑，恢复正常睑裂高度，暴露出瞳孔、扩大视野、防止弱视，矫正异常形态，改善容貌，既要达到生理要求，又要达到美容目的。

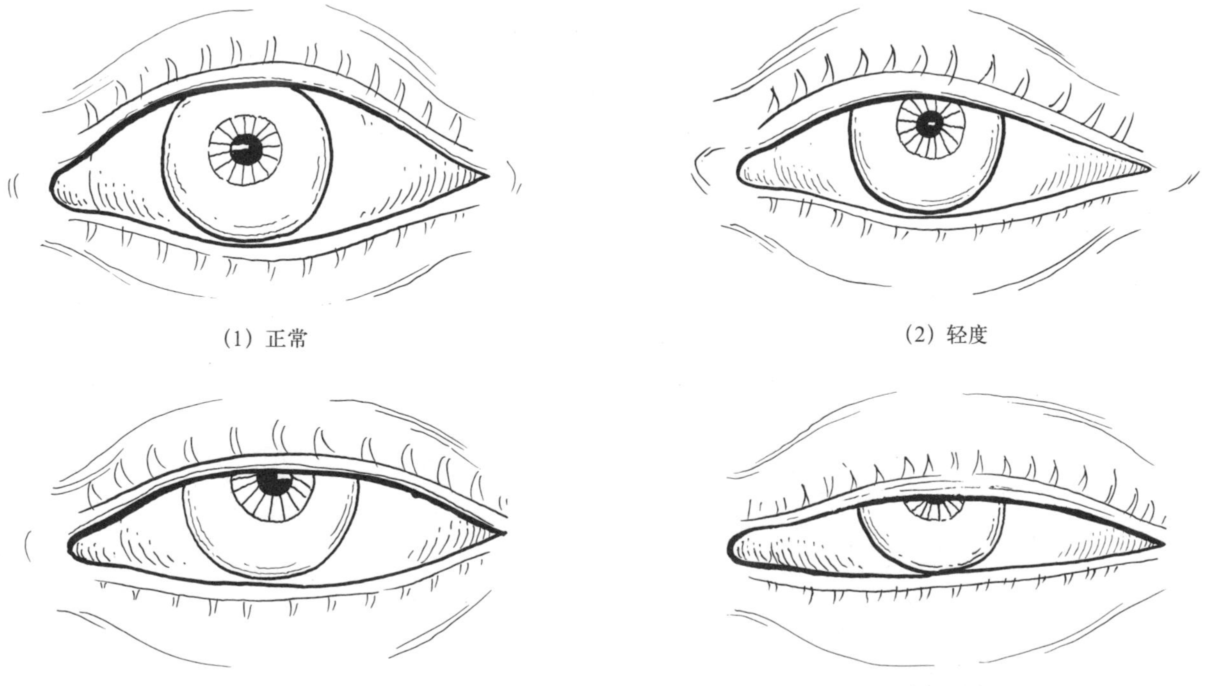

（1）正常　（2）轻度

（3）中度　（4）重度

图 4-2-43

（二）上睑下垂手术方式

1. **利用上睑提肌力量的手术（代表术式：上睑提肌缩短术）**：上睑提肌是提举上睑的主要肌肉，各种原因引起该肌肉功能减弱或丧失是导致上睑下垂的主要原因。通过该肌的缩短、前徙等方法来增强上睑提肌的力量，矫正上睑下垂，无论从解剖或生理上都是比较理想的。适合于上睑提肌肌力大于4mm的中轻度患者。

2. **利用额肌力量的手术（代表术式：额肌瓣悬吊矫正术）**：通过将额肌下端游离，制成额肌组织瓣，并将其下移，直接与睑板缝合固定。利用额肌收缩、抬举上睑达到矫正目的。但其是垂直提拉与正常眼睑弧形向后上提起运动方向不相符，而显欠缺，术后可能会出现上睑迟滞现象。适合于肌力小于4mm或完全丧失的重度患者。

【手术图示】

1. 上睑提肌缩短术（图4-2-44～图4-2-50）

（1）取重睑线切口切开，剪除一条睑板前眼轮匝肌，显露睑板。

（2）由睑板向上分离打开眶隔，切除脱出的脂肪，充分显露上睑提肌。将上睑提肌及米勒氏肌与结膜分离，并夹持后于睑板上方切断，于米勒氏肌的下缘分离达所需高度。

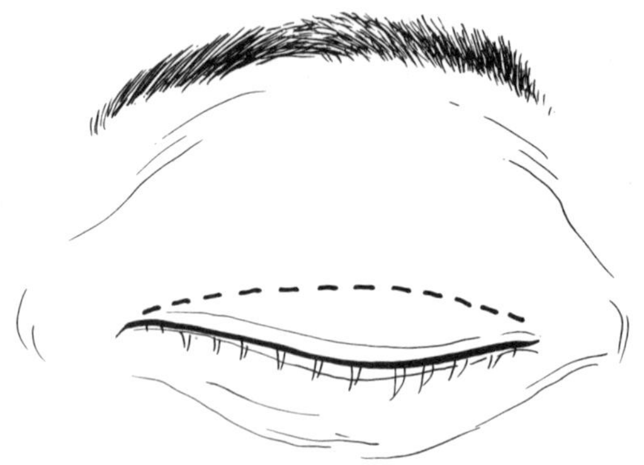

图4-2-44

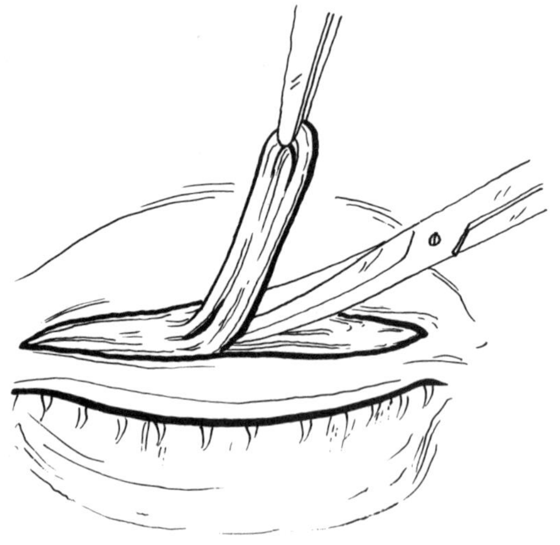

图4-2-45

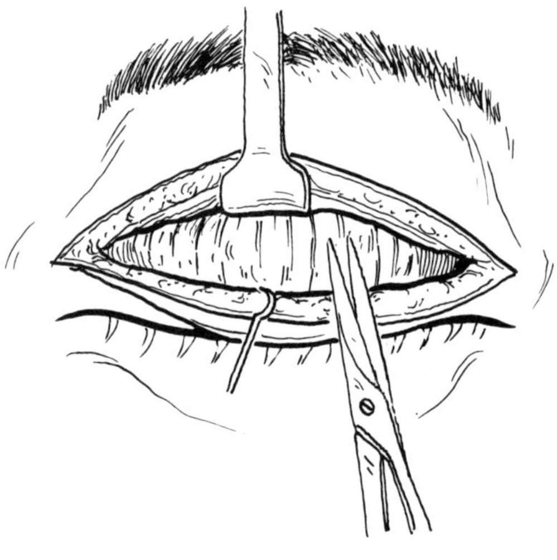

图4-2-46

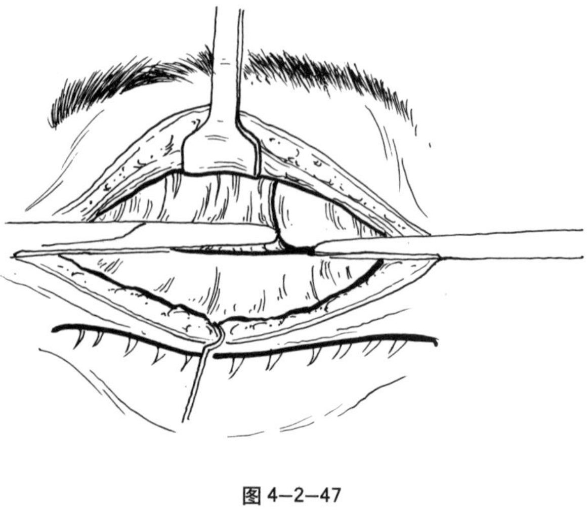

图4-2-47

（3）向下牵拉上睑提肌，调整去除量后褥式缝合固定上睑提肌于睑板中下 1/3 处。

(4) 切除多余的上睑提肌，间断缝合皮肤切口。

【术中应注意的解剖结构及操作技巧】

（1）手术的关键在于肌肉缩短量的测定，一般每矫正 1mm 下垂量，应缩短上睑提肌 4～6mm。上睑缘的高度通常矫正至比正常位置上提 1mm 为宜。

（2）分离米勒氏肌与睑结膜穹隆部时，范围过大容易导致结膜脱垂。分离操作要轻柔，勿剪破结膜，伤及角膜。

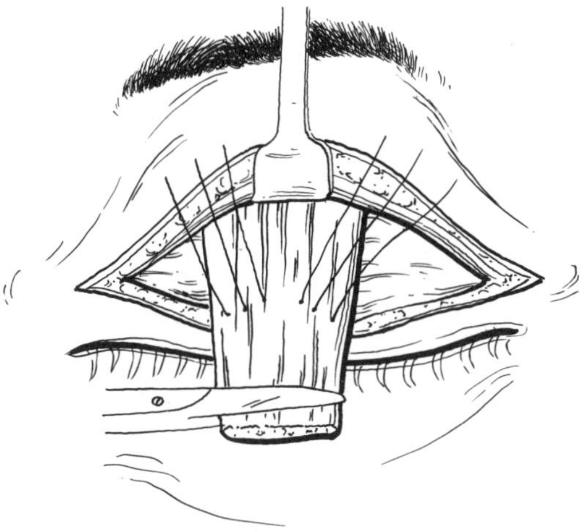

图 4-2-48

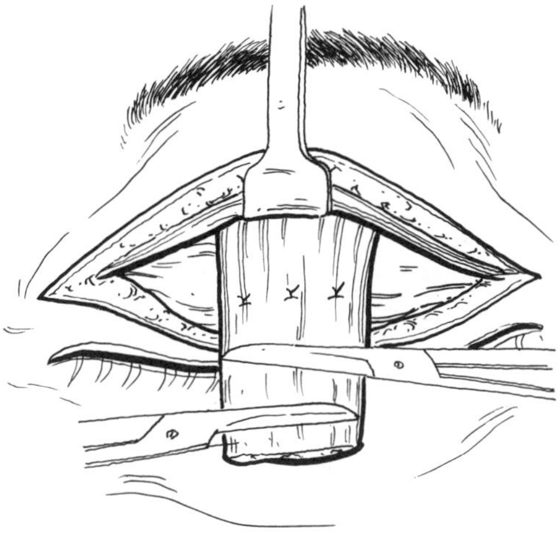

图 4-2-49

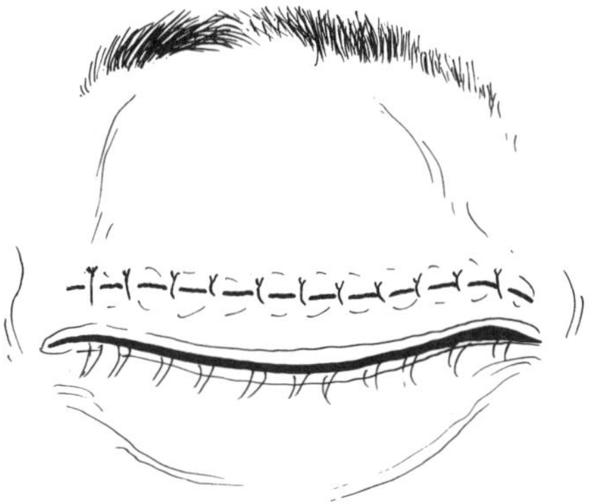

图 4-2-50

2.额肌瓣悬吊矫正术（图 4-2-51～图 4-2-56）

（1）沿重睑线切口切开，剪除一条睑板前眼轮匝肌，显露睑板前筋膜。于皮下组织下方，即眼轮匝肌浅层作潜行分离至眉上方 1cm 处。

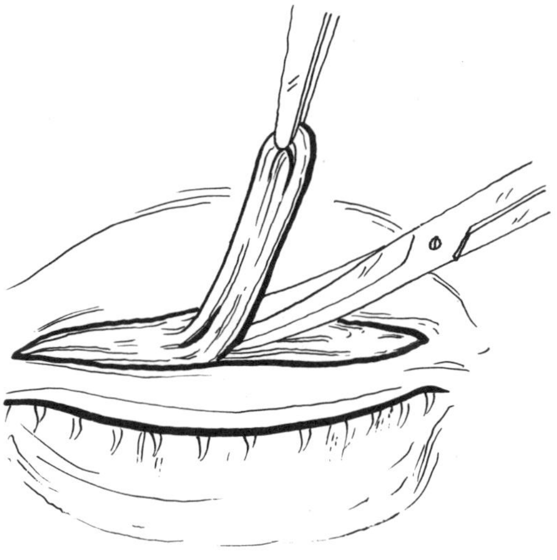

图 4-2-51

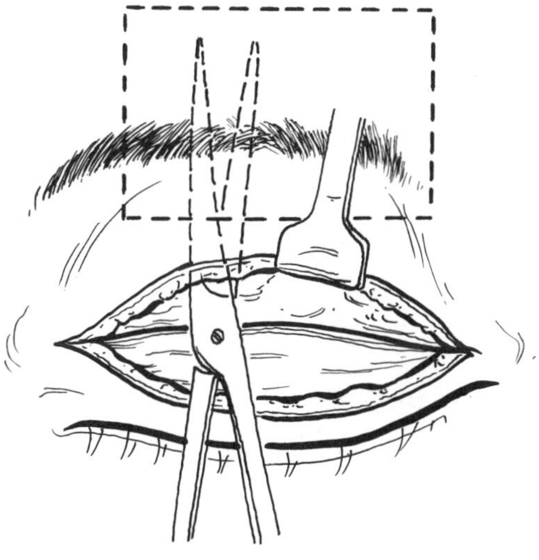

图 4-2-52

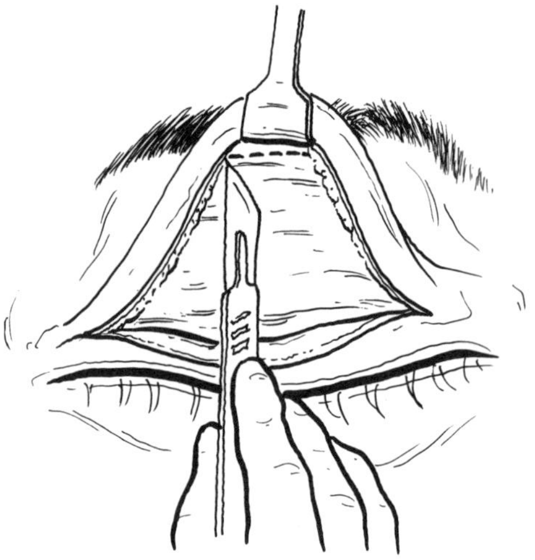
图 4–2–53

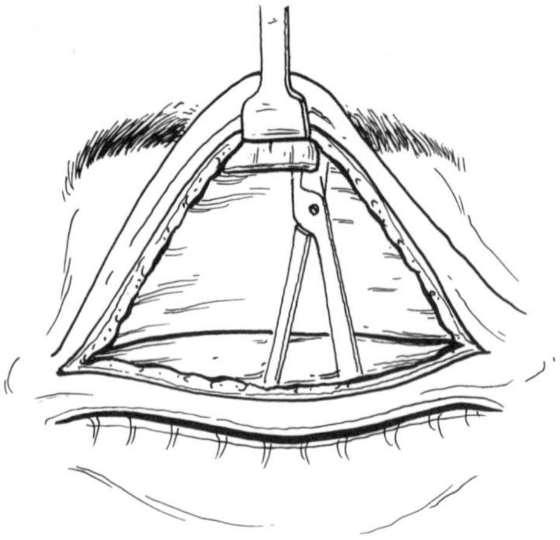
图 4–2–54

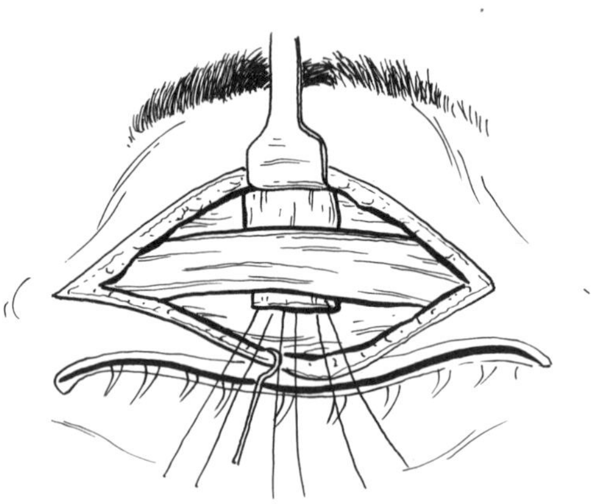
图 4–2–55

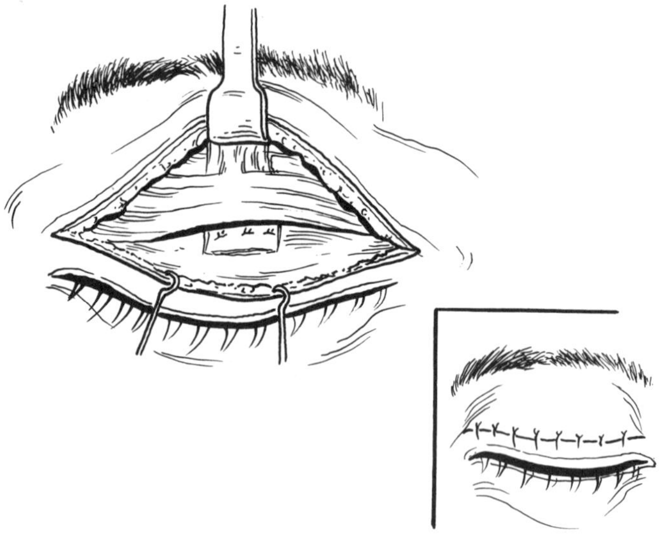
图 4–2–56

（2）在眶上缘下方额肌与眼轮匝肌交界处横行切开额肌筋膜，并在其深面沿眶上缘骨膜表面剥离达眉上1cm，形成蒂宽2cm的额肌筋膜瓣。

（3）将筋膜瓣穿过眼轮匝肌的深面，以3–0丝线作3～5针褥式缝合，使筋膜瓣固定于睑板的中部。筋膜瓣缝合至睑板中部的张力，一般以上睑缘在瞳孔上2～3mm为宜。间断缝合皮肤切口。

【术中应注意的解剖结构及操作技巧】

在制作额肌筋膜瓣时，内侧于眶上孔外侧切开，以避免伤及眶上血管神经束，外侧切开时向上不超过0.5cm，避免损伤面神经颞支。

五、提切眉手术

【提切眉的目的】

1.解决眉下垂问题，矫正松弛的上睑皮肤。

2.去除纹坏眉重塑新眉形，提升眉眼间距，恢复眉眼间黄金比例，消除部分鱼尾纹。

【常见不理想眉型及手术设计】（图 4–2–57）

（1）短粗眉；

（2）眉头过宽；

（3）纹坏眉；

（4）眉峰低平；

（5）眉下瘢痕。

根据眉下垂的程度、坐位测定手术需要切除眉的垂直高度，定位切除皮肤的上位切口线，一般要比测定高度超出2mm，以补偿切口愈合期的收缩和患者垂直坐位时的重力作用（图 4–2–58）。

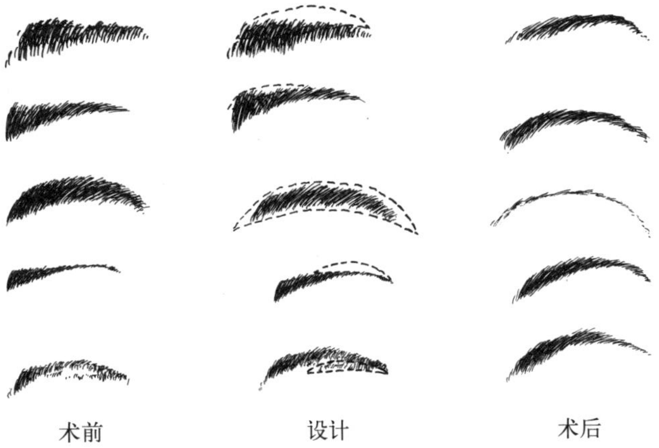

图 4–2–57

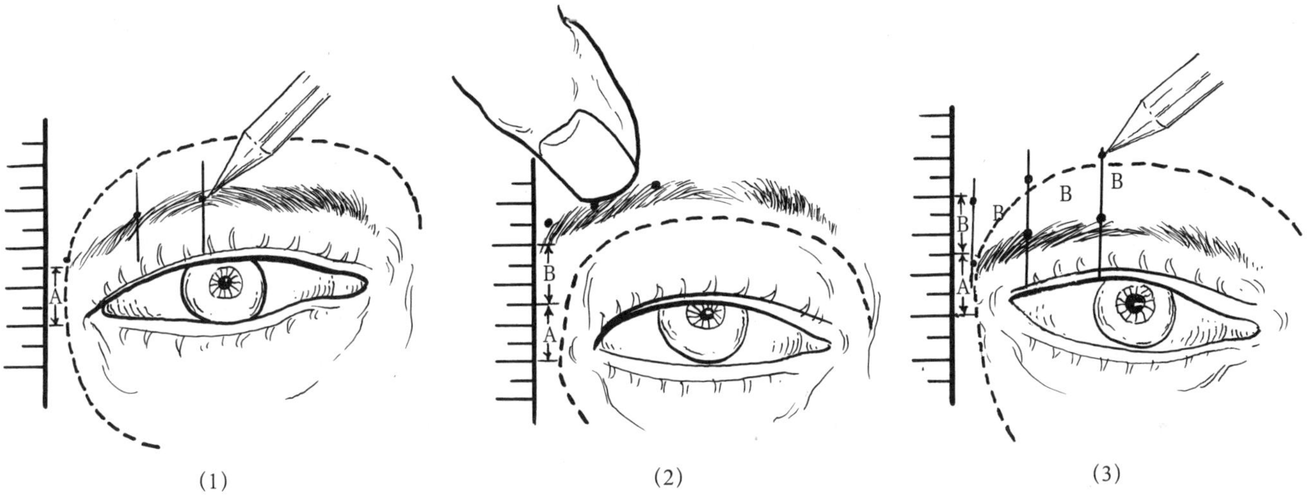

图 4–2–58

【手术图示】（图 4–2–59～图 4–2–61）

（1）按设计线切开皮肤直至额肌纤维，并于额肌浅面切除皮肤。

（2）在眉峰处用 3–0 尼龙线褥式缝合，行骨膜固定，以巩固疗效。

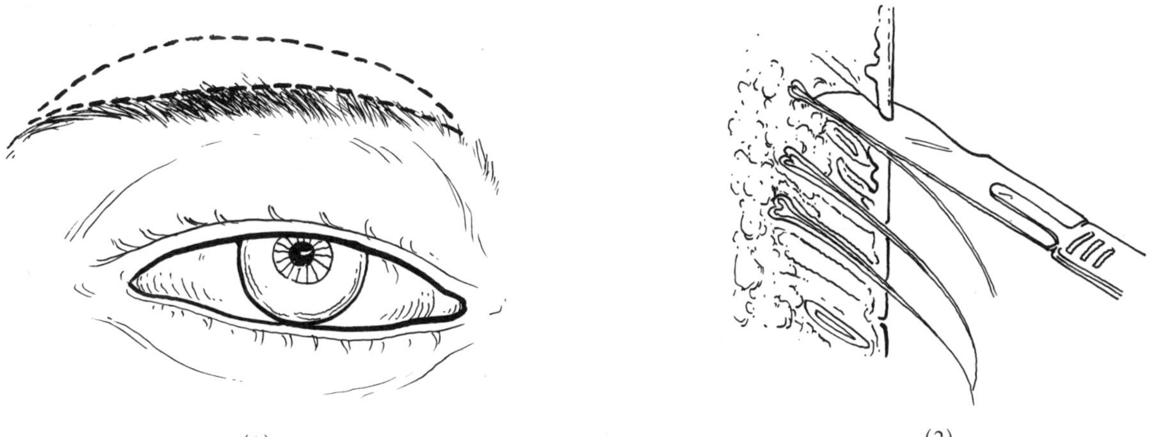

图 4–2–59

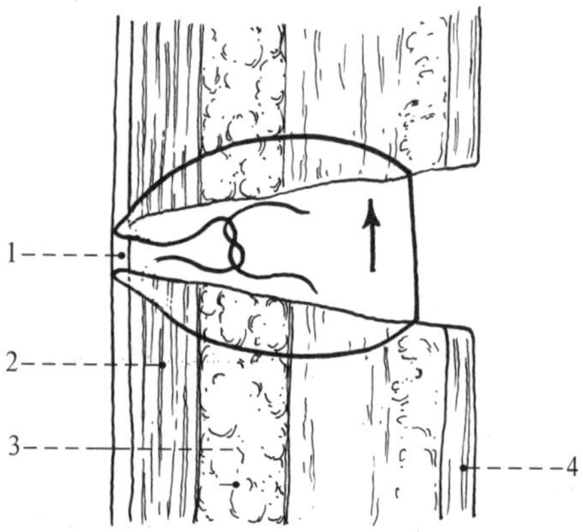

图 4–2–60

1.骨膜 2.额肌 3.皮下脂肪 4.皮肤

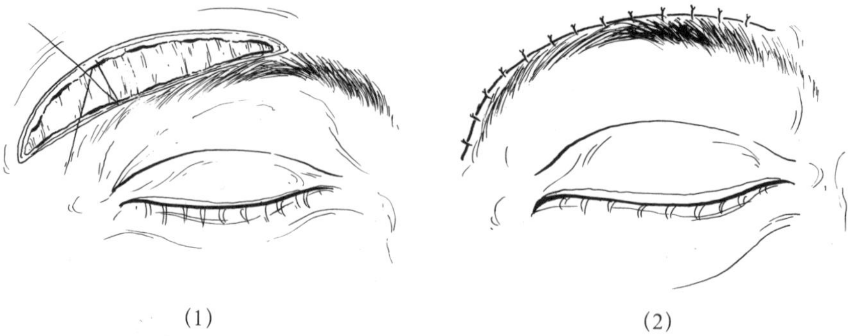

图 4–2–61

（3）5–0 可吸收线及 7–0 无损伤线分层对位缝合皮下及皮肤。术后 5 天拆线。

【术中应注意的解剖结构及操作技巧】

（1）根据眉下垂的不同形态，设计不同的切口位置和下线，注意鼻侧勿超过内眦垂线，外侧尽量不要超过鼻翼、瞳孔外缘连线与眉的交点。

（2）手术时眉毛处刀片应平行于毛发生长方向，注意保护毛囊。内侧切割过深可伤及眶上血管神经束。

六、睑裂开大手术

适合于内眦角外移或被遮盖粘连、外眦角内移或被遮盖粘连、先天性小睑裂。内眦赘皮的矫正已在前叙述，现主要介绍两种常用的外眦开大术式。

【手术图示】

1. Von Ammon 外眦成形术（图 4–2–62～图 4–2–64）

（1）水平方向切开外眦部皮肤与结膜（由于愈合后睑裂的长度会比预计的短，故切开长度要适度过矫），剥离外眦穹隆及附近球结膜，剥离范围较大，减小局部张力。

（2）将水平方向球结膜与切开的外眦顶点固定后，将上、下穹隆部结膜与切开的皮肤结节缝合。如果缝合时结膜张力过大，可在角膜外侧与外眦间垂直剪开部分球结膜。

（3）在新形成的外眦处，通过结膜作一褥式缝合，由皮肤出针，结扎于纱布枕上，使之形成颞侧部穹隆。

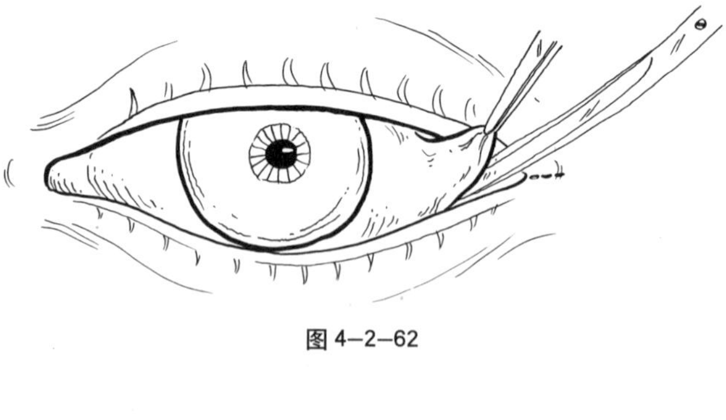

图 4–2–62

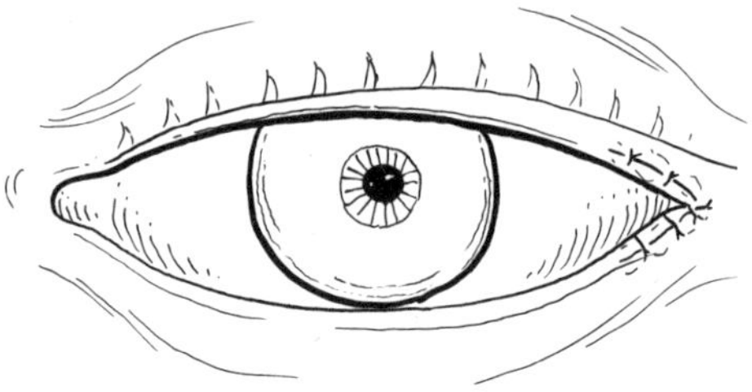

图 4–2–63

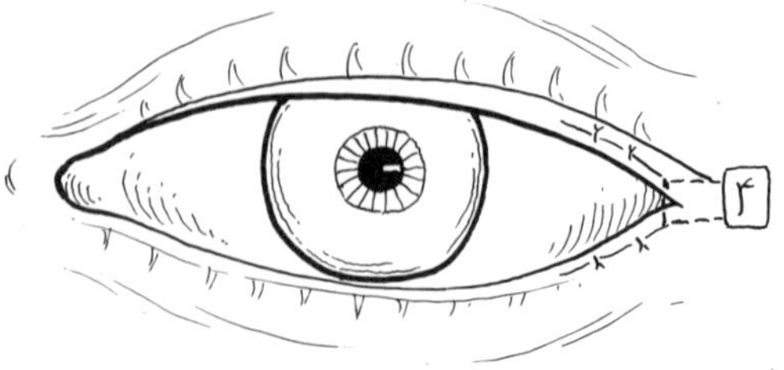

图 4–2–64

2.Fox 外眦成形术（图 4–2–65～图 4–2–70）

（1）将实际外眦点定为 A、D，于其外侧 4～6mm 处定点新外眦点 B，沿上睑弧度向外下约 4mm 处定点 C，沿灰线劈开上、下睑缘外 1/4。

（2）按设计切口切开皮肤、皮下组织，于虚线范围内剥离。

（3）将 C 点缝合至 A 点，D 点缝合至 B 点。

（4）剥离外侧穹隆部及球结膜，使之充分游离，球结膜与外眦皮肤创缘结节缝合。于外侧球结膜作一褥式缝合，缝线于 B 点外约 4mm 处穿出。

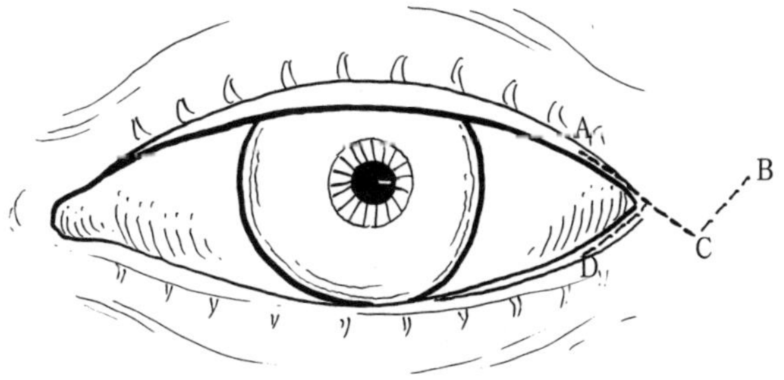

图 4–2–65

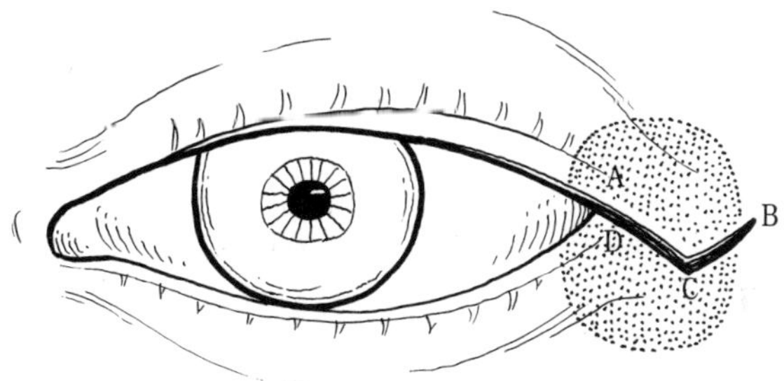

图 4–2–66

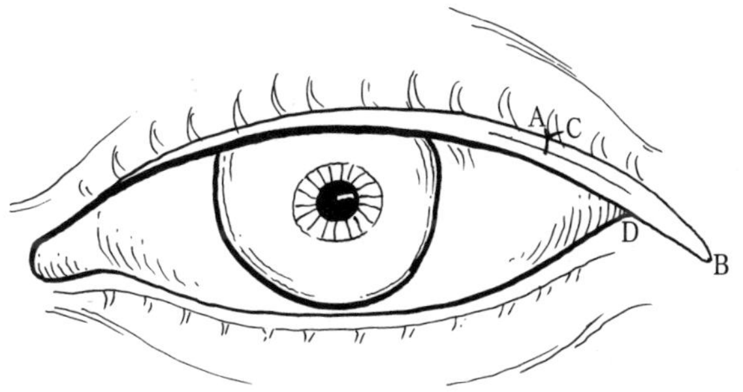

图 4–2–67

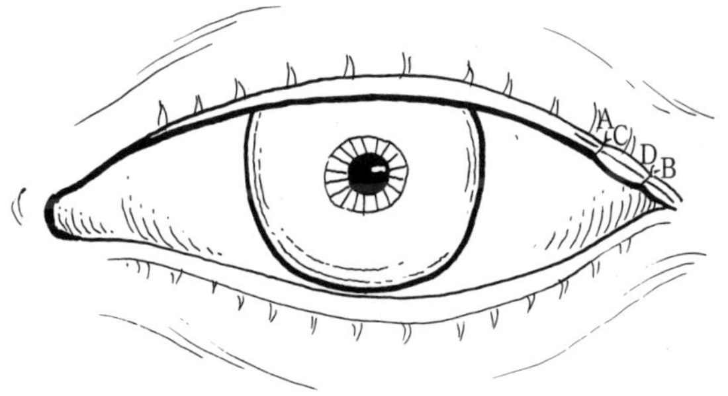

图 4–2–68

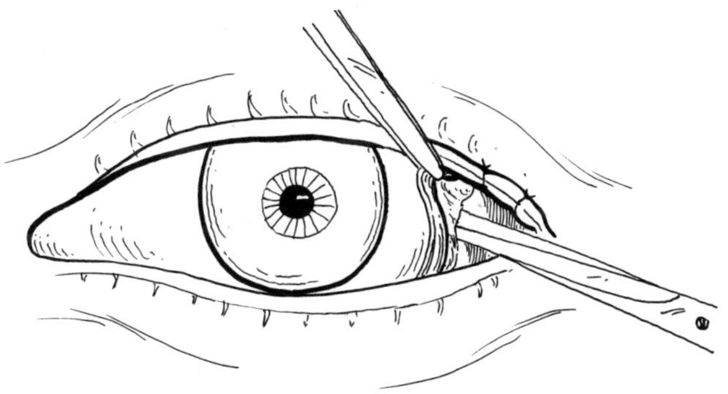

图 4–2–69

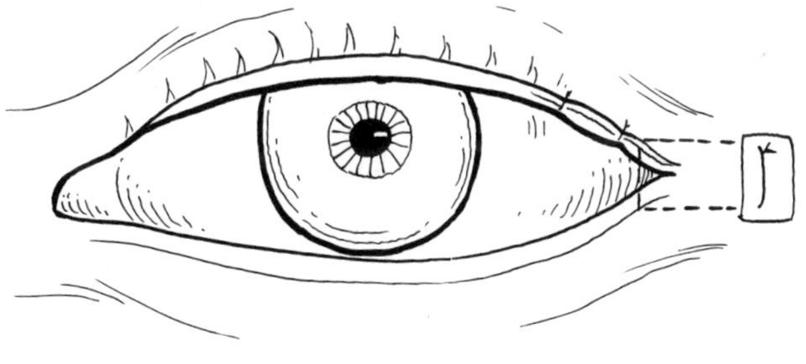

图 4–2–70

MEIRONGWAIKEJIEPOUTUPU

美·容·外·科·解·剖·图·谱

第五章

鼻部解剖

第一节 鼻部应用解剖

鼻位于颜面中部，其形态对于人的整个面容极为重要。相对于面部其他器官，鼻部更加具有立体感，突起于面部的中间，最显眼、最易引起他人的注意。在五官中，鼻的形状最富有变化。因此，鼻的美容手术在面部美容术中最具有挑战性，最有成就感。

一、鼻部正常形态

正常人鼻长一般为6.0～7.5cm。鼻宽：两鼻孔外侧缘距离，一般相当于鼻长度的70%。侧面观：外鼻分为三类：向上、水平、向下；五型：波状型、钩状型、凸曲型、直线型、凹曲型。我国大多数人为水平凹曲型和水平直线型。

鼻分为外鼻，鼻腔，鼻窦三部分。鼻呈三角锥状，是由鼻根、鼻背、鼻尖、鼻翼、鼻小柱、鼻基底和鼻孔的综合形态所构成（图5–1–1）。

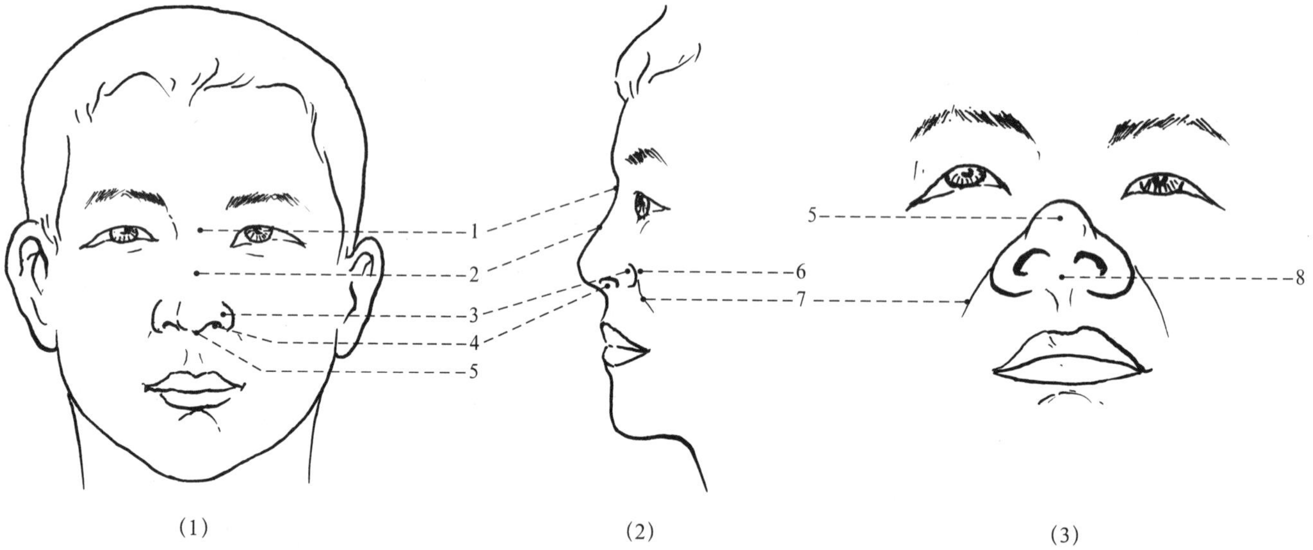

图5–1–1

1.鼻根 2.鼻背 3.鼻翼 4.鼻孔 5.鼻尖 6.鼻翼沟 7.鼻唇沟 8.鼻小柱

二、外鼻结构

（一）鼻的被覆：皮肤和筋膜（图5–1–2）

外鼻软组织主要分为皮肤、浅筋膜、肌肉、鼻背筋膜四层结构。外鼻皮肤因部位不同，其厚薄程度也不同。在鼻的上部和中部皮肤和浅筋膜较薄，皮下组织较少，与鼻背筋膜相连疏松，易剥离。在鼻的下部皮肤较厚，皮下组织发达，有少量脂肪并含有大量汗腺及皮脂腺，浅筋膜组织与鼻尖、鼻翼紧密连接，无移动性。

（二）鼻的肌肉（图 5–1–3，图 5–1–4）

鼻部的肌肉为不发达的表情肌，活动较少，主要表现在扩鼻孔，缩鼻孔，缩短或增长鼻的长度，维持鼻翼的张力，鼻部肌肉分为四组：

1.**提鼻肌群**：缩短鼻部和扩张鼻孔。包括：①降眉肌；②上唇方肌内侧头；③变异的鼻根肌。

2.**降鼻肌群**：增加鼻长度并扩张鼻孔。包括：①鼻肌的鼻翼部；②鼻中隔的降肌。

3.**张肌**：扩张鼻孔，主要是前鼻孔张肌。

4.**压鼻肌群**：增加鼻长度和缩小鼻孔。包括：①鼻部的横肌；②鼻孔压肌。

上述肌群均由面神经的颧颞支支配。

（三）鼻背筋膜

由致密结缔组织编织而成，分布在鼻背部皮下组织、肌纤维的下方，上端与骨膜相连，下端与软骨膜相连，一直延伸到鼻尖部，与骨膜相连，软骨膜之间存在一个鼻背筋膜后间隙的空间。隆鼻美容手术的假体是植于鼻背筋膜下层（图 5–1–5）。

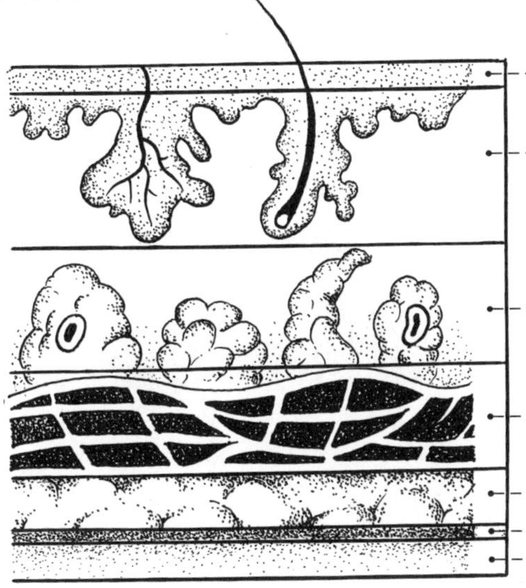

图 5–1–2

1.表皮　2.真皮　3.薄脂肪层　4.纤维肌肉层　5.深脂肪层　6.软骨膜或骨膜　7.软骨和骨

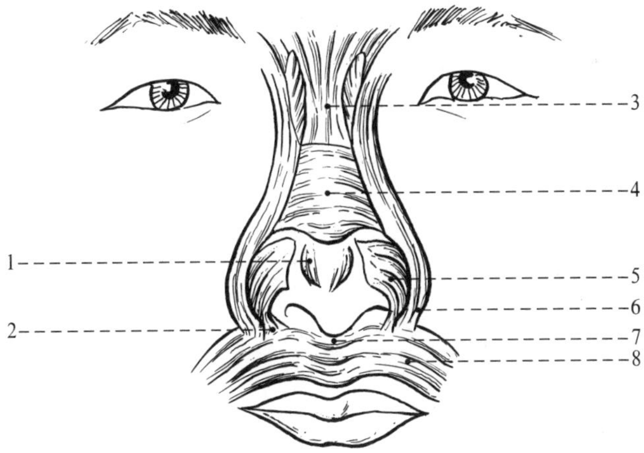

图 5–1–3

1.鼻孔压肌　2.前鼻孔张肌　3.降眉肌　4.鼻横肌　5.鼻翼肌　6.上唇方肌内侧头（提上唇鼻翼肌）　7.鼻中隔降肌　8.口轮匝肌

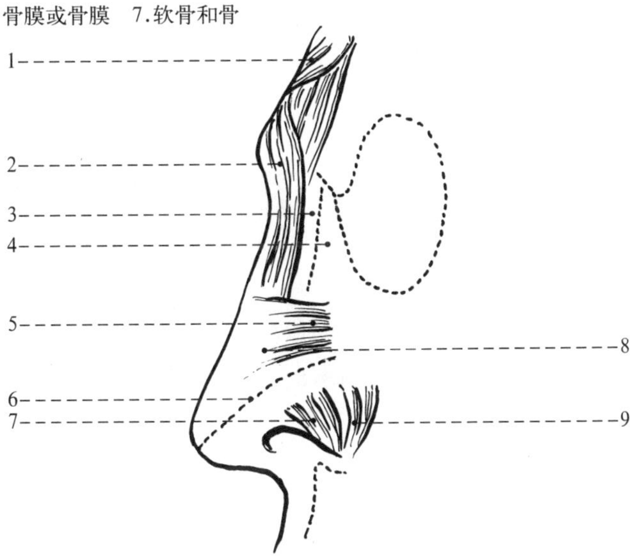

图 5–1–4

1.额肌　2.降眉肌　3.鼻骨　4.上颌骨　5.鼻横肌　6.大翼软骨　7.鼻翼肌　8.筋膜　9.降鼻翼肌

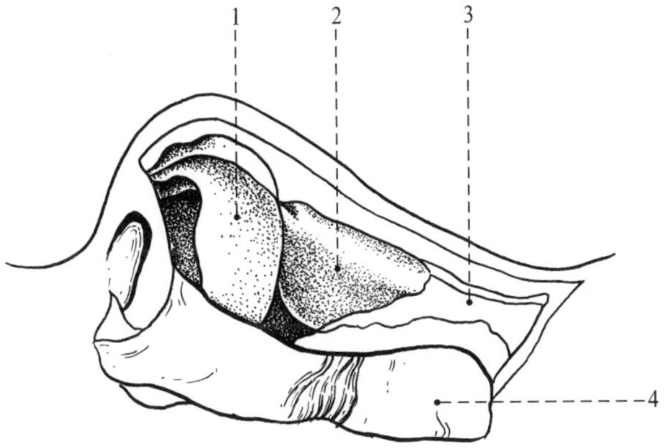

图 5–1–5

1.鼻翼软骨　2.侧翼软骨　3.鼻骨　4.鼻背筋膜

（四）鼻的支持结构

鼻的支持结构由骨性及软骨性两部分组成（图5-1-6～图5-1-11）。

1.骨性部分由鼻骨、上颌骨额突和额骨鼻突所组成。筛骨垂直板则为鼻骨的间接支持骨骼。鼻骨分为左、右两块，呈长方形，上厚下薄，上缘呈锯齿状，下缘展开呈扇形。

2.鼻软骨主要由鼻侧软骨，大翼软骨和鼻中隔软骨组成。鼻侧软骨为三角形，左右对称，组成鼻中1/3；大翼软骨左右各一，有内脚、中柱和外脚；

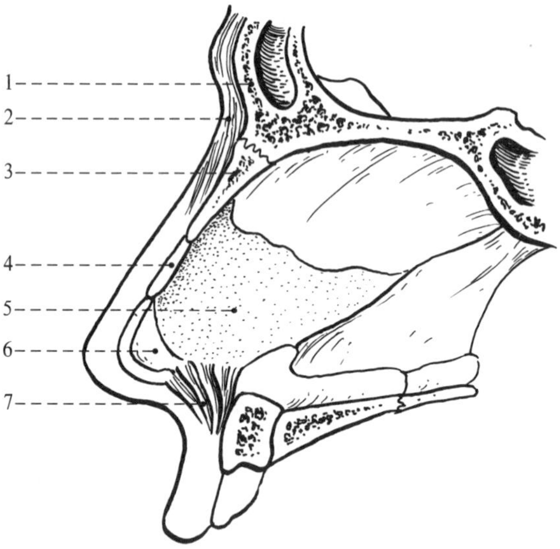

图5-1-6

1.额骨 2.降眉肌 3.鼻骨 4.鼻背板 5.鼻隔板 6.大翼软骨 7.鼻中隔降肌

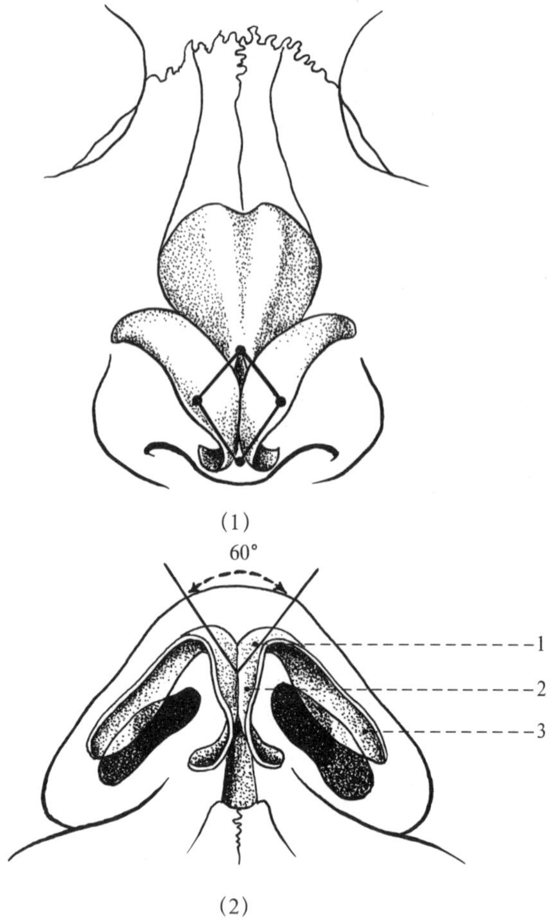

图5-1-8 菱形鼻尖表现点

1.中柱 2.内侧脚 3.外侧脚

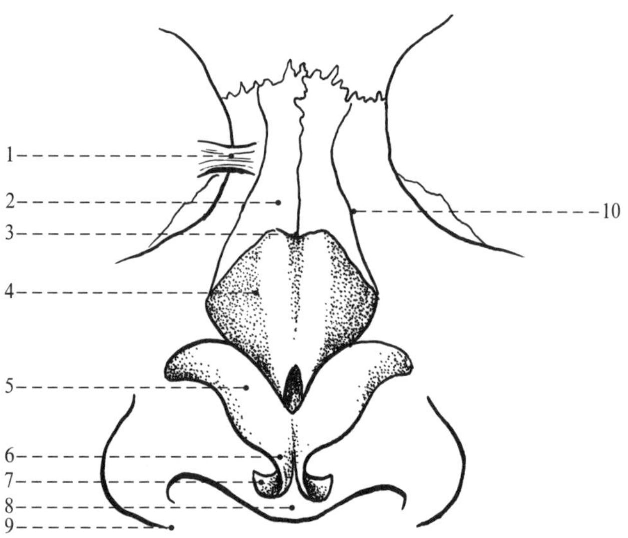

图5-1-7 鼻顶

1.内眦韧带 2.鼻骨 3.鼻骨点 4.侧鼻软骨 5.鼻翼软骨 6.鼻尖表现点 7.边缘三角 8.鼻尖下小叶 9.鼻翼缘 10.上颌骨额突

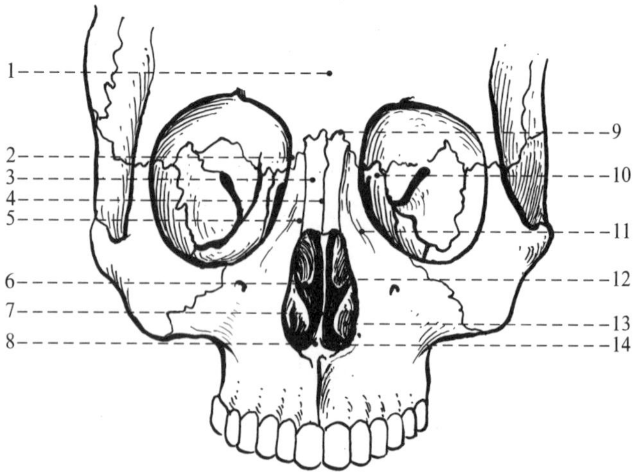

图5-1-9 外鼻骨性部分

1.额骨鼻部 2.额颌缝 3.鼻骨 4.鼻骨间缝 5.鼻颌缝 6.梨状孔 7.鼻中隔 8.鼻前棘 9.额鼻缝 10.泪骨 11.上颌骨额突 12.中鼻甲 13 .下鼻甲 14.鼻切迹

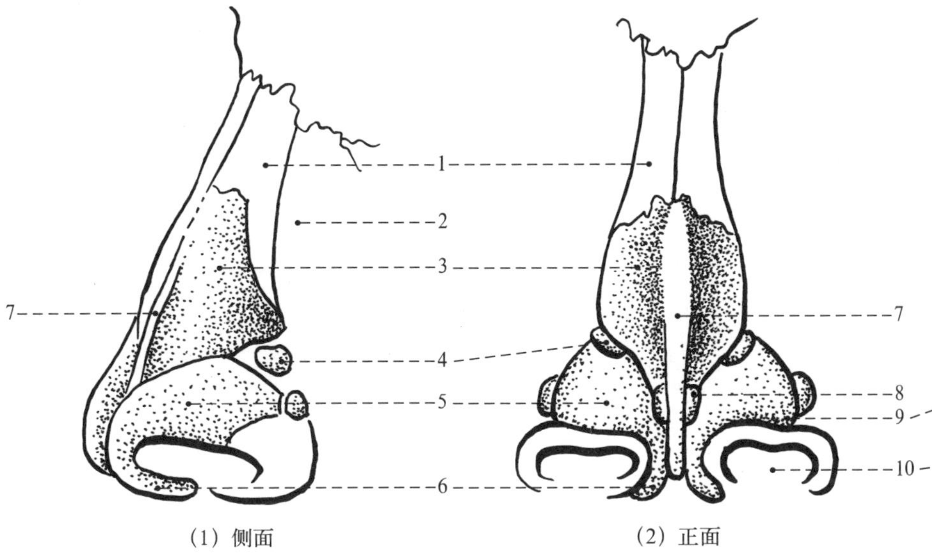

图 5–1–10　鼻软骨

1.鼻骨　2.上颌骨　3.鼻背板　4.小翼软骨　5.大翼软骨　6.内侧脚　7.鼻隔板　8.鼻副软骨　9.外侧脚　10.鼻孔

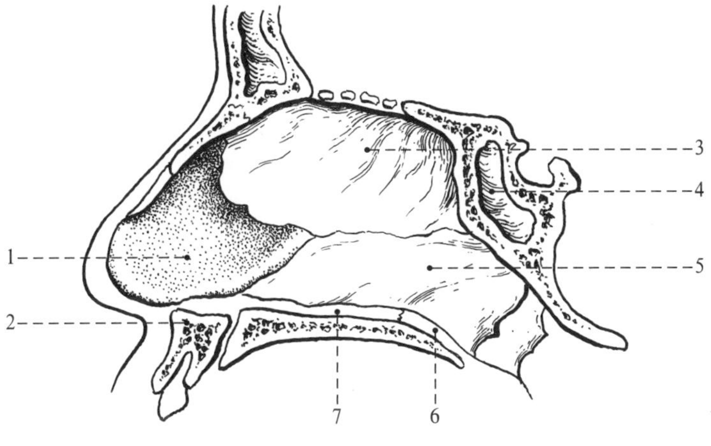

图 5–1–11　鼻中隔软骨

1.鼻中隔软骨　2.鼻前棘　3.筛骨垂直板　4.蝶窦　5.犁骨　6.腭骨水平板　7.上颌骨额窦

中柱分为顶部和小叶部，呈马蹄形，为鼻尖支持结构，保持鼻孔形状和大小的主要组织，成为鼻柱的支架。内脚分柱部和角部，两侧大翼软骨的中柱顶部形成的顶间角为60° 左右，从正面看表现为鼻尖的两个反射点，它与鼻尖上点、鼻尖下点共同组成——鼻尖表现点，该结构在鼻尖部整形中起着重要的作用。鼻中隔软骨为鼻中隔的主要组成部分，呈不规则的四边形，位于筛骨垂直板与犁骨之间，构成鼻梁和鼻尖的主要部分，成为鼻的主要支柱。

（五）外鼻的血管、淋巴管及神经

1.鼻的血液供应：来自上颌动脉、面动脉和眼动脉的分支。鼻根、鼻背及鼻外侧面有眼动脉的鼻背动脉、面动脉的鼻外侧支和上颌动脉的眶下动脉分布；鼻翼及鼻中隔下部由面动脉的鼻翼支和鼻中隔支分布。面动脉的内眦动脉与眼动脉的鼻背动脉相吻合。静脉与动脉伴行，向上可经内眦静脉至眼静脉回流入海绵窦；向外可经面深静脉入翼丛仍回海绵窦；向下可经面静脉回流入颈内和颈外静脉。由于这些静脉均无静脉瓣，血液流向可随压力而定，面静脉受压时血液流入海绵窦（图 5–1–12～图 5–1–14）。

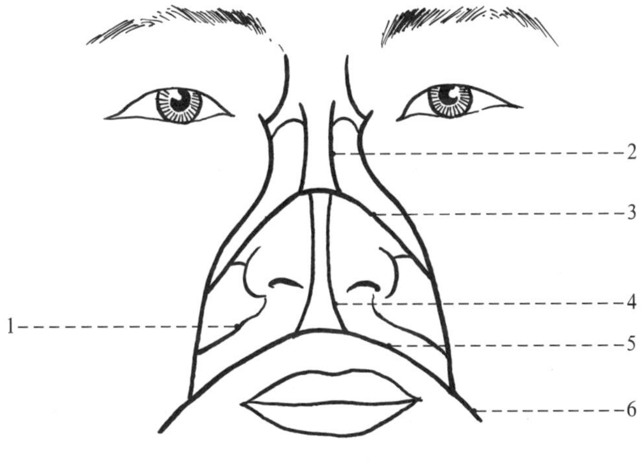

图 5–1–12　鼻动脉（正位）

1.鼻翼动脉　2.鼻背动脉　3.侧鼻动脉　4.鼻小柱动脉　5.上唇动脉　6.面动脉

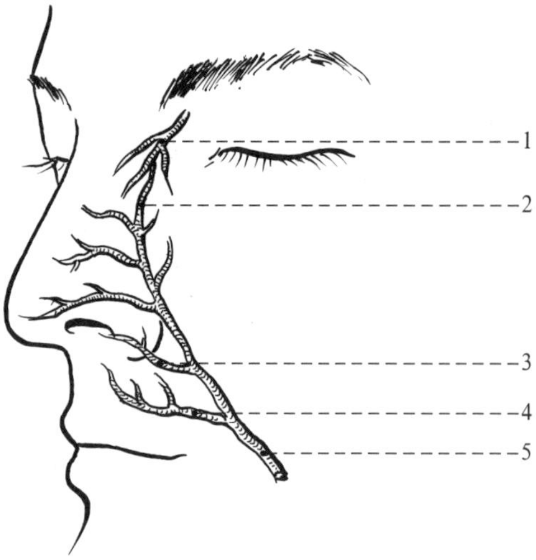

图 5-1-13 鼻动脉（侧位）

1.鼻背动脉 2.内眦动脉 3.鼻翼动脉 4.上唇动脉 5.面动脉

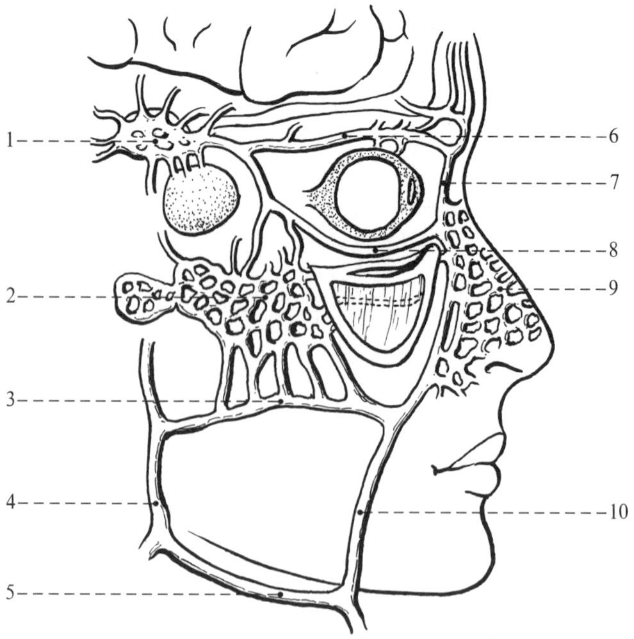

图 5-1-14 鼻静脉

1.海绵窦 2.翼丛 3.上颌静脉与面静脉连接 4.上颌后静脉 5.下颌后静脉前支与面静脉连接 6.眼上静脉 7.内眦静脉 8.眼下静脉 9.鼻皮下静脉丛 10.面静脉

2.**鼻淋巴**：外鼻的淋巴管主要沿面静脉而行，注入下颌下淋巴结。外鼻上部有数条淋巴管，向外侧经上、下眼睑，注入腮腺淋巴结。外鼻的淋巴管与鼻腔的淋巴管相吻合。

3.**鼻神经**：面神经颊支支配鼻部肌肉运动。感觉神经是由三叉神经的分支滑车上神经、滑车下神经、筛前神经和眶下神经组成（图 5-1-15）。

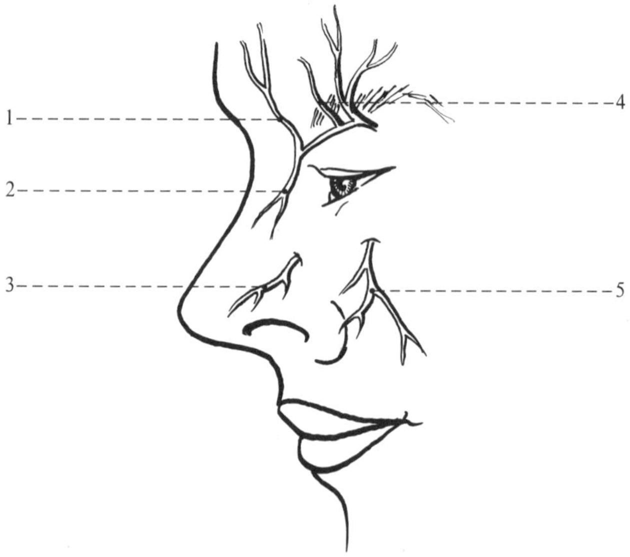

图 5-1-15 鼻神经

1.滑车上神经 2.滑车下神经 3.外鼻神经 4.眶上神经 5.眶下神经

三、鼻 腔

鼻腔是由骨和软骨围成的腔隙，内衬以黏膜和皮肤，并被鼻中隔分为左、右两个鼻腔。每侧鼻腔向前经鼻孔和外界相通，向后经鼻后孔通咽。

（一）骨性鼻腔

为位于面颅部中央的一不规则空腔，被骨性鼻中隔分为左、右两半，骨性鼻中隔呈矢状位，由犁骨和筛骨垂直板共同构成。骨性鼻腔顶主要由筛骨垂直板构成，借筛孔通颅前窝，底为骨腭，外侧壁上有上、中、下三个向下卷曲的骨片，分别称为上鼻甲、中鼻甲、下鼻甲。上、中鼻甲是筛骨的一部分，下鼻甲是独立的骨块（图5-1-16，图5-1-17）。

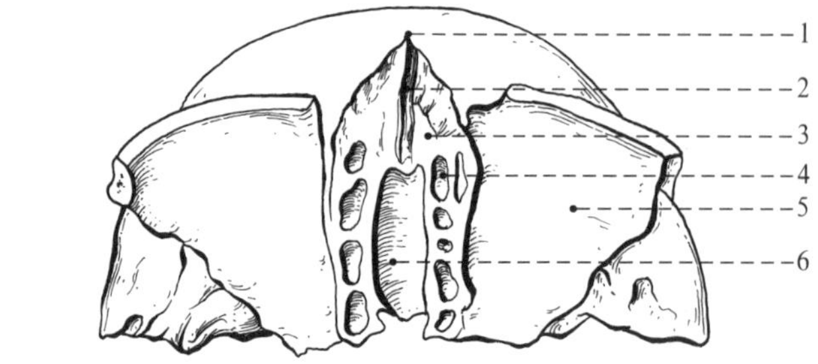

图 5-1-16 额骨鼻部（下面观）

1.额棘 2.鼻骨缘 3.额骨鼻部 4.筛小凹 5.眶面 6.筛切迹

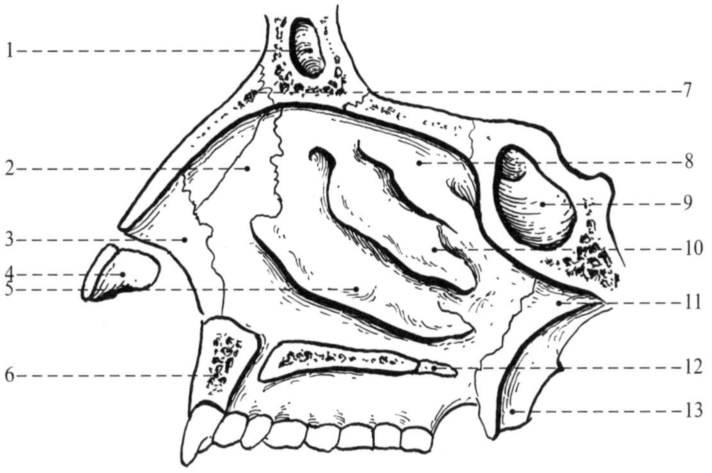

图 5–1–17 骨性鼻腔

1.额骨 2.上颌骨 3.鼻背板 4.大翼软骨 5.下鼻甲 6.上颌骨 7.鼻骨 8.筛骨迷路 9.蝶窦 10.中鼻甲 11.翼突内侧板 12.腭骨 13.翼突外侧板

（二）鼻腔分部

1.**鼻前庭**：由鼻翼和鼻中隔下部所围成的空腔，系鼻腔前部的一小部分。鼻前庭后上方有一凸向上的弧形隆起，称鼻阈，系鼻背板下缘覆以黏膜构成，它作为与固定鼻腔的分界，内面衬以皮肤，且含有汗腺和皮脂腺。鼻前庭有坚硬的鼻毛，有净化吸入空气的作用，是疖的好发部位之一。

2.**固有鼻腔**：位于鼻内孔和鼻后孔之间呈矢状位狭窄间隙，是鼻腔的主要部分，前至鼻阈，后借鼻后孔通咽。固有鼻腔分为顶、底、外侧壁和内侧壁。

(1)顶较狭窄，呈拱形，从前到后由鼻骨、额部鼻部、筛骨筛板和蝶骨体构成。

(2)底部较宽，前部由上颌骨腭突覆黏膜构成，后部由腭骨的水平板及黏膜构成。

(3)外侧壁由鼻骨、上颌骨、泪骨、筛骨迷路、腭骨垂直板和蝶骨翼突等构成。各鼻甲的外侧面与鼻腔外侧壁之间的空隙，相应称为上、中、下鼻道。上鼻甲的后上方有的人有另一个小的鼻甲，称最上鼻甲和相应的最上鼻道。各鼻甲和鼻中隔之间的空隙称为总鼻道（图 5–1–18）。

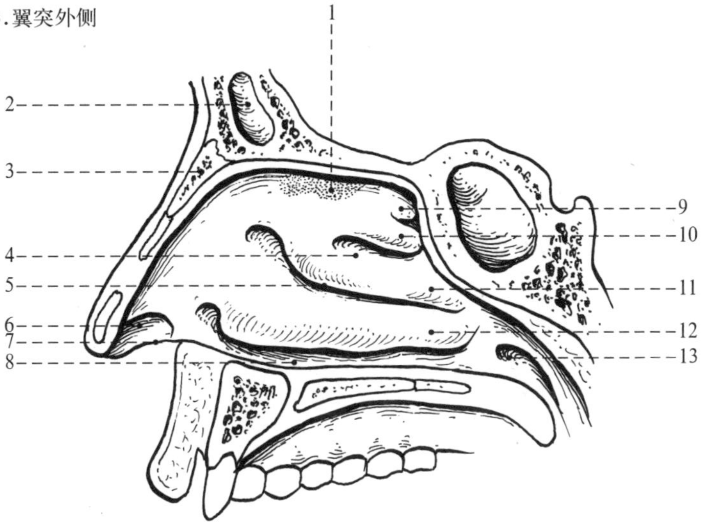

图 5–1–18 鼻腔外侧壁

1.嗅区 2.额窦 3.鼻骨 4.上鼻道 5.中鼻道 6.鼻域 7.鼻前庭 8.下鼻道 9.最上鼻甲 10.上鼻甲 11.中鼻甲 12.下鼻甲 13.咽鼓管咽口

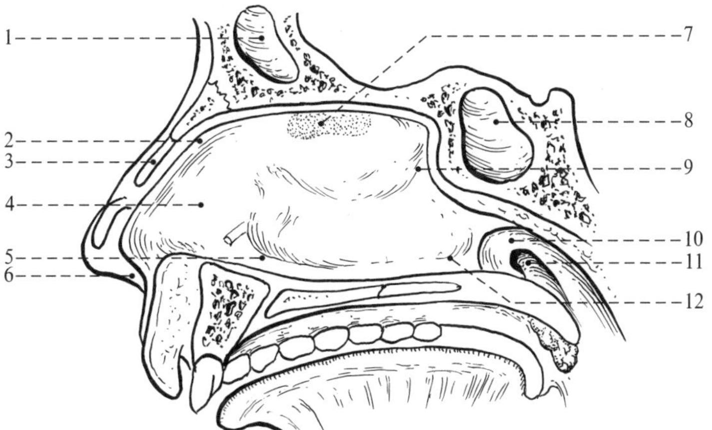

图 5–1–19 鼻腔内侧壁

1.额窦 2.鼻黏膜 3.鼻外侧软骨 4.鼻中隔软骨 5.鼻腭隐窝 6.鼻中隔皮部 7.嗅区 8.蝶窦 9.鼻中隔骨部 10.鼻后孔 11.咽鼓管咽口 12.中隔襞

(4)内侧壁由鼻中隔构成。分为骨部、软骨部及皮部。骨部位于后部，筛骨垂直板和犁骨构成；软骨部，主要由鼻隔板和鼻翼大软骨内侧脚构成，位于前部；皮部位于前下部，皮肤、皮下组织及鼻中隔降肌组成。鼻中隔前下部黏膜内有丰富的毛细血管丛，是鼻出血的好发部位，称“易出血区”（图 5–1–19）。

(5)鼻腔的黏膜分两部分：嗅区和呼吸区。嗅区位于上鼻甲内侧面以及与其相对的鼻中隔部分。

第二节 鼻部常见手术及相关解剖

一、隆鼻术

隆鼻术是通过在鼻背部填充各种自体、异体、异种组织或组织代用品以隆高鼻背，达到改善容貌的手术。

【适应证】

单纯鞍鼻畸形和低鼻。

（1）鞍鼻：指鼻背向下塌陷，形如马鞍，鼻尖上翘，鼻孔朝天。

（2）单纯性鞍鼻：鼻皮肤、黏膜正常，鼻软骨和鼻骨有不同程度的低平或塌陷，鼻长度基本正常。

（3）复杂性（严重性）鞍鼻：鼻皮肤、黏膜、软骨和骨均有不同程度的畸形，严重者鼻黏膜面有瘢痕挛缩和鼻中隔穿孔，鼻梁长度缩短，鼻孔朝天，面中1/3凹陷呈蝶形脸。

【鼻手术切口的种类】（图5–2–1）

（1）鼻内入路有软骨间切开、软骨内切开、边界切开、前端切开。

（2）鼻外入路有鼻小柱横切开、倒“V”形切开、阶梯切开、“V”形切开。

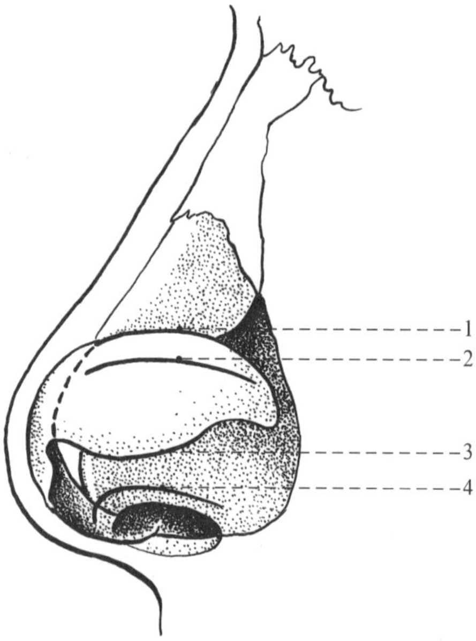

（1）鼻内入路

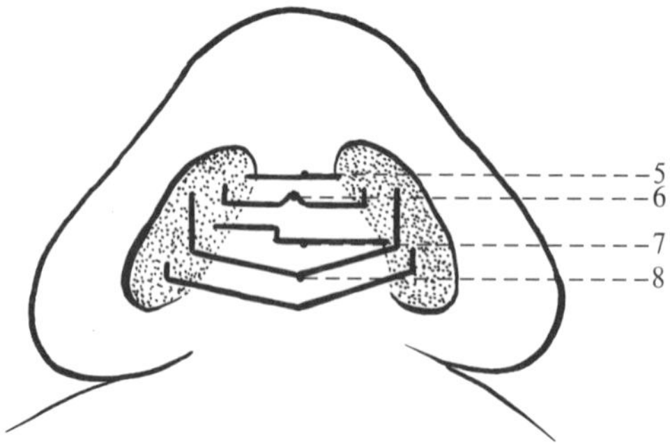

（2）鼻外入路

图5–2–1

1.软骨间切开 2.软骨内切开 3.边界切开 4.前端切开 5.鼻小柱横切开 6.倒“V”形切开 7.阶梯切开 8.“V”形切开

【鼻支架材料的选择】

（1）**骨及软骨**：骨组织是隆鼻的适宜材料，不变形但塑形较困难，主要取髂骨、肋骨和颅骨。软骨组织塑形简便，不易吸收，但移植后有可能发生弯曲、变形，常取6～9肋软骨，耳甲软骨。

（2）**固体硅胶**：是一种惰性物质，化学性质稳定，生物相容性好，植入人体后对组织无刺激，无毒性，不吸收，不会导致畸形，也不会致癌。不易弯曲变形，易雕塑成形。

（3）**聚四氟乙烯**（ePTFE）：商品名GORE–TEXPROPLAST，是一种有机化合物的多聚体，理化性能稳定，无毒，耐高低温，耐腐蚀，光滑不黏，易塑形，有低弹性和一定的柔韧性，不易撕折。

（4）**羟基磷灰石**（HA）：俗称人工骨，与人体骨、牙釉质内天然的HA组成成分类似，有较好生物相容性，无毒，无刺激，不老化，不致敏，不致癌。

【手术图示】

（1）假体雕刻选用“L”形或柳叶形固体硅胶假体，放置于鼻背，将鼻根最低处或眉头与内眦连线中点（黄金点）至鼻尖的距离定为假体的长度。雕刻假体腹侧面的纵向和横向弧度与鼻骨形态一致，使之与鼻骨面贴合严密。鼻尖处假体不宜过窄，鼻小柱支撑处不宜过长，以免鼻尖皮肤顶起张力过大（图5–2–2）。

（2）取一侧鼻孔内侧皮肤切口，长约0.8cm，用弯剪刀紧贴鼻大翼软骨向上剥离至梨状孔上缘，换用剥离子将鼻骨膜及其上方的软组织一并掀起，至黄金点上1～2mm，两侧剥离宽度与假体一致，鼻尖及鼻小

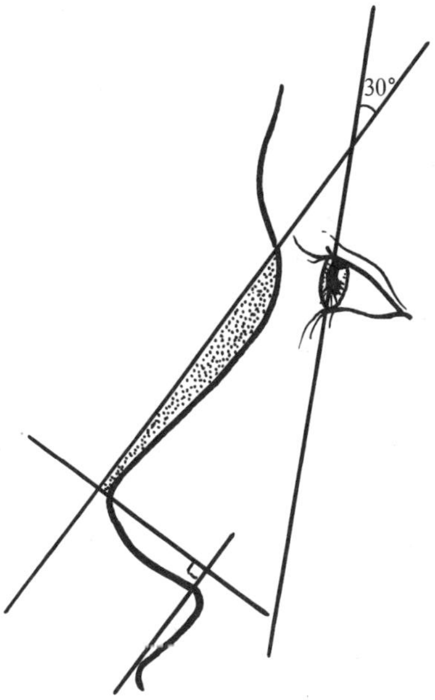

图 5-2-2

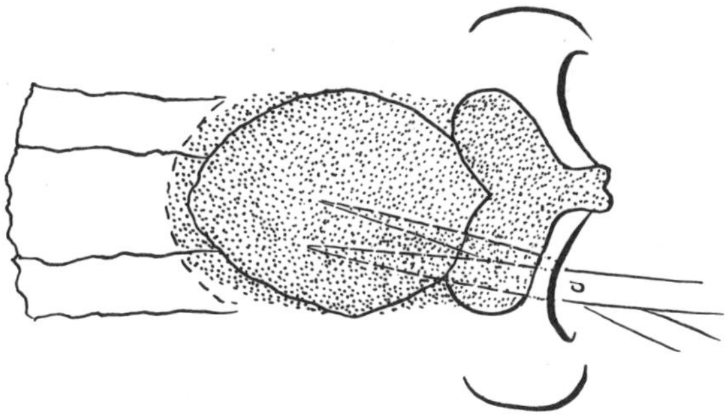

图 5-2-3

柱中间适当剥离（图 5-2-3，图 5-2-4）。

（3）将雕刻好的假体放入鼻背筋膜下腔隙内，确定其上下左右位置满意，鼻尖无明显顶压或不平，挤压腔内积血后，缝合切口（图 5-2-5）。

【术中应注意的解剖结构及操作技巧】

（1）鼻背分离腔隙时应将鼻骨膜掀起，假体放置位置必须在鼻背筋膜下，否则易致假体漂浮和活动。鼻根部剥离要轻柔，避免内眦血管损伤，造成血肿。

（2）硅胶假体雕刻形状是隆鼻成败的关键，其长度、宽度以及鼻背、鼻尖各部位的弧度应适当，鼻尖处硅胶应有足够的宽度，以增加与皮下组织接触面积，防止顶破皮肤。

（3）隆鼻的形态应以正常鼻美学特征为标准，避免因隆鼻成为新的畸形。

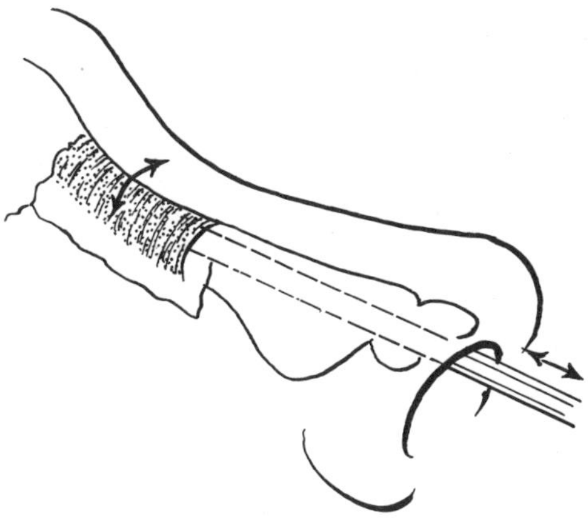

图 5-2-4

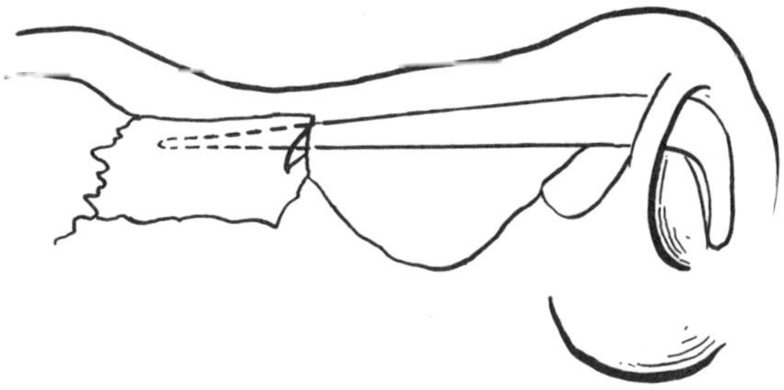

图 5-2-5

二、鼻孔缩小术

根据鼻小柱及鼻孔形状选择手术方法。

1.伴鼻小柱倾斜：可行内侧 Z 成形术法或在鼻基底部行菱形切除（图 5-2-6，图 5-2-7）。

2.伴鼻孔基底缺损：行 Y-V 成形术：在两侧鼻翼角与鼻孔基底部设计“Y”形切口，“V”形缝合。可缩小鼻孔，填充鼻孔基底缺损（图 5-2-8）。

3.外脚切除术：双鼻翼脚外侧可作楔形或新月形切除，缩小鼻孔，使鼻翼厚度减薄，鼻翼缩小。但不能填充鼻孔基底的缺损。有 Weir 法、Joseph 法、Takahashi 法、Furukawa 法、Mutou 法等（图 5-2-9）。

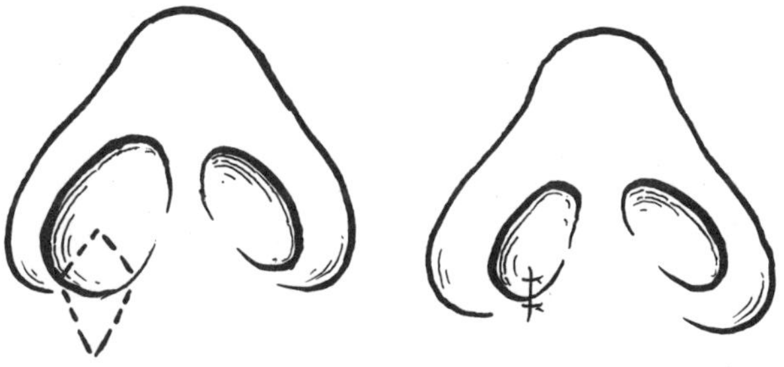

（1）术前　　（2）术后

图 5-2-6　鼻基底部菱形切除

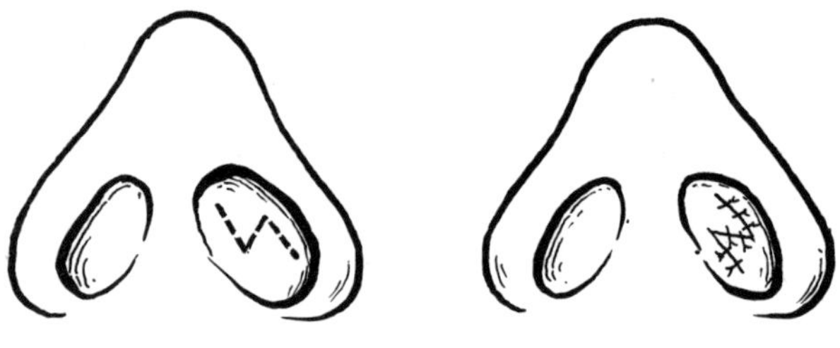

(1) 术前　(2) 术后

图 5-2-7 鼻前庭"Z"成形术

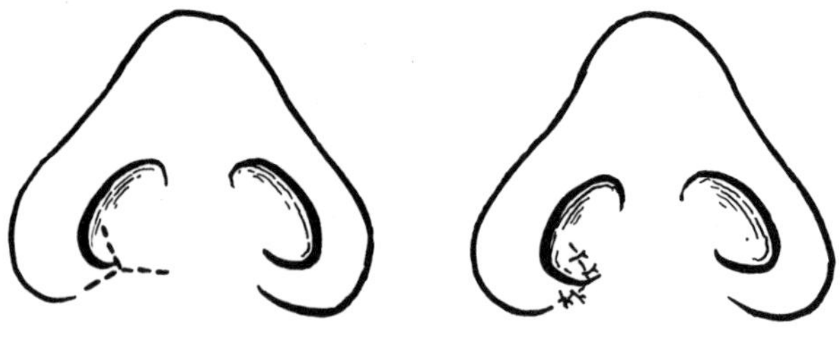

(1) 术前　(2) 术后

图 5-2-8 Y-V 成形术

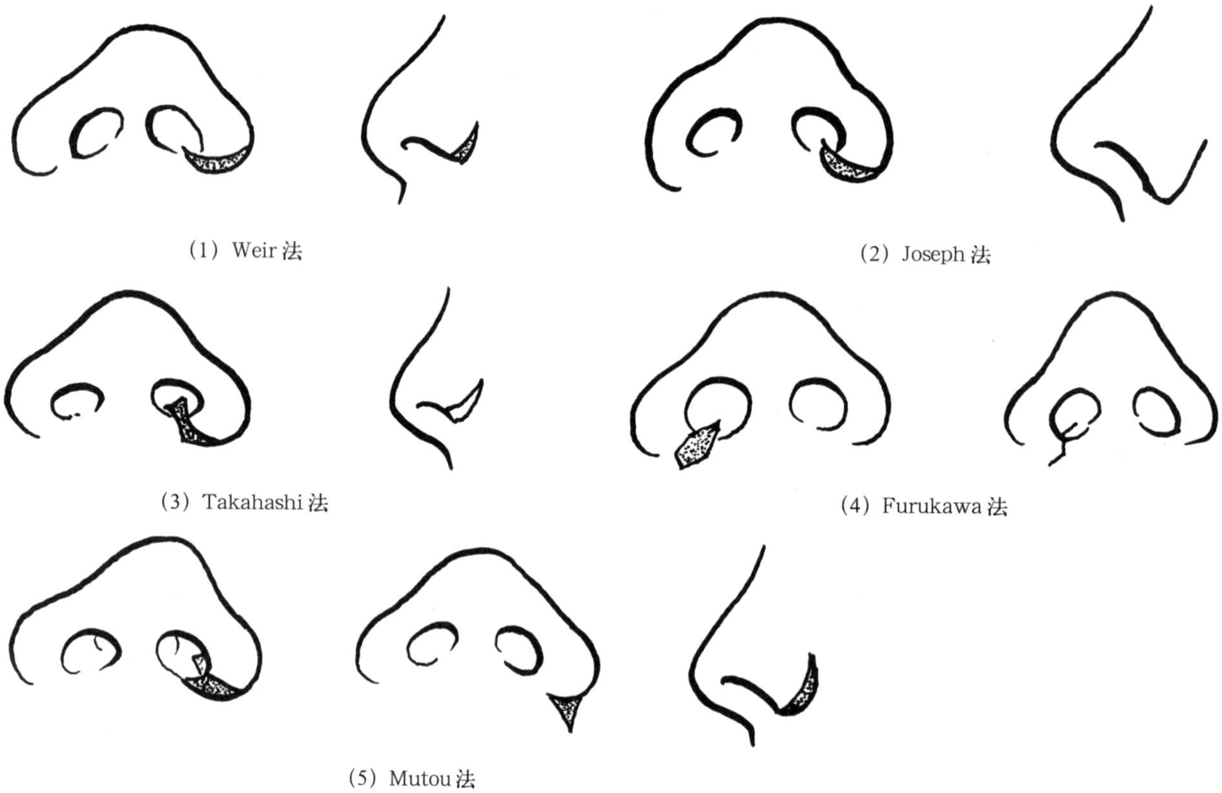

(1) Weir 法

(2) Joseph 法

(3) Takahashi 法

(4) Furukawa 法

(5) Mutou 法

图 5-2-9 外脚切除术

4．鼻翼基底两侧外脚向中线缝拉法：如 Gonazallez-Vlloa 法（图 5-2-10）。

【手术操作要点】

(1) 在鼻孔两侧外侧角弧线中点作为进针点，必须在同一水平，牵引线在上唇方肌等肌肉间穿行。在鼻小柱基底部开 0.2cm 切口，作牵引线打结，线结埋入肌肉间，必须保证两侧张力一致、对称。

(2) 缝线可采用 4 号肌腱缝合线或 4-0 无损伤尼龙线，确保牢固。

(3) 线结埋置点要深，防止缝线排出。

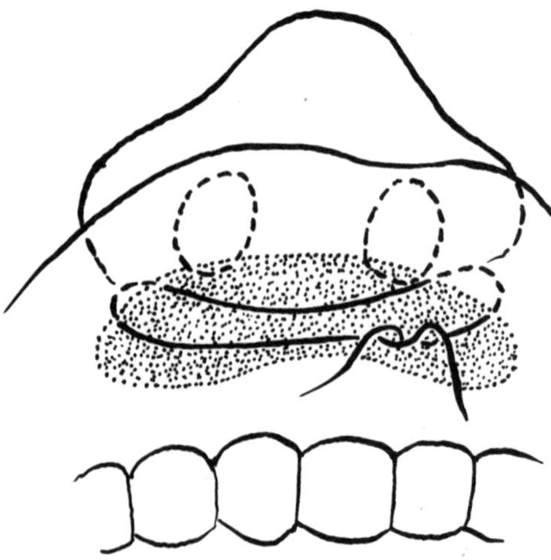

图 5-2-10 Gonazallez - Vlloa 法

三、鼻下端肥大矫正术

鼻端肥大又称蒜头鼻。主要表现在鼻尖呈圆钝形，鼻大翼宽厚，鼻尖和鼻大翼软骨表面有脂肪纤维层。

【手术原则】

（1）切除鼻头增生、肥厚的软组织。

（2）切除多余的鼻翼软骨。

【手术图示】

（1）软组织切除：采用鼻小柱和鼻孔缘联合切口，将鼻翼软骨和皮肤、皮下组织分离，切除鼻头部分的过多皮下组织，使皮肤直接包裹鼻翼软骨，鼻头即可缩小。

（2）鼻翼基底部切除（图5−2−11）：对于鼻翼宽大而皮下组织肥厚不明显者，行基底部楔形切除。

（3）鼻翼及部分鼻翼软骨切除（图5−2−12）：沿鼻翼软骨外侧脚的前缘做鼻孔边缘及鼻翼基底切口，视鼻翼肥厚及宽大的情况切除部分肥厚软组织及鼻翼软骨，对鼻翼肥大者，常用的方法是将其鼻翼软骨切除一部分，使两鼻翼间距缩小，从而达到鼻翼变小的目的。

【术中应注意的解剖结构及操作技巧】

（1）去除鼻头部软组织不能太多，要保证鼻头血运，鼻头的形状改变主要靠软骨的形状改变而不是皮下组织的肥厚与否。

（2）两侧的软骨去除部位以及去除量必须保持一致。两侧的缝合点必须要

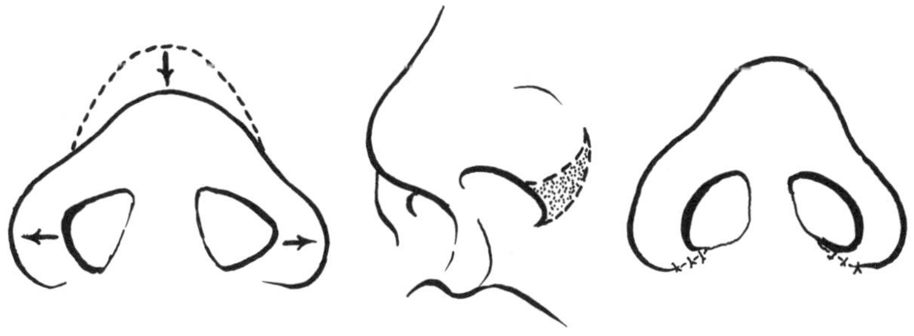

（1）鼻尖降低幅度较大时，可造成鼻翼基底部组织过多，向两侧隆起　（2）切除多余鼻翼基底部组织　（3）切口缝合

图5−2−11

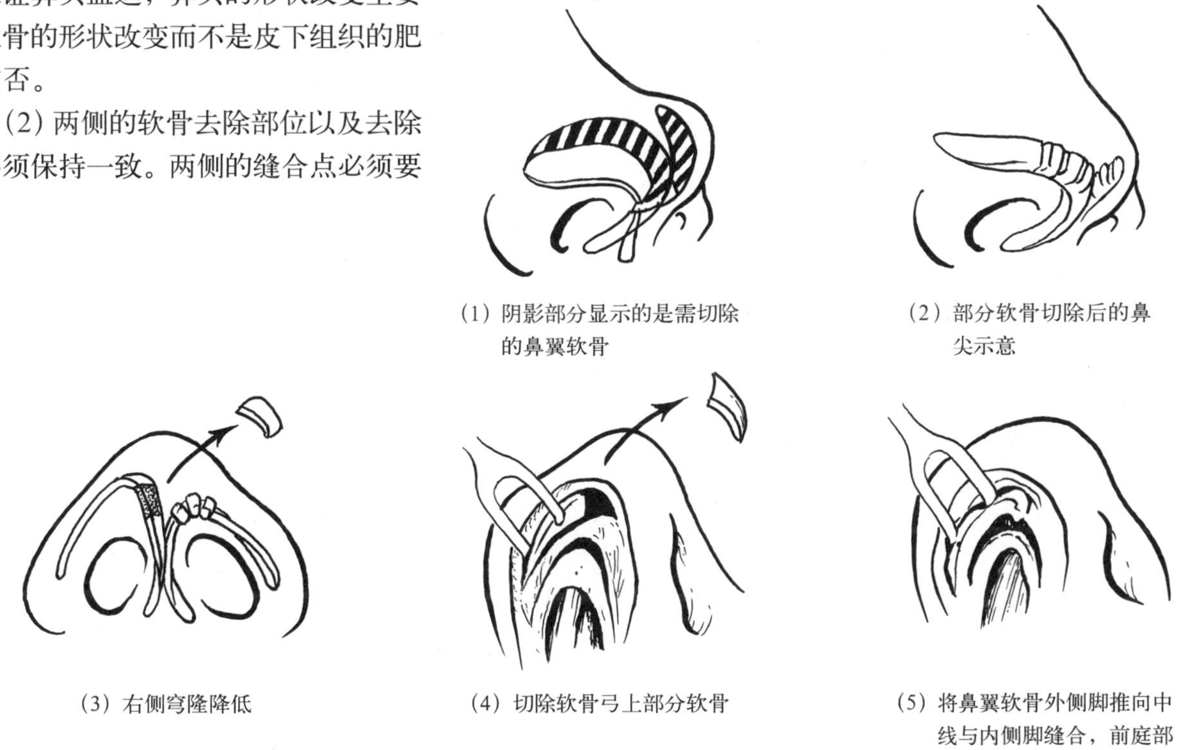

（1）阴影部分显示的是需切除的鼻翼软骨　（2）部分软骨切除后的鼻尖示意

（3）右侧穹隆降低　（4）切除软骨弓上部分软骨　（5）将鼻翼软骨外侧脚推向中线与内侧脚缝合，前庭部皮肤皱褶可以去除也可以不去除

图5−2−12

在同一水平。

（3）软骨暴露要充分，充分剥离软骨的上下缘，便于充分对称地去除等量的软骨。

（4）术后的包扎固定要确实，保证良好塑形。

四、鼻尖过高矫正

可以通过切除部分鼻翼软骨的方法得以矫正。

【手术图示】（图 5–2–13，图 5–2–14）

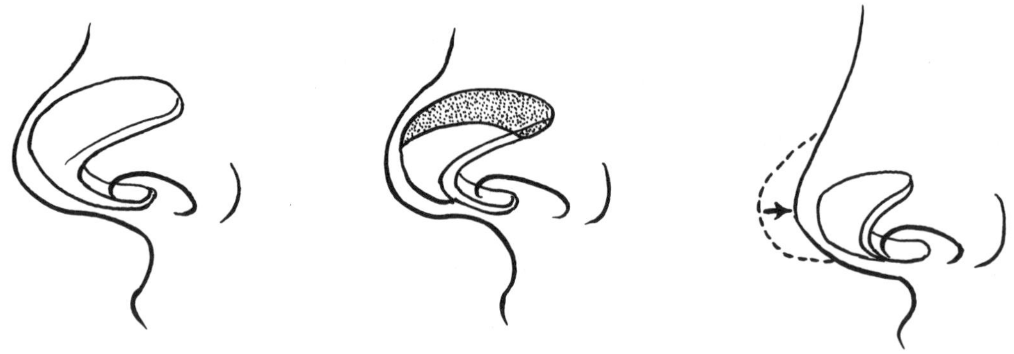

（1）过长的鼻翼软骨造成鼻尖过高

（2）阴影部分显示需切除的鼻翼软骨组织

（3）切除之后，鼻尖过高得以矫正

图 5–2–13

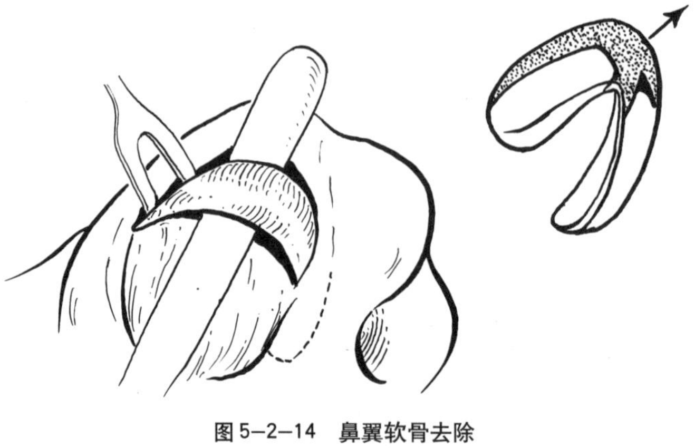

图 5–2–14 鼻翼软骨去除

五、驼峰鼻和鹰钩鼻的矫正

1. **驼峰鼻**：即鼻尖下垂，外鼻过长，鼻背部成角隆起，似骆驼峰状隆起，人们称之为驼峰鼻。主要为鼻骨、鼻中隔软骨、侧鼻软骨、鼻翼软骨发育过度造成，先天性常见，另有外伤、感染或手术原因引起。

【手术图示】（图 5–2–15，图 5–2–16）

（1）切口：取鼻孔内切口，在大翼软骨和鼻侧软骨之间鼻内切开。

（2）剥离：用钝小剪刀或剥离器插入切口，沿鼻翼软骨

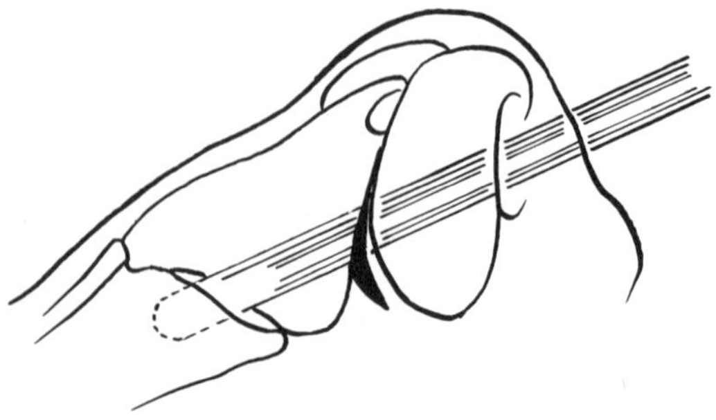

图 5–2–15 切开潜行分离

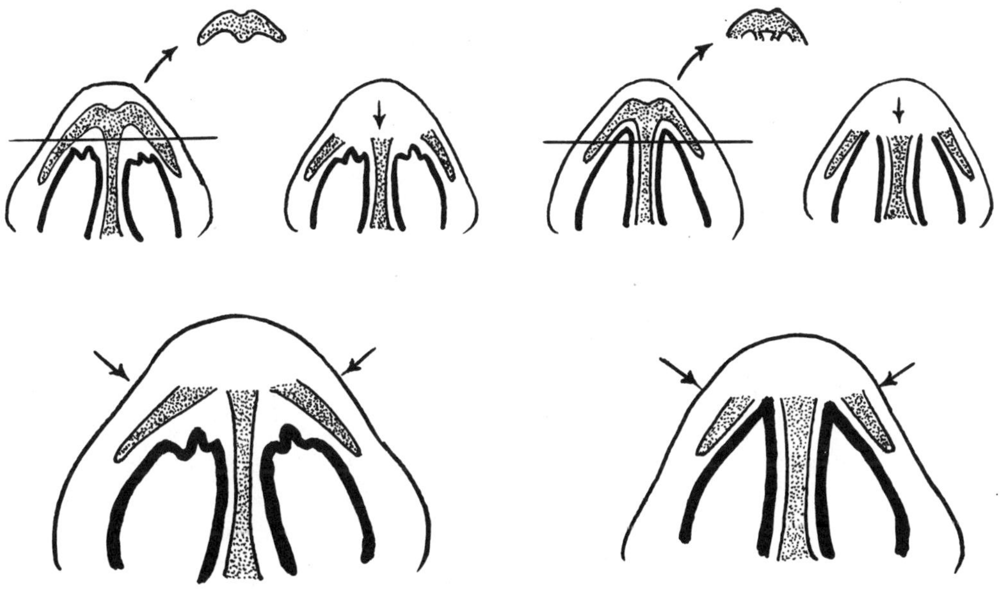

（1）剥离鼻内黏膜　　（2）未剥离鼻内黏膜

图 5–2–16　截除驼峰

和鼻骨膜下分离，上至鼻根部，两侧至上颌骨额突。

（3）可直接用骨凿按术前画线截除多余的顶部骨组织和软骨组织。

（4）必要时截断鼻骨的基底部，手法缩窄鼻背成形鼻梁。

2.鹰钩鼻：外形同驼峰鼻，鼻尖部更突出下垂。

【手术图示】

（1）切口：采用鼻端部蝶形切口或双侧鼻前庭联合切口。

（2）剥离：在鼻翼软骨表面分离（图 5–2–17）。

（3）在鼻翼软骨穹隆部上方切除部分鼻中隔软骨，必要时需凿除隆起的鼻骨（图 5–2–18）。

（4）用剥离子沿两侧上颌骨鼻突表面分离，并用凿沿两侧上颌骨鼻突基底部凿开并横向截断鼻骨上缘。用手将两侧凿开的上颌骨突向中央推挤，使鼻变窄（图 5–2–19）。

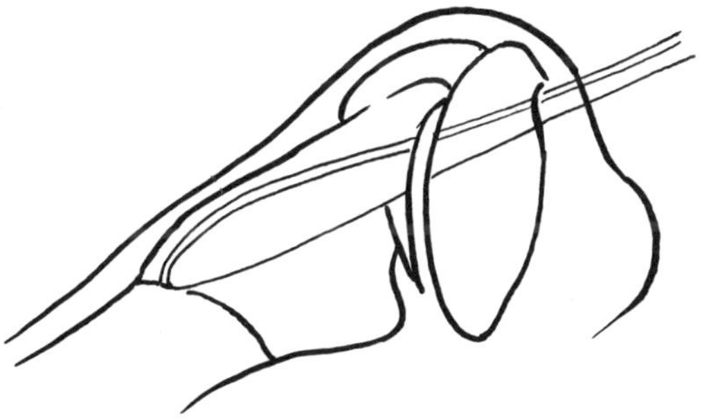

图 5–2–17

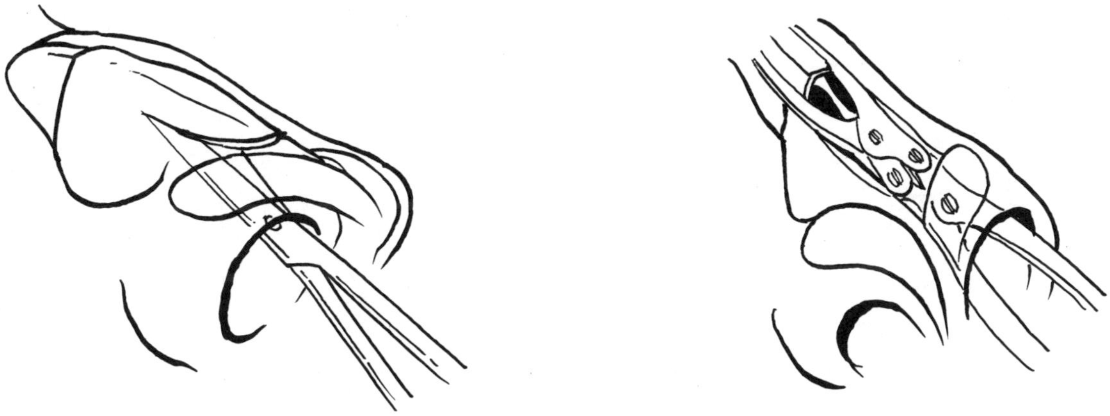

（1）剪除软骨部隆起　　（2）剪除骨部隆起

图 5–2–18

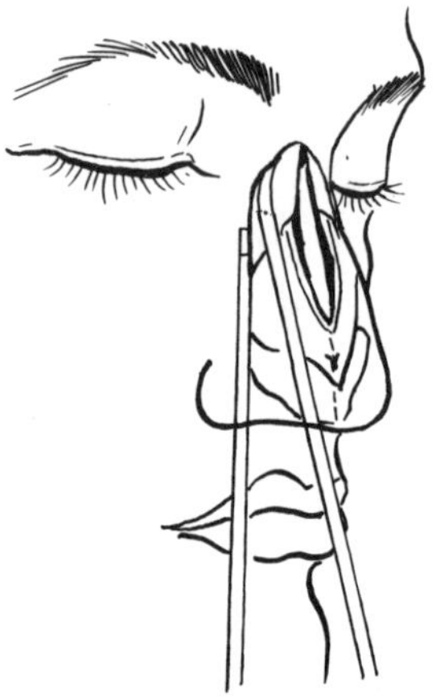
（1）截骨

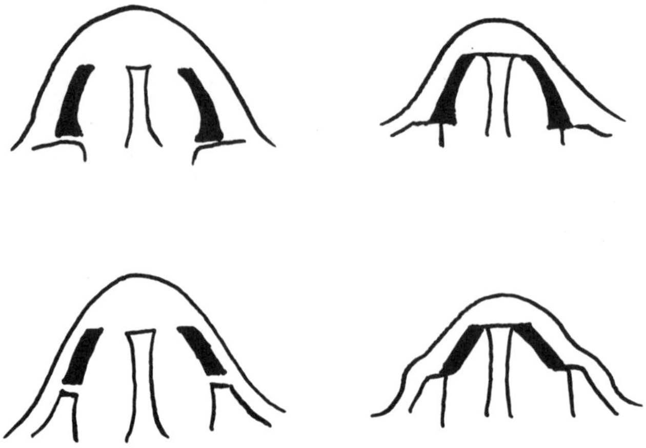
（2）内移

图 5–2–19

（5）缝合鼻小柱皮瓣创口，鼻背两侧用丝线贯穿骨，固定于需要的位置，鼻腔内填充碘仿纱条，防止骨塌陷（图 5–2–20）。

【术中应注意的解剖结构及操作技巧】

（1）截骨线要设计合理，勿损伤外侧的内眦部、鼻泪管等组织。术者要根据自己的习惯及受术者情况选择不同宽窄、不同凹面的骨凿。一般骨凿比鼻锯精确、容易掌握，并且产生的尘末比鼻锯要少得多，用时也不易产生疲劳。

（2）截骨前应该先分离鼻腔黏膜与鼻骨，避免截骨时损伤鼻腔黏膜。敲击骨凿的力量要均匀，不要用力过猛。

（3）上颌鼻突基部截骨位置应尽量低，以免形成两侧鼻起始处阶梯畸形，截骨时注意不要损伤鼻腔黏膜。

（4）注意保护鼻礁石部位（图 5–2–21），它由侧鼻软骨、鼻骨、鼻中隔软骨及筛骨垂直板共同构成，支撑鼻梁，损伤会导致塌鼻。

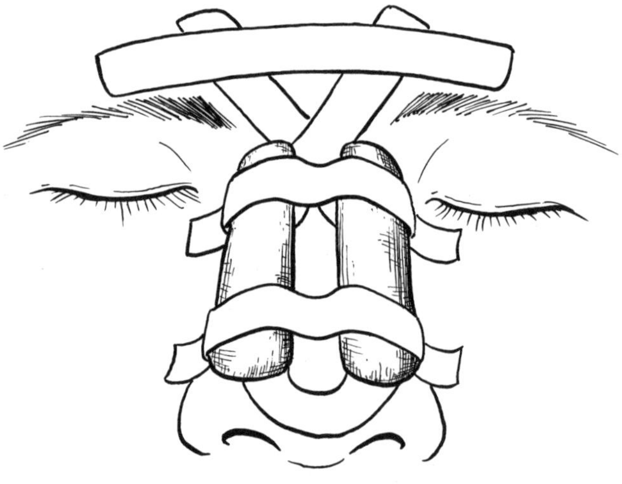
图 5–2–20　固定

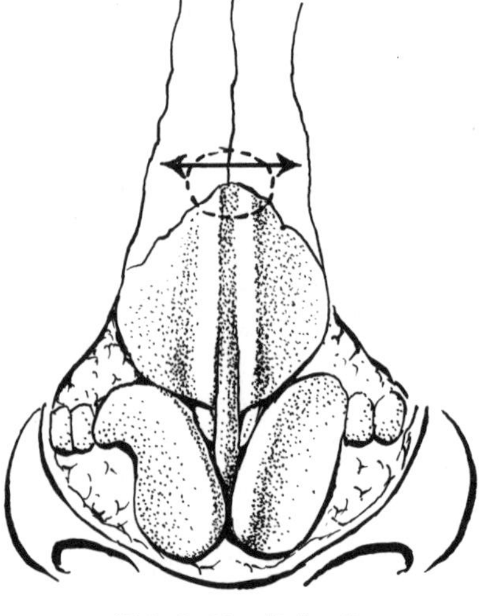
图 5–2–21　鼻礁石部

六、隆鼻唇沟

1.ePTFE 充填术

（1）在口角水平线上方 0.5cm 的鼻唇沟线上做 0.5cm 切口。

（2）用特殊剥离子进入皮下，沿鼻唇沟潜行至鼻翼沟处，穿出皮肤，形成皮下隧道。

（3）将膨体植入鼻唇沟皮下腔隙上，将鼻唇沟填平。

2.自体脂肪充填术

（1）在口角水平线上方 0.5cm 的鼻唇沟线上做 0.5cm 切口。

（2）用特殊剥离子进入皮下，沿鼻唇沟潜行至鼻翼沟处，穿出皮肤，形成皮下隧道。

（3）将在腹部或臀部或大腿部抽取的脂肪颗粒注入腔隙中将鼻唇沟填平。

【术中应注意的解剖结构及操作技巧】

（1）分离腔隙时，在皮下层次，不能过深损伤神经血管。

（2）填充的假体要与鼻唇沟形态符合，避免假体过厚或置放过浅，形成面部凸凹不平。

（3）填充时注射针采用 16 号针头，使填充的脂肪组织不易损伤。

（4）注射层次在真皮层或真皮皮下层之间，否则虽注射脂肪量很大，但易游走，对鼻唇沟填充作用不大。

（5）注射后要充分按摩，使脂肪分布均匀。

MEIRONGWAIKEJIEPOUTUPU

美·容·外·科·解·剖·图·谱 >>>

第六章

唇、颊部解剖

第一节 口、唇部应用解剖

一、口唇表面形态

口唇部是指上、下唇与口裂周围的面部组织，其分界上至鼻底，下至颏唇沟，两侧以唇面沟为界。在中部有一横行裂隙，称为口裂。口裂将唇分为上唇和下唇。上、下唇相交于口角，其游离缘呈优美的弓背形，称唇弓，西方艺术家也称之为“爱神之弓”。两侧唇弓的最高点，称为唇峰。上唇正中部位的唇红微向前下方突起，形成唇珠。上唇正中由鼻小柱向下至唇红缘的纵行浅沟，称为人中沟。其两侧各有一条微微隆起的皮肤嵴，称为人中嵴（图6–1–1，图6–1–2）。

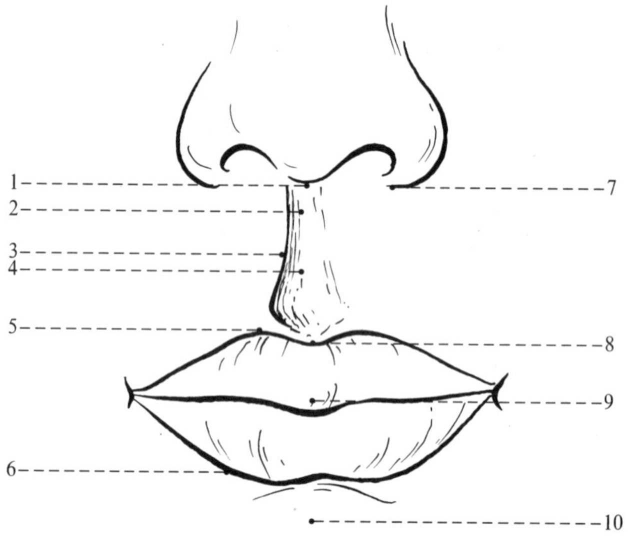

图6–1–1 唇（正位）

1.鼻小柱根部 2.人中 3.人中嵴 4.人中沟 5.唇峰 6.唇红缘 7.鼻翼根部 8.人中切迹 9.上唇结节（唇珠） 10.颏唇沟

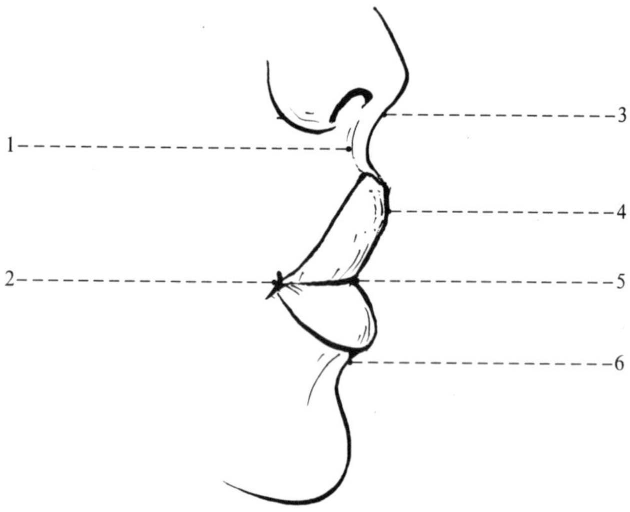

图6–1–2 唇（侧位）

1.人中嵴 2.口角 3.鼻唇角 4.上唇结节（唇珠） 5.口裂 6.颏唇沟

二、唇部组织结构（图6–1–3，图6–1–4）

唇由软组织构成，由浅至深依次为皮肤、浅筋膜、肌层、黏膜下层及黏膜。皮肤与浅筋膜、口轮匝肌连接紧密，含有丰富的皮脂腺、汗腺和毛囊，成年男性长有胡须。浅筋膜较薄，主要为疏松结缔组织，故口唇发生炎症反应时，水肿特别明显。肌层主要为口轮匝肌，围绕口裂呈环形排列，收缩时，引起闭口。口轮匝肌的深层为括约肌，由上唇方肌、下唇方肌、颧肌、笑肌、三角肌及颏肌等组成，收缩时，引起开口。口轮匝肌与括约肌协调运动，产生微妙的表情变化，以表达人的感情。黏膜下层富含黏液腺，内有上、下唇动脉形成的环状动脉弓。黏液层分为唇红部和口腔黏膜两部分，唇红部的上皮较薄，有角化层，其固有层形成的乳头特别高，故可透过唇红看清血液的颜色。

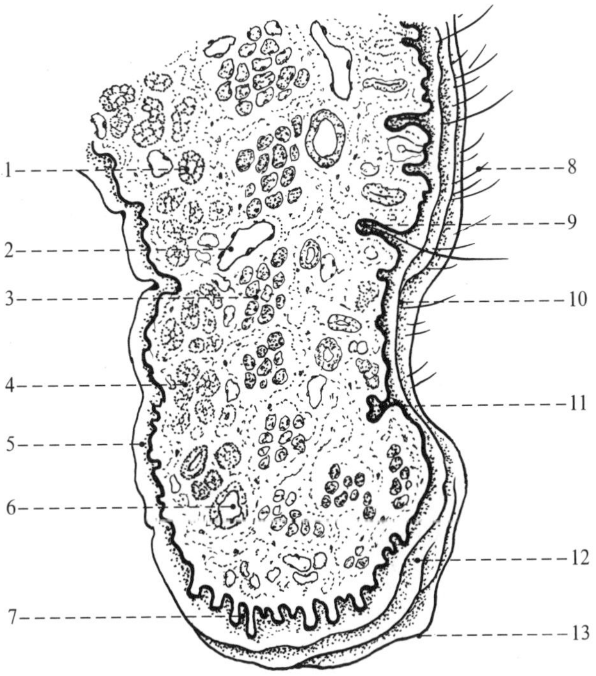

图 6–1–3 唇的剖面图

1.动脉 2.静脉 3.口轮匝肌 4.唇腺 5.黏膜 6.上唇动脉 7.固有膜乳头 8.胡须 9.毛囊 10.角化上皮 11.皮脂腺 12.皮肤 13.唇红缘

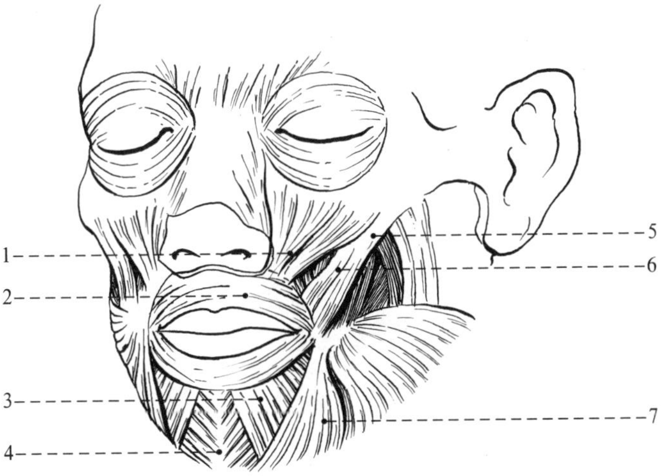

图 6–1–4 唇部肌肉

1.上唇方肌 2.口轮匝肌 3.下唇方肌 4.颏肌 5.颧大肌 6.颧小肌 7.三角肌

三、颊部组织结构

颊部由软组织构成，由浅至深依次为皮肤、皮下脂肪、SMAS、颊肌、黏膜下层及黏膜。其上界为颧骨及颧弓，下界为下颌骨下缘，内侧为鼻唇沟，外侧为咬肌前缘。与唇部相比，颊部的皮肤与皮下组织及肌肉连接较疏松，皮下脂肪较厚，SMAS与口轮匝肌延续，在SMAS的深面为颊肌，二者之间除了有面神经的分支及腮腺导管通过外，还有一脂肪团，称为颊脂肪垫。颊肌呈四边形，位于上、下颌骨之间，起自翼下颌韧带及第3磨牙牙槽突的外面，向前内止于鼻唇沟韧带上，下唇颊肌的深面为黏膜下层及黏膜，与上颌第2磨牙牙冠相对应处，有一高出黏膜的乳头状突起，称为腮腺导管乳头（图6–1–5，图6–1–6）。

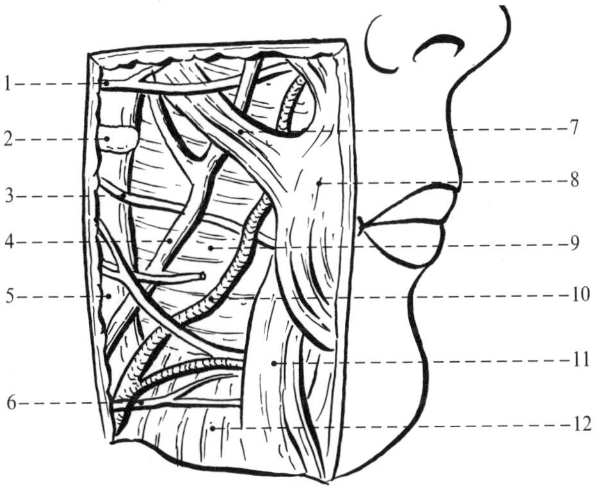

图 6–1–5 颊部组织结构

1.面神经颊支 2.腮腺导管 3.面神经下颊支 4.面静脉 5.咬肌 6.面神经下颌缘支 7.颧大肌 8.口轮匝肌 9.颊肌 10.面动脉 11.降口角肌 12.颈阔肌

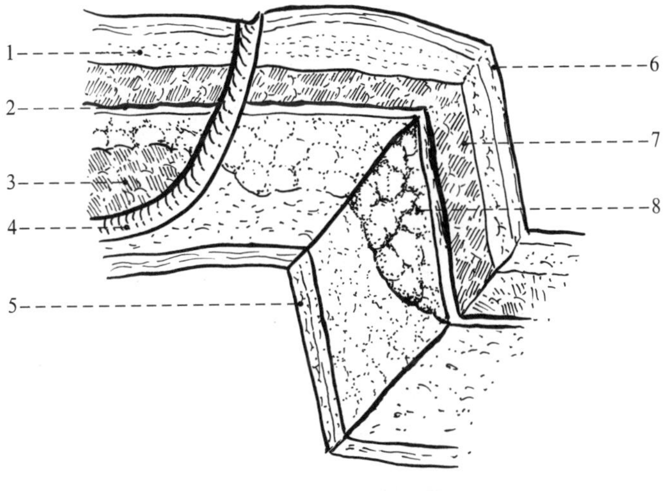

图 6–1–6 颊部剖面图

1.黏膜下层 2.颊筋膜 3.咬肌 4.腮腺导管 5.皮肤 6.黏膜 7.颊肌 8.颊脂肪垫

四、唇颊的血管、神经

（一）唇颊的血管

口唇的血液供应主要来自面动脉的分支，此外还有来自眼动脉和眶下动脉的分支。面动脉在口角处发出上、下唇动脉，它们在肌的深面紧贴于黏膜，邻近上、下唇游离缘。在上唇或下唇，左、右侧的唇动脉自由吻合形成一围绕口的环。唇部静脉与眼静脉有广泛吻合，回流入面静脉，受阻时则逆流入海绵窦（图6–1–7，图6–1–8）。

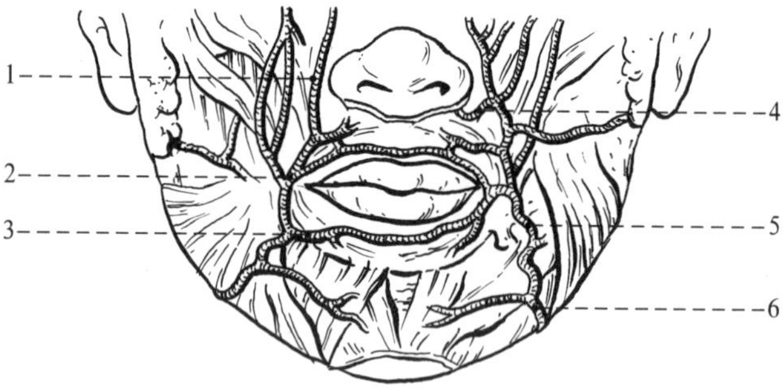

图 6–1–7 （正位）

1.内眦动脉 2.上唇动脉 3.下唇动脉 4.鼻外侧动脉 5.面动脉 6.颌外动脉

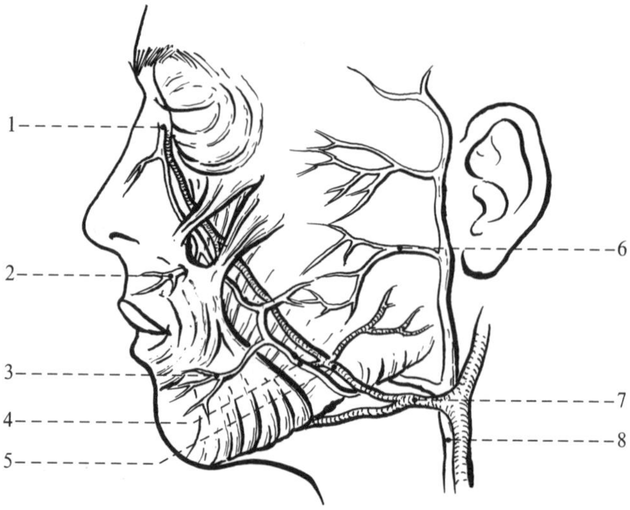

图 6–1–8 （侧位）

1.内眦动、静脉 2.上唇动脉 3.下唇动脉 4.面动脉 5.面前静脉 6.面横动脉 7.面总静脉 8.颈外动脉

（二）唇颊的神经支配

口唇部运动由面神经颊支和下颌缘支支配，上唇的感觉神经为眶下神经，下唇的感觉神经为颏神经，故上唇手术阻滞眶下神经，下唇手术阻滞颏神经。

第二节 口、唇部美容手术及相关解剖

一、薄唇增厚术

（一）红唇横向双 Y – V 成形术

翻起上唇，在唇黏膜设计中轴合一、两开口在侧方的双“Y”形切口，切开后，适当分离各瓣，将红唇向前推移，两“V”形瓣相向推进，尖端相对或交错缝合，以增宽红唇厚度（图6–2–1）。

（二）上唇高度缩短术

上唇皮肤松弛下垂者宜用此法。两侧眶下神经阻滞麻醉。仔细观察并向上推上唇皮肤，充分显露红唇，以估计应切除皮肤宽度，一般3～5mm。然后在两侧鼻底上唇交界处画横的梭弧形切口线，切除皮肤组织，有时尚需切除同样宽的肌肉。先试行缝合，以观察红唇显露程度，显露不足时，

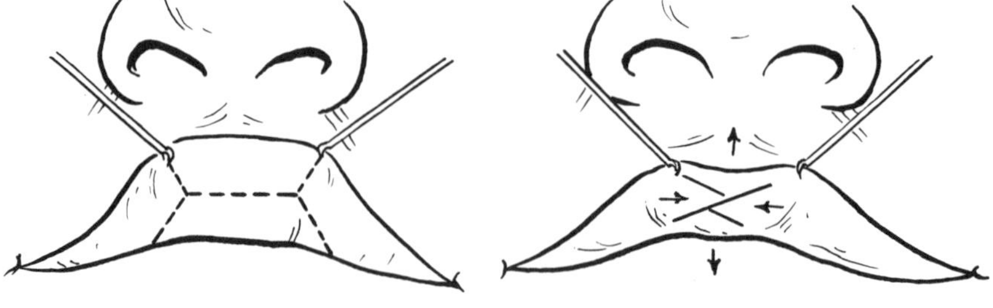

（1）术前 （2）术后

图 6–2–1

宜再补充切除适量皮肤，显露满意后，分别缝合肌层和皮肤（图6–2–2）。

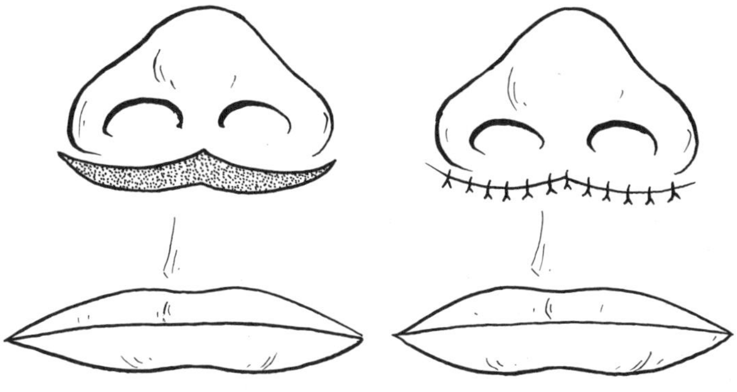

图6–2–2

二、厚唇变薄术

【手术图示】

（1）在唇红（表面有纵行细纹）与口腔黏膜移行处，靠近黏膜一侧，设计一横向窄梭形切口，长度延伸至口内颊部，宽度视唇厚程度而定，深度不超过肌层（图6–2–3）。

（2）沿切线楔形切除一窄条黏膜组织，一般病例尽量不做口轮匝肌切除，不作分离，直接拉拢缝合。这样做的切口瘢痕可不暴露（图6–2–4，图6–2–5）。

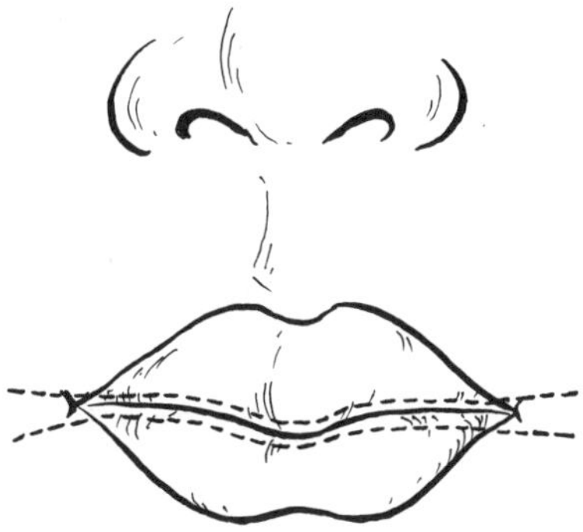
图6–2–3　切口设计

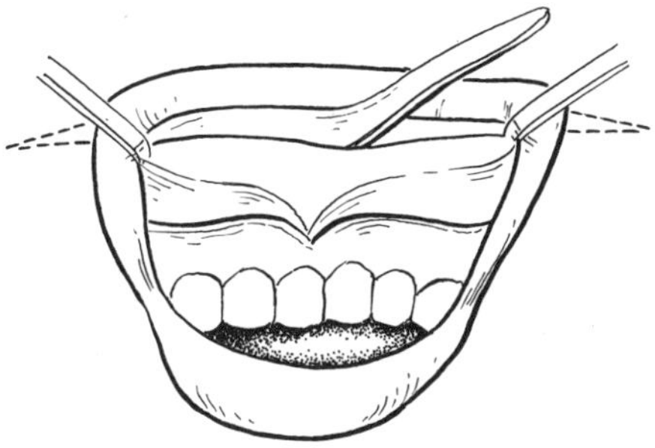
图6–2–4　切除黏膜

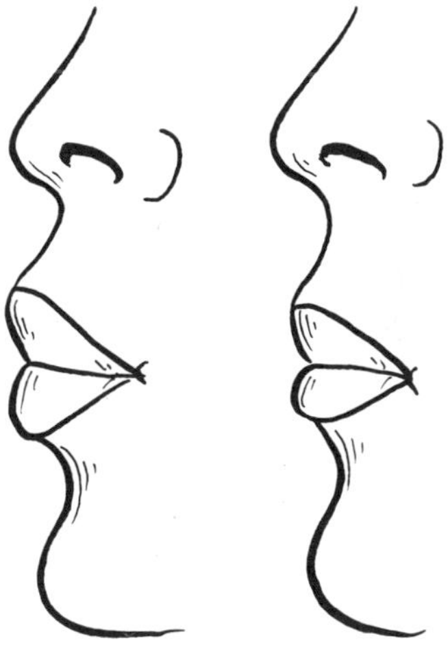

图6–2–5　对比

【术中应注意的解剖结构及操作技巧】

（1）上颌前突或牙齿发育异常所致上唇前突时，不应当做厚唇进行手术处理。

（2）厚唇需与口唇淋巴管瘤、血管瘤进行鉴别，切勿当成厚唇处理。

（3）该手术最好采用眶下神经阻滞麻醉，术前准确设计画线以避免因局麻肿胀导致黏膜切除偏移，造成术后唇形态不美。

三、唇线再造术

在唇缘上方两侧各切除三角形皮肤组织一块，分离唇红黏膜瓣，缝合皮肤、唇红缘（图6–2–6～图6–2–8）。

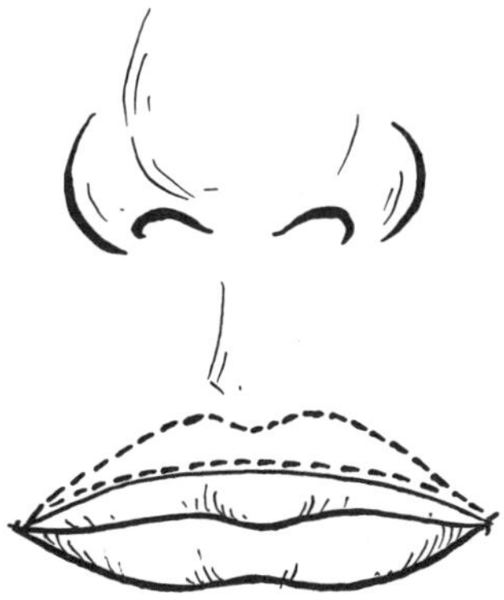
图6–2–6　设计

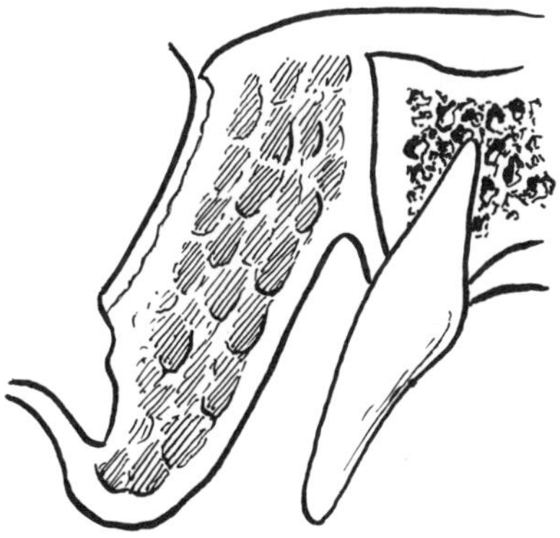
图6–2–7　切除

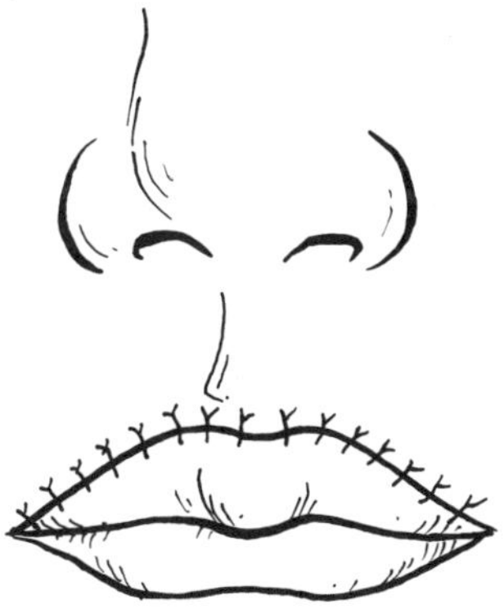
图6–2–8　缝合

【术中应注意的解剖结构及操作技巧】

（1）通过手术适当切除部分皮肤组织，可以改善口唇外形。但术前应正确估计需切除的皮肤组织量，并需进行良好的解剖对位缝合。

（2）上唇过短或唇裂继发畸形，不宜选用本方法。

四、酒窝成形术

酒窝又称笑靥，位于口角外侧面颊皮肤上。酒窝的标准位置应为口角向外水平线与外眦向下垂线的交叉点稍向内上（图6–2–9）。

（一）皮下结扎法

【手术图示】

（1）在面部定点处用直针穿透面颊部组织，在口腔黏膜面针孔处做一3mm长纵行切口（图6–2–10）。

（2）用带细丝线的中间孔针从口内小切口上端刺入，从面颊定点处上端出针，再由原针眼进针，向下刺入皮下真皮层，并在真皮层走行3mm，从皮肤定点下端出针，再从下端针眼进针，从口内切口下端出针（图6–2–11）。

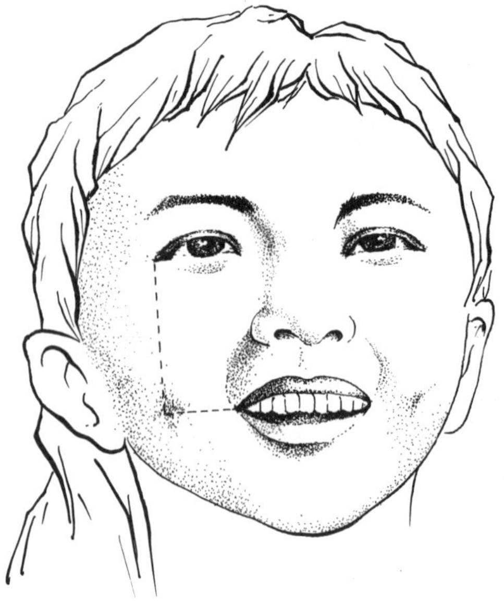

图6–2–9 定点

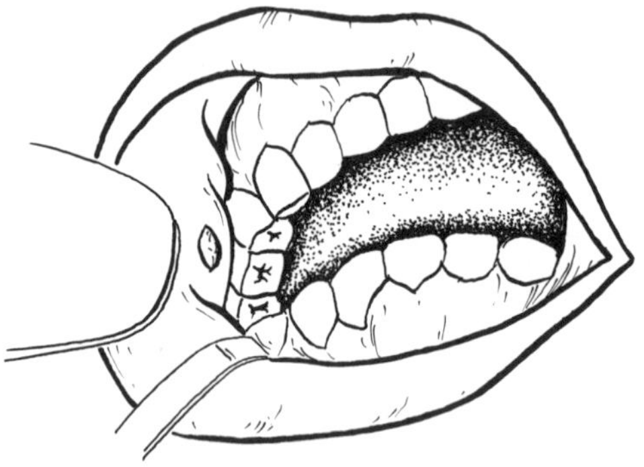

图6–2–10

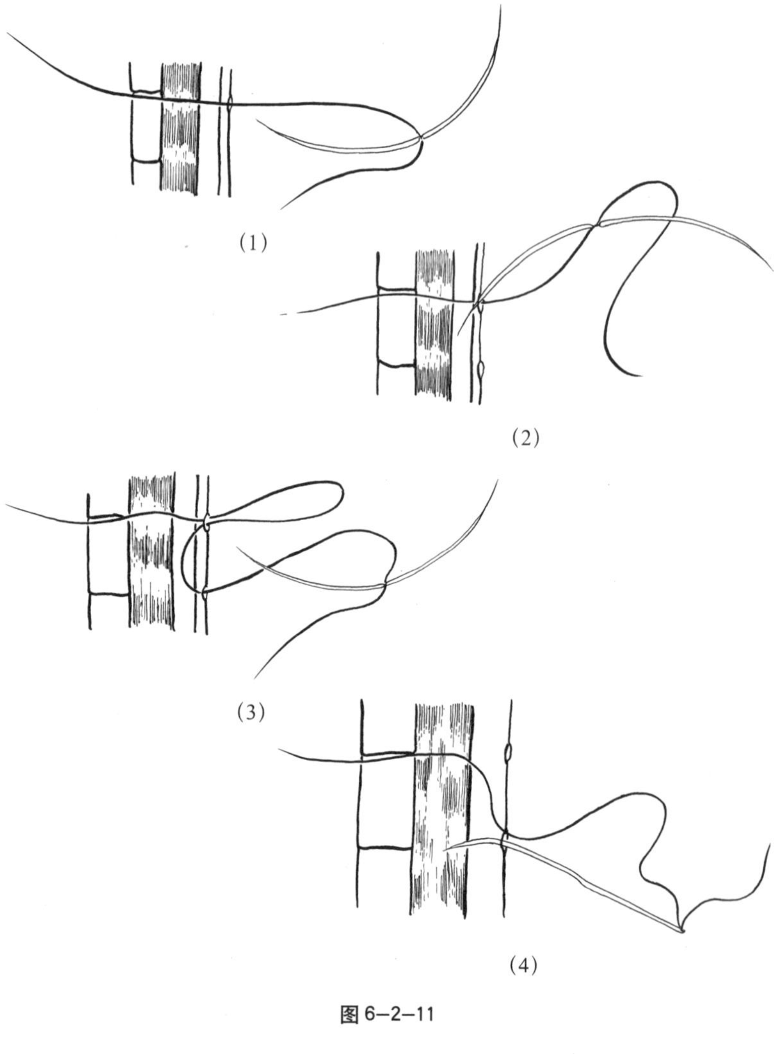

(1) (2) (3) (4)

图6–2–11

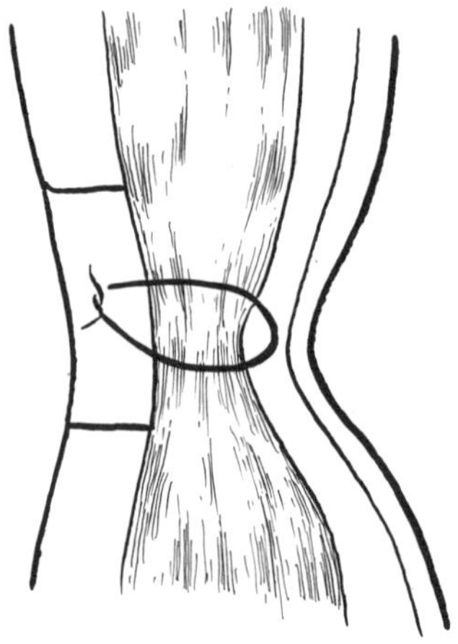

图6–2–12

（3）牵拉丝线，面颊皮肤定点处出现凹窝，在切口内结扎。口内小切口处再缝合一针（图6–2–12）。

（二）口内切开法

【适应证】

颊部脂肪较多者。

【手术图示】

(1) 在定点的口内黏膜上做一8mm的横行切口（图6–2–13）。

(2) 钝性分离切口，露出颊肌纤维。用Alice钳提夹一部分肌纤维，用弯剪剪除（图6–2–14）。

(3) 用小弯针将口内颊黏膜与面颊定点处皮下真皮层缝合一针，最后，缝合口内创口（图6–2–15）。

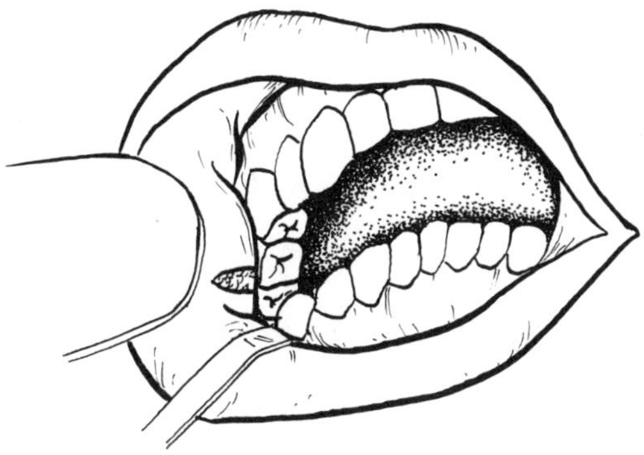

图6–2–13

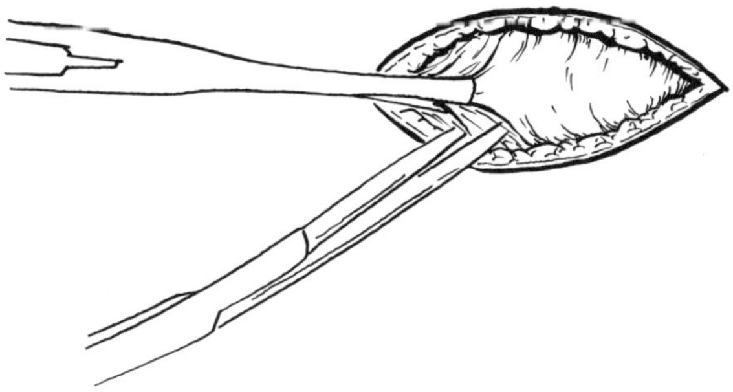

图6–2–14

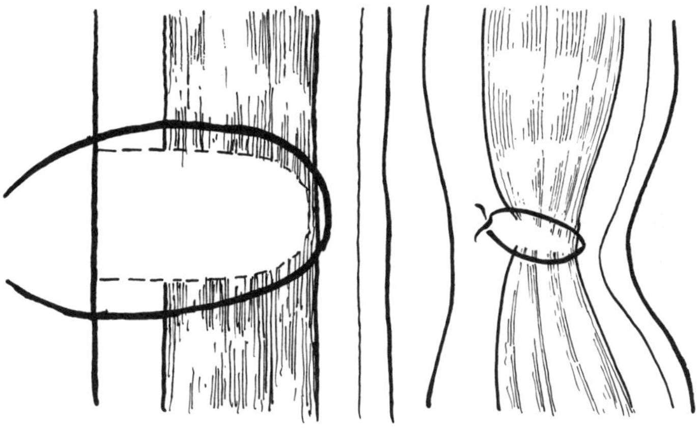

(1) (2)

图6–2–15

【术中应注意的解剖结构及操作技巧】

(1) 术中标记腮腺导管和面神经颊支的走行方向，避免盲目切开而致其损伤。

(2) 在缝合时要确定挂住定点下方的真皮层，否则肿胀消退后会出现酒窝消失。面颊丰满者为确保手术效果需要延长拆线时间。

五、唇裂术后唇畸形矫正

（一）单侧唇裂术后继发唇畸形的类型和修复

【手术图示】

1. 口轮匝肌未完全复位：见缝合处凹陷似隐裂，鼻翼脚下方唇上部增厚隆起。

(1) 原切口入路，切除瘢痕组织。

(2) 切口按改良旋转推进法设计加鼻翼脚三角瓣。

(3) 皮下和黏膜下分离，皮下分离健侧达正常侧人中嵴，裂侧至鼻翼脚外下方；两侧黏膜亦应作相应分离；离断肌纤维的异常附着，切断鼻小柱基底深面鼻唇束长纤维的异常附着，水平切断鼻翼脚的两束浅层肌纤维。

(4) 将两侧断离的口轮匝肌纤维旋转，按上、下束准确对位，外翻褥式缝合，注意将裂侧肌组织上部松解、牵拉缝合于鼻小柱基底深面和鼻前棘处。

(5) 如患侧唇过短时，可于两侧肌缘形成几个小肌瓣，交叉错位缝合调整。

(6) 最后调整皮瓣和红唇瓣的长度、位置，准确对位缝合（图6–2–16）。

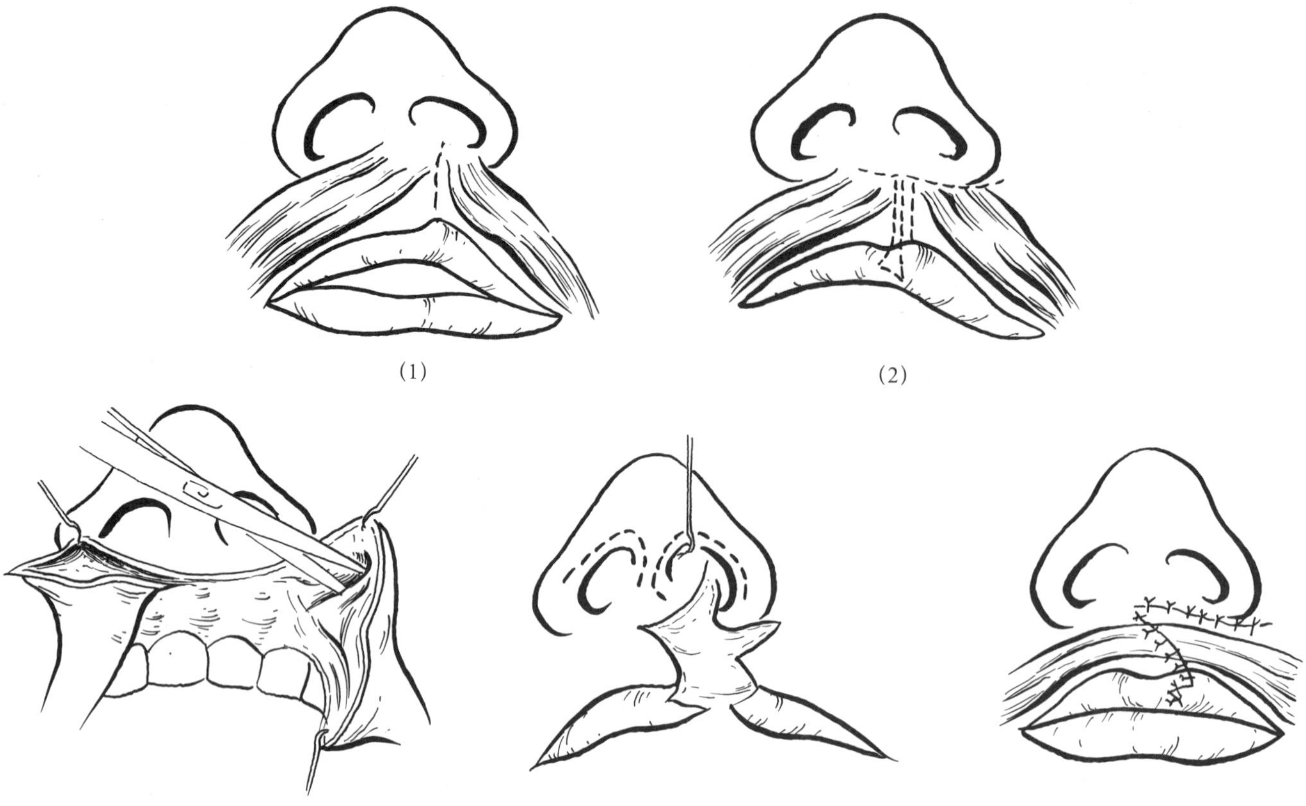
(1) (2) (3) (4) (5)

图 6–2–16

2.**患侧唇过短**：患侧唇高度不足，唇峰过高，红唇部有切迹或缺损。

(1) 重新按旋转推进法或三角瓣法行功能性唇裂修复术。需注意将裂侧唇峰点外移，以增加推进瓣的高度和长度，或增加三角瓣的宽度。

(2) 设计小肌瓣可调整患侧唇高。

(3) 缝合时上紧下松借以增加唇下部的突翘。

(4) 如患侧唇组织量严重不足，需将裂侧鼻底切口沿鼻翼沟向上延长，以使侧方唇瓣充分推进，矫正唇高不足畸形（图 6–2–17，图 6–2–18）。

3.**患侧唇过长**：患侧唇过长，唇峰低垂，红唇部向下突出，有时伴上唇下部紧缩和人中切迹向患侧偏移畸形。

重新按原法手术，根据测量数据缩窄矩形瓣或三角瓣蒂的宽度，并结合肌修复，将患侧上唇和唇峰向上提升，使之与健侧对称。如红唇仍有突垂，可行局部切除修整（图 6–2–19，图 6–2–20）。

4.**上唇过紧**：上唇短缩，运动不灵活，上唇下部平坦或内缩，人中切迹和唇珠往往被牵拉向患侧移位。常伴有患侧唇过长，下唇突出，前牙反咬合。

严重者可用Abbé交叉唇瓣修复法，以补充上唇组织量的不足；下唇瓣之蒂宜置于中线处，以利恢复人中形态，随之纠正下唇前突（图 6–2–21）。

(1) 以鼻尖为蒂设计鼻小柱前唇瓣。

(2) 前唇瓣形成鼻小柱。

(3) 以一侧唇动脉和红唇缘为蒂切开下唇交叉唇瓣，其长宽按人中部形态设计。

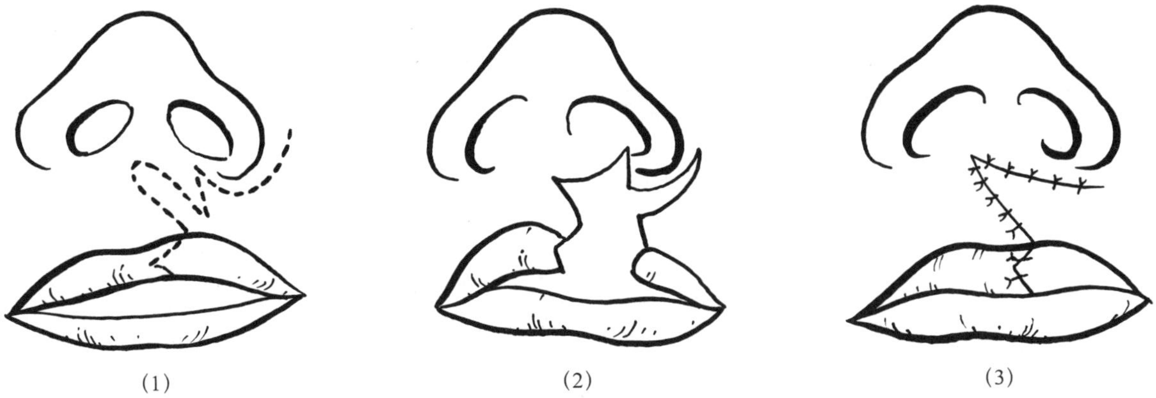

图 6-2-17　旋转推进法

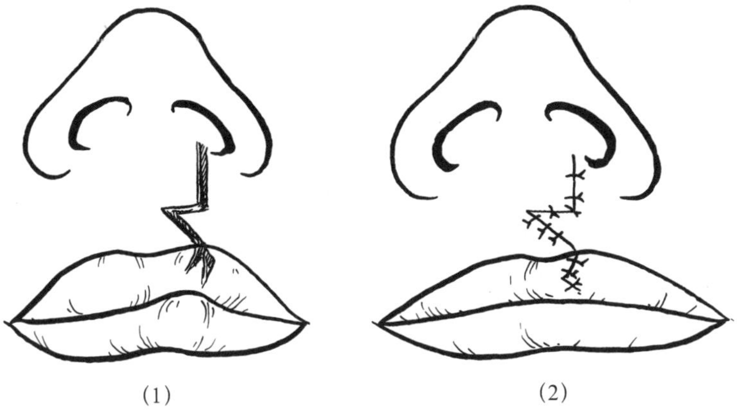

图 6-2-18　三角瓣法

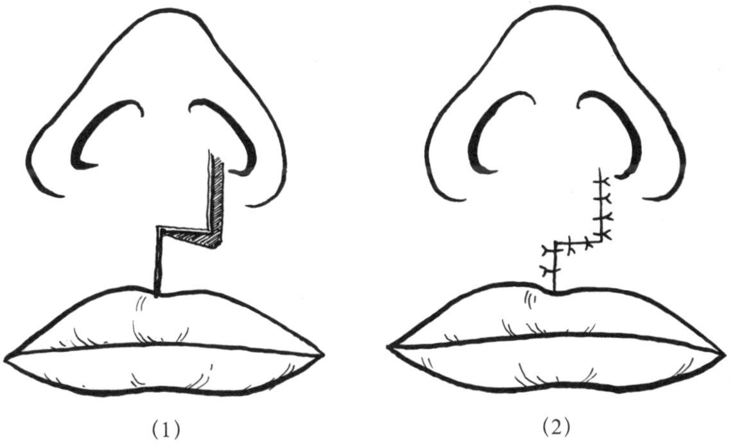

图 6-2-19　矩形瓣法

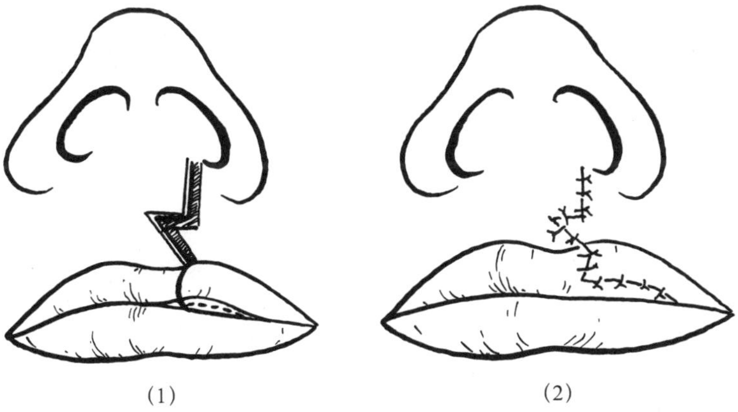

图 6-2-20　三角瓣法

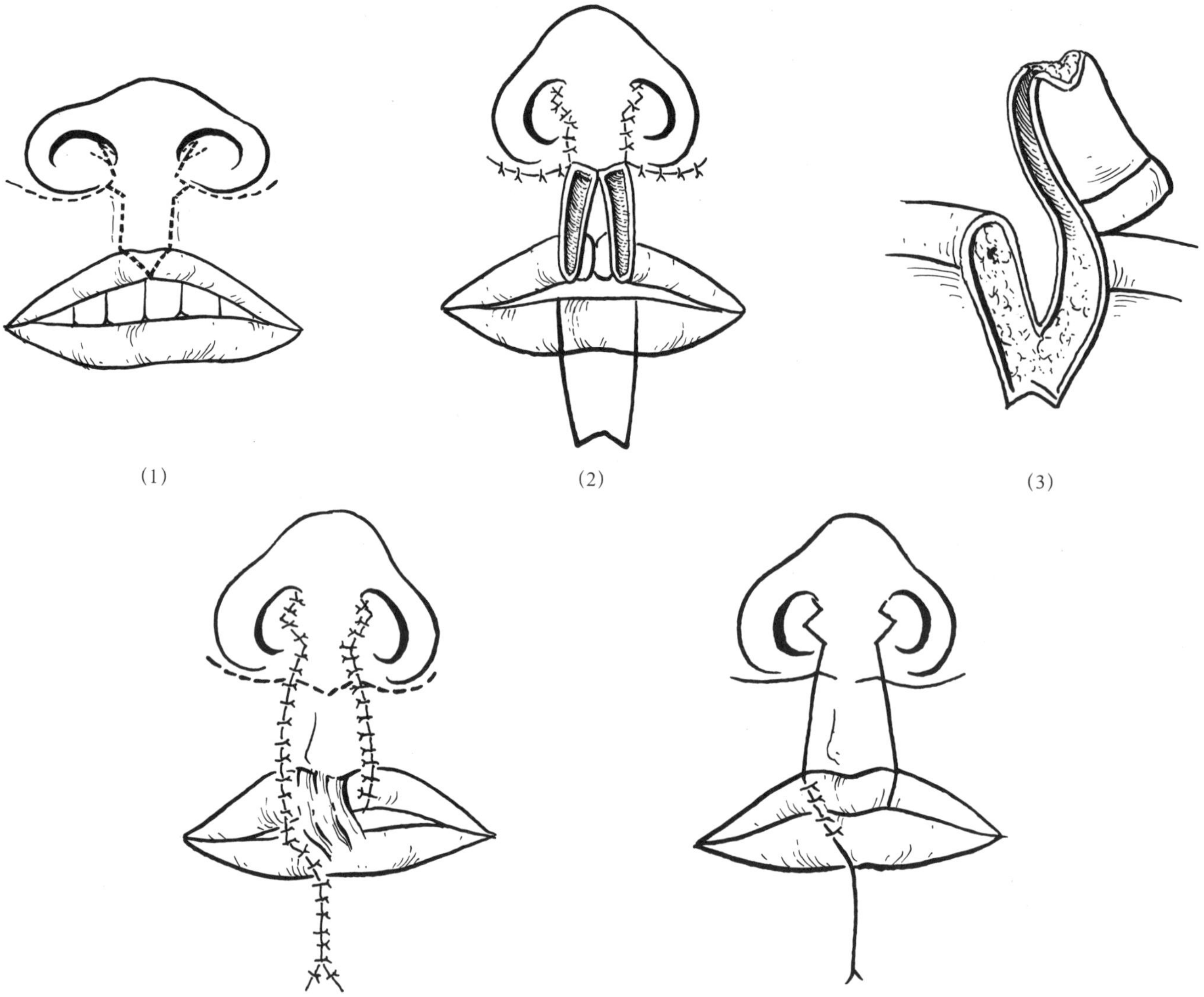

(1)　　(2)　　(3)　　(4)　　(5)

图 6–2–21

（4）交叉唇瓣修复人中部。

（5）二期断蒂修复红唇。

5.唇弓畸形：唇整体形态尚好，仅有唇峰部局限性畸形。

（1）患侧唇峰低：可在唇弓缘上方切除一块新月形皮肤，分离唇弓缘和唇红，将唇弓缘向上推进缝合（图 6–2–22）。

（2）患侧唇峰高：在患侧唇弓缘上方做倒“V”形切口，充分分离皮肤和红唇，按倒 V–Y 推进法缝合（图 6–2–23）。

（3）患侧唇峰角过宽：以健侧为准，定

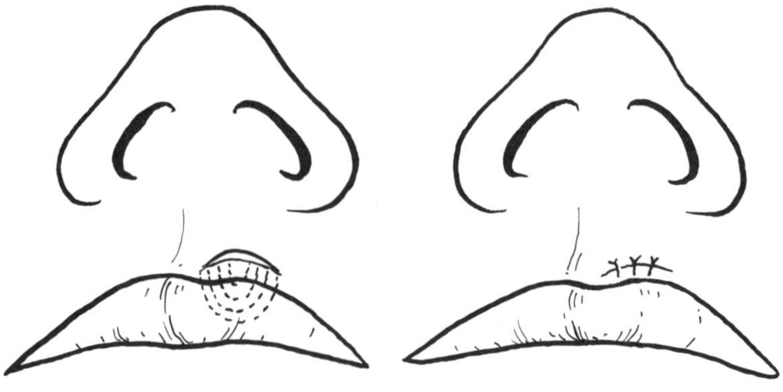

（1）术前　　（2）术后

图 6–2–22

点画线，切除瘢痕及适量皮肤和唇组织后对位缝合，有时红唇肌组织尚需固定缝合，以助缩窄（图6–2–24）。

（4）患侧唇峰角过窄：按测量在需要增宽处的唇弓缘上方切除一块新月形或三角形皮肤，分离唇弓缘和红唇，向上方牵拉缝合，即可使窄的唇峰角增宽（图6–2–25）。

6.患侧唇弓缘部分缺损：缺损原因多为瘢痕组织所致。可于切除瘢痕后将唇弓缘准确对位缝合，如出现唇峰角异常，可结合上法矫正（图6–2–26）。

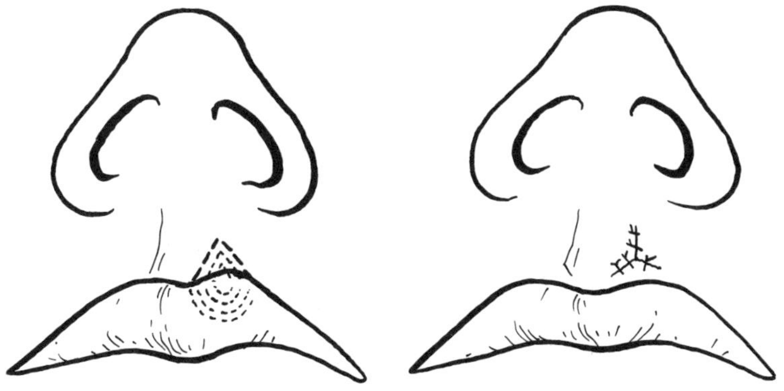

（1）术前　（2）术后

图6–2–23

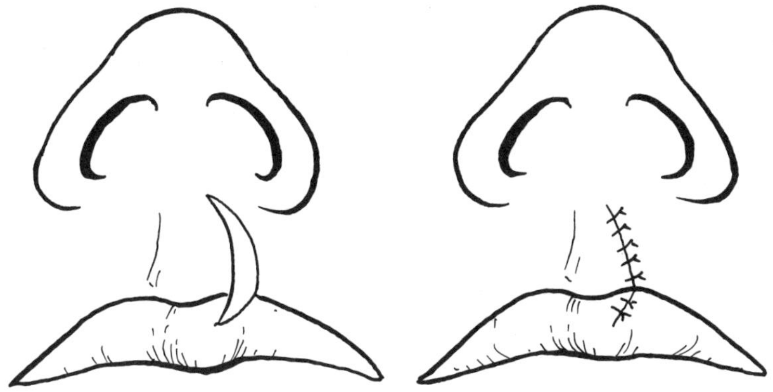

（1）术前　（2）术后

图6–2–24

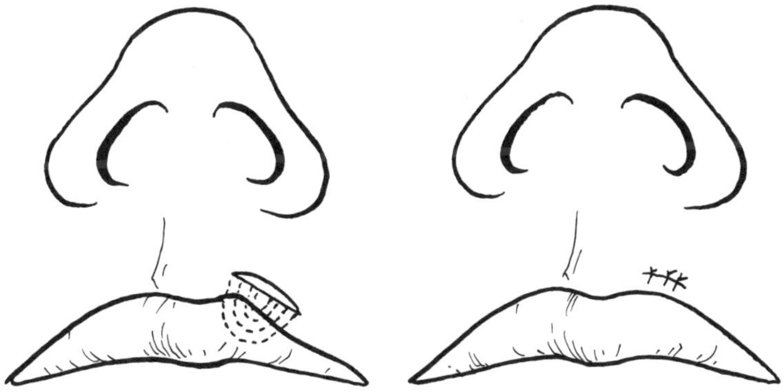

（1）术前　（2）术后

图6–2–25

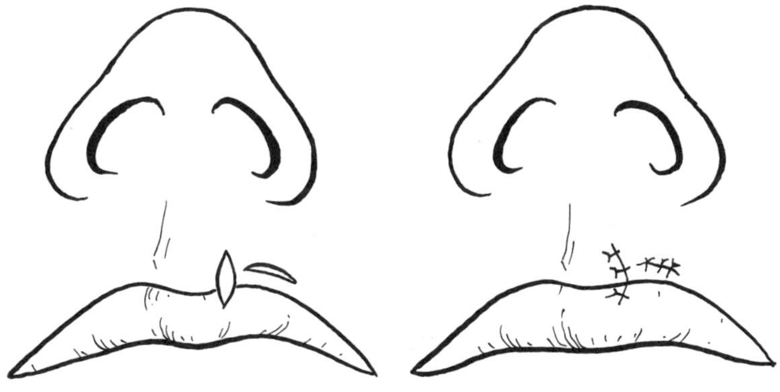

（1）术前　（2）术后

图6–2–26

7.**患侧唇弓缘不整齐**：常见患侧唇峰部白唇、红唇交错。一般可用Z成形术矫正（图6–2–27）。

8.**红唇部分缺损**：轻度的吹口哨缺损用Z成形术或V–Y推进法即可矫正。缺损稍大，患侧红唇有多余组织可利用时，宜采用患侧红唇肌瓣隧道填入法矫正。需将上唇完全切开，然后在患侧切取肌瓣，填入预制的健侧红唇表层下隧道中，缝合固定。缺损较大，可用红唇黏膜肌瓣旋转推进修复法矫正。患侧红唇过厚，可将肥厚部位红唇表层或连同部分肌组织行横梭形切除缝合（图6–2–28～图6–2–32）。

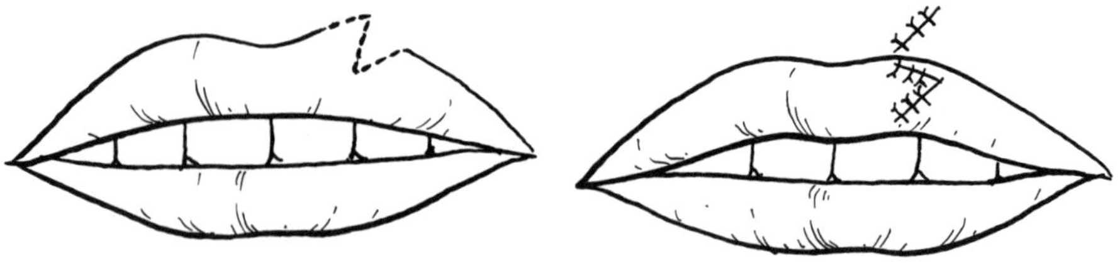

（1）术前 （2）术后

图6–2–27

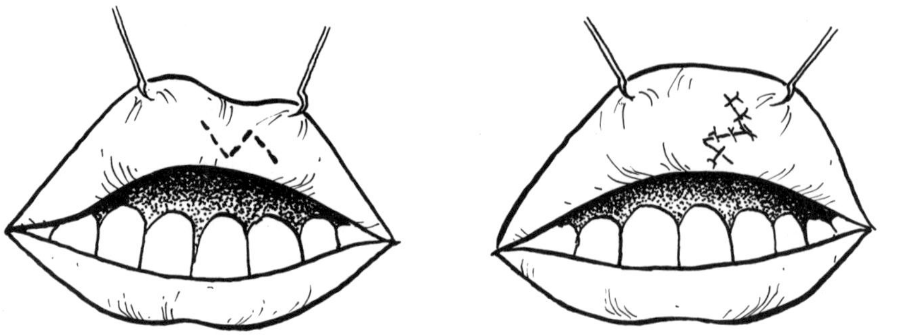

（1）术前 （2）术后

图6–2–28 Z成形术

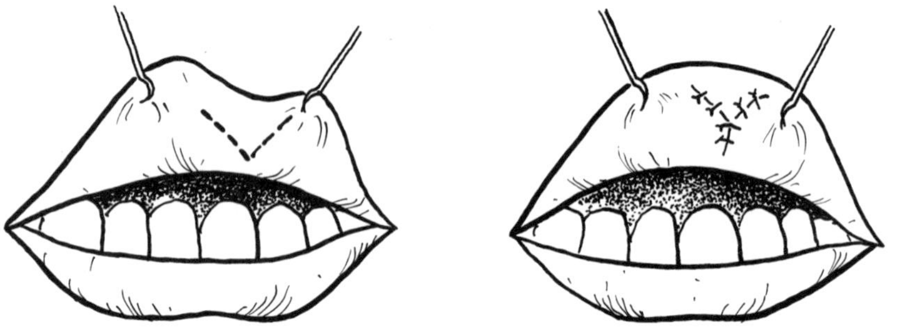

（1）术前 （2）术后

图6–2–29 V–Y推进法

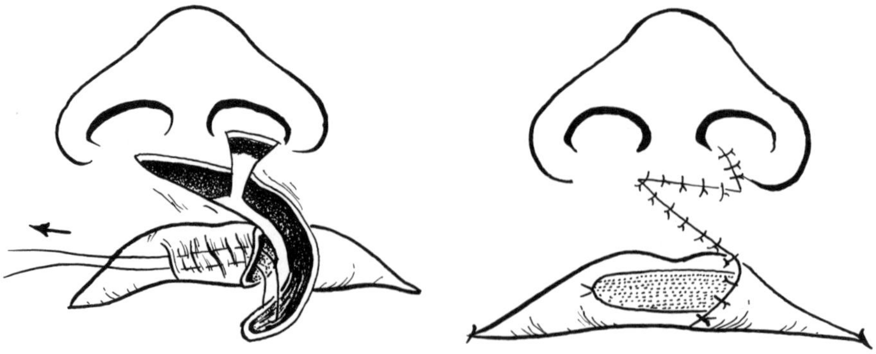

（1）术前 （2）术后

图6–2–30 隧道式肌瓣填充法

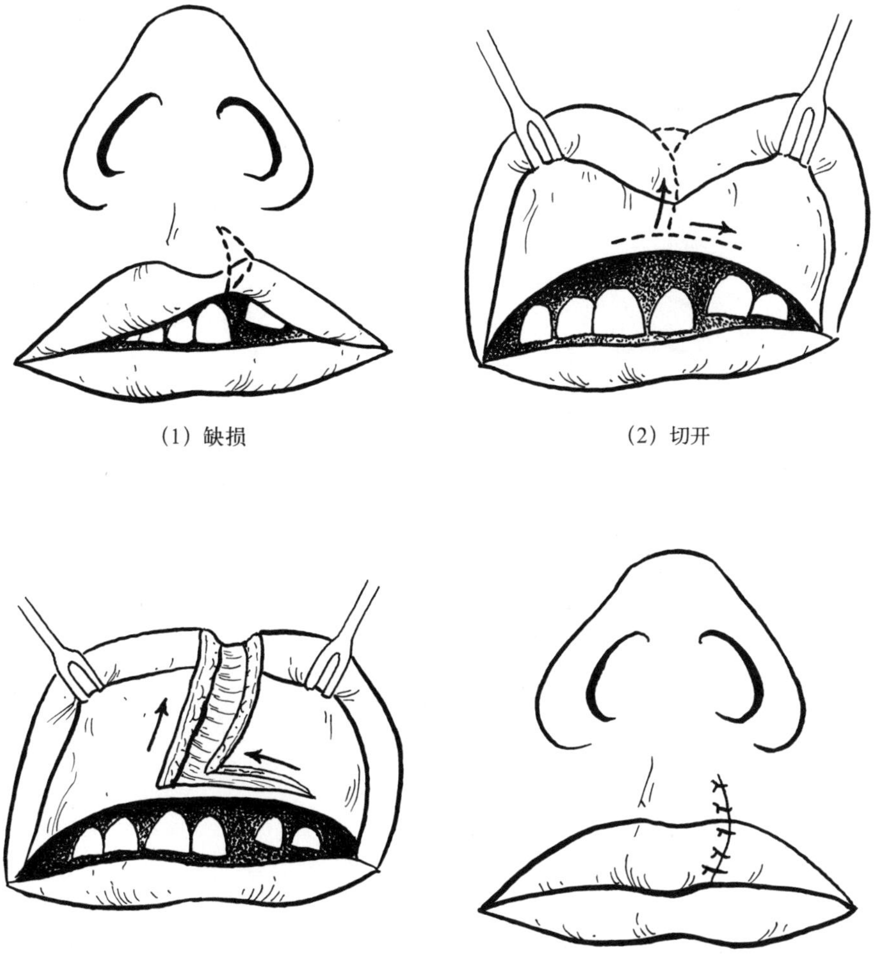

（1）缺损 （2）切开

（3）转瓣 （4）缝合

图 6-2-31 红唇 - 黏膜肌瓣旋转推进法

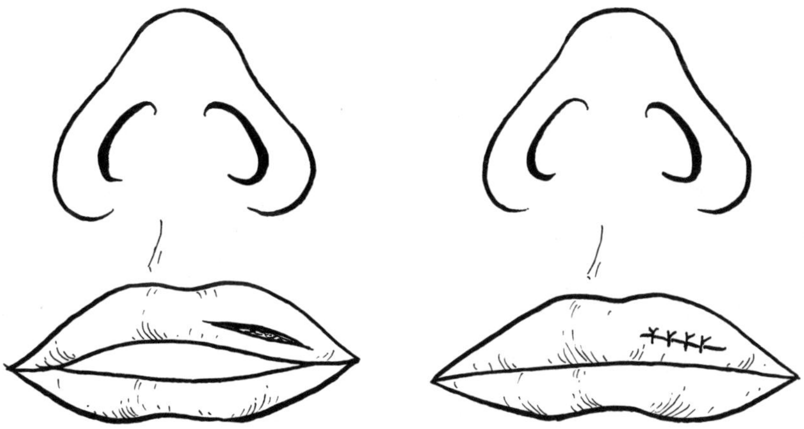

（1）术前 （2）术后

图 6-2-32 梭形切除矫正法

9.**前庭沟过浅或粘连**：影响上唇活动时可用唇系带横切纵缝法或Z成形术矫正（图6–2–33）。

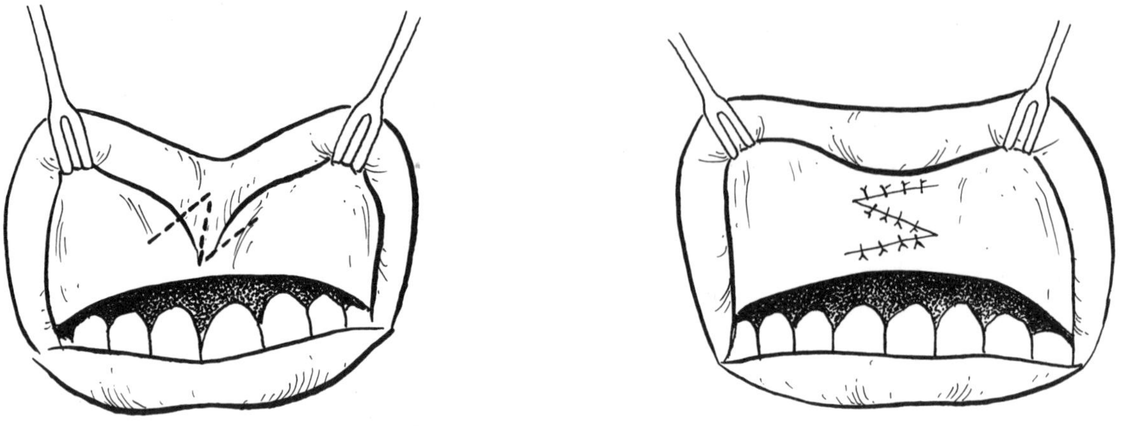

（1）术前　　（2）术后

图6–2–33　前庭沟Z成形术

（二）双侧唇裂术后继发畸形的类型和修复

【手术图示】

1.**口轮匝肌未接合或未完全接合**：人中部薄弱、松软，平坦无人中沟。两侧唇上方均可见肌性隆起，活动时尤其显著。

（1）按原切口切开双侧上唇，分离口轮匝肌，有时需直至鼻唇沟，于鼻翼脚下方水平切断口轮匝肌及部分上唇方肌纤维。

（2）肌深面需从梨状孔旁和牙槽骨面剥离，使之充分松解，都向中间推进。

（3）将人中部肌组织拉拢缝合在一起。

（4）调整皮肤和红唇以矫正其他畸形，完成口轮匝肌重建手术（图6–2–34）。

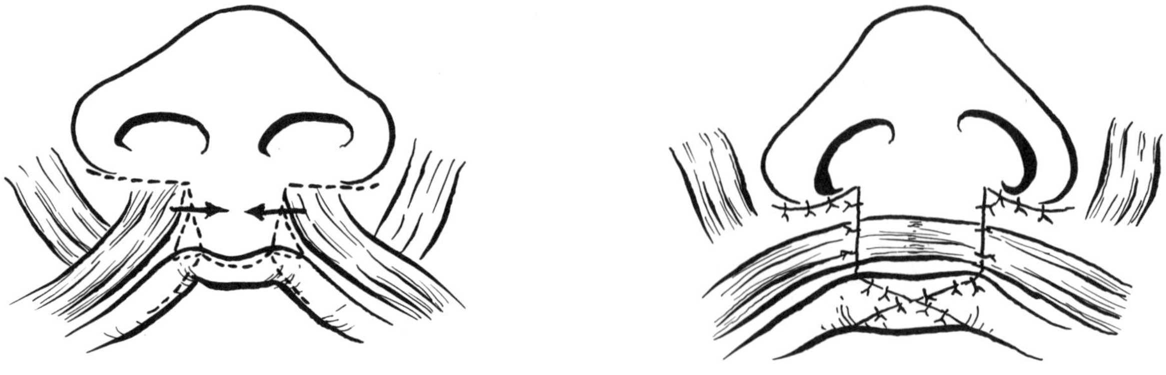

（1）术前　　（2）术后

图6–2–34

2.上唇畸形

(1)上唇过短：临床表现有全上唇过短或人中部过短。前者可用Millard法重新修复，后者可于前唇部设计倒“V”形皮瓣推进法修复(图6–2–35，图6–2–36)。

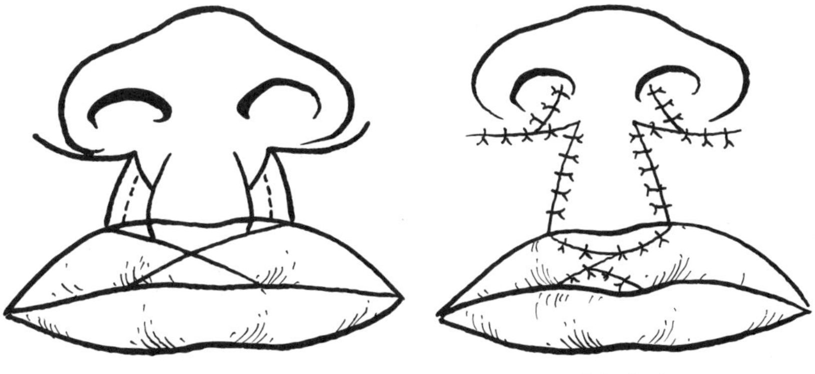

(1) 术前　(2) 术后

图6–2–35　Millard法

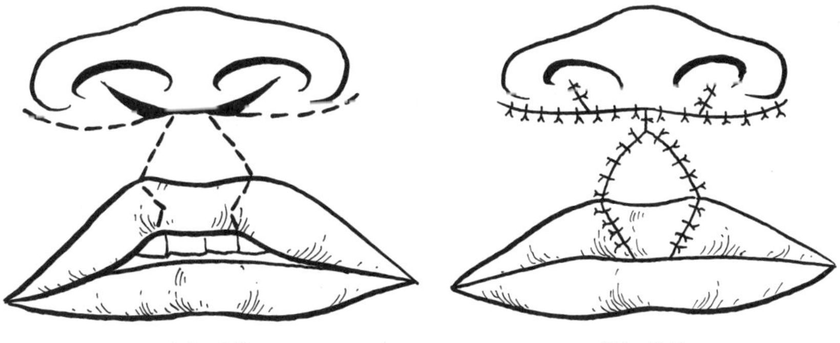

(1) 术前　(2) 术后

图6–2–36　两侧唇推进瓣法

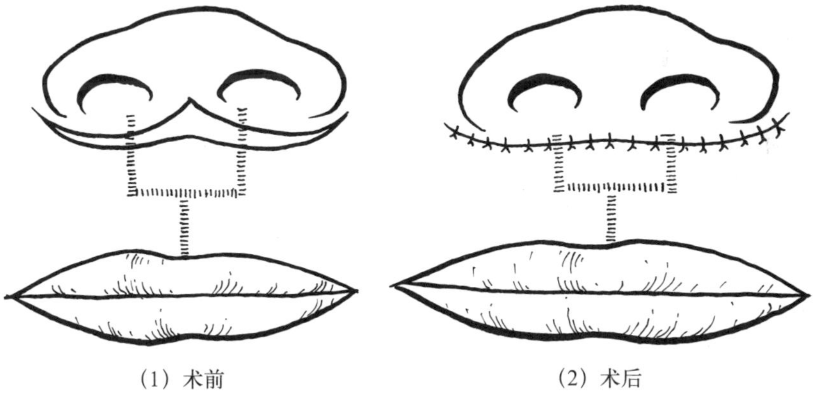

(1) 术前　(2) 术后

图6–2–37　全上唇过长矫正

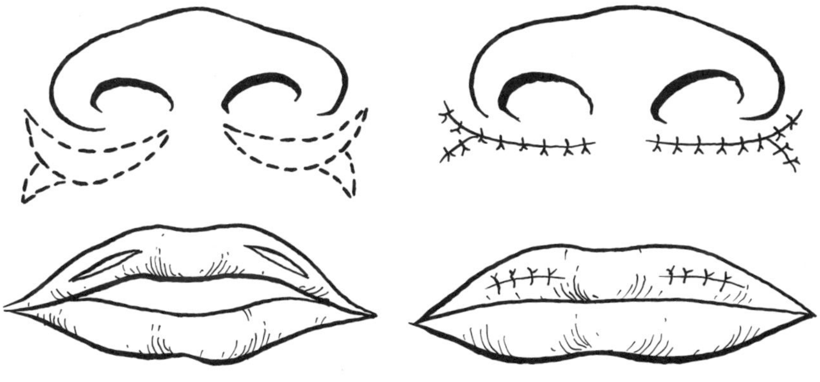

(1) 术前　(2) 术后

图6–2–38　上唇两侧轻度过长矫正

(2) 上唇过长：采用前唇增长术，如Barsky法、Obhova法和Abbé交叉唇瓣双侧唇裂修复法所致，可表现全上唇过长或上唇两侧过长。前者修复（图6–2–37）；后者修复(图6–2–38)。

3.**人中和人中嵴畸形**：因人中沟和人中嵴再造困难，双侧唇裂术后遗人中过宽、松软、无人中沟，甚或膨隆等畸形（图6–2–39）。

4.**唇弓缘不明显**：此为众多手术方法修复双侧唇裂的后遗畸形，可采用唇弓背成形术修复（图6–2–40）。

5.**中央部红唇畸形**：可有凹陷、缺损或肥厚畸形（图6–2–41～图6–2–43）。

6.**前庭沟过浅**：多为一期手术有较多创面未注意修复所致（图6–2–44）。

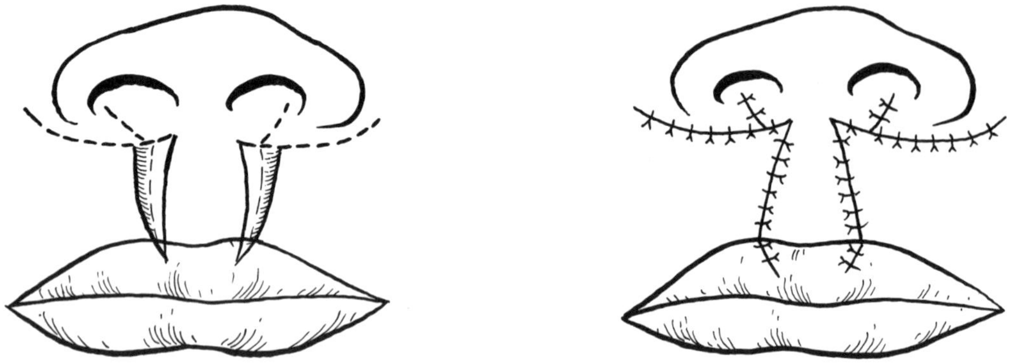

（1）术前　　（2）术后

图6–2–39　上唇两侧严重过长矫正

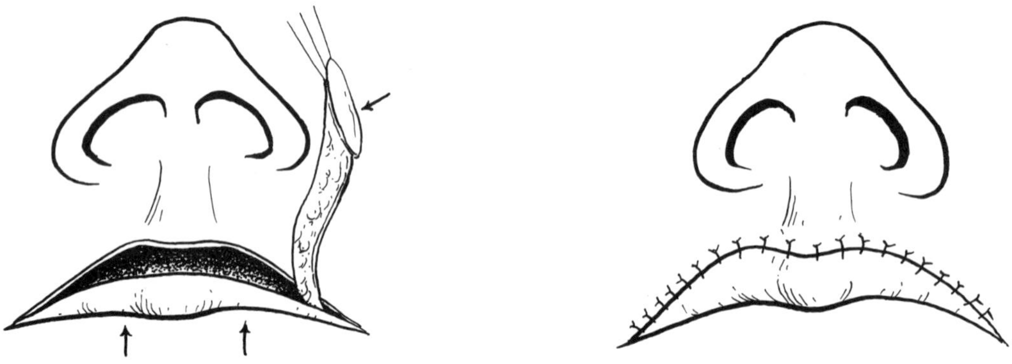

（1）术前　　（2）术后

图6–2–40　唇弓背成形术

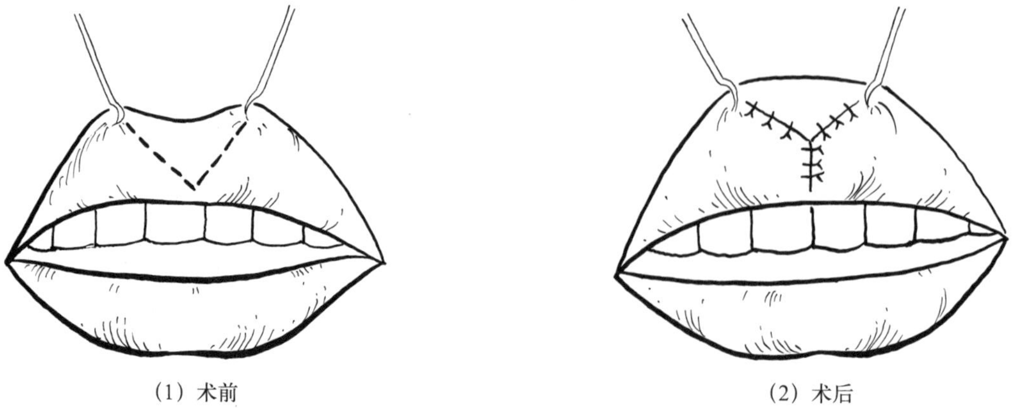

（1）术前　　（2）术后

图6–2–41　V–Y成形术

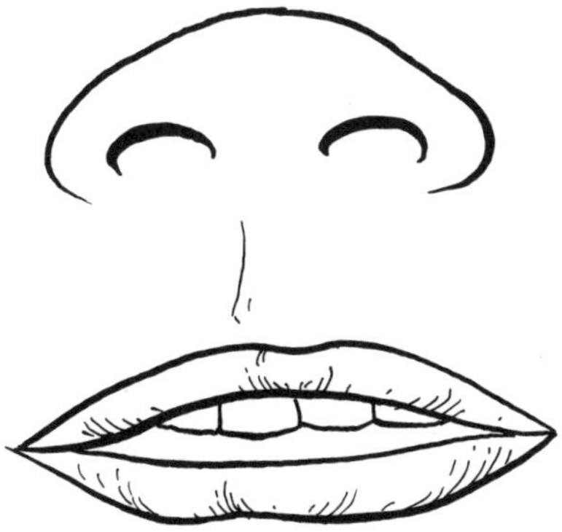

（1）术前

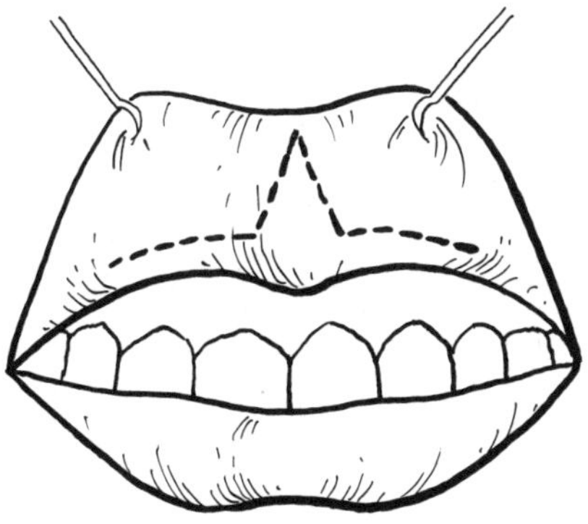

（2）设计

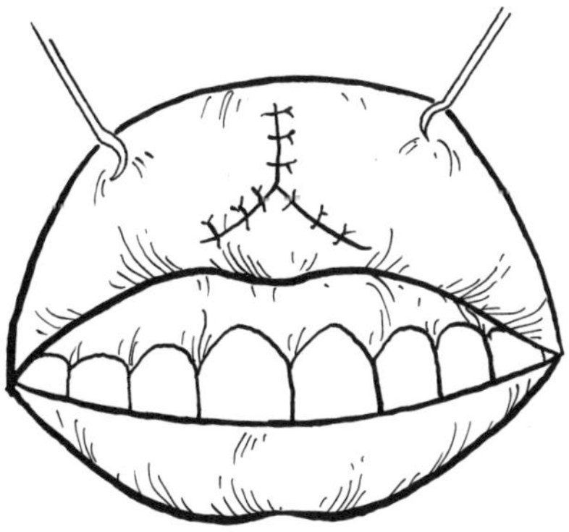

（3）缝合

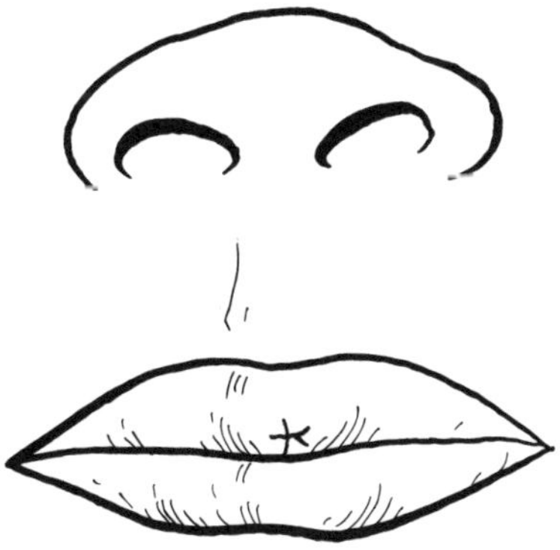

（4）术后

图 6–2–42　倒 V–Y 成形术

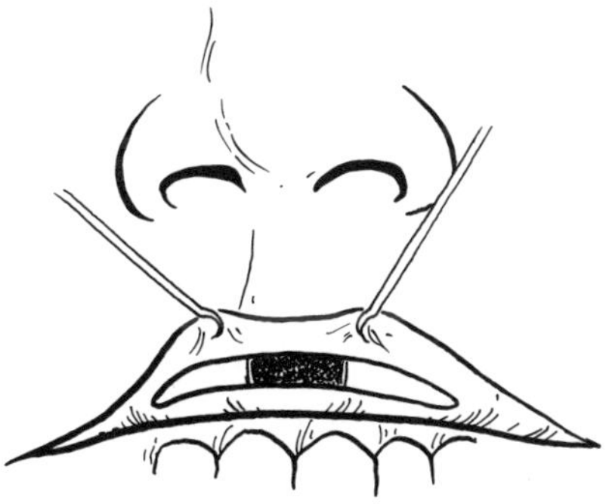

（1）剥除红唇中央部表皮

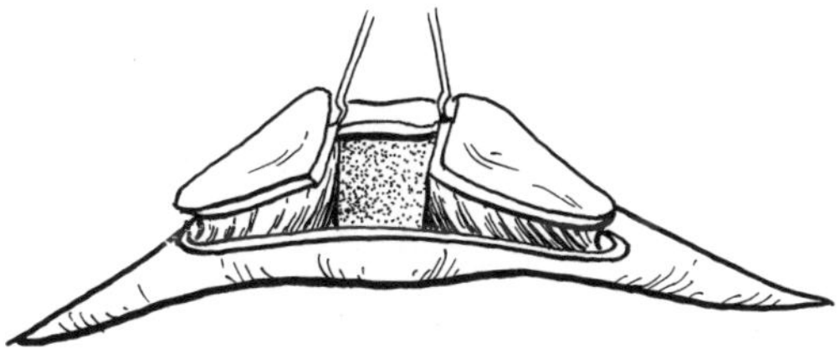

（2）双侧红唇 – 黏膜肌瓣

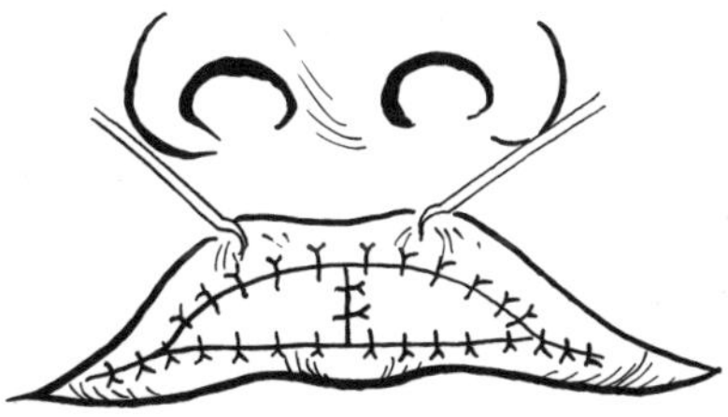

（3）推进缝合

图 6–2–43　双侧肌蒂岛状红唇 – 黏膜肌瓣

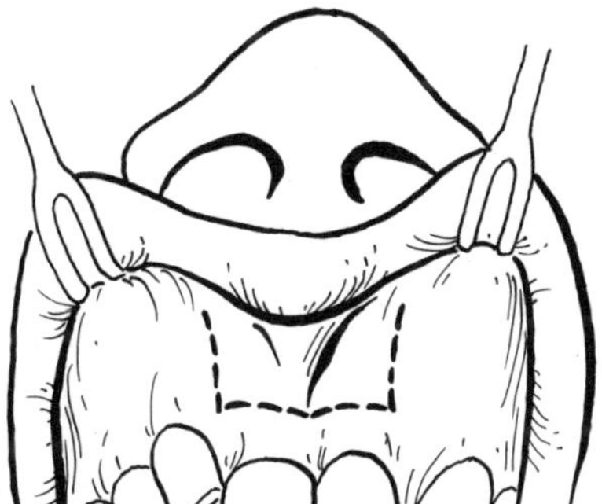

（1）术前

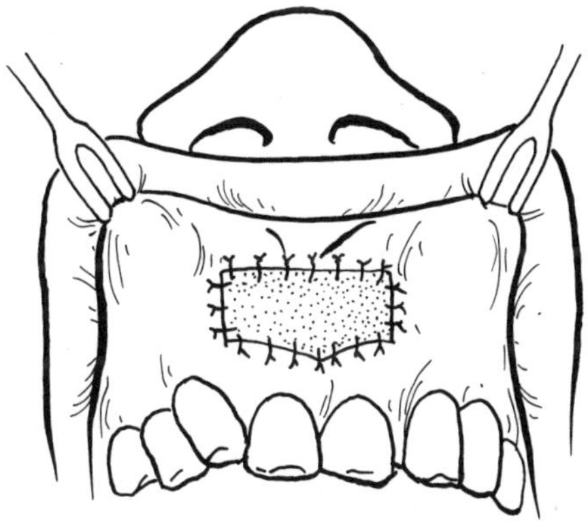

（2）术后

图 6–2–44　前颌黏膜瓣推进加黏膜移植

MEIRONGWAIKEJIEPOUTUPU

美·容·外·科·解·剖·图·谱 >>>

第七章

耳部解剖

第一节　耳廓应用解剖

一、耳廓形态

（一）耳廓的形状及结构标志

耳廓后面相对平坦，呈贝壳状隆起；其前面凹凸不平，结构复杂。其隆起部包括耳廓卷曲的游离缘，为外耳轮。外耳轮前端向前内弯曲，终止于外耳道成为外耳轮前脚。与外耳轮相对应的隆起为对耳轮，对耳轮上端分叉，成为对耳轮上脚和下脚。在耳廓前面存在下列凹陷，耳轮与对耳轮之间的狭长凹陷为耳舟。在对耳轮上、下脚之间的凹陷为三角窝。对耳轮前方的凹陷成为耳甲。耳甲又被耳轮前脚分为两部，其上部为耳甲艇，下部为耳甲腔。耳甲壁以大约90° 的夹角（颅耳角）建立在乳突部，正常人的耳舟壁又在耳甲壁的基础上后折大约90°角。外耳道前方的一小突起为耳屏。对耳轮下端成为小的隆起为对耳屏。耳屏与对耳屏之间的凹陷称屏间切迹。在耳廓最下方不含软骨的部分为耳垂（图7–1–1）。

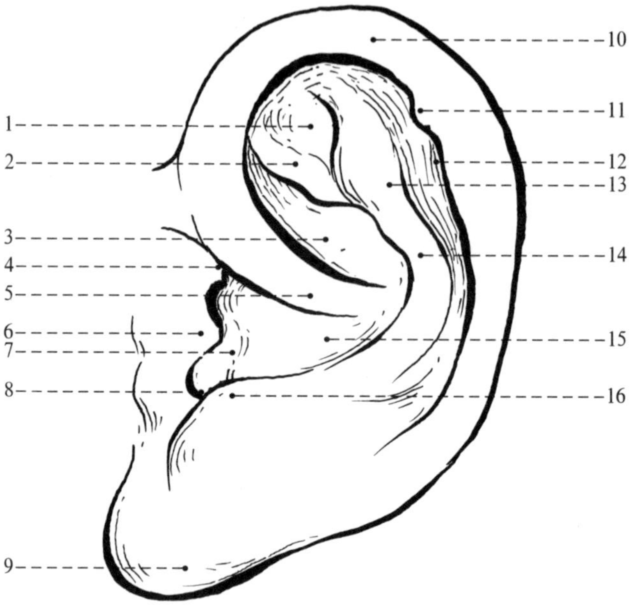

图 7–1–1　耳廓的形状

1.三角窝　2.对耳轮下脚　3.耳甲艇　4.耳前切迹　5.耳轮脚　6.耳屏　7.外耳门　8.屏间切迹　9.耳垂　10.耳轮　11.耳廓结　12.耳舟　13.对耳轮上脚　14.对耳轮　15.耳甲腔　16.对耳屏

（二）耳廓分型

根据Darwinian结节的形态可分为圆耳尖型、耳尖微显型、缺耳尖型、猕猴型、长尾猴型、尖耳尖型六型（图7–1–2）。

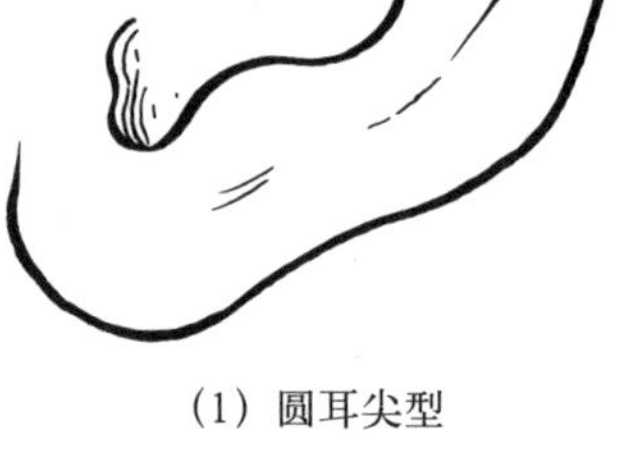
（1）圆耳尖型

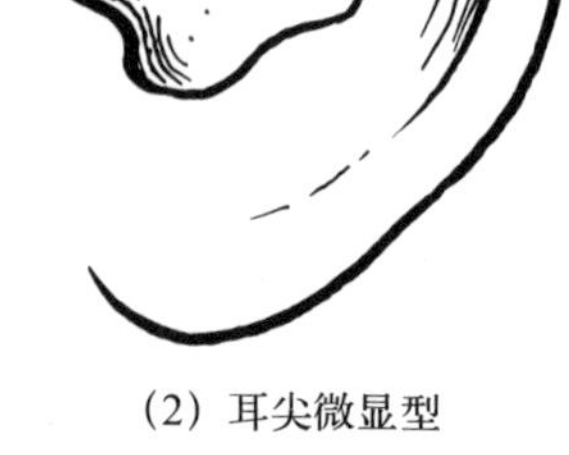
（2）耳尖微显型

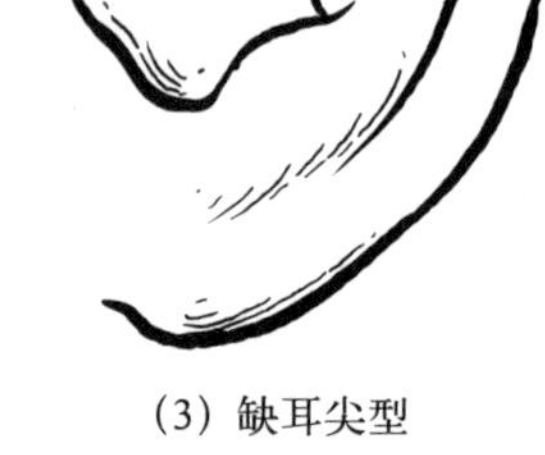
（3）缺耳尖型

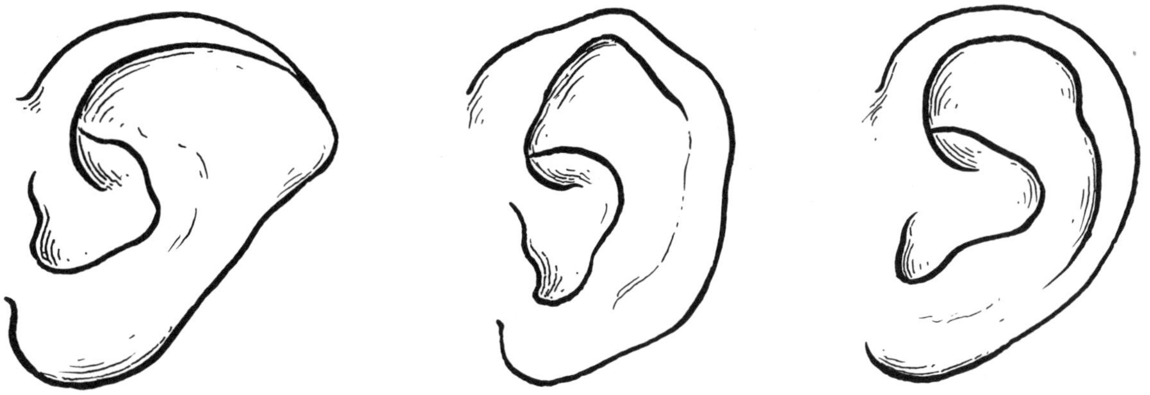

(4) 猕猴型　(5) 长尾猴型　(6) 尖耳尖型

图 7–1–2

二、耳廓组织结构

(一) 耳廓的组成（图 7–1–3）

耳廓是由皮肤、皮下组织及弹性软骨构成。耳廓的上 3/4 为皮肤包被着近似三阶梯状的弹性软骨形成。耳廓前面皮肤较薄，几乎没有皮下组织。皮肤与软骨膜紧密接触，表现出耳廓前面的复杂结构。耳廓后面的皮下有少许皮下组织。耳垂不含软骨。

(二) 耳廓的肌肉（图 7–1–4）

1.耳前肌：起自颞浅动静脉底面的筋膜，止于耳轮棘，与耳轮脚走行方向一致。

2.耳上肌：呈扇形，起于帽状腱膜，止于三角窝后面的隆起。

3.耳后肌：起于乳突外筋膜，止于耳甲后面。

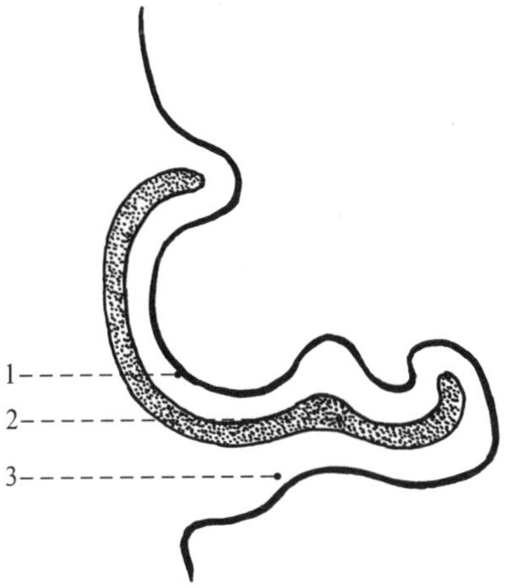

图 7–1–3　耳廓的组成

1.皮肤　2.耳软骨　3.皮下组织

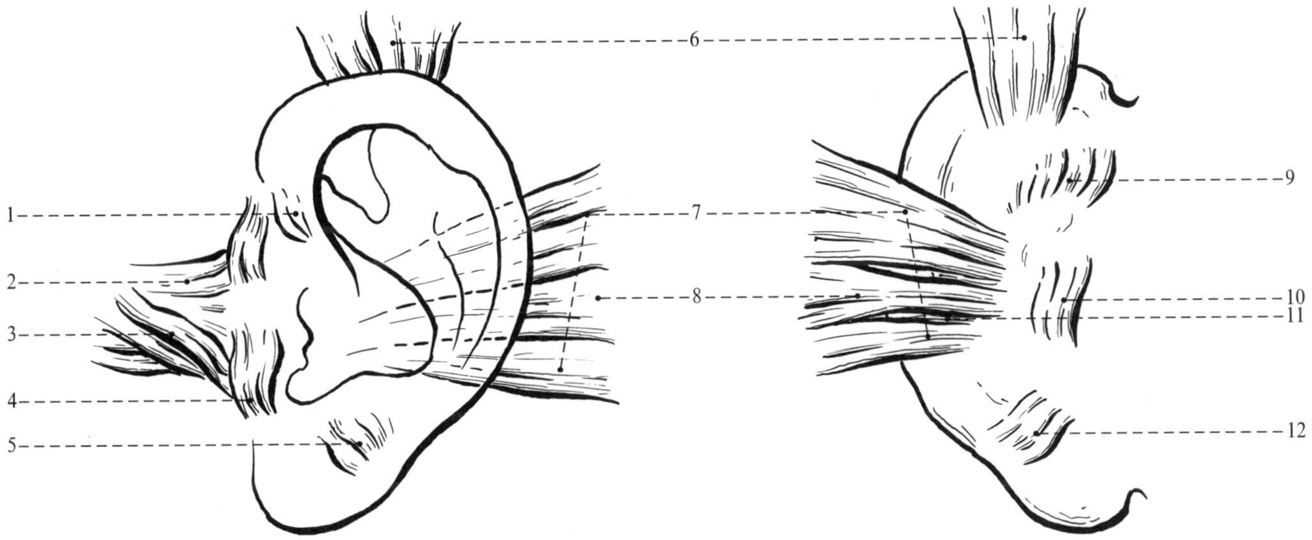

图 7–1–4

1.耳轮大小肌　2.耳前肌　3.耳前韧带　4.耳屏肌　5.对耳屏肌　6.耳上肌　7.耳后肌　8.耳后韧带　9.耳斜肌第二韧带　10.第四韧带　11.耳横肌第二韧带　12.第三韧带

耳廓借助耳肌与周围联系并维持自身的形态，耳肌在人类属退化肌群。但在手术的过程中如离断了这些肌肉，应予以修复。否则会引起耳廓周边肌肉力量失衡，进而导致耳廓不同程度的变形。

（三）耳廓的血管、神经

1.耳廓由颈外动脉的颞浅动脉和耳后动脉供血。前面主要有颞浅动脉发出的3～4个分支供血。后面主要由耳后动脉的分支供血。耳后动脉沿耳根部及颅耳沟上行，不断分支，供应耳后皮肤，同时数小支穿过耳廓软骨与耳廓前面的颞浅动脉分支相吻合，分布于耳轮、舟状窝、对耳轮、耳甲艇及耳垂处。耳廓的静脉一般都伴随着动脉走行，名称也相同。故其血液回流至颞浅静脉、耳后静脉。汇流至颈外静脉，部分血液可流至颈内静脉。耳后静脉有时经乳突导管与乙状窦相通，故在耳廓手术时伤口感染也可引起颅内并发症，虽不多见，但美容外科医师做耳部手术时也应注意无菌操作，以防术后感染（图 7–1–5）。

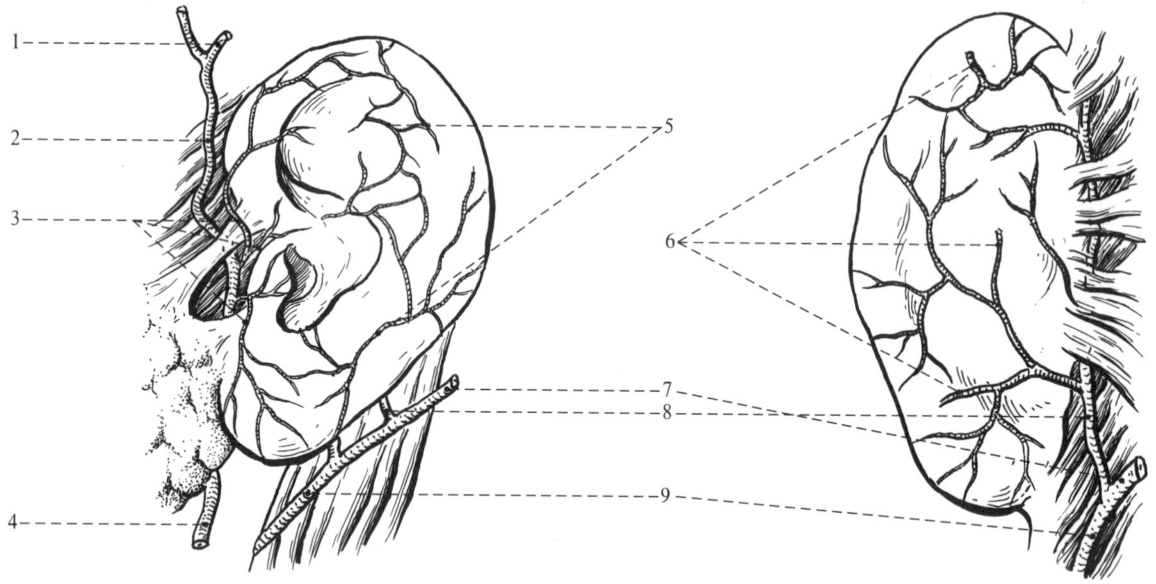

（1）前面观　　（2）后面观

图 7–1–5　耳廓的血管

1.顶支　2.颞浅动脉　3.耳前支　4.颈外动脉　5.耳后动脉前穿支　6.耳后动脉穿支　7.乳突支　8.耳廓支　9.耳后动脉

2.耳廓的神经来源较多且丰富，来自脊神经丛者有耳大神经与枕小神经。来自脑神经者有三叉神经、面神经、舌咽神经及迷走神经的分支。此外，尚有来自颈内动脉周围的交感神经（图 7–1–6）。

（1）耳大神经：起源于第 2、第 3 颈神经，在耳垂高度分为前、后两支。耳前支穿过耳垂至耳廓前面，分布于耳垂、耳轮、对耳轮、舟状窝下 2/3、对耳屏以及耳甲艇、耳甲腔和三角窝等处。耳后支分布于耳廓后面的下 2/3。

（2）枕小神经：主要起源于第 2 颈神经，也可有第 3 颈神经加入，沿胸锁乳突肌上缘在耳大神经后方上升，发出前支和穿支，分布于耳廓前面的耳轮、舟状窝的上部、对耳轮上脚和三角窝的一部分。其耳后分支分布于耳廓后面上 1/3 的皮肤。

3. 耳颞神经：来自三叉神经的下颌神经，沿耳廓前缘上行。其耳屏支分布于耳屏，内有一小支下行与耳大神经的耳前支交通。耳前支分布于耳轮脚、耳甲艇和三角窝等处。

4. 迷走神经耳支、舌咽神经与面神经分支：迷走神经耳支自颈静脉神经节分出后，随即有来自岩神经节的舌咽神经纤维加入，在穿过鼓乳裂后分为两支供给外耳，一支分布于耳廓后面，一支穿过外耳道软骨分布于耳甲艇、耳甲腔、耳轮脚、三角窝及外耳道等处的皮肤。面神经分支（耳后神经）在颅耳沟上行支配耳后肌等，只有前穿支至耳廓前面。

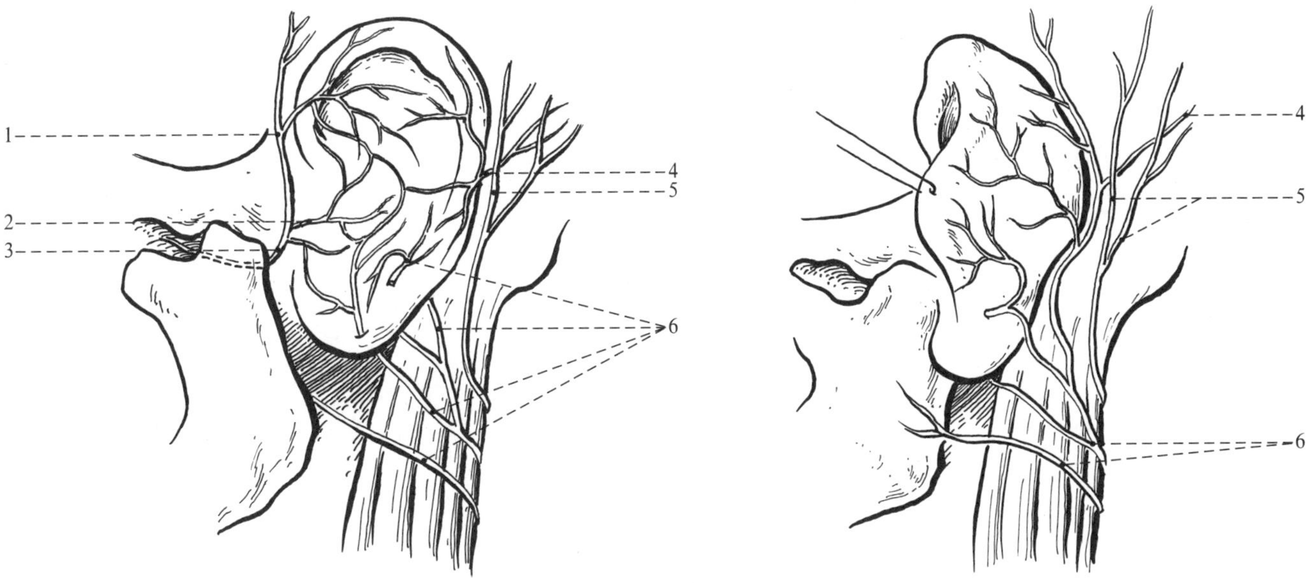

（1）前面观　　（2）后面观

图 7–1–6　耳廓的神经

1.耳颞神经　2.迷走神经耳支　3.耳颞神经外耳逆支　4.耳后神经　5.枕小神经　6.耳大神经

第二节　耳部常见手术及相关解剖

一、招风耳

招风耳是由对耳轮及其上脚折叠、卷曲不全，甚至未发生折叠与卷曲所致。其特征为：①耳舟与耳甲之间的夹角过大，较深的耳甲；②外展的耳垂。这两个特征可能同时存在，也可能只有其中的一种特征出现。常为双侧，轻重程度各有不同。

正常人耳廓整体与颅侧壁呈30°左右的夹角，耳舟与耳甲之间的夹角为90°左右（此角在耳廓前面表现为对耳轮）。招风耳的耳廓整体平面与颅侧壁间的夹角超限，可达90°。耳舟与耳甲之间的夹角过大至接近180°时，对耳轮消失。三角窝与舟状窝遂失去界限，也即对耳轮上脚消失，严重者对耳轮下脚也消失，耳廓上部失去了正常的凹凸迂回结构，呈扁平状态（图 7–2–1，图 7–2–2）。

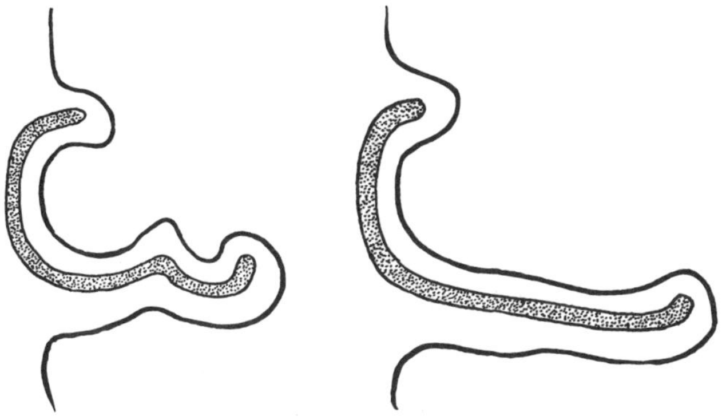

（1）正常　　（2）招风耳

图 7–2–1　横断面

【手术原则】

手术削弱对耳轮成形处软骨的弹性并避免对耳轮的尖锐成角。

【手术图示】

（1）设计画线：将耳廓沿耳甲上缘轻轻向背侧折叠，所形成的耳廓前面突起即为对耳轮及上脚的设计线。用龙胆紫标记测定出的对耳轮及其上脚的位置，在对耳轮及其上脚所在的位置的正中线上以龙胆紫涂过的注射针头由前向后穿过耳廓，在拔出针头前再用龙胆紫溶液涂一次针尖。这样就在耳廓的前、后面皮肤及软骨面上留下可供在术中识别的蓝色圆点标记（图 7–2–3）。

（2）手术选择耳廓背面切口。沿标定对耳轮及

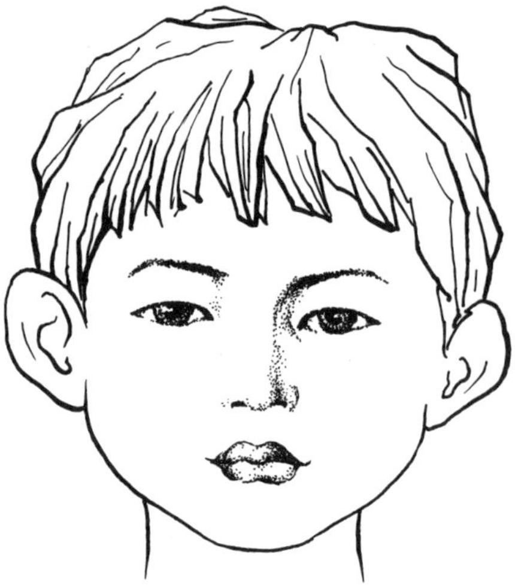

（1）正面观

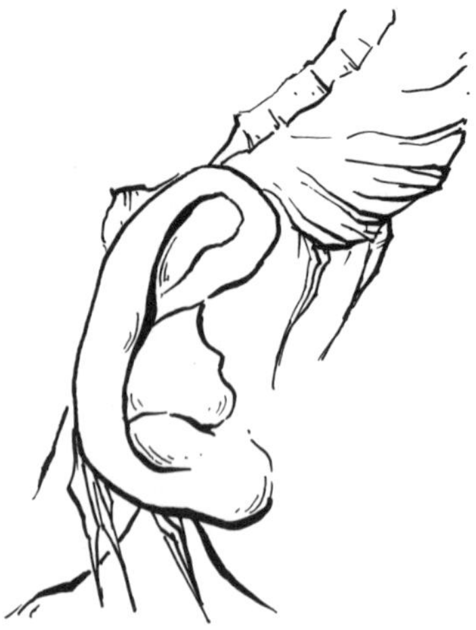

（2）侧面观

图 7–2–2 招风耳

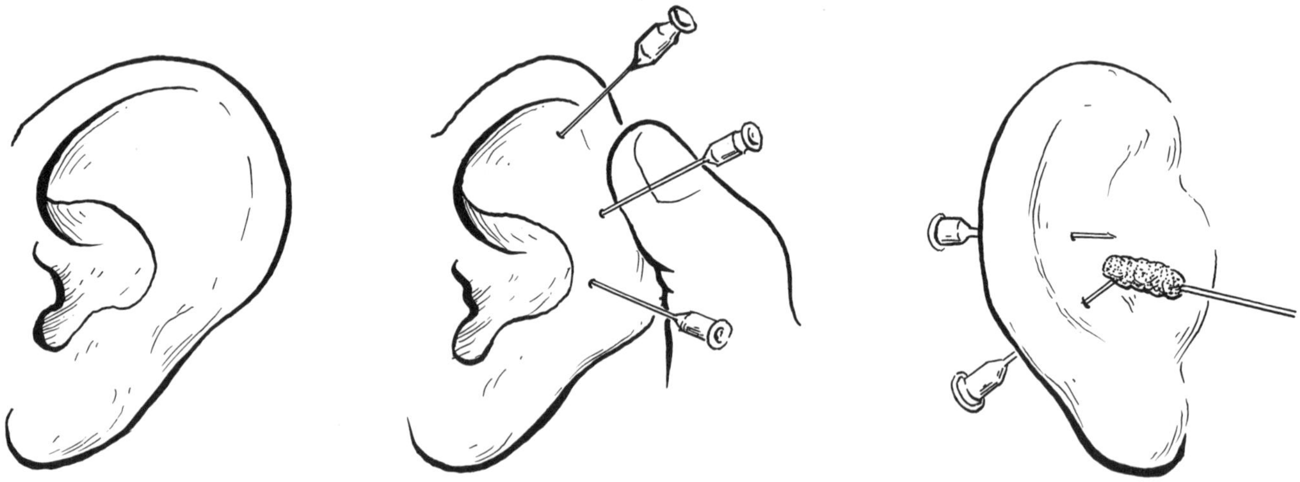

（1）

（2）

（3）

图 7–2–3 对耳轮及其上脚的标记

其上脚在耳廓背面留下的标记点切开皮肤、皮下组织达耳软骨背面软骨膜。在此层次向切口两侧分离并寻找标定点（图 7–2–4）。

（3）然后沿标定点将拟形成耳轮处的软骨的弹性削弱。可以选择软骨平行切开法、耳廓软骨前面或后面削薄法削弱耳廓对耳轮处的软骨（图7–2–5）。

（4）再将削弱的软骨两侧的耳廓软骨向背侧卷曲并缝合固定，重建对耳轮和其上脚。缝合的方法为间断缝合或褥式缝合（图 7–2–6）。

【术中应注意的解剖结构及操作技巧】

（1）麻醉选用耳周阻滞麻醉，麻醉药物为含有 1∶100 000 肾上腺素的 2% 利多卡因。沿耳周围封闭阻滞耳周围的耳大神经、耳颞神经及枕小神经的分支。这种麻醉便于用注射针头及龙胆紫标记耳廓软骨。

（2）由于耳廓软骨前面与皮肤贴合紧密，其间少有皮下组织，因此，在从耳软骨后面切割软骨时，应注意避免切穿耳软骨前方的皮肤。

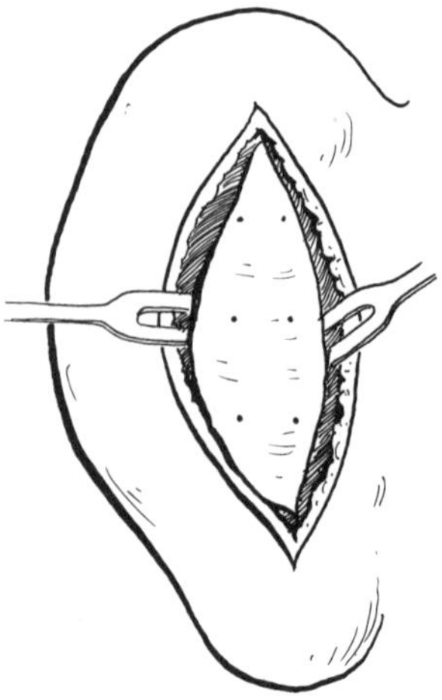

图 7–2–4

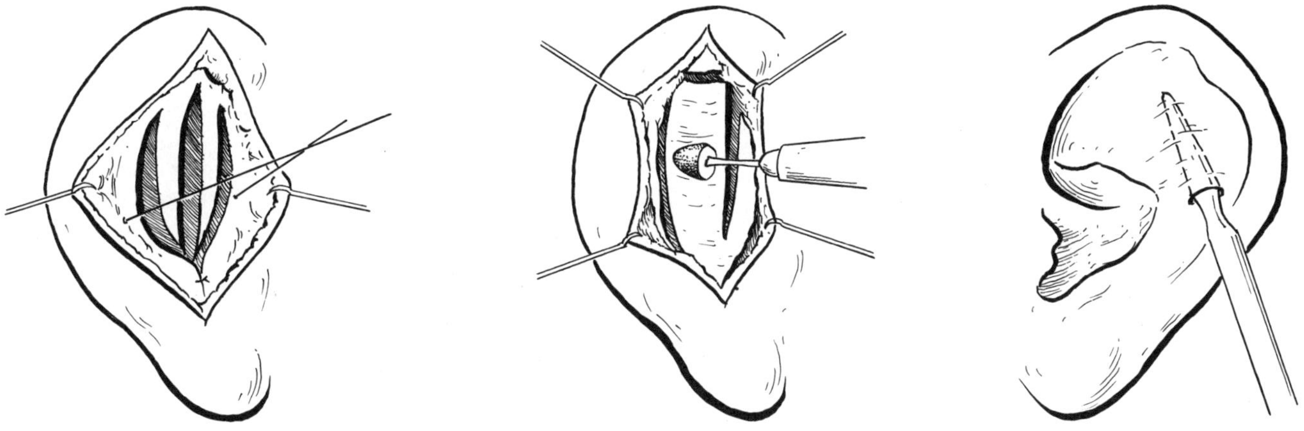

（1）软骨平行切开法　（2）耳廓背面软骨摩擦削薄法　（3）耳廓背面软骨膜划开法

图 7–2–5

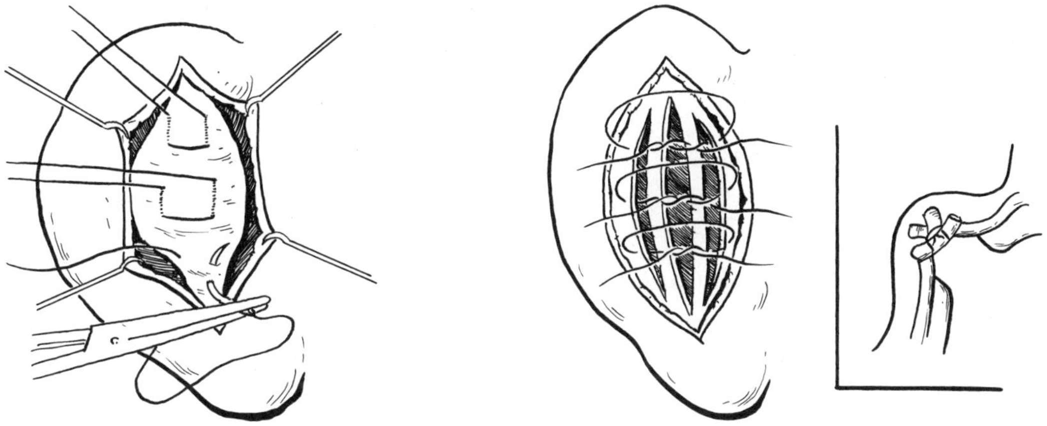

（1）褥式缝合　（2）间断缝合

图 7–2–6

二、隐　耳

隐耳为耳部先天性发育畸形，耳廓肌的止点异位可能是畸形的解剖学病因。表现为耳廓上部软骨隐埋于颞部头皮下。颅耳沟的上部消失，耳廓前面的皮肤与颞部皮肤连成一片并位于同一平面。埋入部分的耳廓轻压或提起时可以呈现。严重者耳轮上部成锐角折叠，舟甲角小于 90° 即对耳轮及其后脚过度折叠，舟状窝发育也较差，耳廓上部宽度变窄，形似下部的倒影状态。整个耳廓呈现为上下窄、中间宽的三角形（图 7–2–7）。

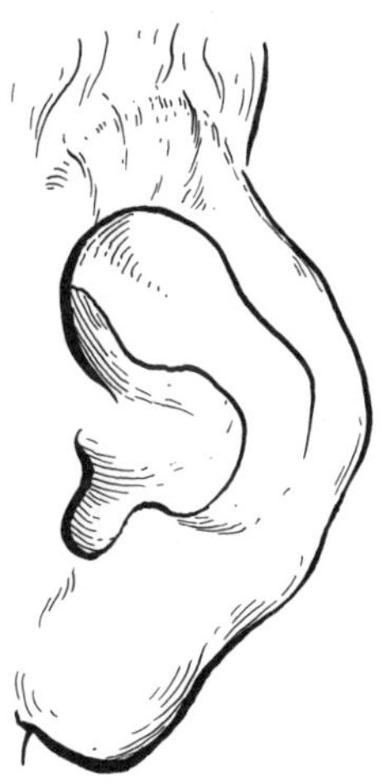

图 7–2–7　隐耳

【手术原则】

在尽力保留耳廓皮肤完整性的条件下，将隐入皮下的耳廓软骨释放出来，恢复耳廓的正常位置。修复耳廓及颞区的创面并建立适度和稳定的颅耳沟。

【手术图示】

1. 单个三角皮瓣法

（1）耳轮上缘设计三角皮瓣，尖端位于发际内 0.5cm。皮瓣的底为耳轮上缘。

（2）切开皮肤深达深筋膜浅面。将三角皮瓣自尖端向底部掀起，使耳廓软骨复位，并形成正常耳颅沟。然后将三角皮瓣向耳廓背面的创面旋转，皮瓣的供区直接拉拢缝合（图 7–2–8）。

2. 三叶皮瓣法

（1）在耳廓上部做三个连续的三角皮瓣。将耳廓上极及背侧粘连完全松解，将耳廓上部软骨支架复位（图 7–2–9）。

（2）用固定缝线固定做出耳轮、耳轮脚和颅耳沟，将皮瓣覆盖耳廓外面。缝合皮肤头皮暴露创面以松解延长切口，进行局部三角瓣转移修复之（图 7–2–10）。

3. 耳后旋转皮瓣法

该法主要是利用颅耳沟下部的皮肤旋转向上转移修复耳廓上部复位后形成的创面（图 7–2–11）。

（1）首先以龙胆紫设计两个弧，弧 AB 和弧 BCDE，点 A 放在所要设计的颅耳沟的前端，点 B 放在耳轮的最高点，弧 BC 的距离等于弧 AB 的距离。D 放在耳廓下半部颅耳沟的附近，以颅耳沟为中线 D 的对称点为 E，连接弧 DE。

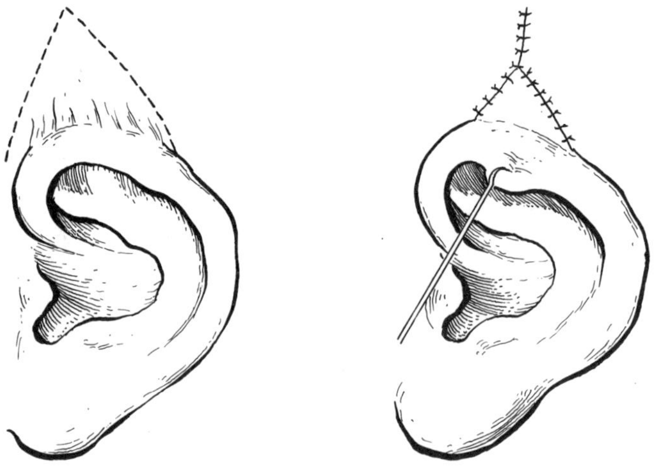

（1）术前　　（2）术后

图 7–2–8　单个三角皮瓣法

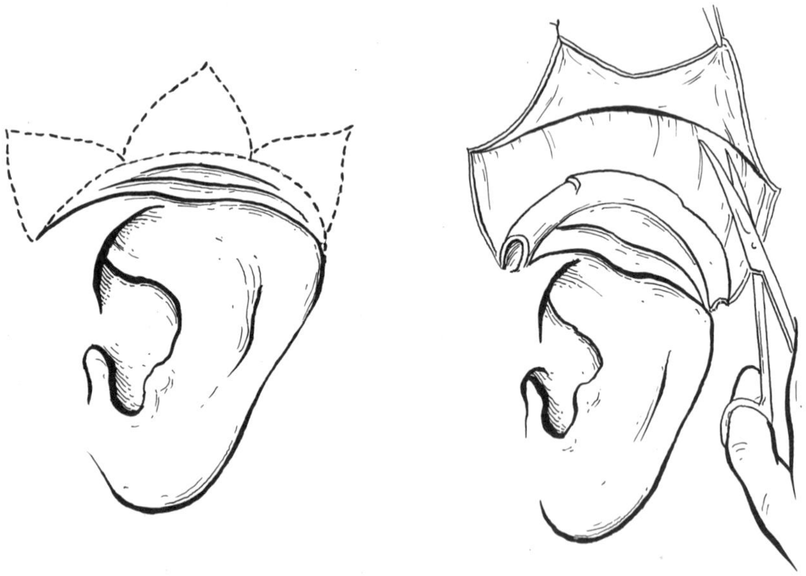

（1）设计　　（2）分离

图 7–2–9

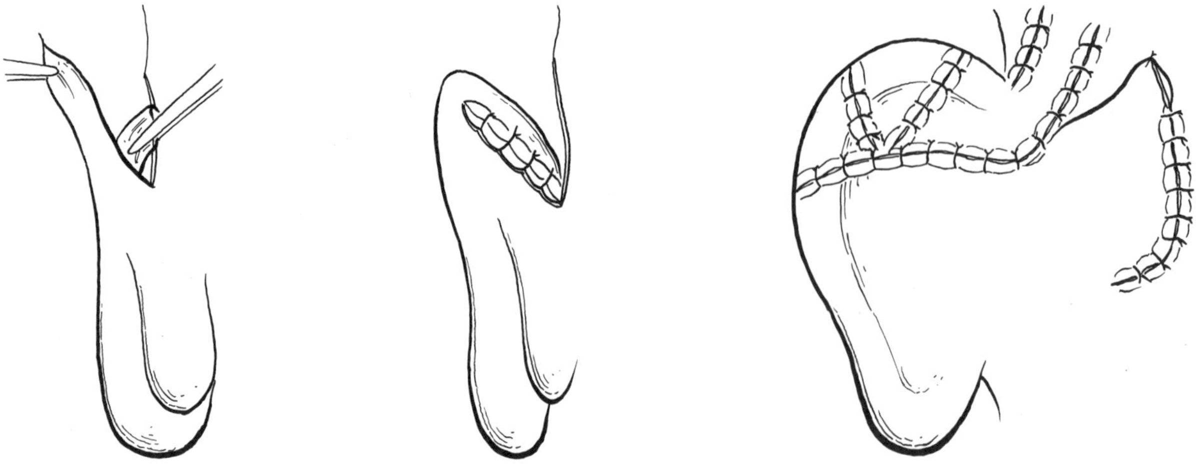

（1）　（2）　（3）

图 7–2–10

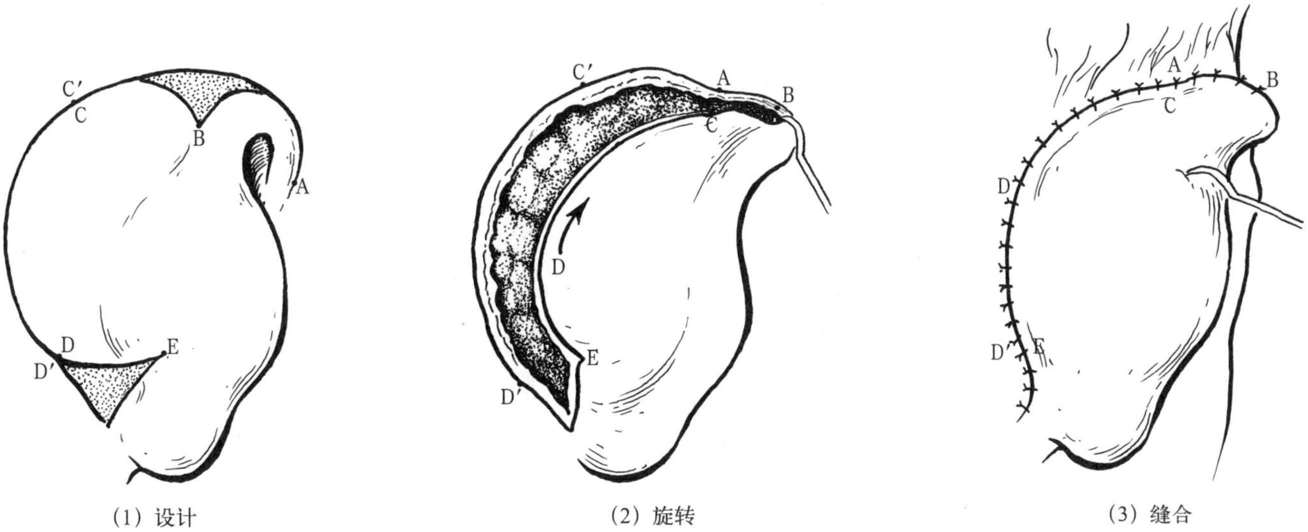

图 7-2-11　耳后局部瓣法创面

(2) 耳廓阻滞麻醉后，按设计的画线切开皮肤，分离皮下组织形成一旋转皮瓣。将该皮瓣掀起到对耳轮在耳背面的投影线。在颞区深筋膜和耳廓上部软骨膜之间进行分离，直至形成足够深的颅峰沟。皮瓣形成后向上旋转，使 C 与 A 重合，D′ 与 E 重合。切除过多的皮肤。残余的创面由剥离后颞部的皮肤推进缝合或植皮。

【术中应注意的解剖结构及操作技巧】

有时隐耳矫正后会出现畸形部分的耳软骨回缩，因此，术中在缝合耳后皮肤时应注意增加横行切口的力度。也可在复位耳软骨后判断引起软骨的变形部位，并通过切断部分耳软骨减轻其引起软骨变形的力度。

三、杯状耳

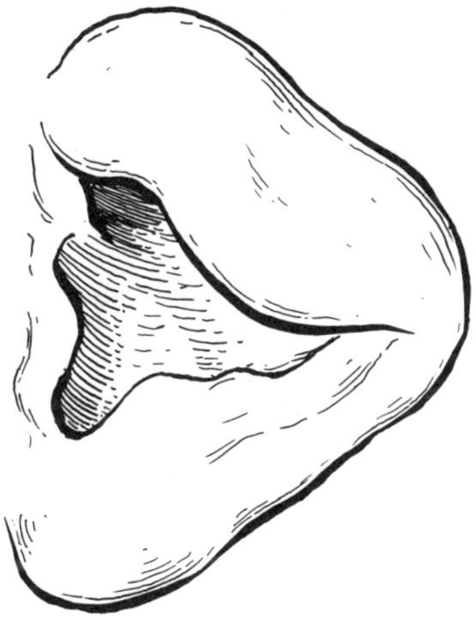

图 7-2-12　先天性杯状耳

杯状耳是较为常见的耳廓先天性发育畸形，多双侧。畸形主要出现在耳廓的上半部，耳轮紧缩，耳轮及耳廓卷曲和黏着，耳轮脚向下移位，对耳轮及其上脚扁平甚至消失，耳舟变宽。耳轮缘垂向耳甲艇，严重者耳缘卷曲几乎呈管状（图 7-2-12）。

【手术原则】

是设法使卷曲的耳廓软骨复位，并合理覆盖耳廓上形成的创面。

1.耳轮脚 V-Y 推进法

“V”形切开耳轮脚和耳轮前上方的皮肤和软骨，形成一蒂在耳轮上部的耳轮脚三角形皮肤软骨复合组织瓣，将此瓣向上向后推移作“Y”形缝合。如伴有招风耳畸形，按招风耳畸形的矫治方法做出对耳轮及其后脚。如矫正后耳廓上部仍有部分耳轮下垂，可按耳轮前缘走向设计圆滑曲线，切除设计线外多余的皮肤（图 7-2-13）。

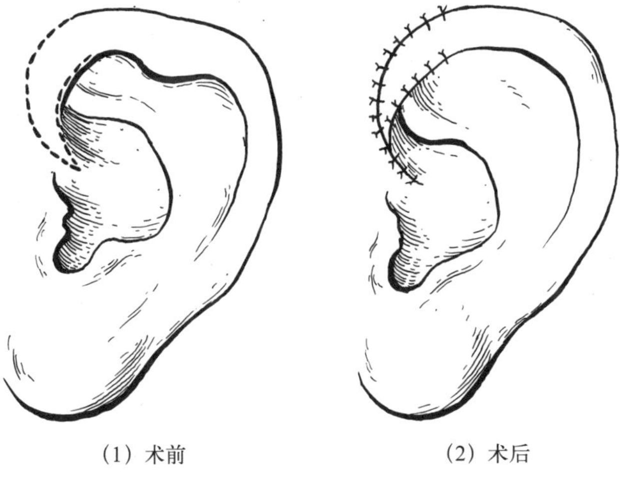

图 7-2-13　耳轮脚 V-Y 推进法

2.下垂耳廓软骨切开法

在畸形耳廓背面做切口，在皮下组织与软骨膜间进行充分剥离，使耳轮和耳舟软骨脱套，在脱套的软骨上做多个放射状切口，将软骨切开，使卷垂的软骨展平、拉起，呈花瓣状，以取自耳甲或肋软骨的软骨条缝合固定于花瓣状软骨条末端的前面再造耳轮，缝合皮肤（图 7–2–14）。

3. 下垂耳廓软骨移位法

适用于耳廓上部向前下卷曲不甚严重且耳轮上部有一定的长度者。

在耳背面相对于耳轮、耳舟软骨折叠的部位做切口，切开皮肤，在软骨与皮下间进行充分剥离，将向前折叠的软骨部分脱套，自后向耳轮脚方向切断折卷的软骨，形成软骨瓣，将其更新固定于耳舟软骨上，形成耳轮支架。缝合皮肤。矫正术毕，均需用湿的纱布团和棉球填塞，以利术后定形（图 7–2–15）。

4. 耳后皮瓣加软骨片移植法

一期手术：在畸形的耳轮脚上方或杯状耳中部全层切开。将耳廓的上、下两部分展平，使之接近于正常位置。在耳后切取比缺损范围大约10%的、蒂向发际的半梭形皮瓣。自健侧耳甲切取一条软骨，缝合移植于患耳作耳轮及耳舟的支架，将皮瓣覆盖软骨的缺损面。

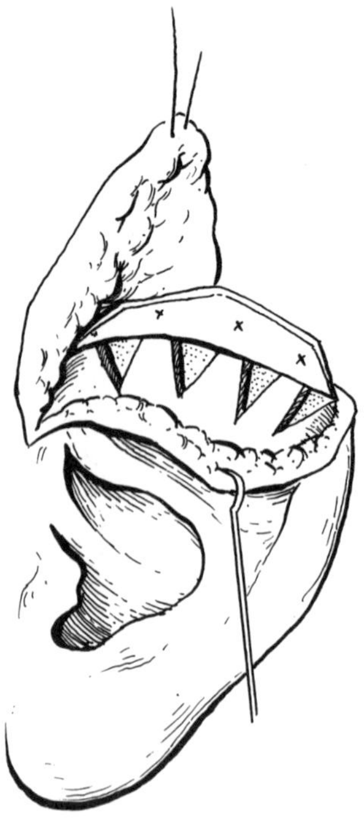

图 7–2–14　下垂耳廓软骨切开法

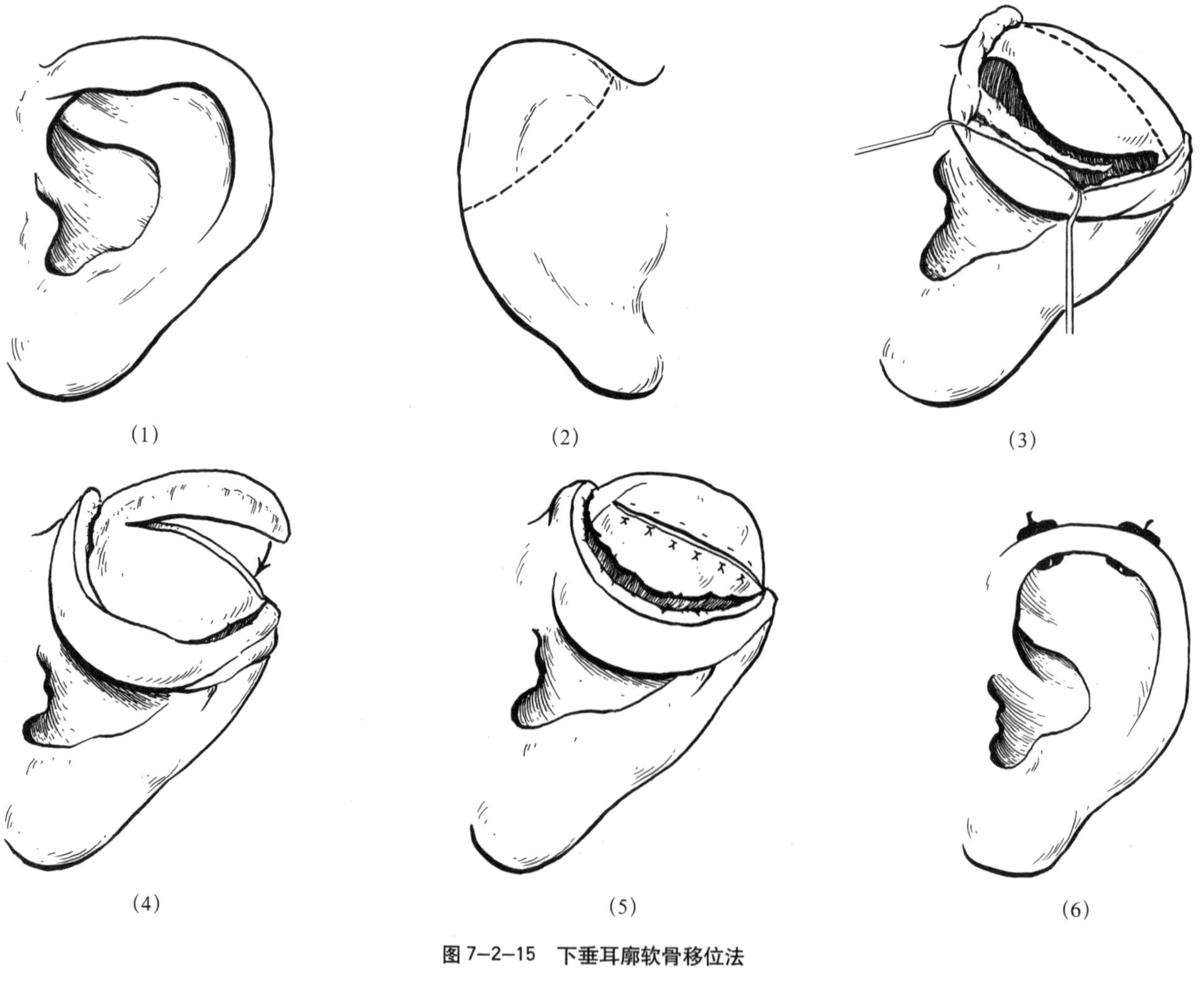

图 7–2–15　下垂耳廓软骨移位法

二期手术：3 周后断蒂，连同移植的软骨及紧贴于其上的薄层软组织一并掀起，使皮瓣蒂部覆盖软骨支架的背面。注意不能外露移植的软骨。取一块中厚或全厚皮片移植在供皮瓣区的创面上（图 7–2–16，图 7–2–17）。

在局部皮瓣的大小不能满足缺损修复时，也可选择扩张期预先扩张或颞浅筋膜瓣复合植皮来覆盖劈开杯状耳后形成的创面。

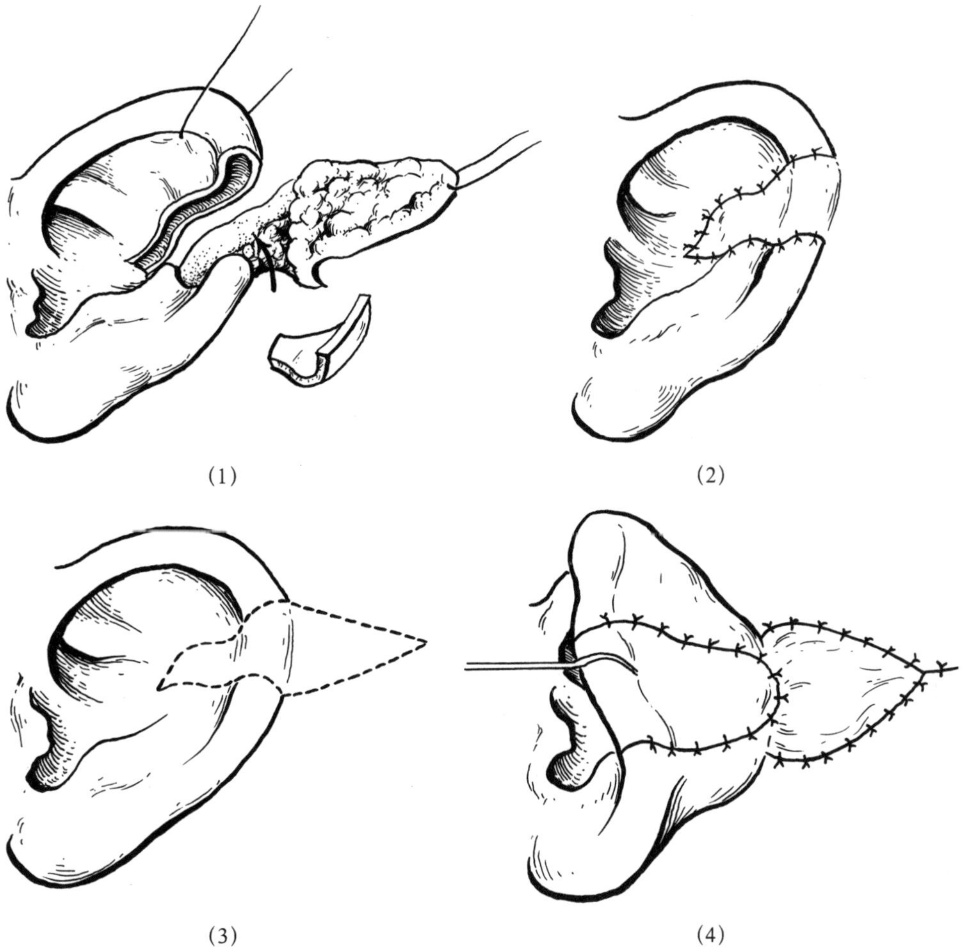

图 7–2–16　在耳廓中间切开

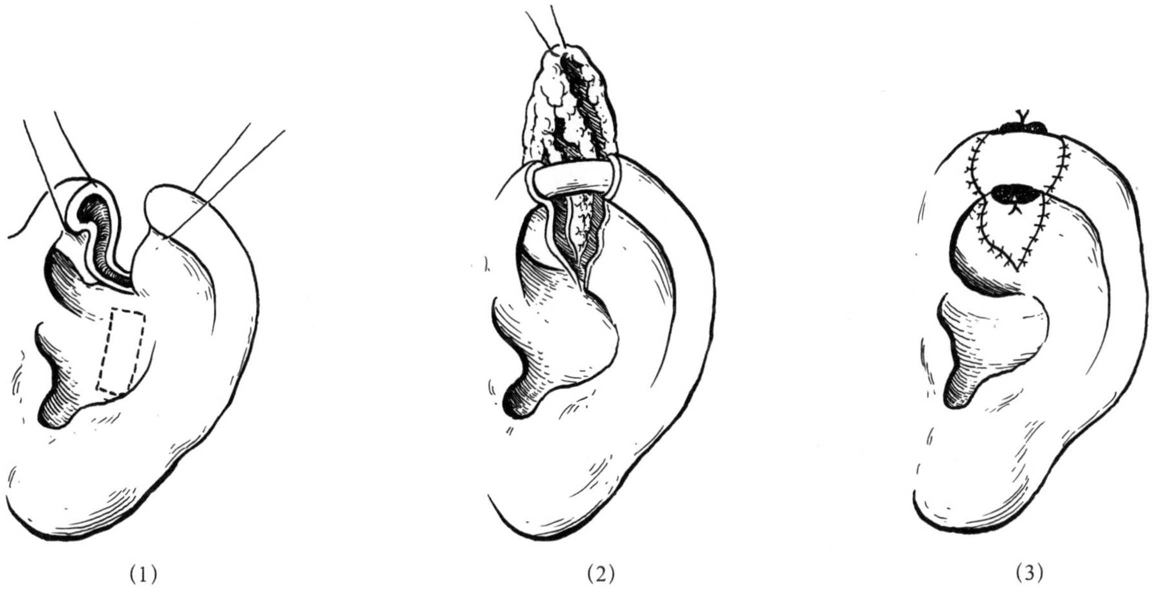

图 7–2–17　在耳廓上部切开

5.耳甲复合组织瓣上旋法

在耳廓的后面和乳突区形成一蒂在上方的舌形皮瓣，再经耳轮脚和耳屏之间进入耳甲。经外耳道口后缘抵达屏间切迹处，再弯向对耳轮内侧，向上反折。切透软骨及软骨膜，于后侧软骨膜深处剥离，并将其逐步掀起：这样形成以外侧为蒂向上旋转的复合组织瓣。将上旋后的耳甲软骨复合组织皮瓣与深部组织固定1针或2针，即可构成耳廓的上半部。缝合耳后方的切口，以缩小过大的颅耳沟。将耳后皮瓣覆盖上旋后的耳甲软骨后上面所裸露的创面。耳甲组织上旋后在原耳甲腔的创面植入全厚皮片（图7–2–18）。

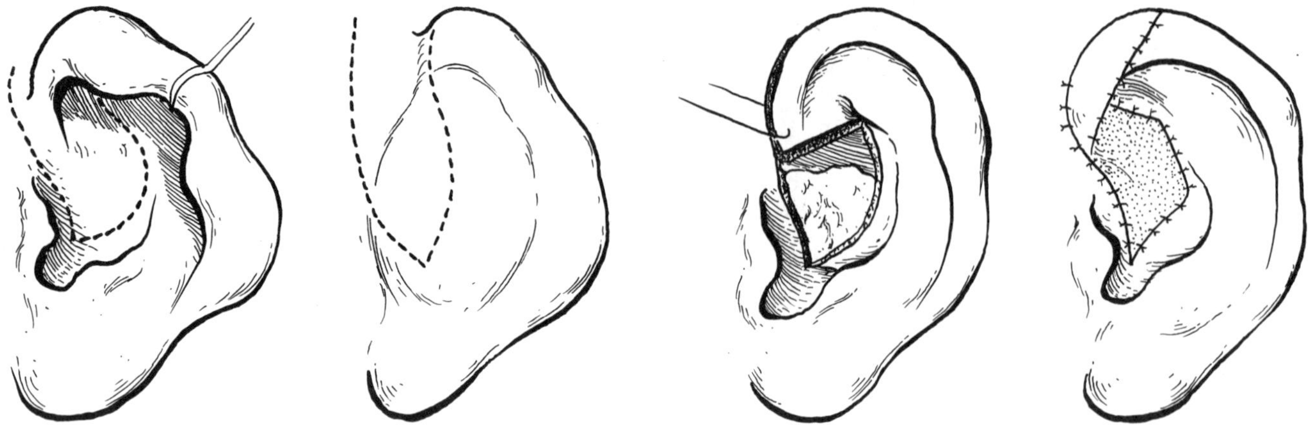

(1) (2) (3) (4)

图7–2–18

6.复合组织游离移植法

适用于耳轮复位所短缺的高度小于1.5cm的杯状耳。

在耳廓的上部耳轮作皮肤和软骨的全层切开，耳轮和耳舟复位后确定缺损的高度和宽度，在健侧的适当部位用龙胆紫画出比缺损大约10%的移植片轮廓线，在线两侧的耳轮上穿以缝线以作牵引。全层切下游离复合组织片。供区直接缝合。游离复合组织片与缺损区创缘作皮肤、软骨膜分层缝合，打包加压包扎（图7–2–19）。

【术中应注意的解剖结构及操作技巧】

杯状耳为耳上1/3甚至1/2畸形，因此，在术前应仔细观察患耳并将畸形细化为耳上1/2各个亚单位

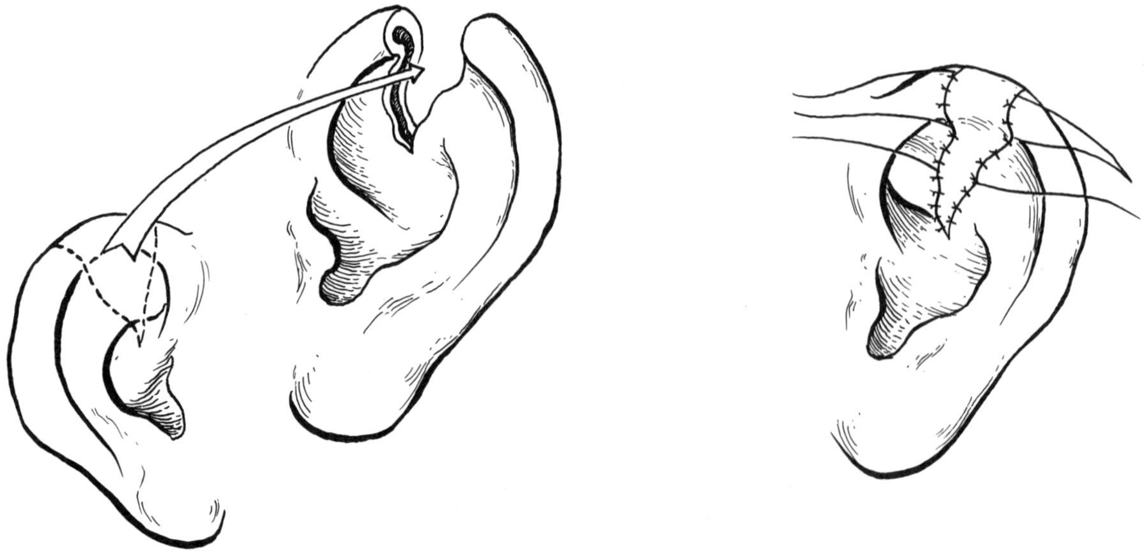

(1) (2)

图7–2–19

形态的改变。这种改变包括结构缺失、表现不足和过度表现。以此判定软骨及外被皮肤的变化。杯状耳多表现为对耳轮上脚表现不足及耳轮和耳舟上1/2的过度表现。当两者均表现不足时则合并小耳畸形，需行耳再造术方能矫正。

四、巨耳缩小术

在我国的传统文化中，大耳有福气。因此，在两侧对称的情况下要求矫正巨耳畸形的病例极少。只在耳部血管瘤的情况下有要求矫正这种畸形以求两侧对称，具体的方法视不对称的部位决定。

【手术图示】

1.耳廓上部星状缩小法

当不对称的部位集中于耳上部分时，在对耳轮上脚、对耳轮处设计星状切口。按设计全层切开耳廓组织，将设计切口内的组织块全部切除。止血后分层缝合，使耳廓缩小（图7–2–20）。

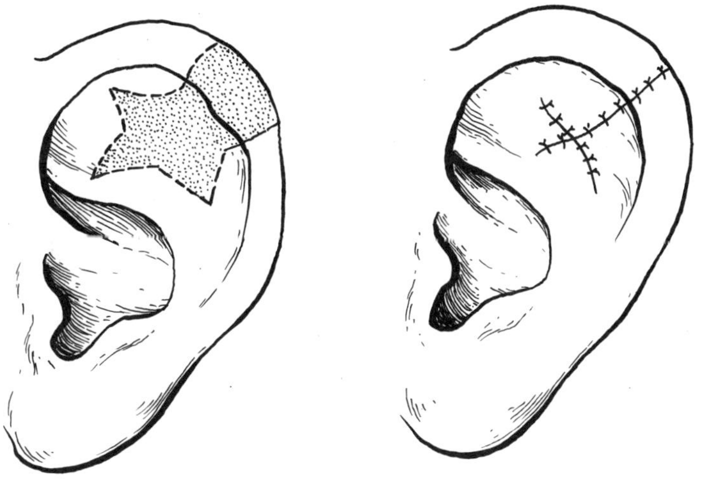

（1）术前　（2）术后

图 7–2–20

2.耳中部缩小法

当不对称的部位集中于耳中部时，沿对耳轮上脚和对耳轮与耳舟之间向下延伸至对耳屏水平面耳轮缘做切口，切除设计线内的全层耳廓组织，分层缝合创缘（图7–2–21）。

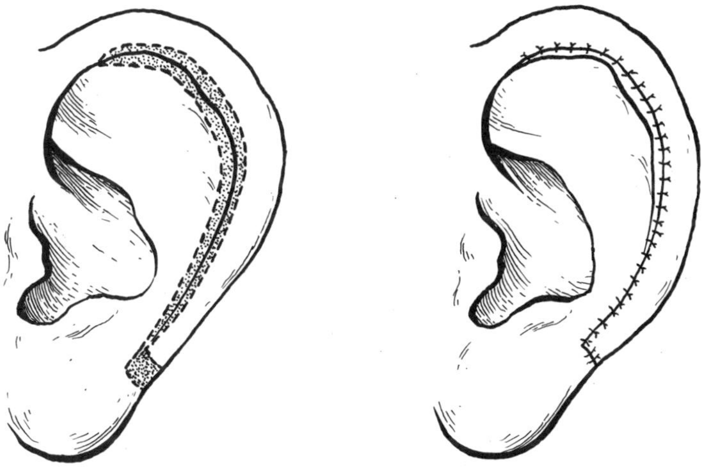

（1）术前　（2）术后

图 7–2–21

【术中应注意的解剖结构及操作技巧】

软骨切割后易发生变形，因此，在缝合后可用薄石膏对修复后的耳廓固定塑形。

五、耳垂畸形修复

（一）耳垂裂

耳垂裂可为先天性，也可为外伤引起。由于耳环暴力牵拉所致的外伤性耳垂裂较多见。这种耳垂裂无组织缺损，裂口的顶端在耳孔处。先天性耳垂裂可有组织缺损，裂口无规律性，有些先天性耳垂裂在靠近裂口缘处组织薄弱。

1.Z成形修复法

【手术图示】

适于先天性耳垂裂。先以龙胆紫画出切口线，按画线全层切开耳垂，然后交错嵌插两瓣，耳垂前后分别缝合（图7–2–22）。

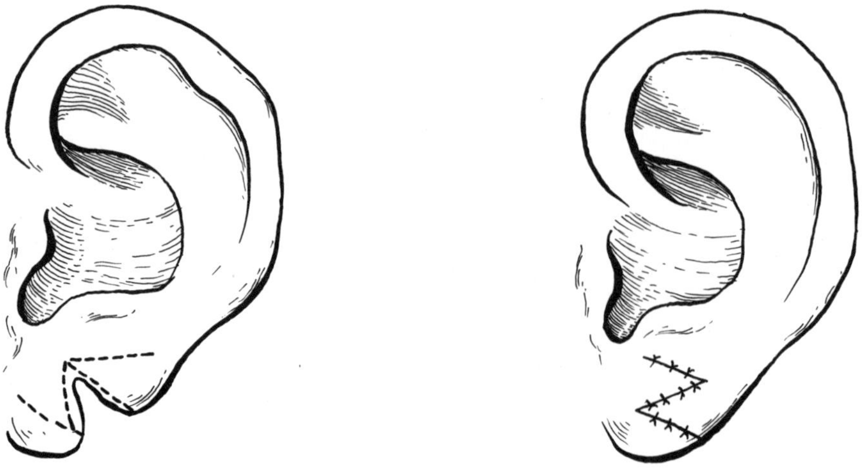

（1）术前　　（2）术后

图 7-2-22

2.分层缝合修复法

【手术图示】

先天性和外伤性耳垂裂均适用此法。裂口两缘分别切开内边的前（后）缘和外边的后（前）缘，在裂口两边形成蒂在两侧的两个瓣，如要留耳孔，做瓣时在裂口顶端须留出一段未切开顶端皮肤的区域，以便形成耳孔。然后将两瓣互相重合（图 7-2-23）。

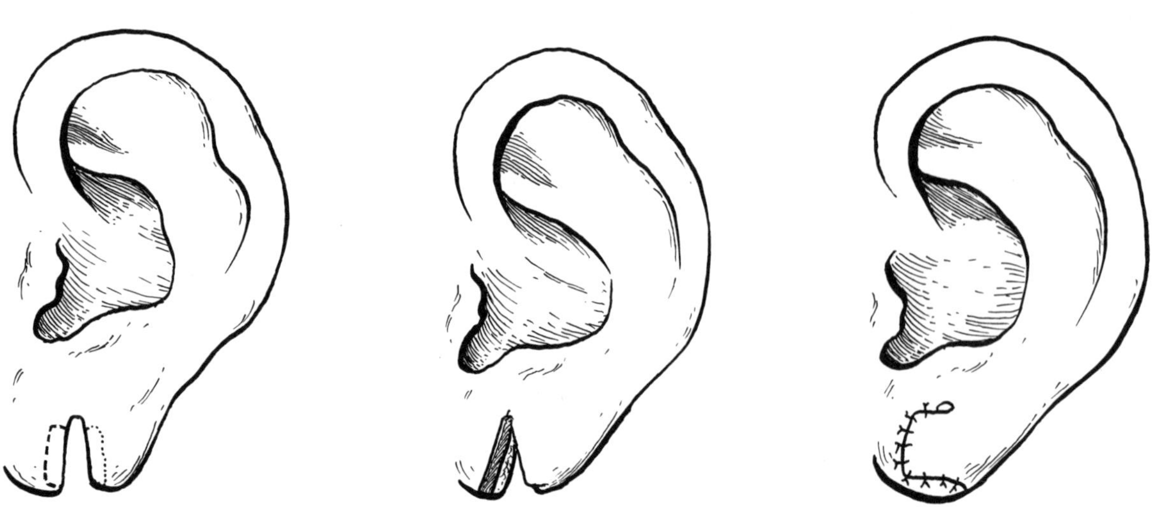

（1）设计　　（2）切开　　（3）缝合

图 7-2-23

（二）耳垂粘连

【手术图示】

在耳垂下方将多余的粘连部分作三角形全层切除，使耳垂下缘呈半圆形（图7—2—24）。或采用V—Y推进方法修正耳垂下部的粘连（图7—2—25）。

【术中应注意的解剖结构及操作技巧】

术中尽量避免耳垂同一部位出现与耳垂前后面边缘垂直的瘢痕，以免瘢痕挛缩将大的耳垂裂变成小的耳垂裂。

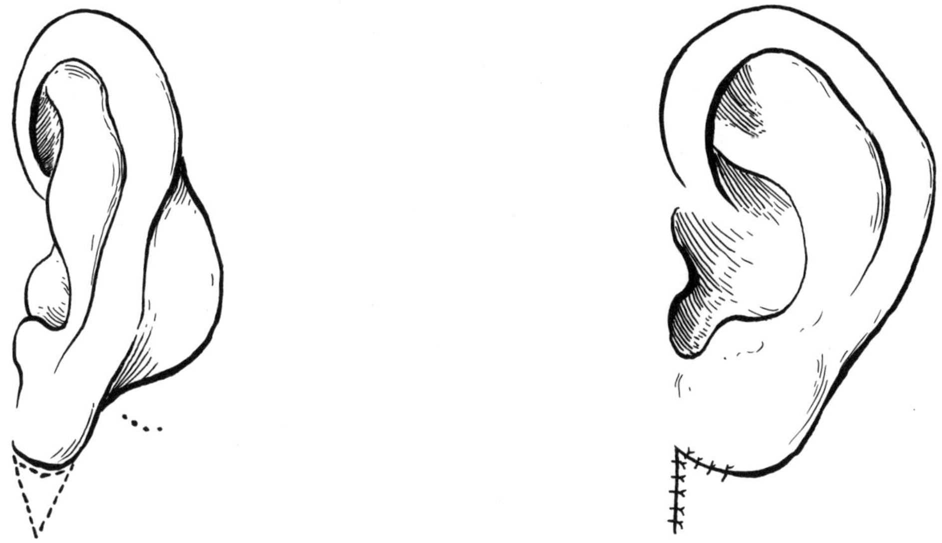

（1）术前　　（2）术后

图7—2—24　切除法

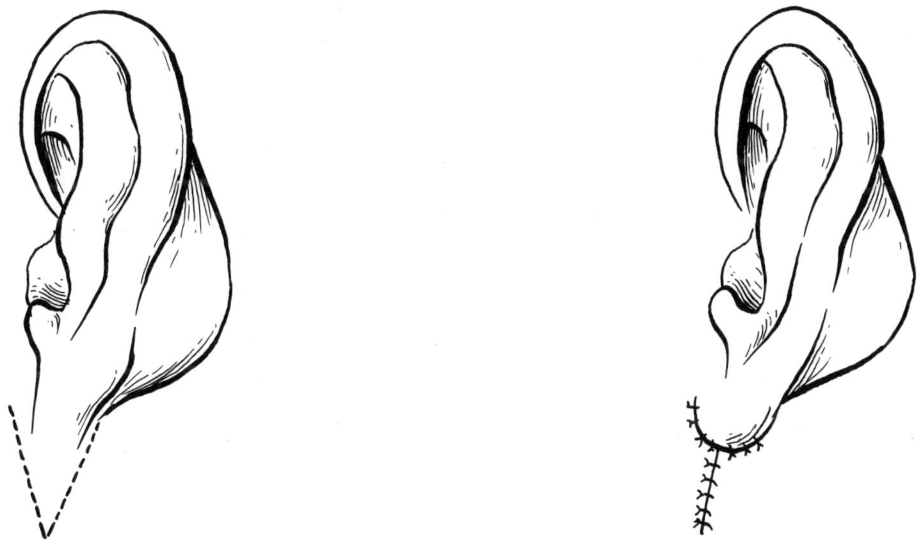

（1）术前　　（2）术后

图7—2—25　V—Y推进法

MEIRONGWAIKEJIEPOUTUPU

美·容·外·科·解·剖·图·谱 > > >

第八章

胸部解剖

第一节 胸壁及乳房应用解剖

一、胸前外侧部的界限

上界为胸骨柄上缘、锁骨、肩峰尖；下界由剑突起、沿肋弓至11肋；两侧为三角肌前缘、腋前、后皱襞中点和腋后线。

胸壁的层次：由浅到深的层次依次为皮肤、浅筋膜、深筋膜、胸廓外肌层、胸廓和肋间肌以及胸内筋膜。

（一）皮肤

胸前外侧区的皮肤较薄，尤其是胸骨前面和乳头部的皮肤。乳房皮肤在腺体周围较厚，在乳头乳晕附近较薄。正常情况下，乳晕周围的皮肤较乳房其他部位皮肤薄，易于伸展。乳房区域皮肤力线的走行与肋骨的走行方向相同，即内侧呈水平，外侧略上翘（图8–1–1）。

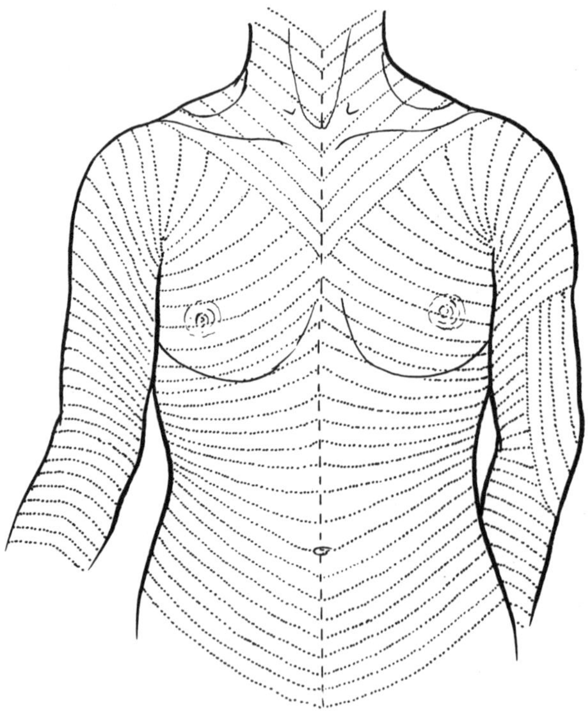

图8–1–1

（二）浅筋膜

胸部的浅筋膜与颈部、腹部和上肢的浅筋膜相续，胸骨前面较薄，其余部分较厚。浅筋膜内含浅血管、淋巴管、皮神经和乳腺。

1.浅血管

（1）动脉：胸廓内动脉的穿支在距胸骨外侧缘约1cm处穿出，分布胸前区内侧部。肋间后动脉的前、外侧穿支分别分布在胸前和胸外侧区。腋动脉的分支胸肩峰动脉和胸外侧动脉分布于胸壁外侧区（图8–1–2）。

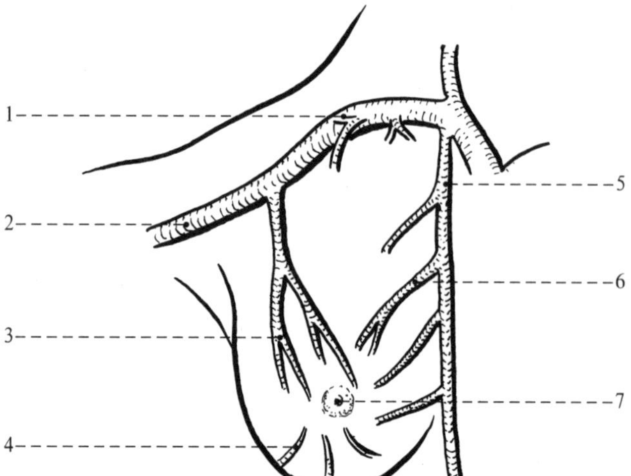

图8–1–2

1.胸肩峰动脉 2.腋动脉 3.胸外侧动脉 4.肋间动脉穿支 5.胸廓内动脉 6.胸廓内动脉穿支 7.乳头乳晕

（2）静脉：胸腹壁的静脉起自脐周静脉网，行向外上方，在胸外侧区上部汇合成胸外侧静脉，收集胸壁浅层结构的静脉血，注入腋静脉。与胸廓内动脉和肋间后动脉的穿支伴行静脉分别注入胸廓内静脉和肋间后静脉（图8–1–3）。

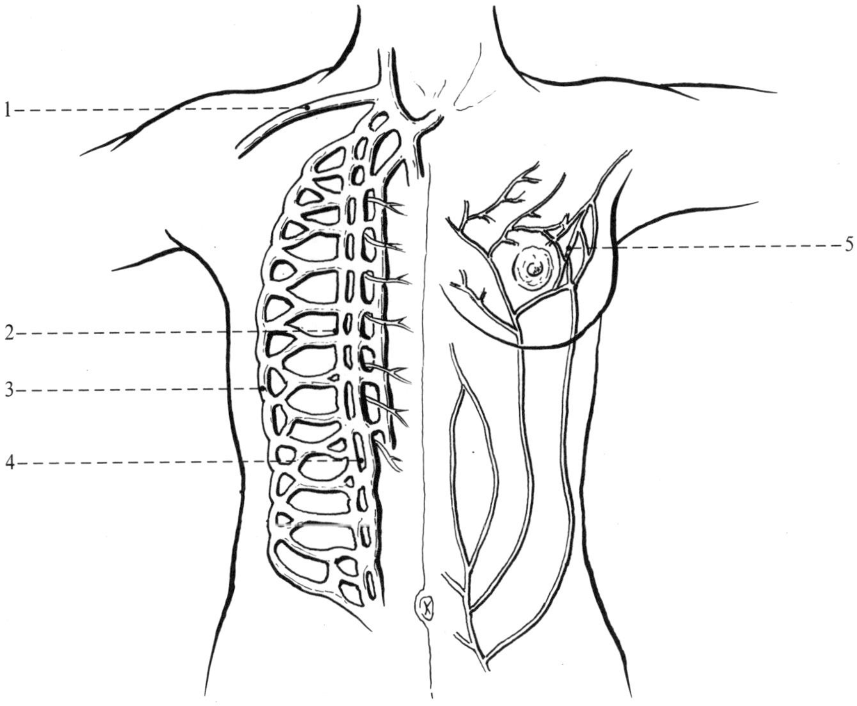

图 8-1-3

1.腋静脉　2.胸廓内静脉　3.肋间静脉　4.奇静脉　5.胸皮下静脉

2.皮神经

锁骨上神经来自颈丛，为2～4支，分布在胸前区上部的皮肤。肋间神经在腋前线附近发出外侧皮支，在近胸骨外侧缘处肋间神经发出前皮支。分别分布于胸外侧区、胸前区外侧部和胸前区内侧部（图8-1-4）。

（三）深筋膜

其浅层较薄，上附着于锁骨，下接腹外斜肌腱膜，内附着于胸骨，后与胸背区深筋膜相续，被附于胸大肌和前锯肌表面。其深层位于胸大肌深面，向上附着于锁骨，向下包绕锁骨下肌和胸小肌，在胸小肌下缘与浅层汇合。锁胸筋膜是位于喙突、锁骨下肌和胸小肌的筋膜。其内有胸肩峰动脉的分支、头静脉、胸外侧神经和淋巴管通过（图8-1-5）。

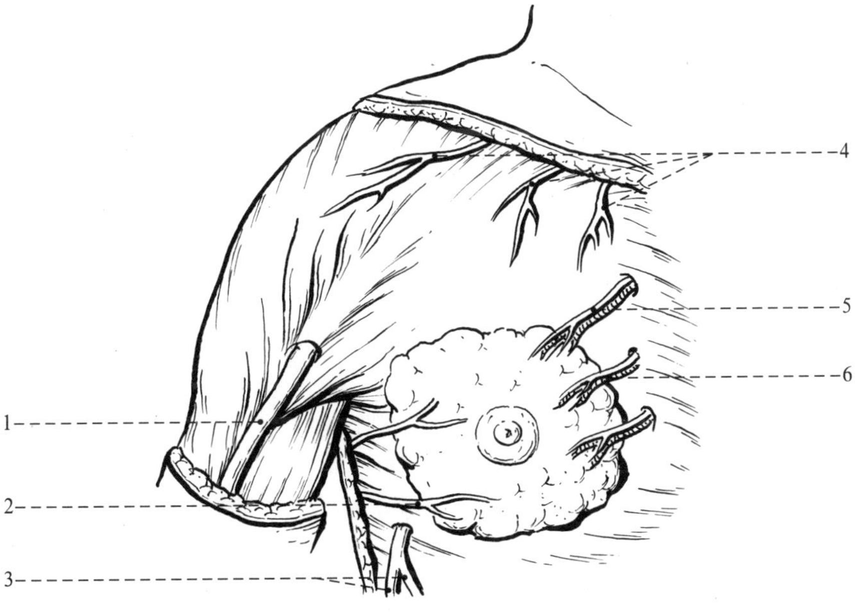

图 8-1-4

1.头静脉　2.肋间神经外侧皮支　3.胸腹壁静脉　4.锁骨上神经　5.肋间神经　6.胸廓内动脉穿支

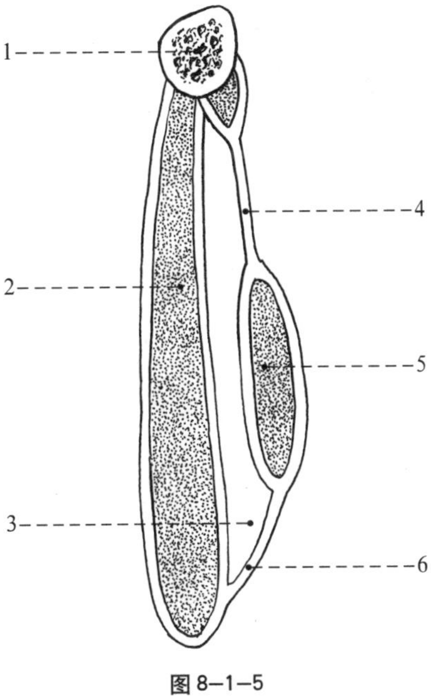

图 8-1-5

1.锁骨　2.胸大肌　3.胸肌间隙　4.胸锁筋膜　5.胸小肌　6.胸筋膜深层

（四）胸廓外肌层

浅层有胸大肌、腹直肌和腹外斜肌的上部，深层有胸小肌和前锯肌。胸大肌覆盖胸廓前壁的大部，位置表浅，宽而厚，呈扇形，起自锁骨的内侧半、胸骨和第1～6肋软骨等处，向外以扁腱止于肱骨大结节嵴。

可分为锁骨部、胸肋部和腱膜部，隆乳手术的乳房假体多植于胸大肌后间隙。胸小肌位于胸大肌深面，呈三角形，起自第3～5肋软骨，止于肩胛骨喙突。胸大肌和胸小肌之间的间隙称胸肌间隙，内含疏松结缔组织和2～3个胸肌间淋巴结。前锯肌位于胸廓侧壁，为宽大的扁肌，起自上8或9个肋骨，斜向后上内，经肩胛骨前方止于肩胛骨内侧缘和下角（图8–1–6～图8–1–9）。

（五）胸廓和肋间肌

肋间肌包括肋间外肌、肋间内肌、肋间最内肌和胸横肌。肋间外肌起自肋骨下缘，肌束斜向前下，止于下一肋骨的上缘。肋间内肌起自下位肋骨上缘，止于上位肋骨的下缘。肋间后动脉、肋间后静脉和肋间神经伴行（图8–1–10，图8–1–11）。

胸廓内动脉贴于第1～6肋软骨后面，沿胸骨侧缘约1.25cm下行，至第6肋间隙分为肌隔动脉和腹壁上动脉。两条胸廓内静脉与其伴行。胸骨旁淋巴结沿胸廓内血管排列，引流腹前壁和乳房内侧部的淋巴，并收纳膈上淋巴结的输出淋巴管（图8–1–12）。

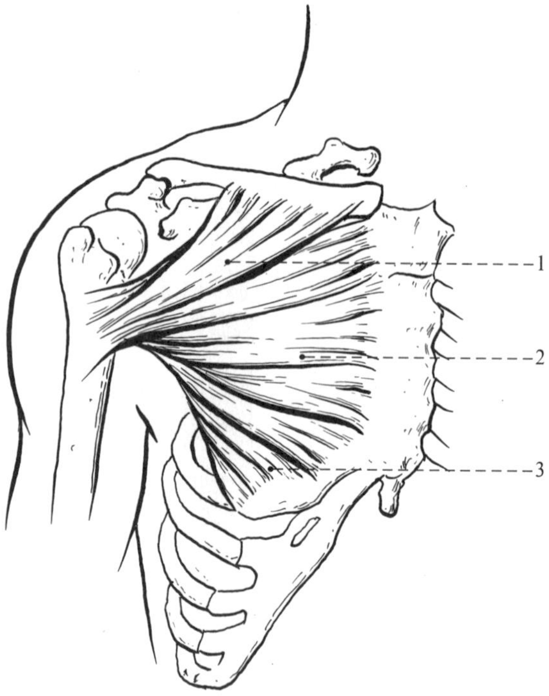

图8–1–6 胸大肌

1.锁骨部 2.胸肋部 3.腱膜部

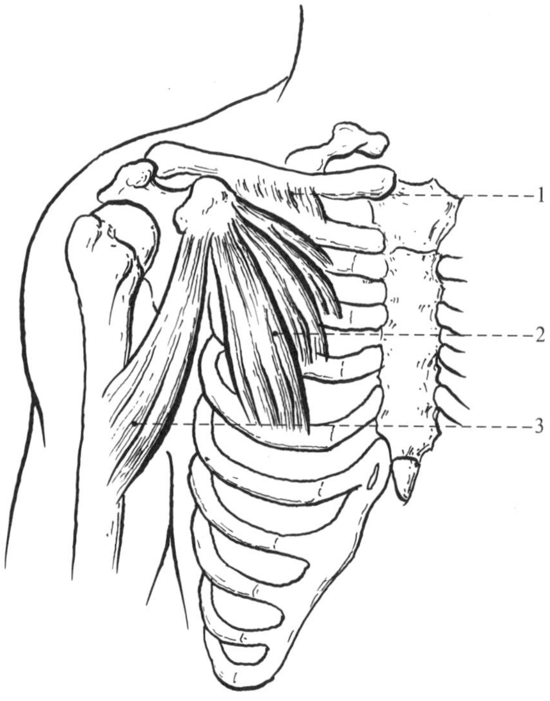

图8–1–7 胸小肌

1.锁骨下肌 2.胸小肌 3.喙肱肌

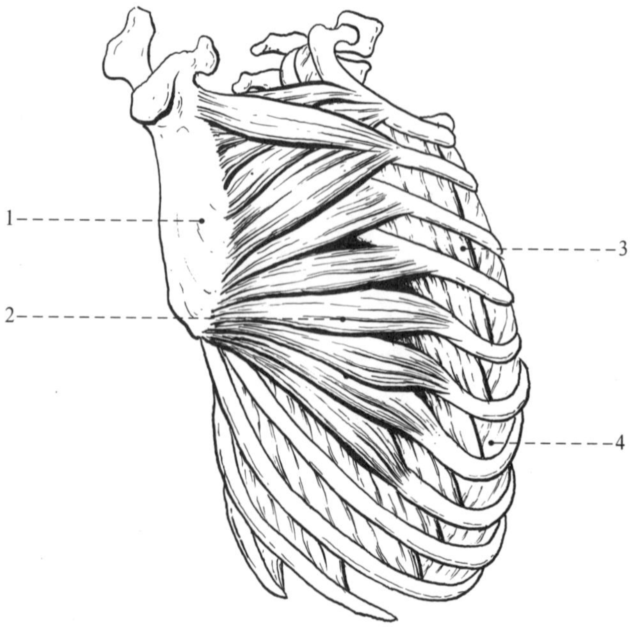

图8–1–8 前锯肌

1.肩胛骨 2.前锯肌 3.肋间外肌 4.肋间内肌

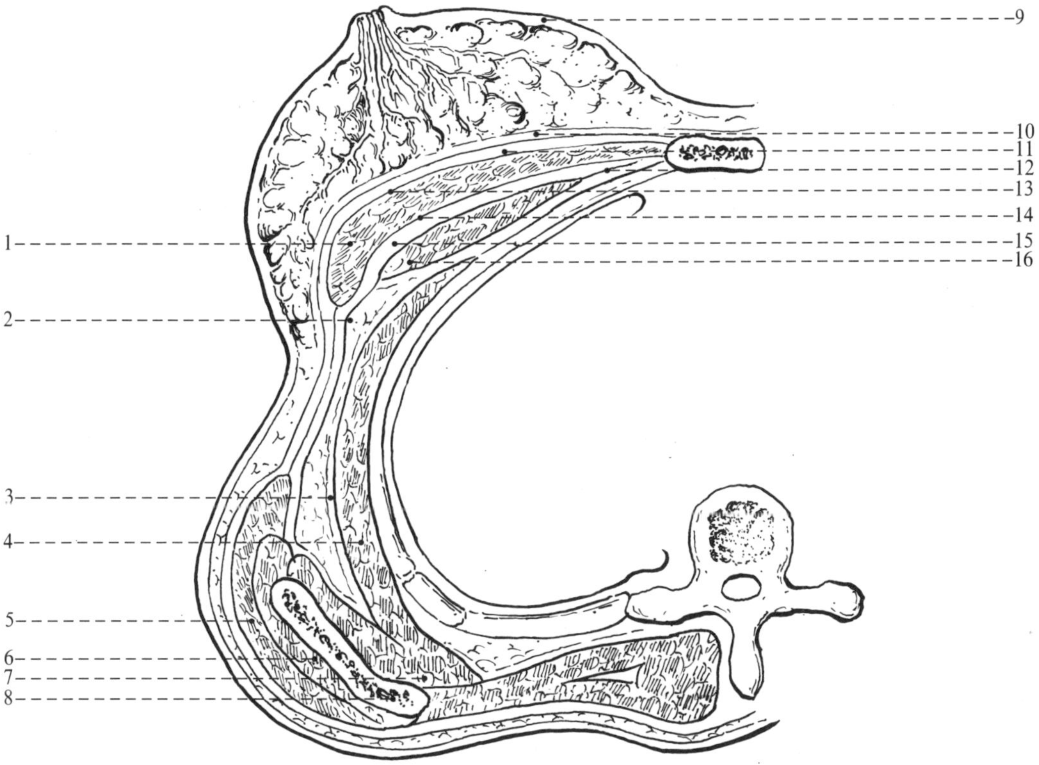

图 8–1–9　胸部肌肉横断面

1.胸大肌　2.喙腋筋膜　3.腋窝筛板　4.前锯肌　5.背阔肌　6.冈下肌　7.肩胛下肌　8.肩胛骨　9.浅筋膜浅层　10.浅筋膜深层　11.乳房后间隙　12.锁骨胸肋筋膜　13.深筋膜浅层　14.深筋膜深层　15.胸肌间隙（胸大小肌间隙）　16.胸小肌

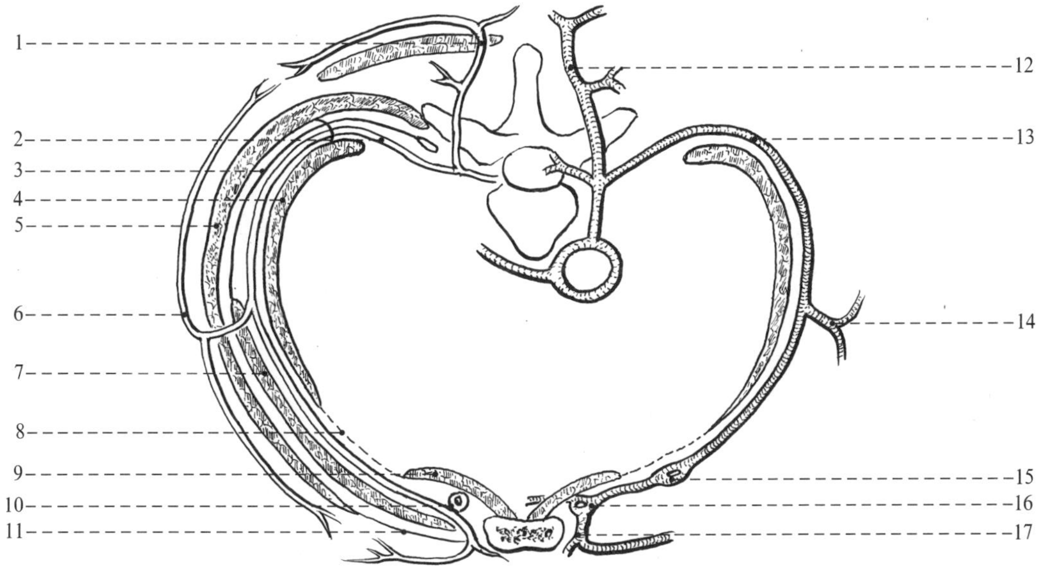

图 8–1–10　肋间肌肉、神经、血管

1.胸神经后支　2.胸神经前支　3.肋间内膜　4.肋间内肌深层　5.肋间外肌　6.外侧皮支　7.肋间内肌浅层　8.肋间内膜　9.胸横肌　10.前皮支　11.肋间外膜　12.肋间后动脉后支　13.肋间后动脉　14.外侧皮支　15.肋间前动脉　16.胸廓内动脉　17.穿支

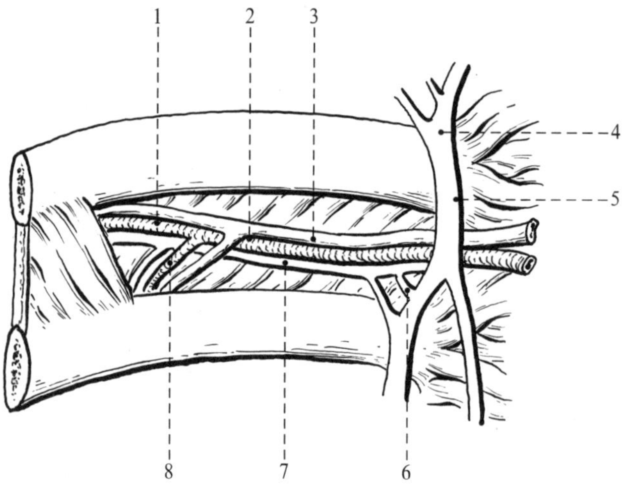

图 8–1–11　肋间后血管和肋间神经

1.上支　2.肋间后动脉　3.肋间后静脉　4.交感神经节　5.交感干　6.灰白交通支　7.肋间神经　8.下支

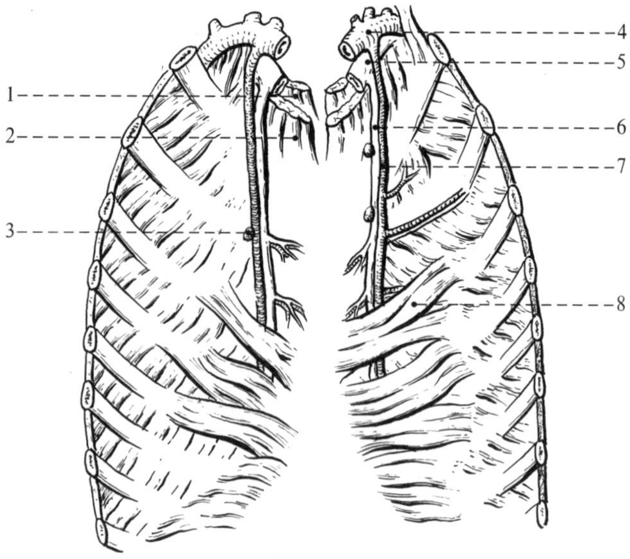

图 8–1–12

1.胸骨舌骨肌　2.胸骨甲状肌　3.胸骨旁淋巴结　4.锁骨下动脉　5.锁骨下静脉　6.胸廓内静脉　7.胸廓内动脉　8.胸横肌

二、乳房解剖

（一）乳房的位置

发育成熟的乳房在锁骨中线上位于第2～6肋骨之间，或是第3～6肋间隙，内侧至胸骨外侧缘，外侧近腋中线。整个乳房的上2/3位于胸大肌筋膜及前锯肌表面，内下1/3位于腹外斜肌、腹直肌筋膜表面。两乳房之间的谷区称为乳沟。隆乳术后乳沟形态对审美很重要（图 8–1–13）。

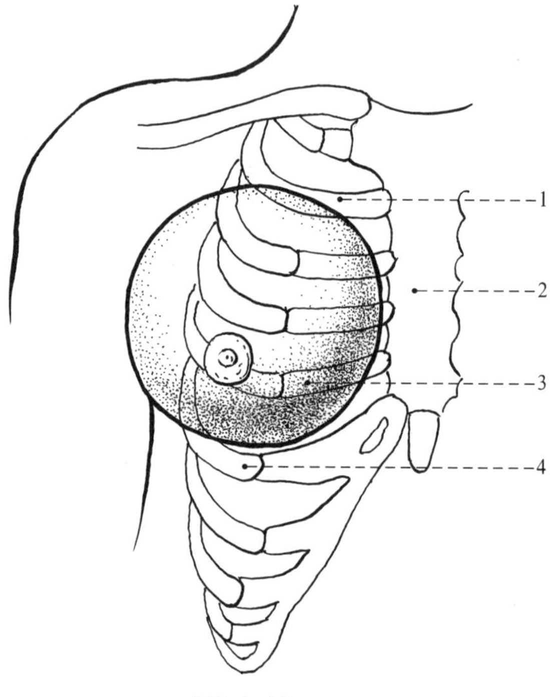

图 8–1–13

1.第2肋骨　2.胸骨体　3.第5肋骨　4.第6肋骨

（二）乳房的结构

乳房由皮肤、乳头乳晕、乳腺及筋膜构成。

1.乳房的皮肤：其质地和伸展性在乳房各个部位分布不同。乳房的皮肤在腺体周围较厚，在乳头乳晕周围较薄，易于伸展（图 8–1–14）。

2.乳头乳晕：乳头直径为0.8～1.2cm，有15～20个乳腺导管开口。多数女性乳头的位置与第4～6肋水平，立位时，胸骨上切迹至乳头的距离，一般为18～24cm，乳头间距平均为18～24cm，胸骨中线至乳头距离为9～12cm，乳房下皱襞至乳头的距离为5～7cm，平均为6cm。乳晕直径为3.5～4.5cm，乳晕皮肤有色素，一般呈棕褐色，乳晕区有许多小圆形突起，为乳晕腺（图 8–1–15）。

3.乳房的腺体：由乳腺小叶为基本功能单位构成，每个小叶由10～100个腺泡构成。20～40个乳腺小叶汇合成大的导管，最终形成乳腺导管又称输乳管。输乳管以乳头为中心呈放射状排列，汇集于乳晕，开口于乳头。腺体外上角突向腋窝的部分称为腋角。术前乳腺检查时应注意该部位（图 8–1–16，图 8–1–17）。

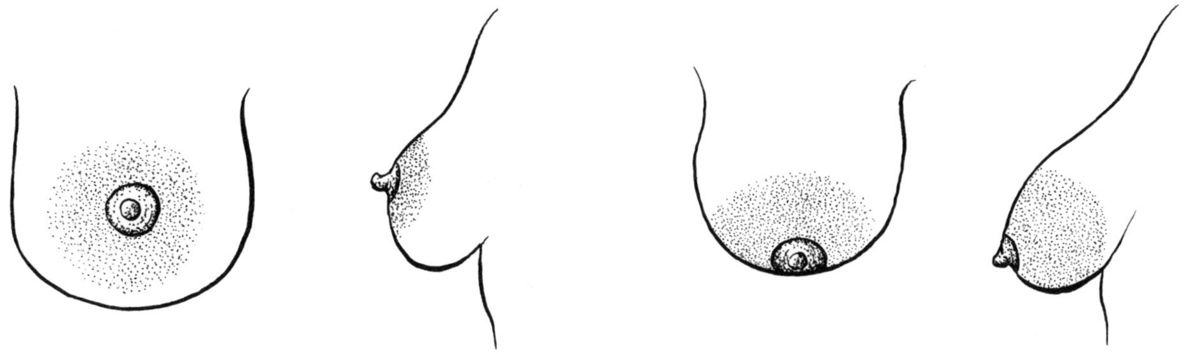

（1）正常乳房　　（2）下垂乳房

图 8–1–14

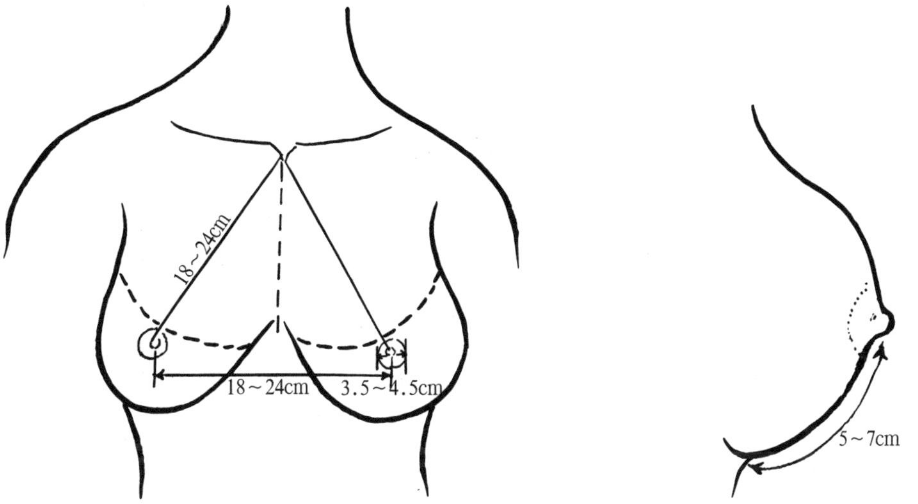

（1）　　（2）

图 8–1–15

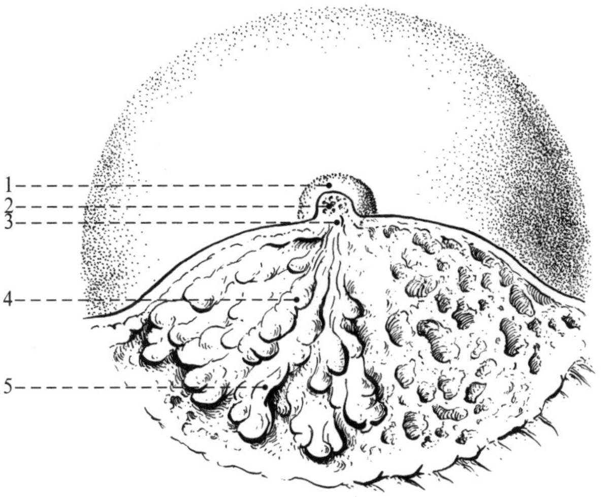

图 8–1–16　剖开腺小叶的乳房

1.乳晕　2.乳头　3.乳腺导管　4.乳腺实质　5.乳腺小叶

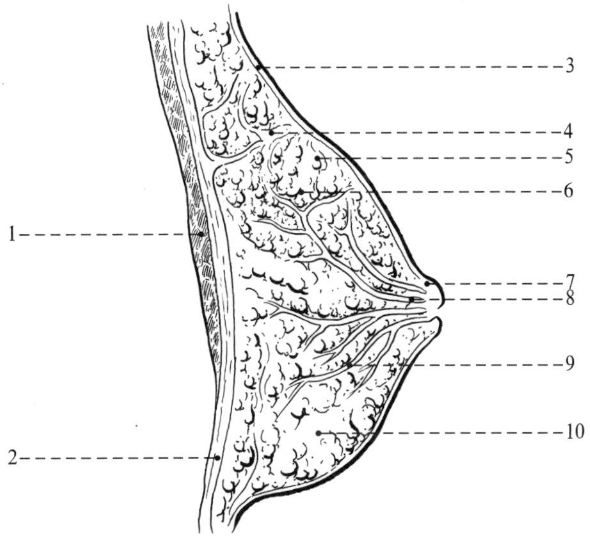

图 8–1–17　乳腺的矢状面

1.胸大肌　2.筋膜　3.皮肤　4.小叶间结缔组织　5.脂肪组织
6.乳腺小叶　7.乳头　8.乳腺管　9.乳腺导管　10.乳腺组织

4.乳房的筋膜韧带：腺体位于浅筋膜和深筋膜之间。浅筋膜上与颈浅筋膜连续，下与腹壁浅筋膜连续。筋膜形成条索状进入腺体，形成分隔腺叶的隔障和支柱。横行的纤维隔起自第5肋间的胸肌筋膜，从乳房内侧到外侧，并走向乳头，该纤维间隔分成腺叶的组织，向上及向内分布。其横行纤维间隔在乳房内侧及外侧缘变厚，走向垂直的韧带，止于胸壁。垂直方向的韧带分为内侧深、浅韧带和外侧深、浅韧带。内侧深韧带起于胸骨及第2～5肋骨，韧带强壮。内侧浅韧带由连接皮肤及深韧带的起始处开始，韧带较薄弱。外侧深韧带较薄弱，浅韧带较强壮。共同在胸小肌外侧缘起自于胸肌筋膜，止于腋部筋膜及皮肤。韧带对乳房起悬吊作用（图8–1–18）。

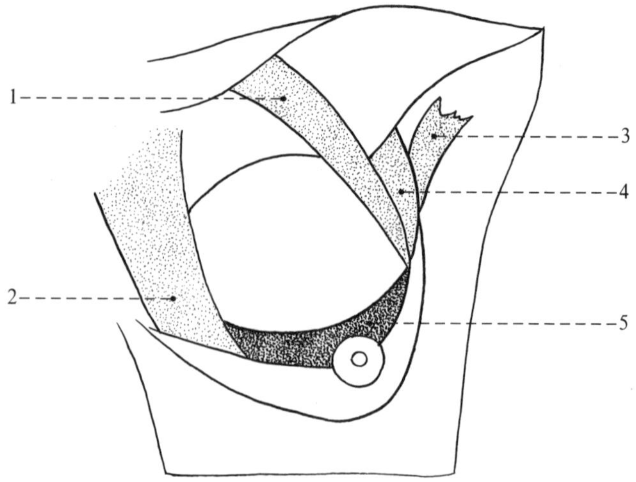

图8–1–18

1.上部深韧带　2.内侧深韧带　3.外侧浅韧带　4.外侧深韧带　5.纤维隔

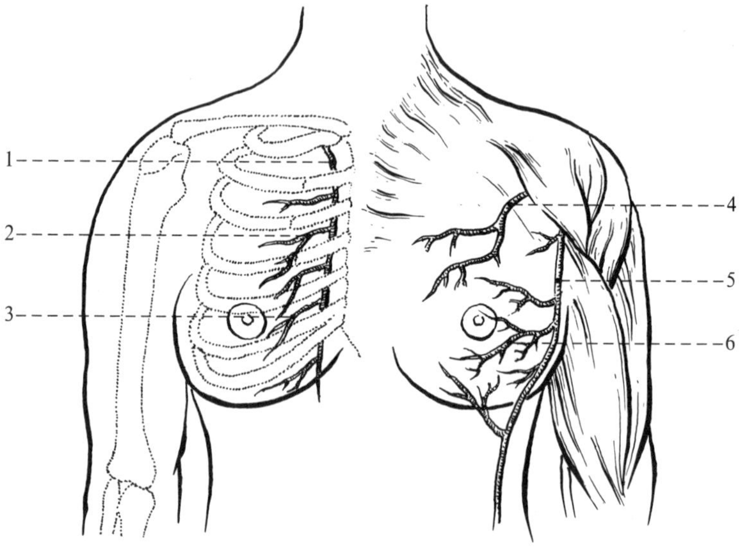

图8–1–19　胸廓及乳房的血液供应

1.胸廓内动脉　2.胸廓内动脉第3穿支　3.胸廓内动脉第6穿支　4.胸肩峰动脉乳房支　5.胸外侧动脉　6.胸外侧动脉乳房支

深筋膜位于腺体和胸大肌之间，为一层脂肪组织，相对无血管区，仅见几个穿支血管。乳房假体常植于此层。

（三）血液供应

1.乳房的动脉：来自胸廓内动脉的肋间穿支、胸外侧动脉、胸肩峰动脉的胸肌支、肋间动脉的外侧穿支和肩胛下动脉的分支等。这些动脉在乳房内相互吻合形成皮肤真皮下血管网、腺体前血管网和腺体后血管网。

（1）胸廓内动脉的第1～4肋间穿支，在胸骨旁穿过肋间隙，于胸骨外缘穿出胸大肌附着处，进入乳房内侧。提供乳房内侧及中央部分的血液。隆乳术时分离胸大肌后间隙时易损伤该动脉穿支。

（2）胸外侧动脉的乳房分支和肋间动脉的外侧穿支，提供乳房外侧血供。

（3）胸肩峰动脉的胸肌支，在胸大肌、胸小肌间下降，穿胸大肌筋膜到乳腺后。

（4）乳头乳晕的血供在内侧及上方来自胸廓内动脉，外侧和下方来自胸外侧动脉及肋间动脉外侧穿支的供养（图8–1–19～图8–1–21）。

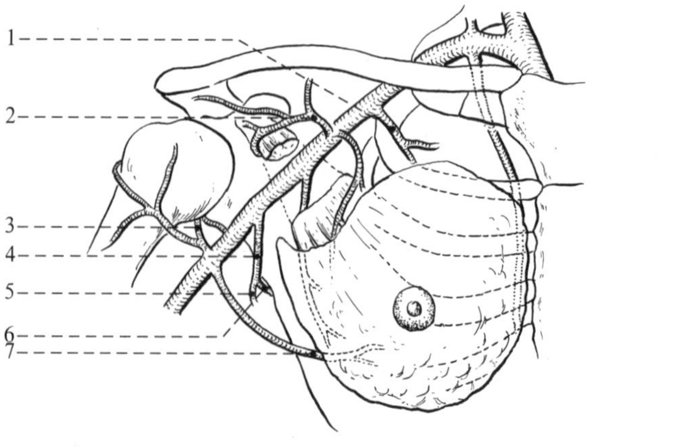

图8–1–20　乳房血供（正位观）

1.胸最上动脉　2.胸肩峰动脉　3.旋肱前后动脉　4.肩胛下动脉　5.胸背动脉　6.旋肩胛动脉　7.胸外侧动脉

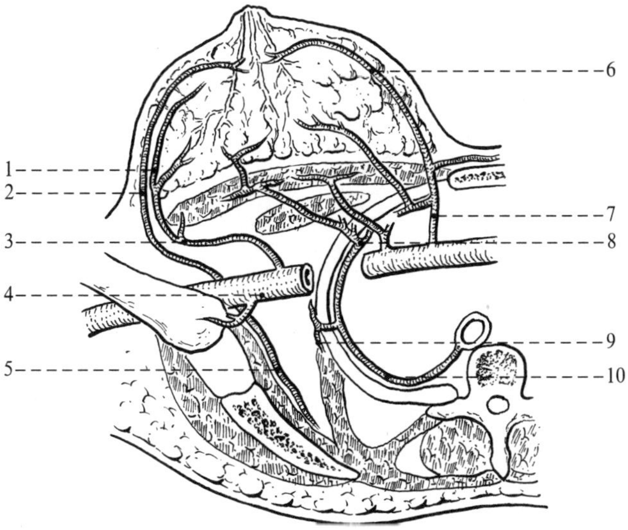

图 8-1-21　乳房血供（横断面）

1.外侧乳房支　2.浅胸动脉　3.胸外侧动脉　4.腋窝动脉　5.肩胛下动脉　6.内侧乳腺支　7.胸廓内动脉　8.胸肩峰动脉胸肌支　9.外侧皮支　10.肋间动脉

（四）乳房的神经支配（图8-1-24，图8-1-25）

1.第2～5肋间神经的前皮支分布于乳房内侧及胸骨前皮肤，外侧支分布于乳房外侧皮肤。来自颈丛的锁骨上神经分布于乳房上部皮肤。

2.第2肋间神经的外侧皮支，在腋部与正中神经的上臂皮神经及第3肋间神经构成神经丛，称为肋间壁神经。隆乳术后引起的上臂疼痛，与该神经

2.乳房的浅静脉：多呈横向引流至胸廓内静脉，部分与对侧吻合。乳房部的浅静脉与胸腹部的浅静脉网有吻合。深静脉与同名动脉伴行（图8-1-22，图8-1-23）。

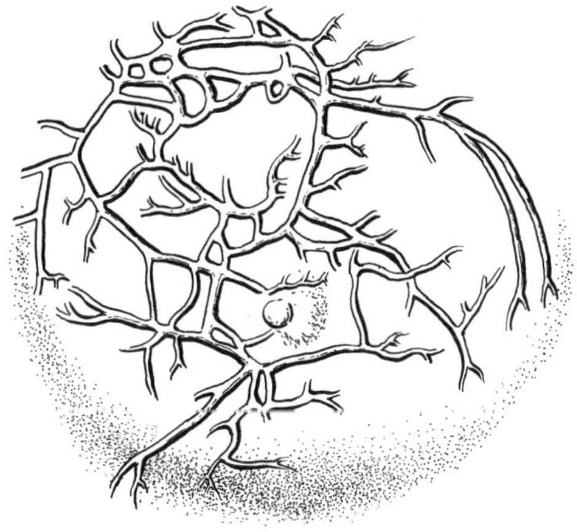

图 8-1-22　乳房表浅静脉

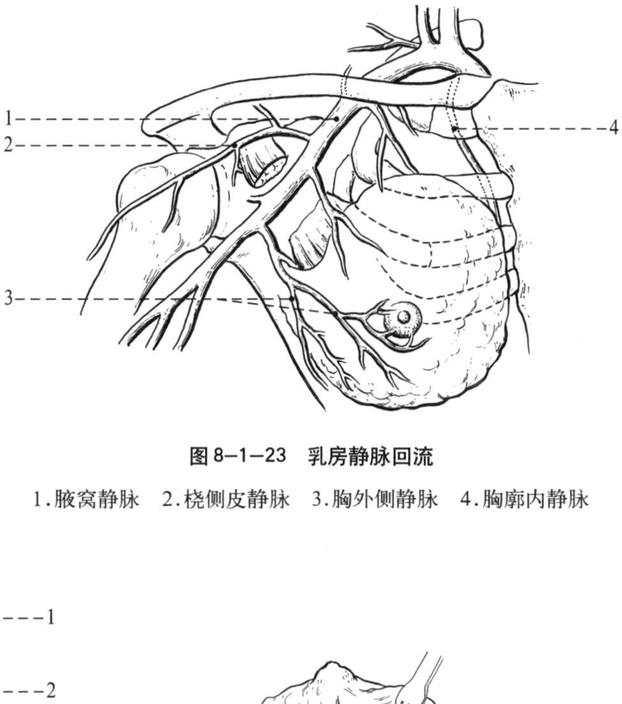

图 8-1-23　乳房静脉回流

1.腋窝静脉　2.桡侧皮静脉　3.胸外侧静脉　4.胸廓内静脉

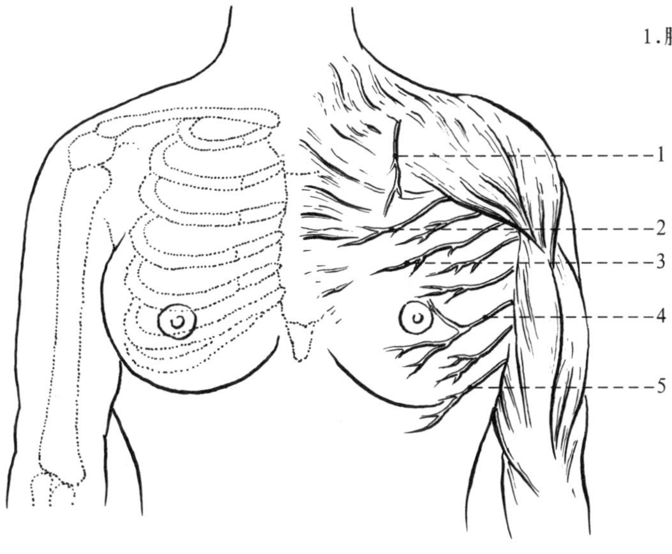

图 8-1-24

1.锁骨上神经　2.第2肋间神经　3.第3肋间神经　4.第4肋间神经　5.第6肋间神经

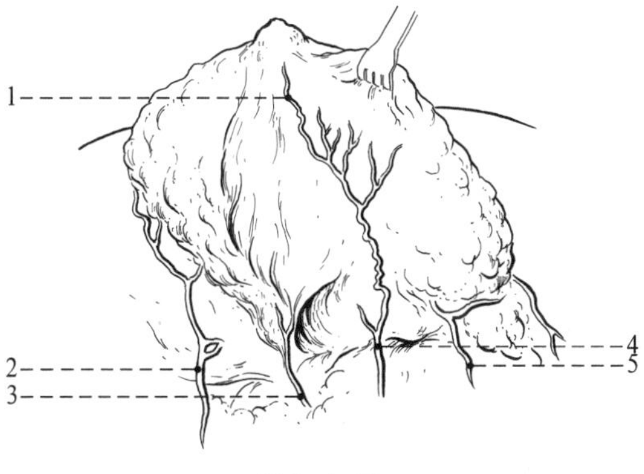

图 8-1-25

1.乳头神经　2.第6肋间神经　3.第5肋间神经　4.第4肋间神经　5.第3肋间神经

的受压或损伤有关。

3.乳头乳晕的感觉神经主要来自第4肋间神经从腋中线发出的分支，其中有交感神经纤维，术中损伤后，乳头勃起功能消失。

（五）乳房的淋巴回流

乳房的淋巴网非常丰富，腺体和各小叶间有稠密的淋巴网。乳头乳晕和腺体中部的小部分淋巴管汇集形成乳晕下淋巴丛。其余大部分腺体内淋巴管都汇集到胸大肌筋膜，形成深筋膜淋巴丛。

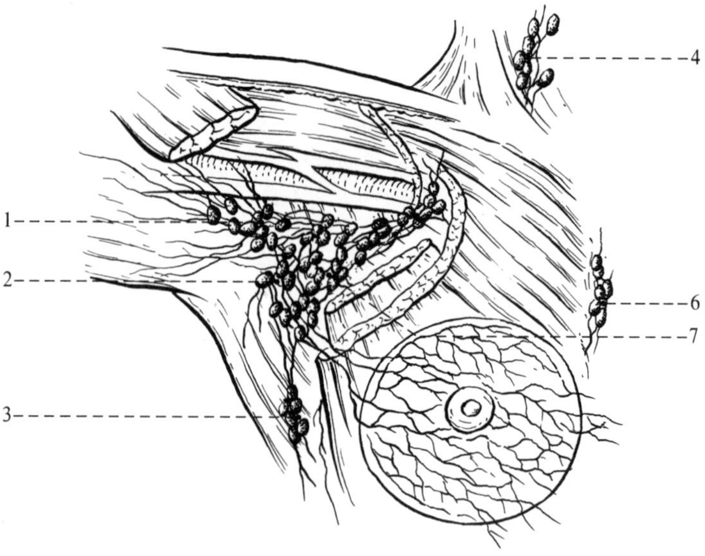

图8-1-26

1.外侧淋巴结 2.后群淋巴结 3.前群淋巴结 4.颈深淋巴结 5.尖淋巴结 6.胸骨旁淋巴结 7.中央淋巴结

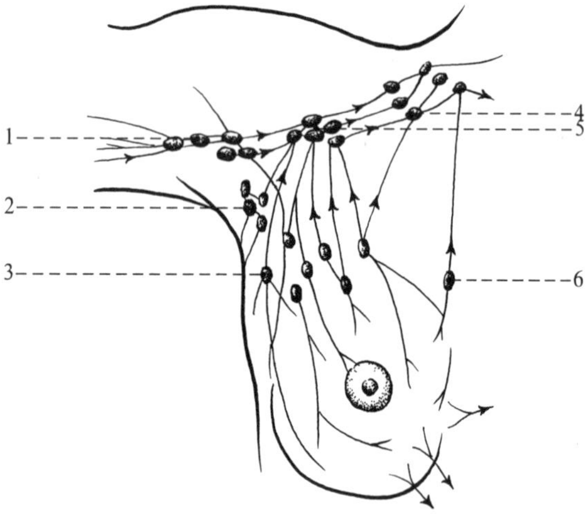

图8-1-27

1.外侧淋巴结 2.后群淋巴结 3.前群淋巴结 4.尖淋巴结 5.中央淋巴结 6.胸骨旁淋巴结

乳房淋巴输出的途径有6个：

（1）乳房外侧和中央部的淋巴管注入胸肌淋巴结；

（2）上部的淋巴管注入尖淋巴结和锁骨上淋巴结；

（3）内侧部的淋巴管注入胸骨旁淋巴结；

（4）深部的淋巴管注入胸肌间淋巴结；

（5）内侧部的浅淋巴管与对侧乳房淋巴管交通；

（6）内下部的淋巴管通过腹壁和膈下的淋巴管与肝淋巴管交通。故乳腺检查应常规检查腋下及锁骨上淋巴结。(图8-1-26，图8-1-27)

第二节 胸部常见手术及相关解剖

一、隆乳术

假体植入隆乳术：假体植入的层次有两种，一为胸大肌后间隙，另一为乳腺后间隙（图8-2-1）。

【手术切口选择】临床常用的是腋窝、乳晕、乳房下皱襞切口（图8-2-2）。

【手术图示】

1.腋窝入路（图8-2-3，图8-2-4）

（1）切口位于腋窝顶部，平行于腋窝皮纹。腋窝内有腋血管、神经进入上臂与侧胸壁及肩胛部。术中只可切开皮肤与皮下浅层组织，且勿切开腋窝脂肪垫，以免伤及上述血管、神经。

（2）显露胸大肌外侧缘，用手指钝性剥离进入胸大肌后间隙。切开深筋膜时注意避开在此处下行的小动脉及神经。胸大肌剥离范围：下界应达乳房下皱襞以下1cm处，内界是胸骨旁线，外界是腋前线。必须将胸大肌内下缘与第6肋及腹直肌筋膜附着处进行分离，确保乳房形态。

(3) 止血后，将假体植入所分离的间隙内，逐层缝合。

2.**乳晕切口入路**（图 8-2-5）

(1) 切口在乳晕和皮肤的交界处，可位于乳晕上缘或下缘，一般长3.0cm即可。

(2) 切开皮肤、皮下组织，分离乳腺时应按向乳头外方向的放射状切口，切开乳腺腺体，以减少手术时乳腺组织的损伤。如行胸大肌后间隙隆乳术，则钝性分开胸大肌，进入胸大肌后间隙，剥离腔隙同以上切口。

(3) 止血后植入假体，逐层缝合，以防切口假体疝。

3.**乳房下皱襞切口入路**（图 8-2-6）

(1) 切口位于乳房下皱襞顺皮纹方向的皮肤反折处。切开皮肤、皮下组织，可于胸大肌下或胸大肌前层次分离腔隙。

(2) 止血后植入假体，逐层缝合。

(3) 此方法缺点是本切口位于受力最大处，引流最低位，各层组织薄。如发生感染，可致假体外露、切口裂开等。

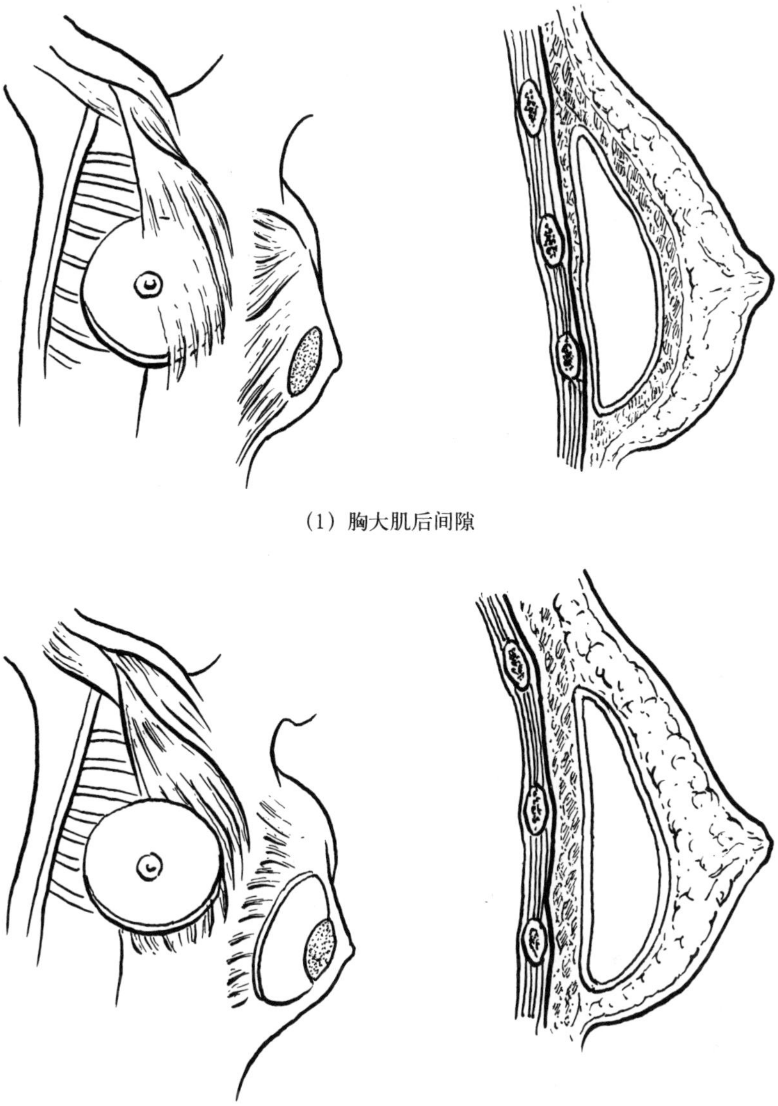

(1) 胸大肌后间隙

(2) 乳腺后间隙

图 8-2-1

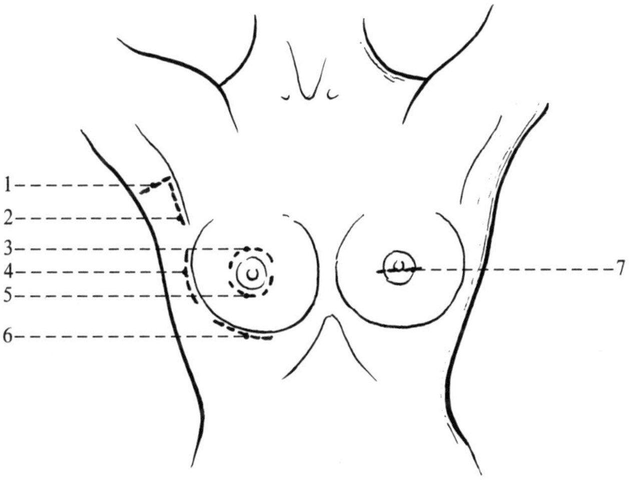

图 8-2-2

1.腋窝切口 2.胸大肌外缘切口 3.乳晕上缘切口 4.乳房外侧切口 5.乳晕下缘切口 6.乳房下皱襞切口 7.乳头乳晕劈开切口

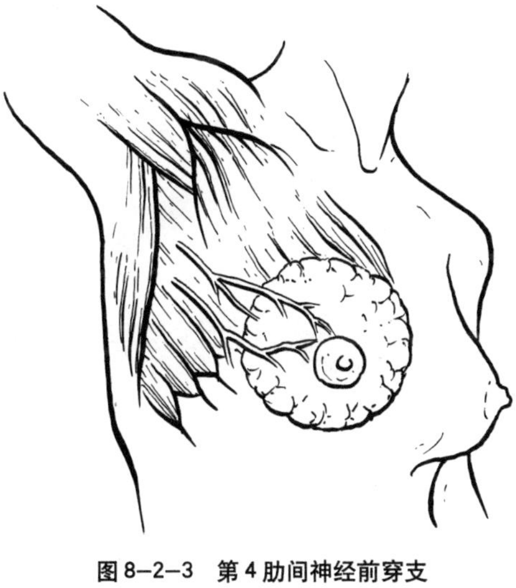

图 8-2-3 第 4 肋间神经前穿支

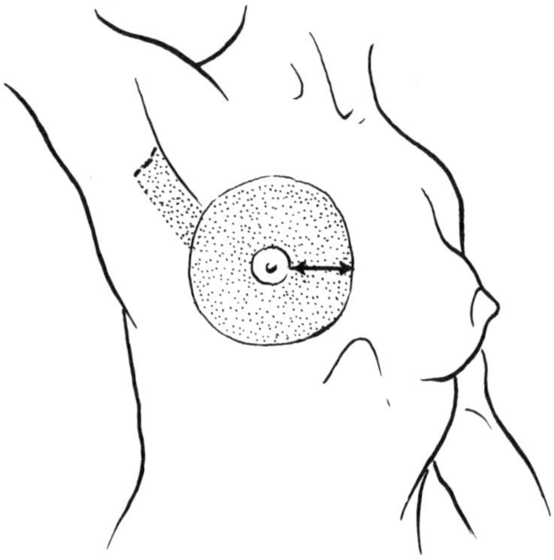

（1）切口

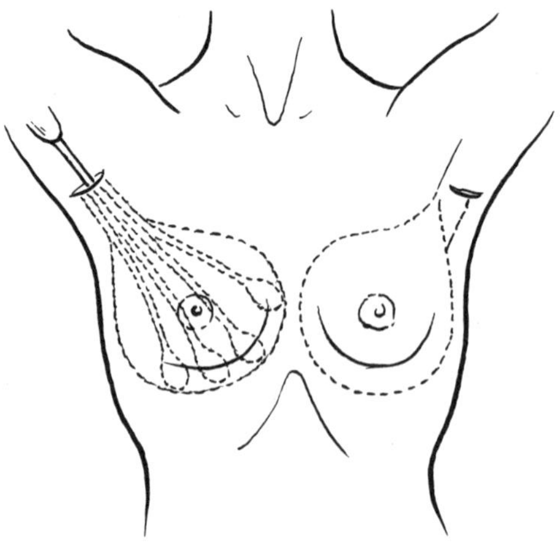

（2）剥离

图 8–2–4

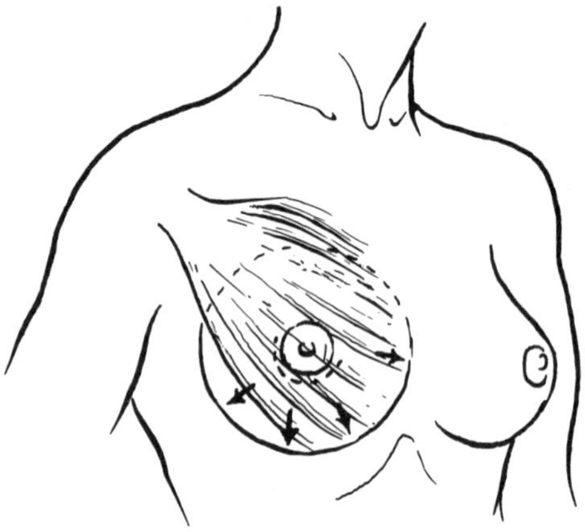

（1）切口

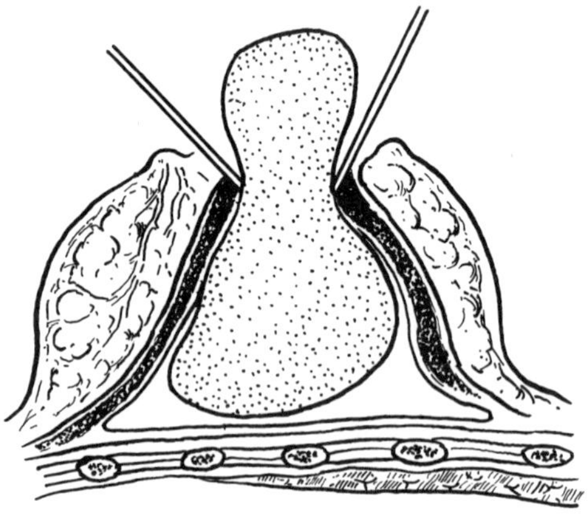

（2）植入假体

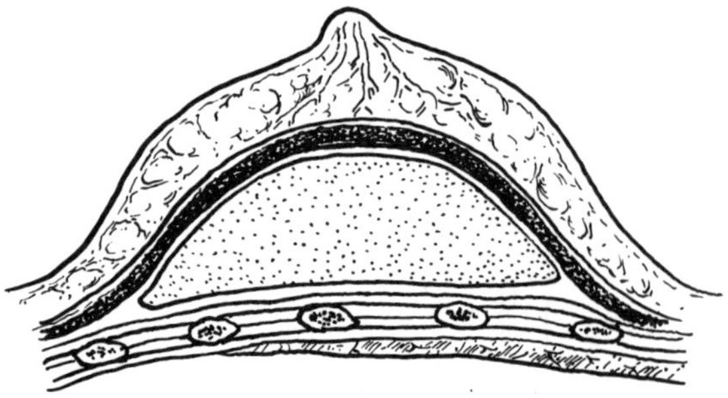

（3）假体位置

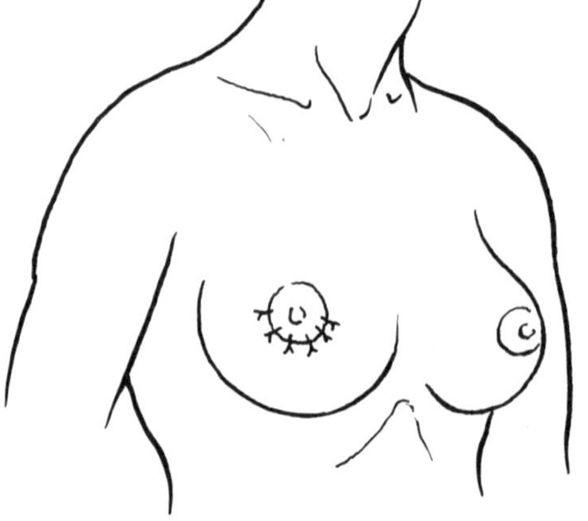

（4）缝合

图 8–2–5

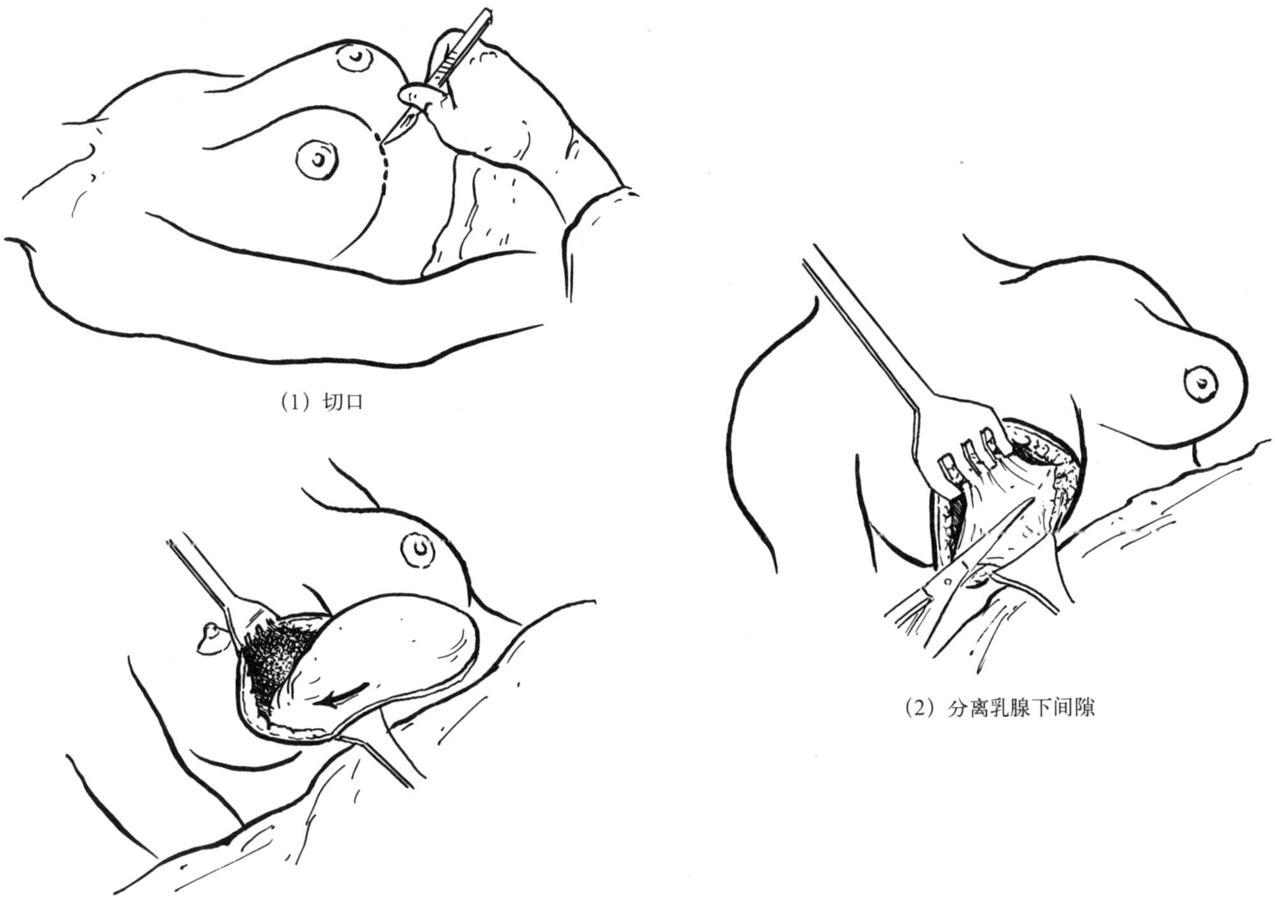

（1）切口

（2）分离乳腺下间隙

（3）植入假体

图 8–2–6

【术中应注意的解剖结构及操作技巧】

（1）腋窝切口入路隆乳时注意保护胸大肌外缘与第4肋间相交处走行的第4肋间神经的外侧皮神经，避免其损伤而致使乳头乳晕区感觉障碍。

（2）剥离乳房假体植入腔穴大小适度，在腋窝切口入路时尤其要注意胸肌下附着点及外侧胸肌筋膜的分离，避免术后假体移位而致两侧乳房不对称或形态不佳。

（3）手术操作要轻柔，避免盲视下用锐器掏剪造成肋间血管和胸廓内动脉分支的损伤。建议术后常规放置负压引流管，预防血肿的发生。

（4）选择优质乳房假体，术中使其远离棉纤维、滑石粉及锐器等物品。放置假体时切勿暴力，避免假体破裂和术后包膜挛缩。

二、乳房下垂矫正术

乳房下垂程度一般是以乳头乳晕复合体的位置与乳房下皱襞水平线及乳房最低点间的关系来进行判断的。

（一）乳房下垂的分度（图 8–2–7）

Ⅰ度（轻度下垂）：下垂的乳头与乳房下皱襞平行。

Ⅱ度（中度下垂）：下垂的乳头位置介于乳房下皱襞与乳房最低位置之间。

Ⅲ度（重度下垂）：乳头位于乳房下皱襞以下或乳房最低点，即乳头在乳房的最低位置。

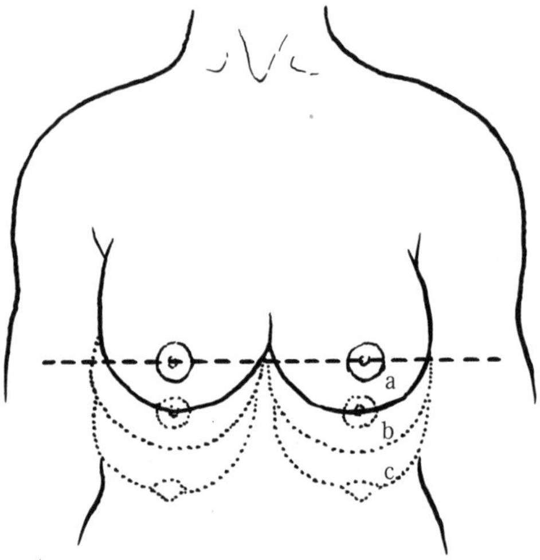

（1）正位

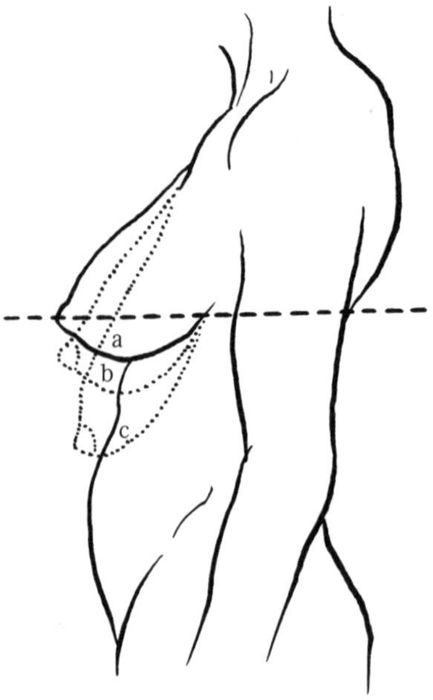

（2）侧位

图 8–2–7

a.轻度下垂　b.中度下垂　c.重度下垂

（二）乳房下垂矫正术式

【手术原则】

下垂的乳房体积在正常大小范围内（200～300mL）者，下垂矫正除矫正乳头、乳晕的位置外，尚需将乳房腺体形成半球状，并悬吊固定乳房上极。乳房体积小于200mL需同时行隆乳术。乳房体积大于350mL者按乳房肥大处理。

【手术图示】

1.**乳房塑形悬吊术**（图 8–2–8）

（1）患者站立或坐位设计新乳头、乳晕位置。

（2）将两乳头、乳晕画一椭圆形环。按此环切开，保留乳晕与乳头或乳晕上缘，做新月形切口。沿切口上缘在皮下向上分离至乳腺腺体的上缘，与胸肌筋膜固定，缝合 3～5 针，达到悬吊乳房的目的。

（3）乳晕上移缝合。注意保护乳头、乳晕的血运。

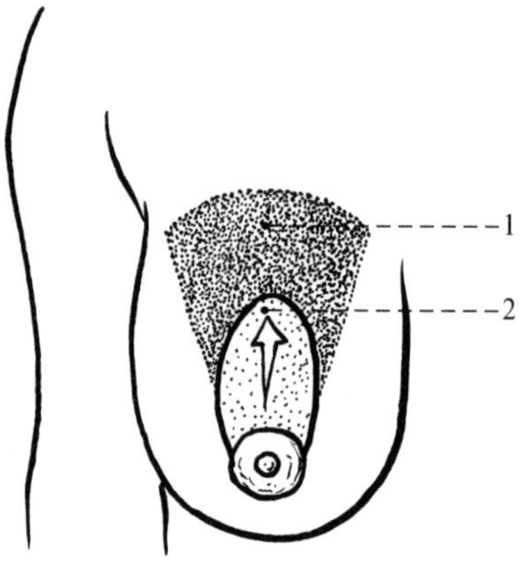

（1）

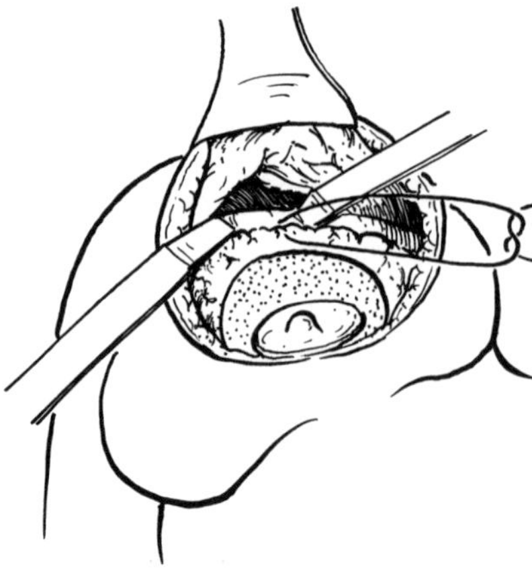

（2）

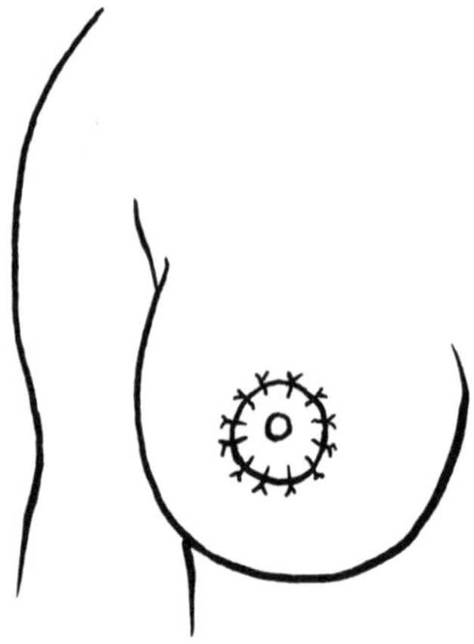

（3）

图 8–2–8

1.皮下分离范围　2.新乳头位置

2.乳房塑形隆乳矫正术

既要矫正松垂乳房，又要扩大乳房体积。

(1) 设计乳晕上缘切口，切开乳晕边缘皮肤。向上分离至第2肋水平，分离平面在保留真皮下血管网平面。

(2) 逐层分离，在乳腺体上缘找到胸大肌。

(3) 剥离胸大肌后间隙并将假体植入腔隙内。

(4) 将乳腺组织悬吊固定于第2肋骨骨膜及上面的筋膜组织上。

(5) 根据切口上缘的皮肤张力情况，可设计切除乳头上方的月牙形皮肤组织。

(6) 缝合皮肤，加压包扎。

【术中应注意的解剖结构及操作技巧】

(1)在分离皮瓣时注意保持正确的剥离层次，避免破坏皮瓣内血管的连续性而致乳头、乳晕及皮肤坏死。

(2) 乳腺组织悬吊时可以选择不可吸收线，避免复发。

三、乳头内陷矫正术

【手术方法、原则】

Ⅰ度内陷多采用牵引或乳头基底环扎的方法；Ⅱ度内陷采用松解挛缩但不破坏乳腺导管的方法；Ⅲ度内陷或经上述手术后复发的需手术彻底切断、松解挛缩组织，必要时转移局部组织瓣填充于乳头基底。

【手术图示】

1.荷包缝合乳头成形术（图8-2-9）

(1) 在乳晕中心设计直径1.5～2.0cm的圆形切口，切开皮肤，上提乳头。

(2) 将切口上缘皮肤荷包缝合，拉紧打结。注意：荷包缝合打结力量适当，避免乳头血运障碍。

(3) 缝合创缘。

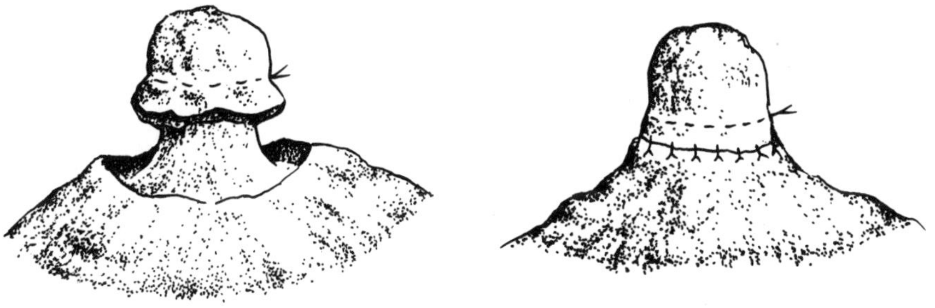

图8-2-9

2.梭形切口乳头成形术（图8-2-10）

(1) 乳晕中心梭形切口。

(2) 分离1/3皮瓣。

(3) 向中心集中缝合，形成新乳头。

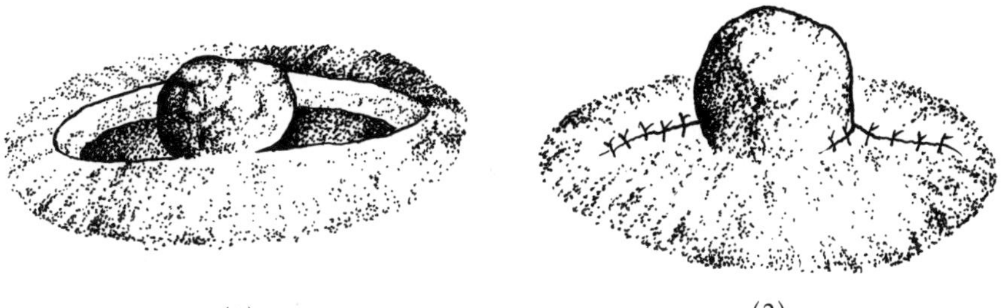

图8-2-10

3.多“V”形切口乳头成形术（图8-2-11）

(1) 沿乳晕内缘画8个“V”形切口线，将乳晕边缘线等分成8份，向内做放射状切开，深至皮下组织。分离乳晕部，形成多个小皮瓣。

(2)在乳晕边界的90°和270°处分别画出超越乳晕两侧的水平

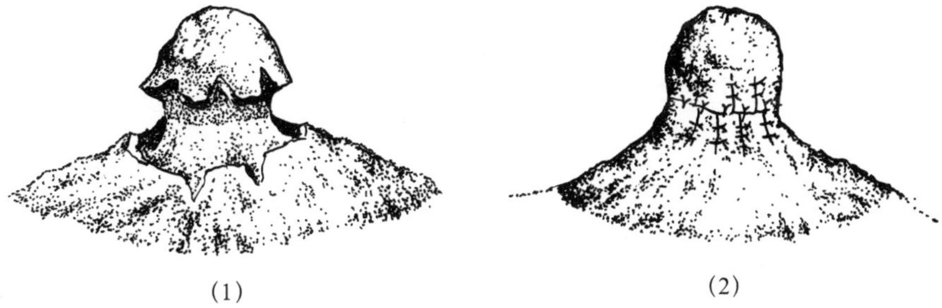

图8-2-11

切口线，切开皮肤，深至皮下组织。

（3）松解紧缩的平滑肌纤维，将内陷乳头牵出。

（4）乳晕各小皮瓣切除一块三角形皮肤，将各皮瓣相互交错缝合。乳晕边缘以外的上、下两半皮肤相互交错缝合。

4.乳晕四角星切口法（图 8–2–12）

（1）乳晕部位以乳头为中心画出四个等边三角形。

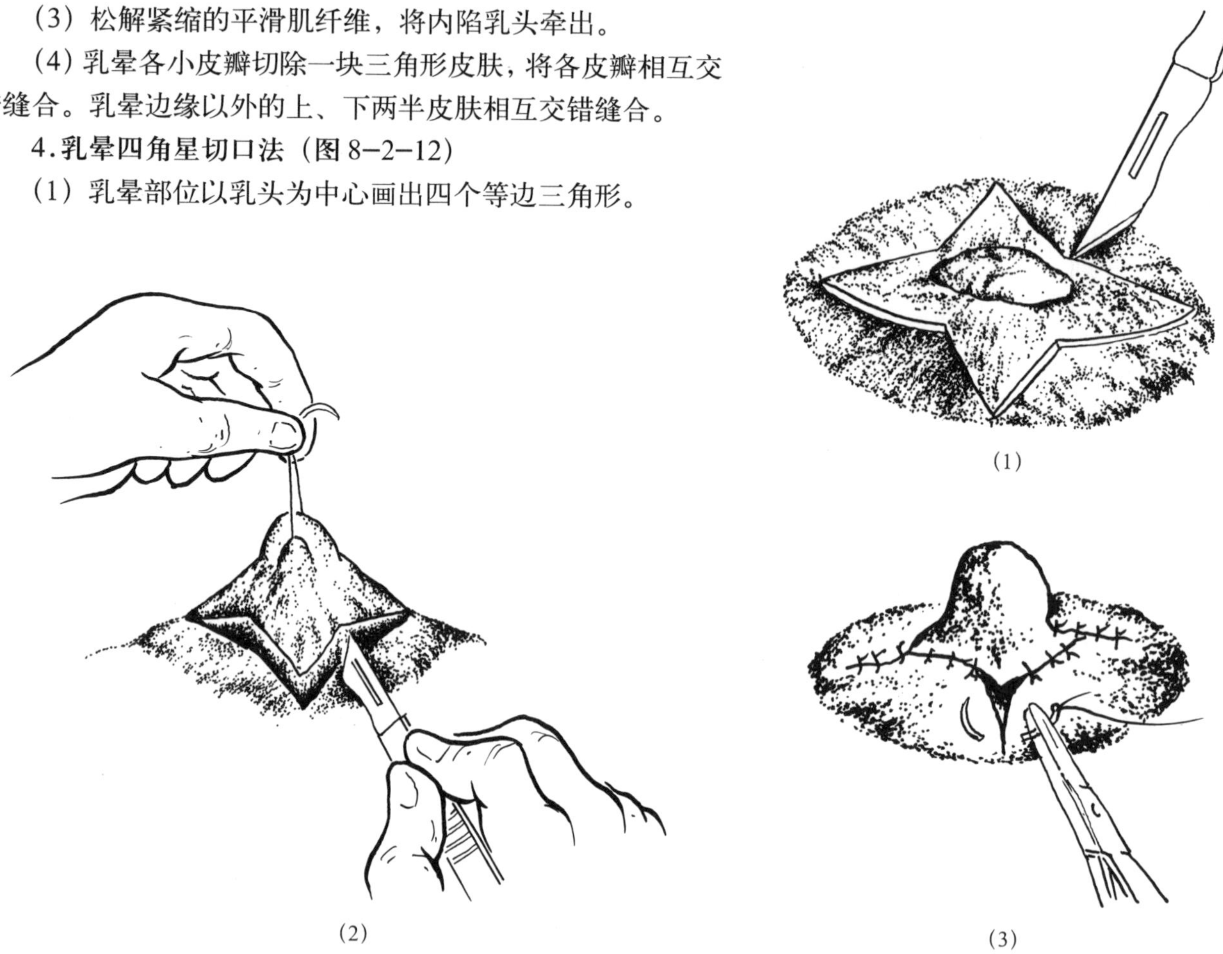

图 8–2–12

（2）切开皮肤，深至皮下。

（3）缝线牵引乳头。

（4）分离三角瓣下有张力的平滑肌，勿损伤乳管。

（5）乳晕皮肤“V”形切开，“Y”形缝合。

5.乳晕菱形切口法（图 8–2–13）

（1）乳晕部以乳头为中心，画出四个对称菱形瓣。

（2）切除菱形瓣端及瓣间的三角形皮肤（图中阴影部分）。

（3）上提乳头，缝合成新乳头。

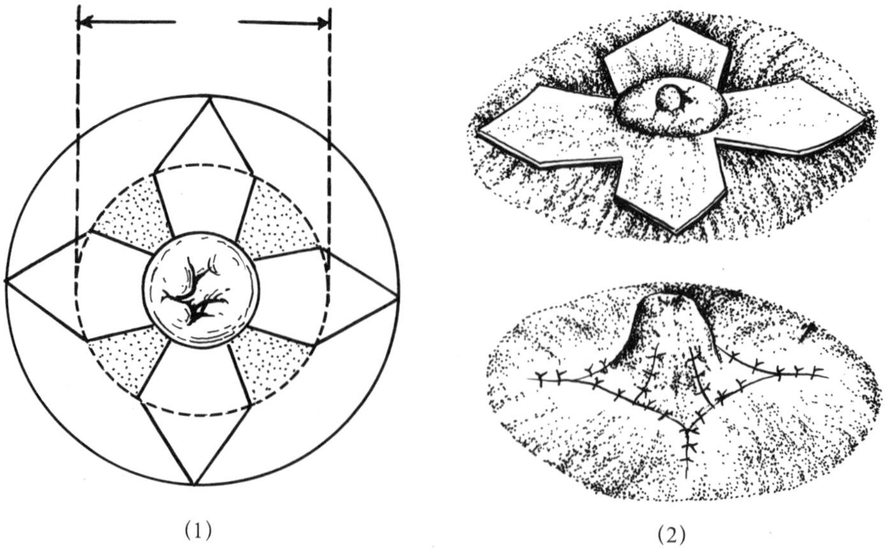

图 8–2–13

6.乳晕组织瓣转移乳头内陷矫正术

（1）三种切口设计：①乳头、乳晕下新月形切口（图 8-2-14）。②乳头、乳晕“S”形切口。③乳头、乳晕横切口。

（2）按设计线切开皮肤、皮下组织，切断乳头纤维束，使乳头内陷得到矫正。

（3）将设计的新月形乳晕皮瓣插入乳头颈部。乳头颈部作荷包缝合。

（4）缝合创缘。

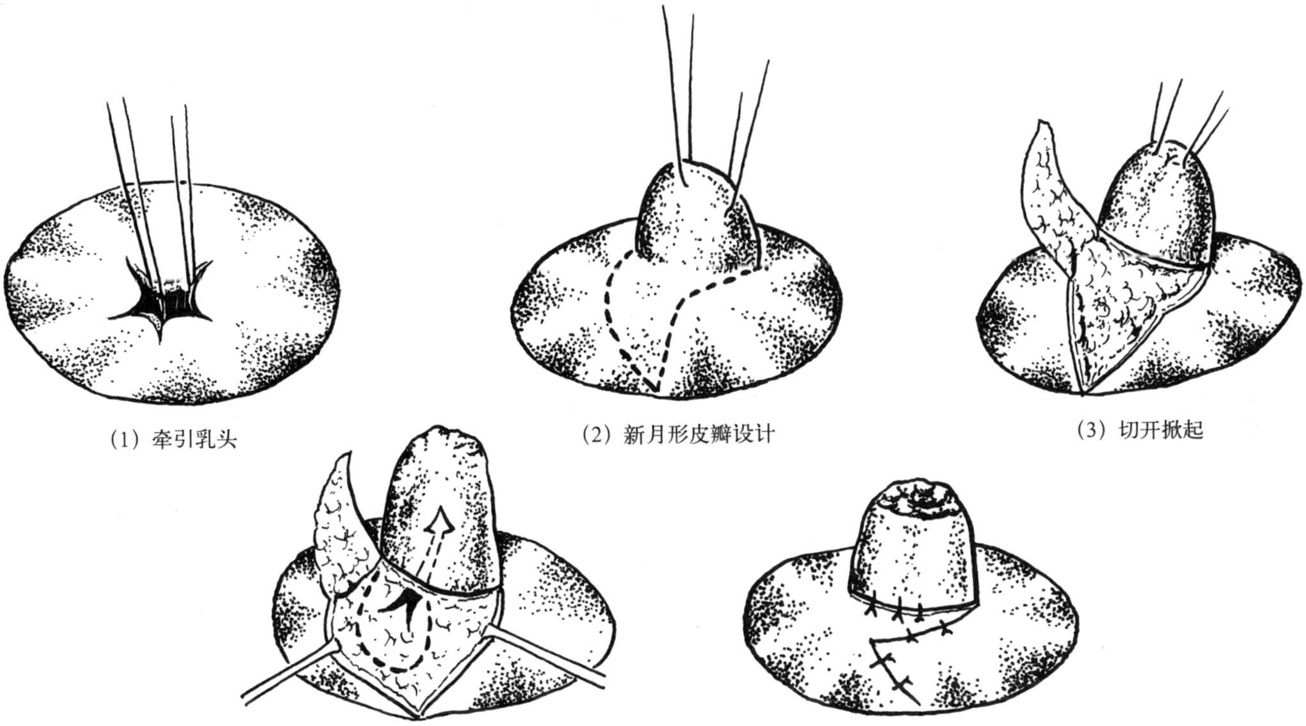

（1）牵引乳头　（2）新月形皮瓣设计　（3）切开掀起

（4）设计乳腺组织旋转瓣　（5）缝合

图 8-2-14

7.Broadbent 及 Woolf 法（图 8-2-15）

（1）在凹陷的乳头或乳晕中心作横向切开，深达乳腺。

（2）将乳头及乳腺组织分别做两对蒂在上的组织瓣。

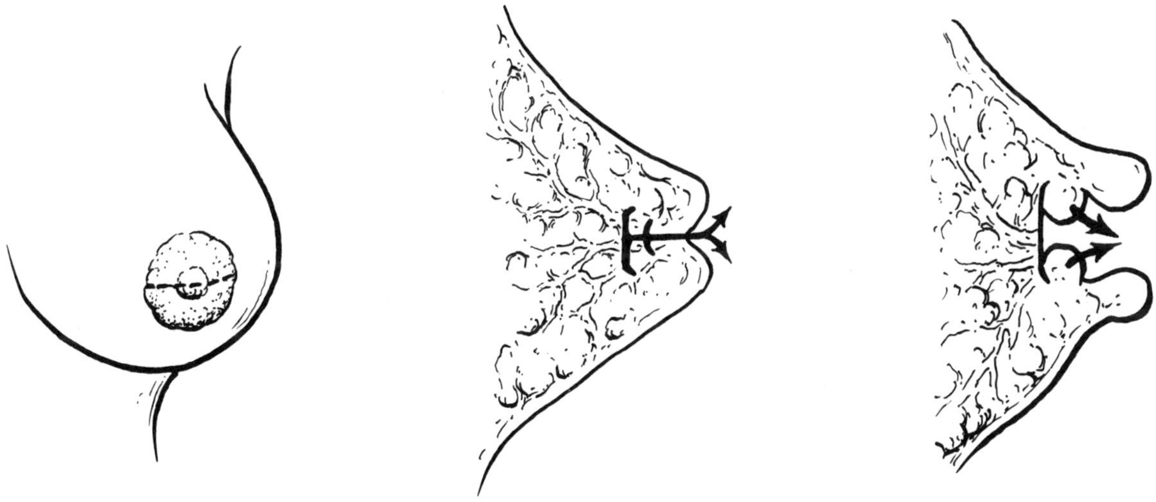

（1）切口　（2）组织瓣设计　（3）组织瓣上提

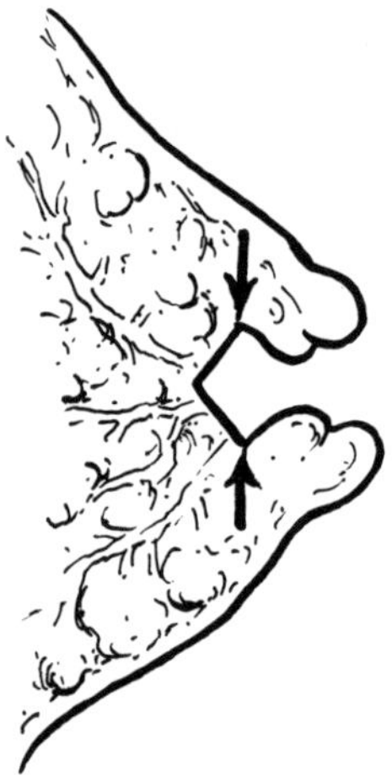
（4）基底推进

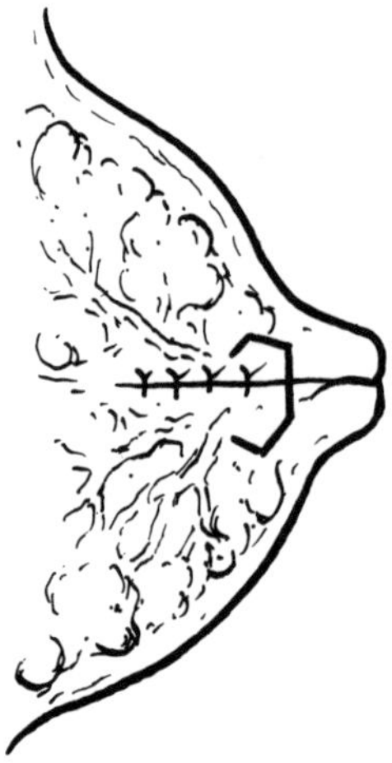
（5）缝合

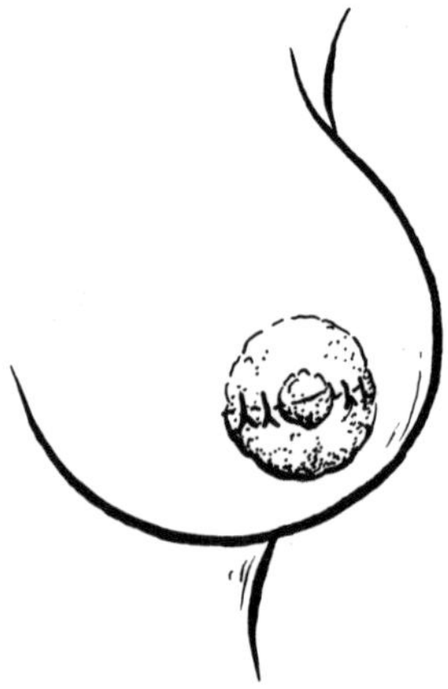
（6）术后

图 8–2–15

（3）将其分别向上翻 180°，对合缝合。

【术中应注意的解剖结构及操作技巧】

（1）按内陷程度选择正确的术式，以避免术后复发。

（2）在乳头基底松解和收紧缝合时一定要适度，避免因乳头缺血或回流障碍而致乳头坏死。

四、巨乳缩小术

【手术原则】

确定新乳头、乳晕的位置，切除多余组织，新乳房塑形。

【新乳头、乳晕位置的确定】

主要有以下几种方法（图 8–2–16）：

（1）由锁骨中点沿锁骨中线向下 18～22cm，这与身高有关，是个变数。

（2）两上臂中点的连线与锁骨中线的交点。

（3）乳房下皱襞中点在锁骨中线与乳头连线上的投影点。

（4）正常人乳头、乳晕位于锁骨中线与第 4 肋间或第 5 肋的交点。

（5）以锁骨中点为圆心，以18～22cm为半径画弧。再以剑突为圆心，以10～11cm为半径画弧，两弧的交点为乳头、乳晕的新位置。

（6）乳晕的直径一般以乳头为中心的3～5cm范围内。

【手术图示】

1. 水平双蒂法（Srombeck 法）

此法主要适用于中度肥大的乳房。优点：乳头、乳晕血供好，感觉佳。缺点：乳房下皱襞水平瘢痕较长。

（1）术前设计

①根据身高设计新乳头、乳晕的位置。

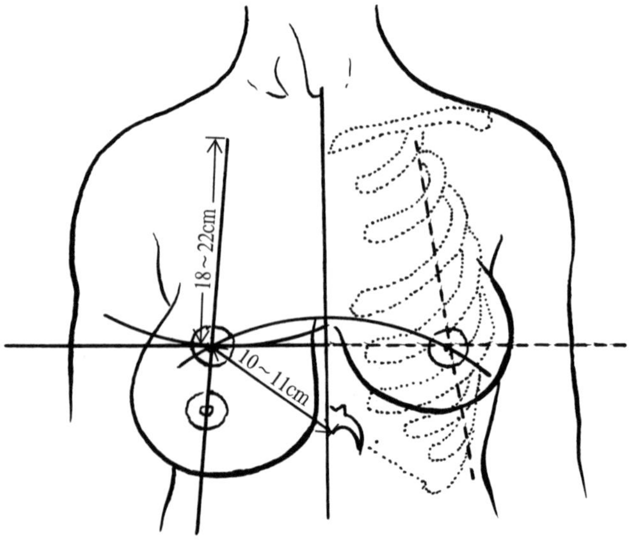

图 8–2–16

②切口设计

a.制作Wise标准模型，画出乳头与锁骨中点的连线，将标准模型植于乳房表面，使模板中线与此线重合。以新乳头点为圆心，依模型的圆孔，依次画出新乳晕圆弧ABC模型底边线AD、BE，E、D之间距离，根据皮肤松弛程度而定，以此两点能无张力地靠拢为宜，一般角ECD为60°～135°为宜（图8-2-17）。

b.画出乳房下皱襞弧FG，G点位于乳房下皱襞与腋前线交点，F点位于乳房下皱襞与胸骨外侧缘交点，连线EG与DF，此两线为向下突出的弧线或S形曲线（图8-2-18）。

c.根据两侧乳房大小是否对称，采用相同方法设计另一侧乳房切口。

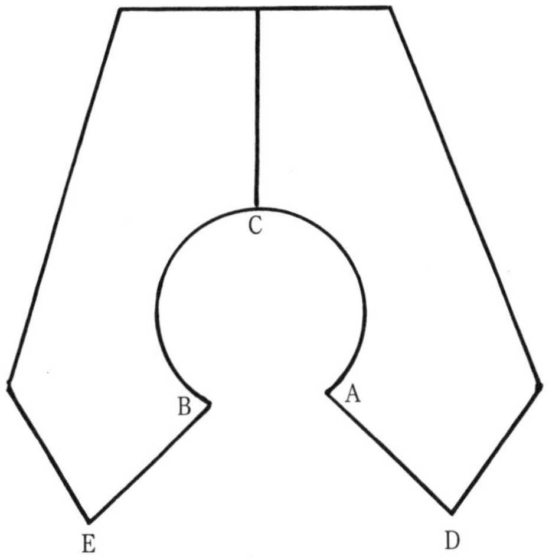

图8-2-17

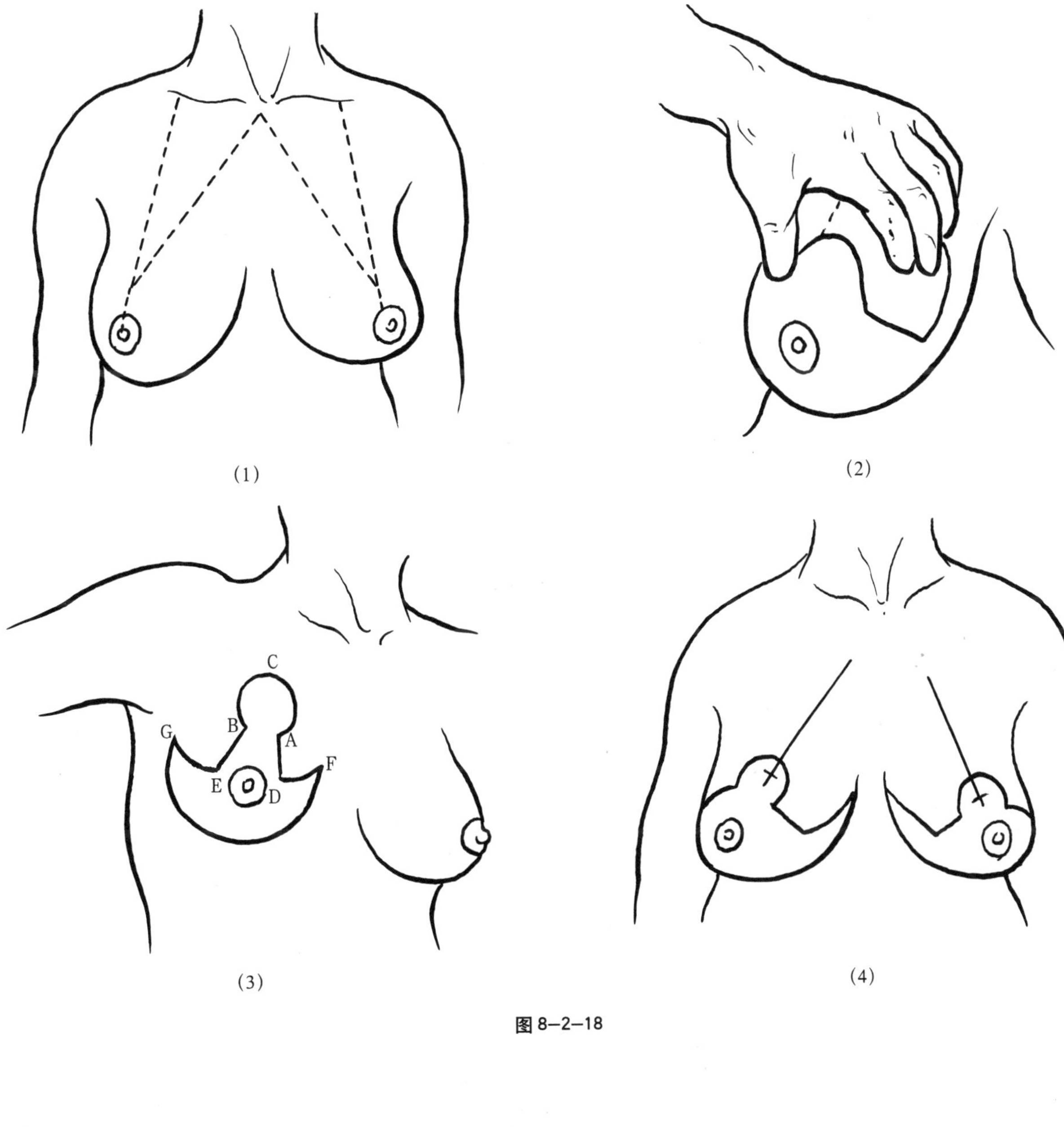

图8-2-18

(2) 手术方法（图 8-2-19）

①切除 ADEB 以内的表皮，注意保护好真皮及其下方的血管网。

②切除新乳头、乳晕区的皮肤、皮下组织及乳腺，深达胸大肌筋膜。

③切除 DEGF 范围内的皮肤、皮下组织及乳腺，深达胸大肌筋膜。

④在乳房腺体与胸大肌之间进行潜行分离，使带有乳头、乳腺的组织块 ABED 成为一个蒂在两侧的桥形双蒂组织瓣。

⑤将双蒂组织瓣向上推进转移。

⑥分别将 AD 与 BE 切口及乳房下皱襞切口缝合。

2.垂直双蒂法（Mckissock 法）

适用于中度或较严重的巨乳症。

(1) 术前设计

①新乳头、乳晕位置设计同“水平双蒂法”。

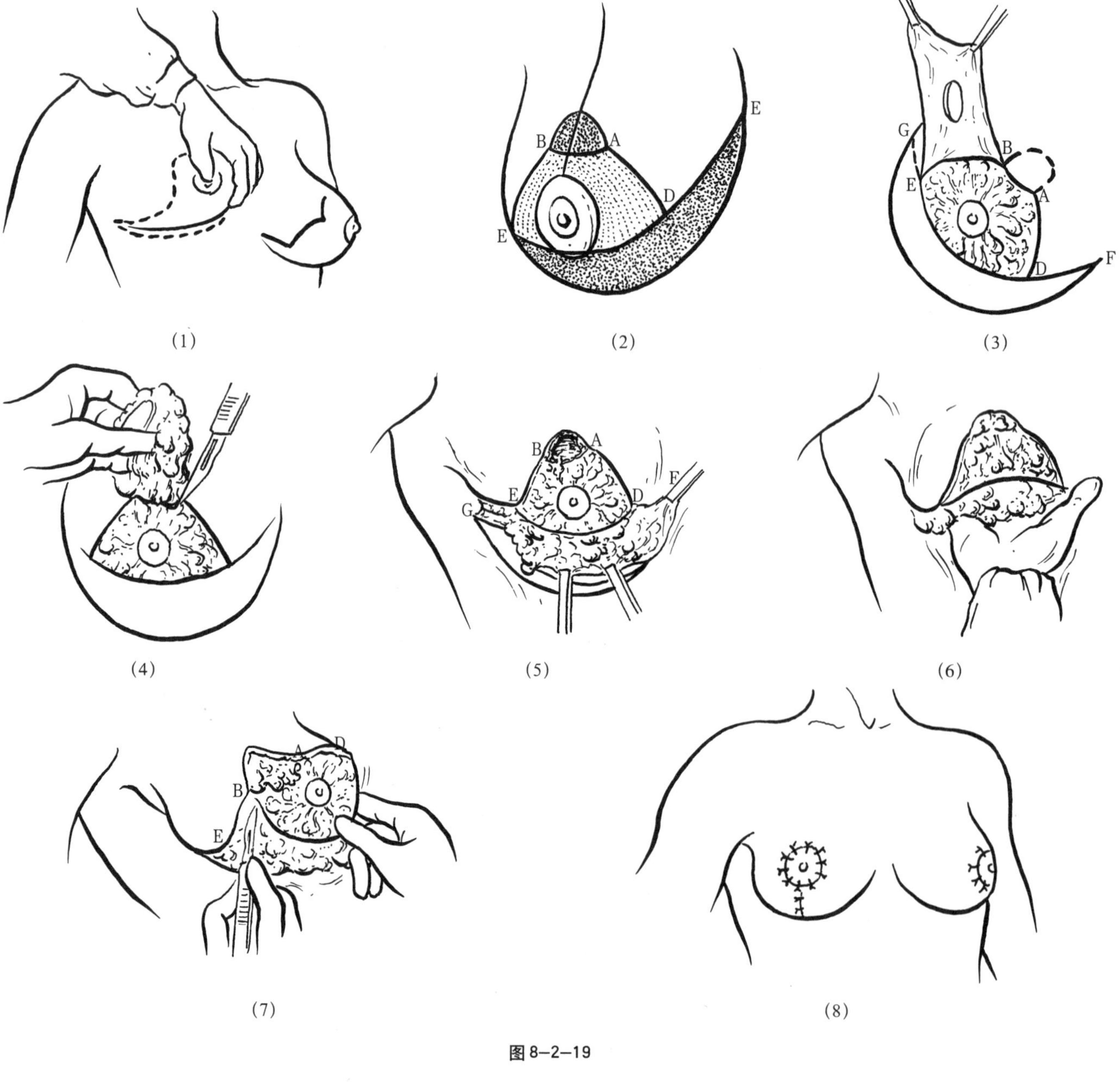

图 8-2-19

②切口设计：a.用Wise模型置于乳房表面，使模型中线与锁乳线重合，以新乳头点为中心，画出切口设计线。b.于新、旧乳头连线两旁等距离画两条5～7cm的平行线，其宽应比新乳晕宽，两线与乳房下皱襞相交。c.同法画出另侧乳房手术切口。

(2) 手术方法（图8-2-20）

①去除垂直双蒂瓣表皮，保留乳头、乳晕。

②切除垂直双蒂瓣两侧的皮肤、皮下组织及乳腺，直达胸大肌筋膜。

③将垂直真皮瓣自胸大肌筋膜上游离提起，较重的巨乳可将乳房上半部近中和侧方的乳腺组织切除，垂直真皮瓣上中部的乳腺组织可部分切除，应保留1～2cm厚度，下半部乳腺组织应全层保留，以保证乳头、乳晕的血供。

④将垂直真皮瓣向上折叠、塑形，乳头、乳晕向上推进固定于新乳头、乳晕的位置。

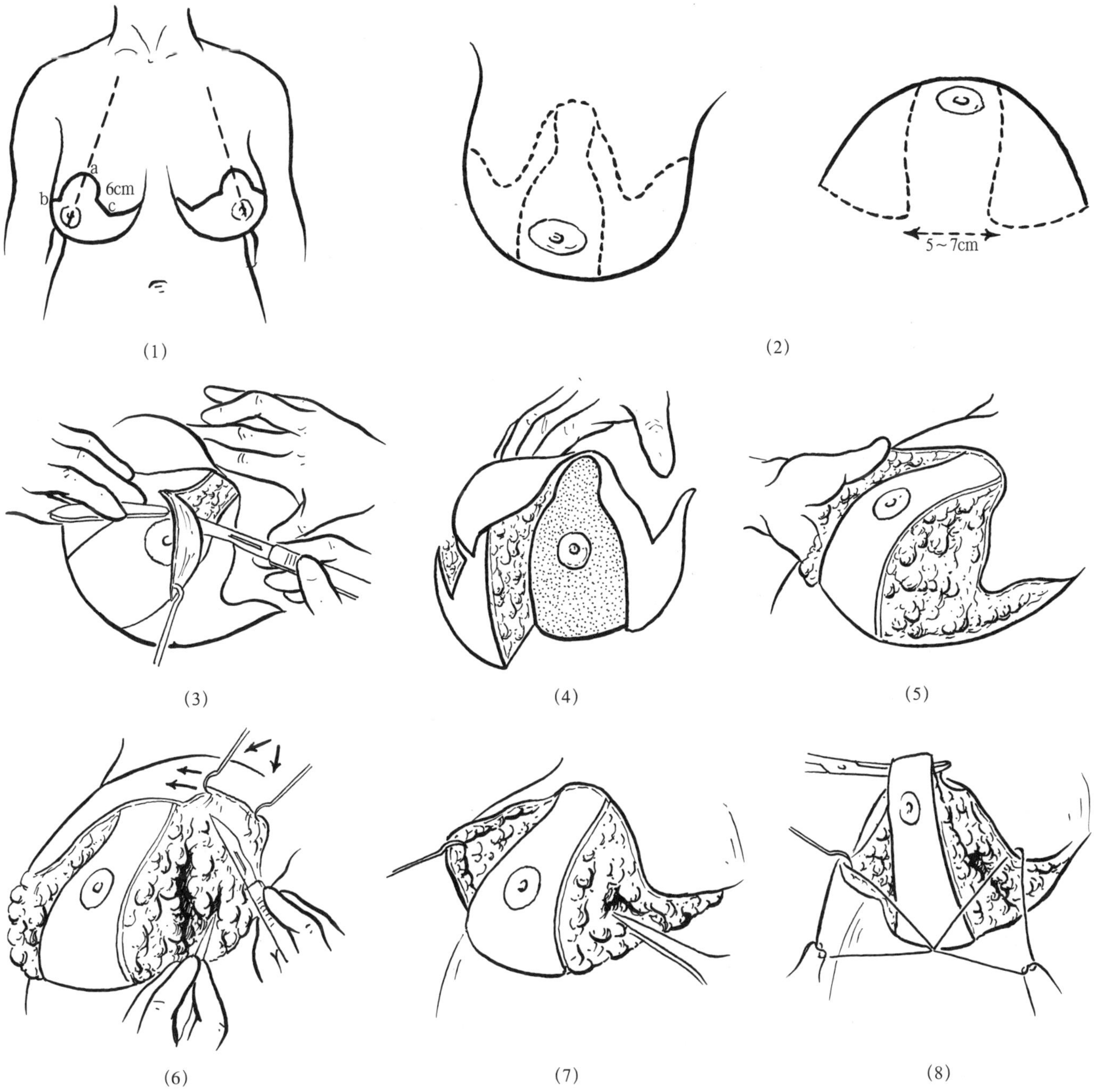

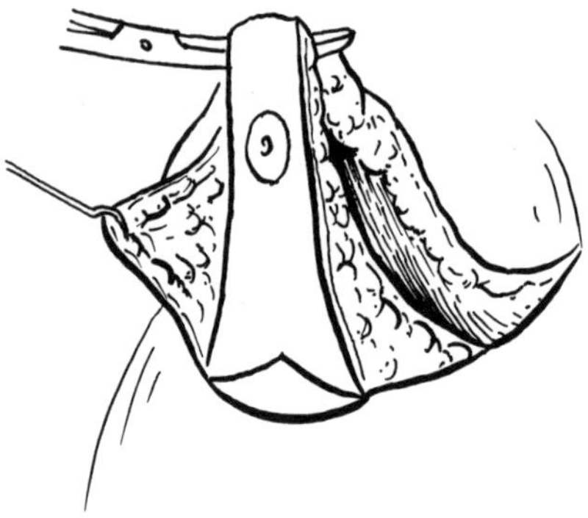
(9)

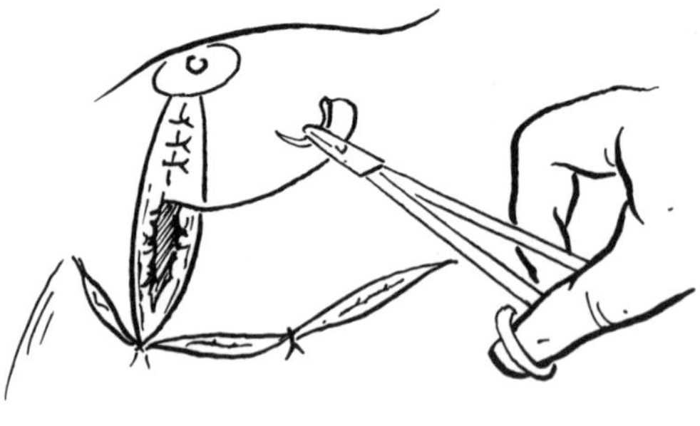
(10)

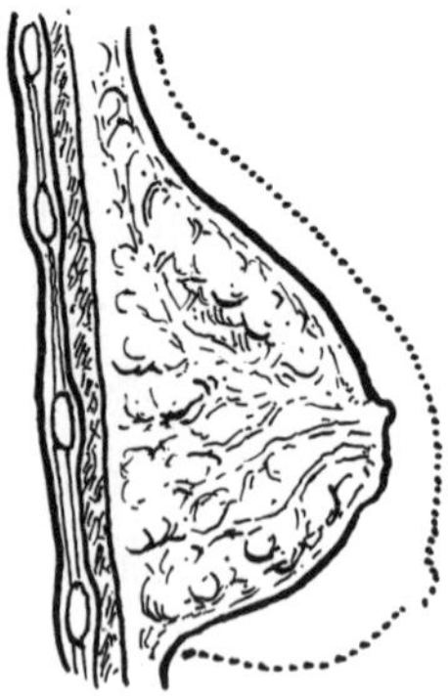
(11)

图 8–2–20

3.“L”形乳房缩小法（Meyer 法）

（1）术前设计

①新乳头、乳晕位置设计同以上方法。

②切口设计：乳房皮肤切口设计形如站立的鸟形。

a. 鸟形头颈部的切口设计：先定位顶部及内侧切口线。顶部切口线位于锁骨下方 14～19cm。内侧线定在胸骨中线外侧 8～10cm 处。鸟形头颈部外侧切口线设计应根据乳房皮肤的松弛程度及乳腺的肥大程度来决定切除的范围。

b. 鸟形体尾部的切口设计：内侧切口线同上。下边缘切口线位于乳房下皱襞上 2～3cm 处，画一弧形线，凸面向下，止于乳房下皱襞的腋前线终点处，尾体部上边缘切口设计根据皮肤松弛程度及乳房肥大程度，用两指夹捏法估计要切除的皮肤的范围来定出上界。

（2）手术方法

①按设计切开皮肤，去除鸟形切口区表皮，保留真皮及皮下血管网与乳腺组织相连。

②切除乳腺组织及乳腺组织塑形方法上，本术式分为三种类型。

a.“L”形切口第一型：适用于轻、中度乳房肥大的病例。乳头、乳晕带蒂皮瓣的设计为蒂在上及两侧，乳晕周围去上皮，在乳晕下方 2～3cm 处进入乳腺组织，切开乳腺，切除下半乳房的皮肤及部分肥大乳腺，使下垂的乳腺组织在胸肌筋膜表面作部分分离，并使其上提悬吊。为使乳头、乳晕上提，部分侧方乳头、乳晕皮瓣的蒂需切除，但应保证其乳头、乳晕血供（图 8–2–21）。

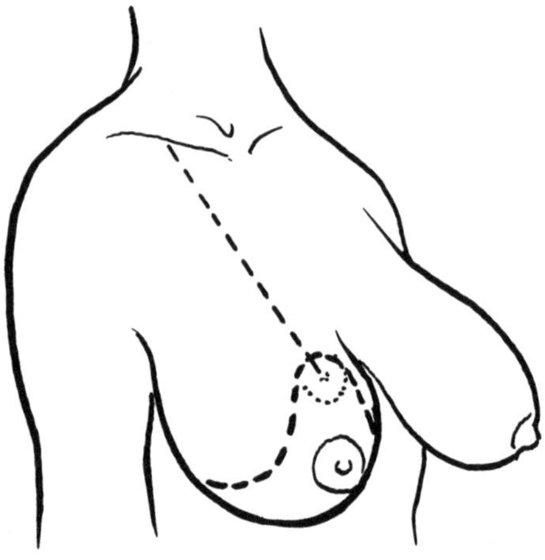
(1)

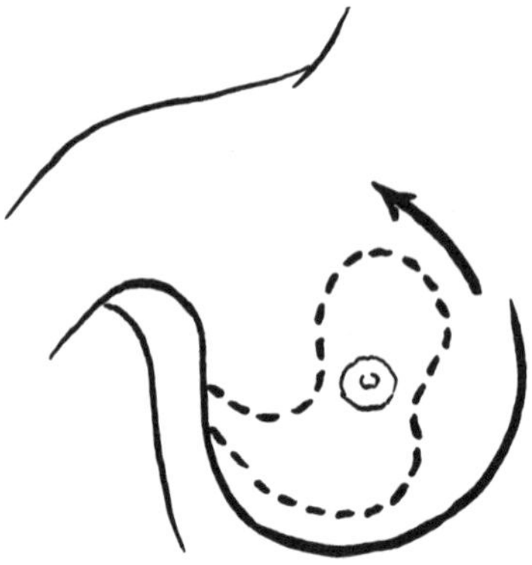
(2)

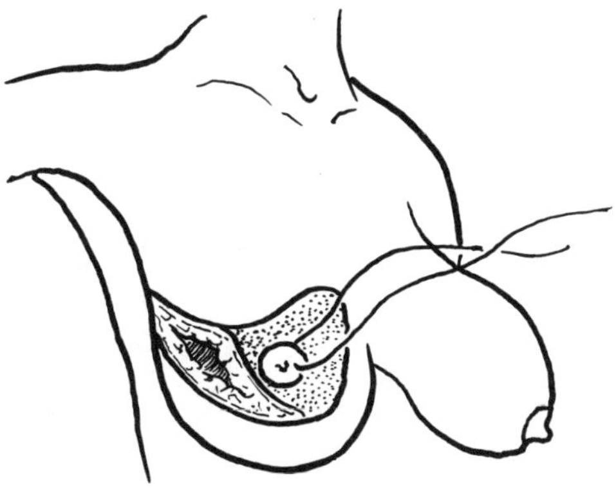

(3)　　　　(4)

图 8—2—21

b."L" 形切口第二型：适用于以乳房轻、中度为主要特点者。乳头、乳晕带蒂皮瓣的蒂在下及两侧，在乳头、乳晕上方进入乳腺组织，切除部分肥大的乳腺，使下垂的乳腺在胸肌筋膜上作部分分离并使之上提悬吊。

c."L" 形切口第三型：适用于乳房重度肥大及下垂者。其乳头、乳晕带蒂皮瓣的蒂位于上、下方，即采用 Mckissock 的垂直双蒂乳头、乳晕移植。

d.切口缝合：完成乳腺切除，悬吊及乳头、乳晕蒂制作后，将乳头、乳晕与上切口边缘组织缝合，然后缝合皮肤。

4.直线及短横瘢痕法（Marchac 法）

此法适用于轻度、中度乳房肥大及下垂者。

（1）术前设计（图 8—2—22）

①绘制乳房中轴：在离胸骨中线约 10cm 处，通过乳头中点绘制一垂直线，上达乳房上方，向下超越乳房下皱襞中点到季肋缘。

②确定乳房上界：将乳房上推，绘出乳房上皱襞的界限。

③预测乳房切除范围：将乳房推向外侧，在乳房内侧绘出与季肋部乳房中轴相连的垂直连线；将乳房推向内侧，在乳房外侧绘出与季肋部乳房中轴相连的垂直连线。乳房内侧与外侧的垂直连线之间是乳房多余皮肤切除的界限。

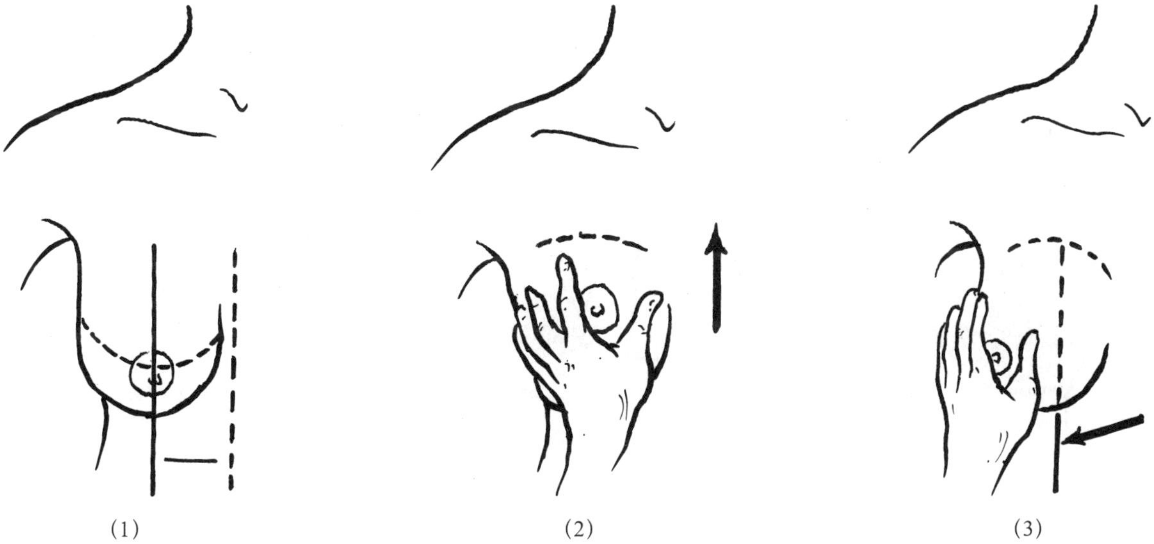

(1)　　　　(2)　　　　(3)

④乳房下界切口设计：乳房内、外侧切口线平行下降至乳房下皱襞上方约5cm处，画一平行于乳房下皱襞的弧线，与内、外侧两线相交。将内、外侧切口线靠拢，确定切除的范围，不会造成切除的张力。

⑤乳房下直线瘢痕的确定及乳头、乳晕周围切除范围的确定：在内、外垂直线间画一圆，作为乳头、乳晕周围去上皮组织的范围。乳房内侧及外侧垂直线与乳房下方弧线的距离约为5cm，这是乳房下方直线瘢痕较短的依据。

（2）手术方法（图 8–2–23）

①做乳头、乳晕周围皮肤切口，并去上皮。行下部皮肤切除，做乳房缩小整形。如有乳房下垂的病例，则宜保留下部皮肤，仅作去上皮处理。

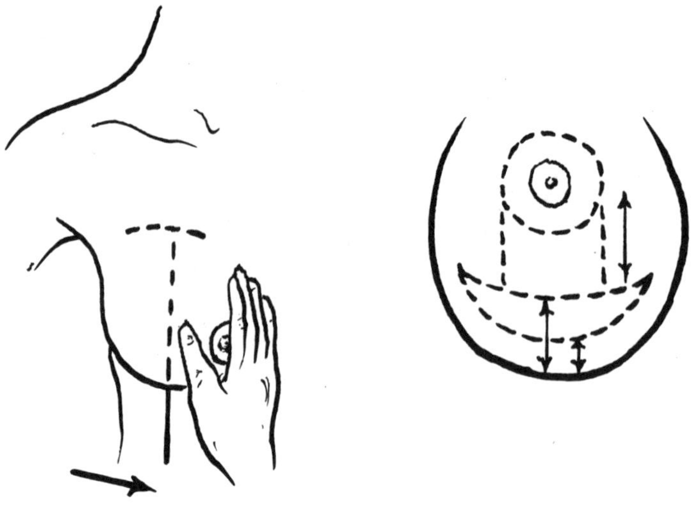

(4)　(5)

图 8–2–22

②在乳房下部水平线外侧，作深部乳房下部组织切除，深达胸肌筋膜表面，深层上界可达原先确定的乳房上界。

③在内侧及外侧垂直切口处，切除内侧及外侧乳腺。上界切除线是乳晕下方 2cm 的水平线，在乳晕下向上延伸，中部乳腺组织切除达到预先估测的切除量。

④用缝合线在胸大肌筋膜表面及乳腺组织后方作乳房悬吊，直达原先确定的乳房上界，位于乳晕的稍上方。乳腺组织固定后使两侧的乳腺下半游离，缝合。

⑤缝合乳晕周围皮肤。

5. 直线瘢痕乳房缩小法（Lejour 法）

该方法适用于各种乳房肥大者。其原则为：广泛的乳房下部皮肤及皮下组织分离；畸形矫枉过正：作脂肪抽吸，去除不必要组织，以利于乳房缩小的塑形。

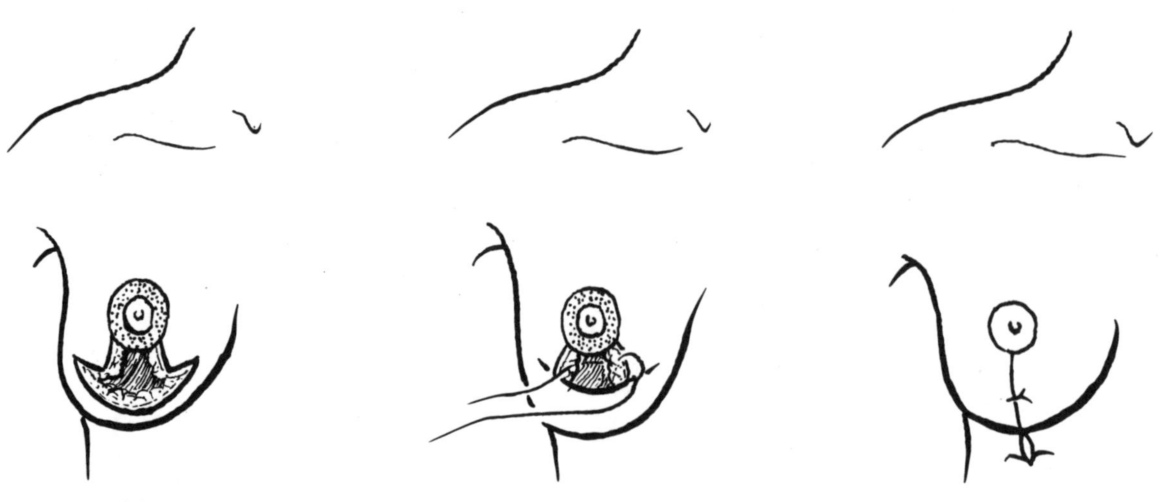

(1)　(2)　(3)

图 8–2–23

（1）术前设计（图 8–2–24）

①绘制乳房中轴线（同“Marchac”法）。

②乳房上界确定（同“Marchac”法）。

③乳房切除范围的预测（同“Marchac”法）。

④乳房内侧及外侧垂直线确定后，将两线在乳房下皱襞上方相交成一弧线。

⑤乳晕上方的切口线位于新乳头上方 2cm 处，新乳头位置见以上内容。从此点出发，在乳房内、外侧各绘一弧线，相交于两垂直线，相交点位置根据乳房大小而变化。

（2）手术方法（图 8–2–25）

①乳头、乳晕皮瓣蒂去上皮。即从乳头、乳晕上部设计线到其下 2cm 区域去上皮。

②脂肪抽吸：在乳房下部切口线上方做一个小切口，行脂肪抽吸。

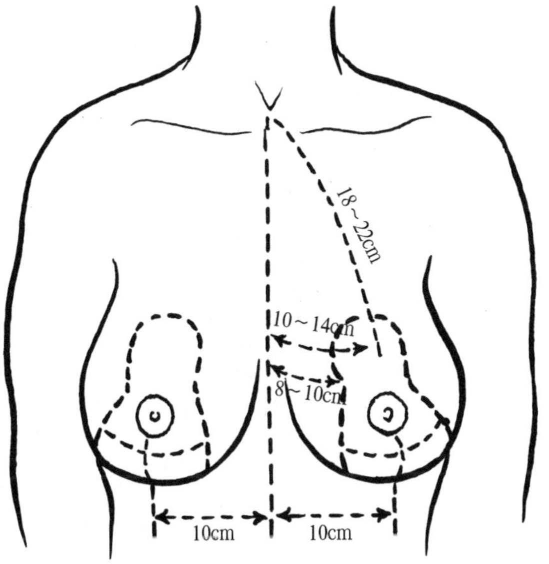

图 8–2–24

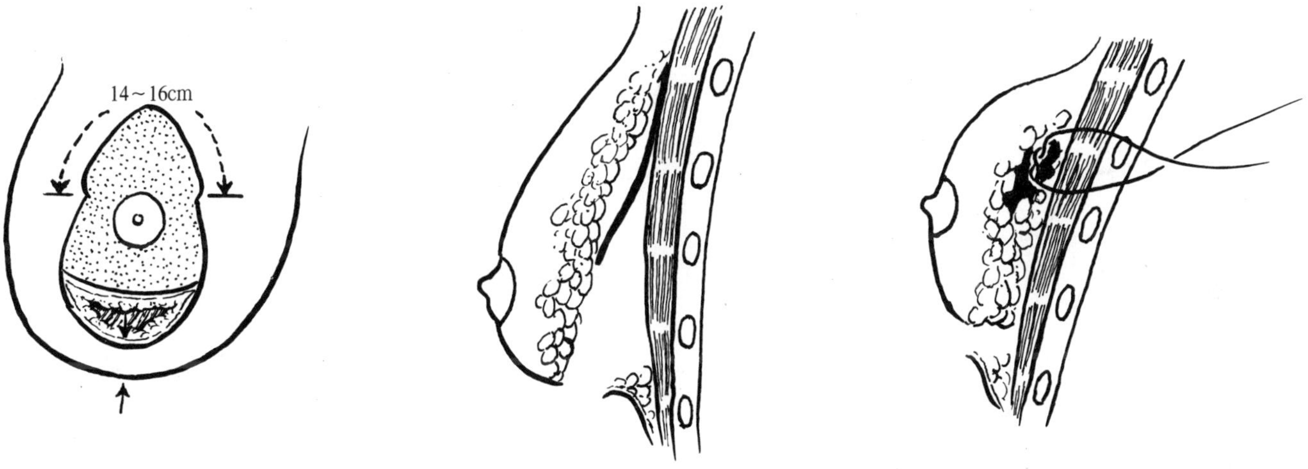

（1）　（2）　（3）

图 8–2–25

③手术切除及再塑形：沿着切口线切开皮肤，注意保护乳头、乳晕蒂不受破坏，故在乳头、乳晕去上皮的皮肤下留 0.5cm 厚的脂肪；乳腺部分切除如同皮下乳房切除的入路相同。切除乳房下中部的乳腺组织。切除范围向上方到第 3 肋间处，即乳房上界画线处，在胸肌表面切除。之后将乳腺组织悬吊缝合。缝合两侧及上部乳腺组织，矫正乳房下垂。皮下、皮肤缝合。

6. 双环形切口法

（1）术前设计（图 8–2–26）

①在乳晕周围设计两个相嵌的环形切口。内环：以乳头为中心，直径 3～4cm；外环：根据乳房肥大和下垂的具体情况灵活设计成圆形、椭圆形等不同形状。

②可在外环外侧设计一弧形切口延伸至腋中线。此切口外侧最高点与外环最高点平齐，中间最低点与乳头平齐，内侧向上与外环延续。

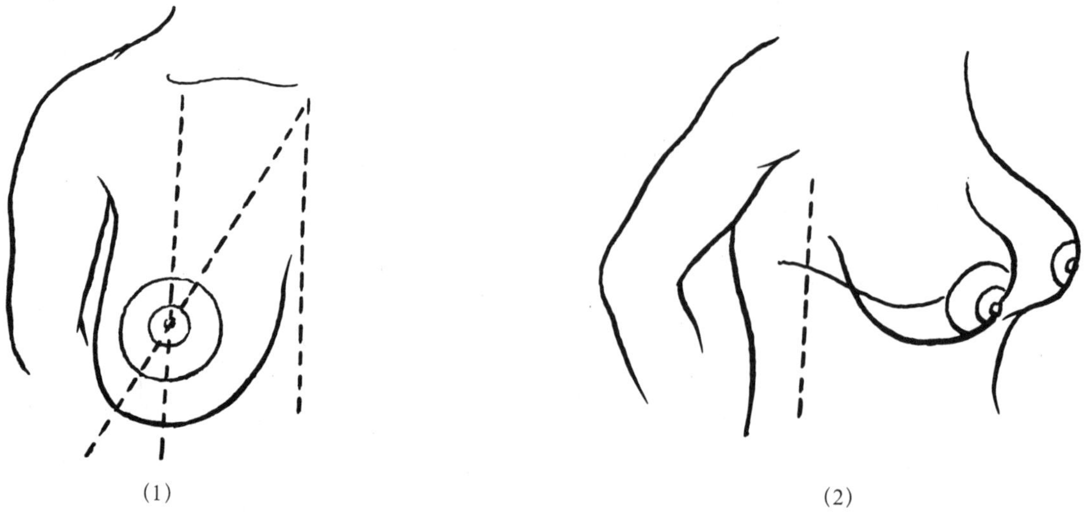

图 8–2–26

（2）手术方法（图 8–2–27）

①形成真皮环：沿双环形切口线切开皮肤，去除两个环形切口之间的表皮，形成真皮环，以保证乳头、乳晕组织的血供。

②皮肤腺体间的适当剥离：沿乳房外侧弧形切口线和外环形切口线切开皮肤、皮下组织，在皮下组织和乳腺包膜之间进行剥离，内、外、上三个方向均剥离至腺体边缘，下方准备保留的腺体与皮肤间不进行剥离。

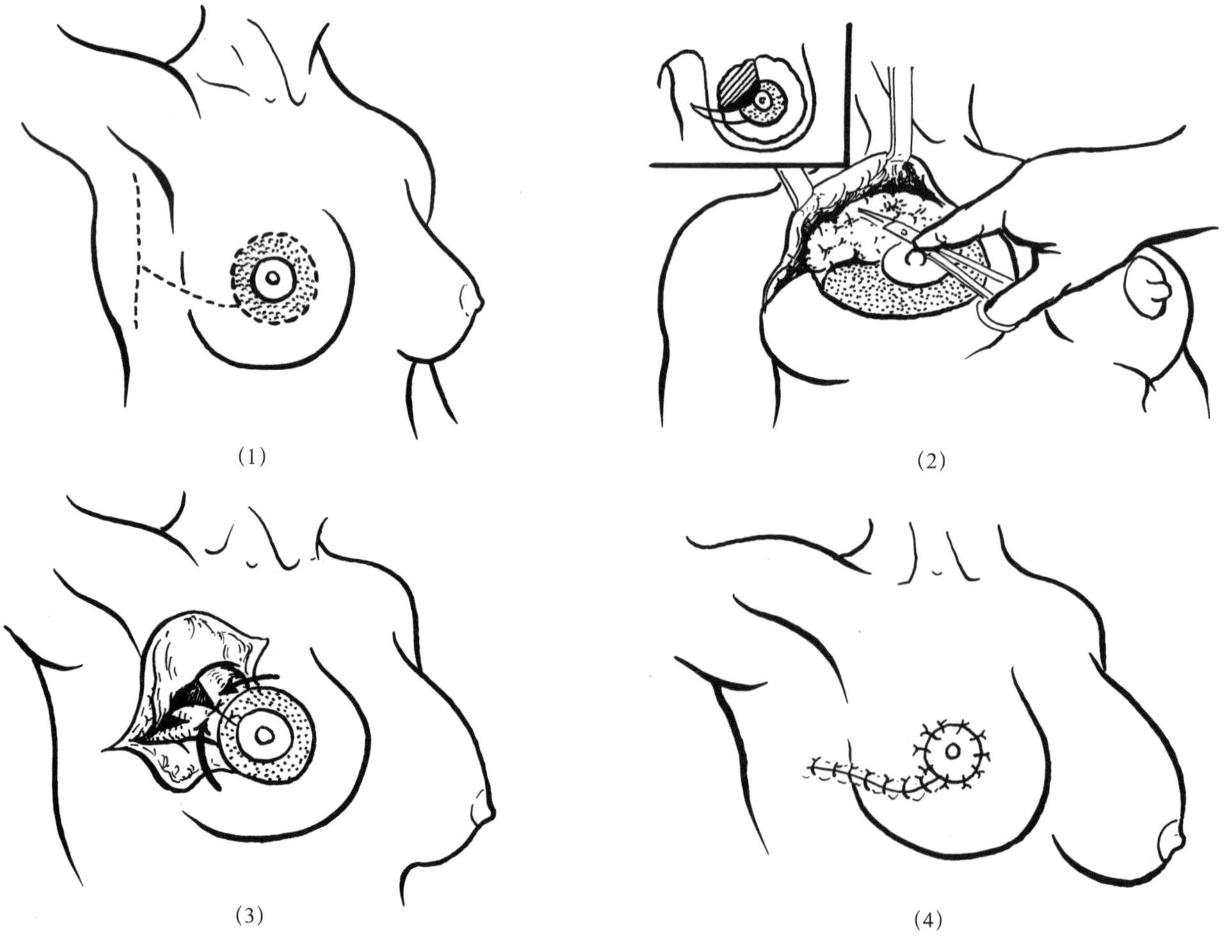

图 8–2–27

③圆锥形剩余腺体的形成：从真皮环的内、外、上三个方向切除多余腺体，保留乳房基底中下部的腺体组织，使剩余腺体呈圆锥形，并将其固定于胸大肌筋膜上。

④皮肤乳罩的形成：将切口上缘皮瓣向内下方旋转，下缘皮瓣向外上方推进，切除下缘皮瓣多余的皮肤后，按皮下、皮肤两层缝合。

【术中应注意的解剖结构及操作技巧】

（1）准确设计新乳头、乳晕位置及乳腺组织切除量是提高患者术后满意度的关键。乳头、乳晕位置过高将是一个严重的错误，故建议设计时（尤其中重度巨乳）较正常位置略低1～2cm。术前认真测量两侧乳房体积大小，并估计切除乳房组织量使术后两侧乳房形态对称。

（2）在环形切开乳晕皮肤时切勿过深损伤真皮下血管网，而致乳头、乳晕血运障碍。在切除腺体组织时，尽量勿损伤乳头、乳晕血运，以保证乳头、乳晕血供。

（3）皮瓣分离时注意层次，确保皮下血管网的连续性，避免影响血供，出现皮肤坏死的情况。

（4）术中确切止血，逐层缝合，避免残留死腔而继发血肿、感染、局部组织坏死。

（5）术中切除皮肤适量，避免因切口张力过大而致切口裂开或瘢痕增生。

五、乳头、乳晕缩小术

（一）乳头缩小术

乳头正常值：直径6～8mm，高7～9mm。大于此即为乳头过大。

【手术图示】

1.Sperli法：把乳头划分为6个区，间隔3个区行楔形切除，乳头下半部分进行圆周状切除，以使乳头缩小、缩短，若乳头周径不大，只进行下部圆周状切除即可（图8−2−28）。

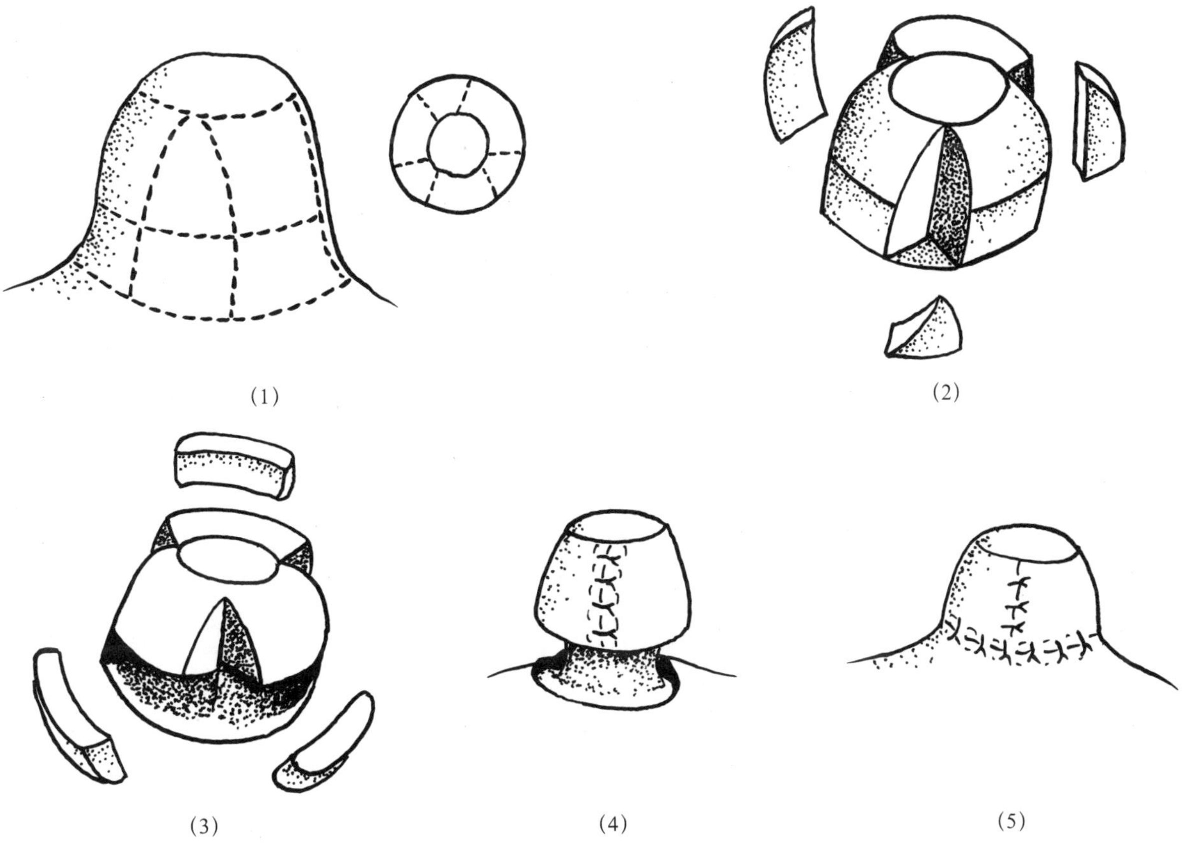

图8−2−28

2.**武藤靖雄法**：于乳头基部进行圆周状切除，乳头肥大者，则楔形切除一块乳头组织并缝合(图 8–2–29)。

3.**半侧乳头切除法**：把乳头从中央弧形切开，切除其中半侧的上半部乳头组织，将另一半未切除的乳头皱褶进行缝合(图8–2–30)。

4.**帽状切除法**：楔形切除乳头顶端，楔形底边可宽些，切除后可将两剩余乳头断面对合缝合，使乳头的形态在大小和高度上都有所降低（图 8–2–31)。

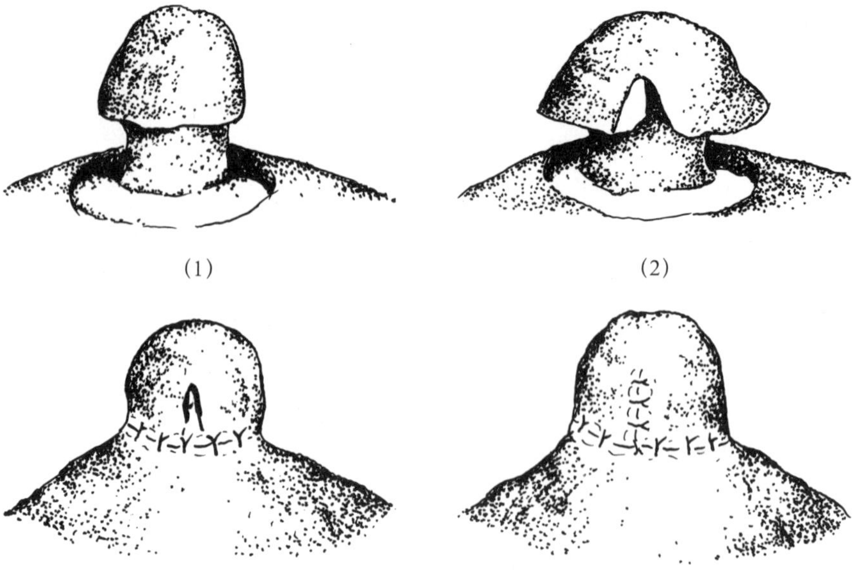

(1) (2) (3) (4)

图 8–2–29

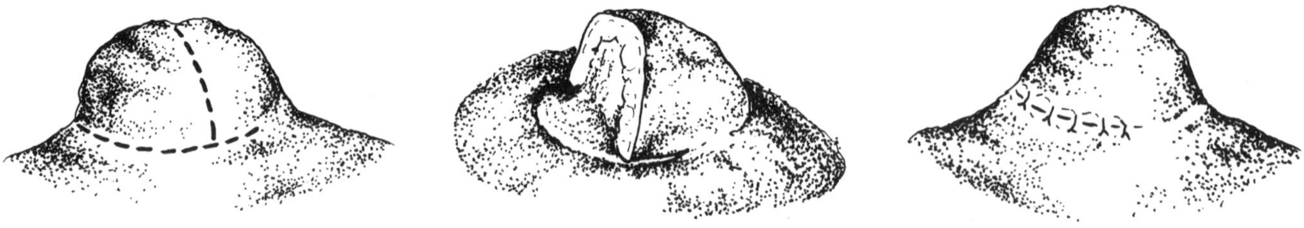

(1) (2) (3)

图 8–2–30

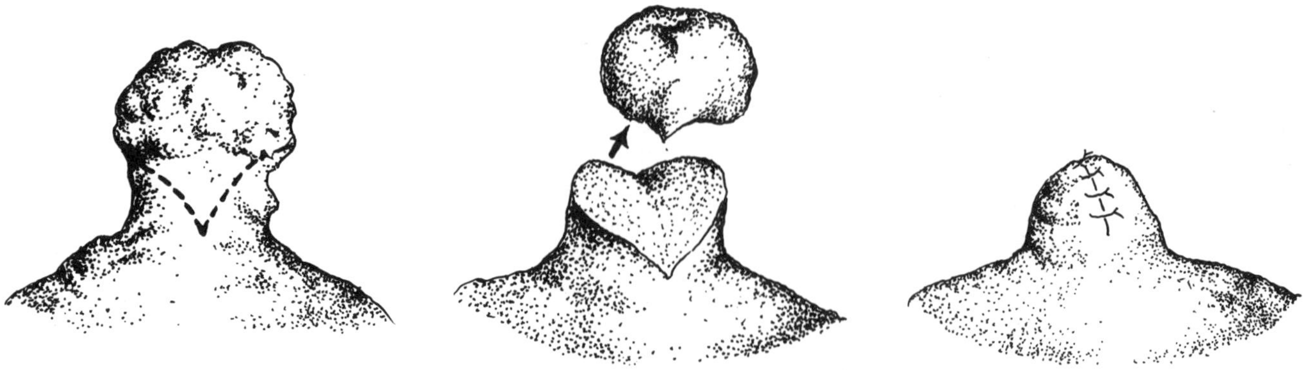

(1) (2) (3)

图 8–2–31

（二）乳晕缩小术

乳晕正常值：直径3～5cm，大于此即为乳晕过大。

【手术图示】（图8–2–32）

（1）以乳头为中心，以适当半径画一圆圈（一般为2.5～3.0cm）。

（2）将此范围外的环形乳晕皮肤切除，注意保留真皮层及皮下血管网，以防乳头、乳晕供血不足。

（3）外围皮肤在横径方向的内、外各切除一块三角形的皮肤以缩小半径，使其与新乳晕半径一致。

（4）外围皮下稍加游离后对位缝合。

【术中应注意的解剖结构及操作技巧】

（1）任何术式均应避免切除过多乳头组织、缝合张力过大而致乳头坏死，另外手术可能破坏乳腺导管对哺乳有影响。

（2）注意两侧乳头及乳晕的对称性。

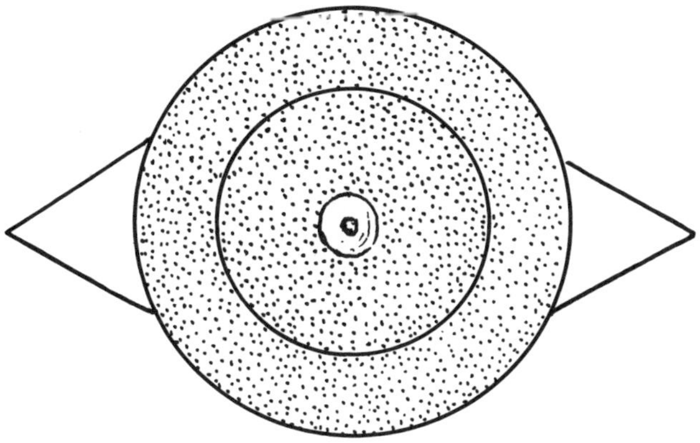

（1）

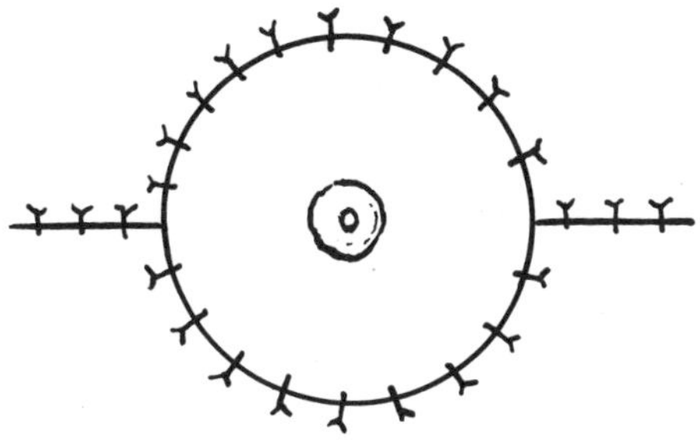

（2）

图8–2–32

MEIRONGWAIKEJIEPOUTUPU

美·容·外·科·解·剖·图·谱 >>>

第九章

会阴与外生殖器解剖

第一节 男性生殖器应用解剖

男性生殖器（male genial organs）包括内生殖器和外生殖器两部分（图9−1−1）。

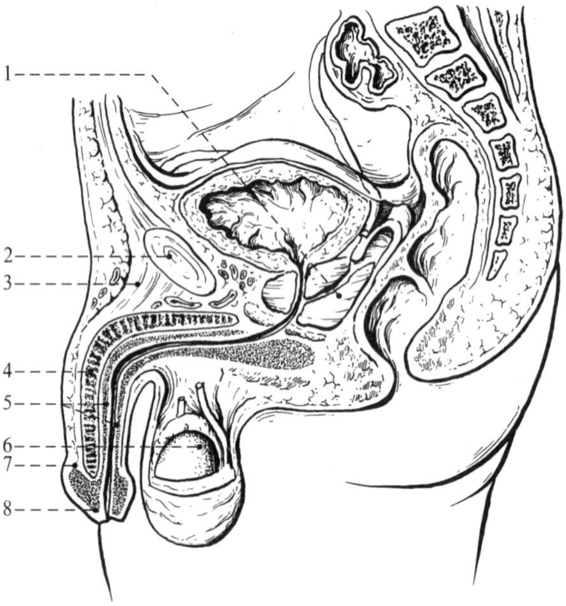

图 9−1−1 男性生殖器剖面图

1.前列腺 2.耻骨 3.阴茎悬韧带 4.阴茎海绵体 5.尿道海绵体 6.睾丸 7.包皮 8.阴茎头

一、男性外生殖器形态

男性外生殖器包括阴囊和阴茎（图9−1−2）。

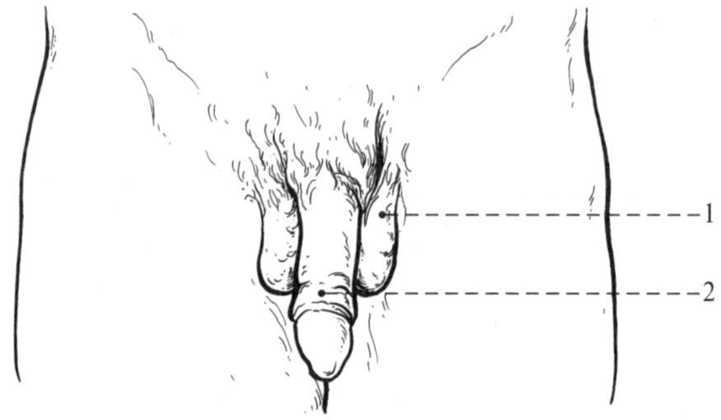

图 9−1−2 阴囊和阴茎

1.阴囊 2.阴茎

二、外生殖器解剖结构

（一）阴茎

1.阴茎形态

分为头、体、根三部分。阴茎根位于阴囊及会阴皮肤的深面，附着于耻骨弓，为固定部。阴茎体呈圆柱形，以韧带悬于耻骨联合的前下方，为可动部。阴茎的前端膨大为阴茎头，阴茎头的尖端有尿道外口，头与体交界的狭细处称阴茎颈。我国成人阴茎常态下平均长度（活动部分）为（6.55±1.02）cm，横径为（2.57±0.26）cm，阴茎体部周径为（8.22±0.60）cm，头的最粗部为冠部，周径约（8.50±0.64）cm（图9−1−3）。

2.阴茎组成

主要由两个阴茎海绵体和一个尿道海绵体构成。阴茎海绵体位于阴茎背侧，左右各一，二者紧

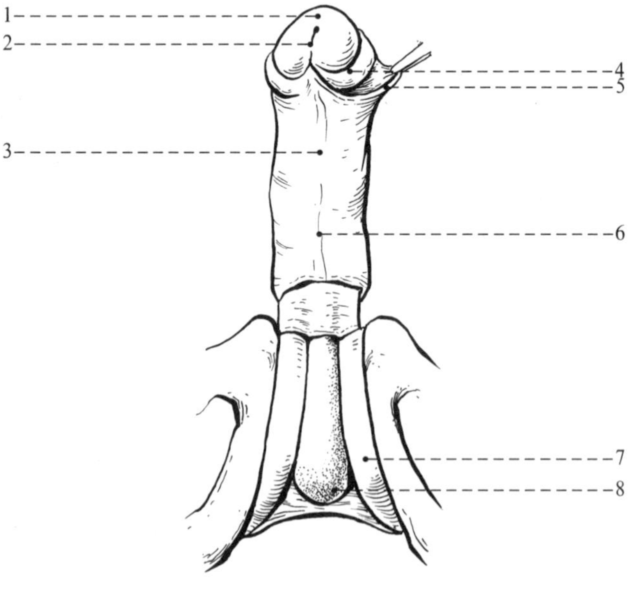

图 9−1−3 阴茎外形

1.阴茎头 2.尿道外口 3.阴茎体 4.阴茎颈 5.阴茎包皮 6.阴茎缝 7.阴茎脚 8.尿道球

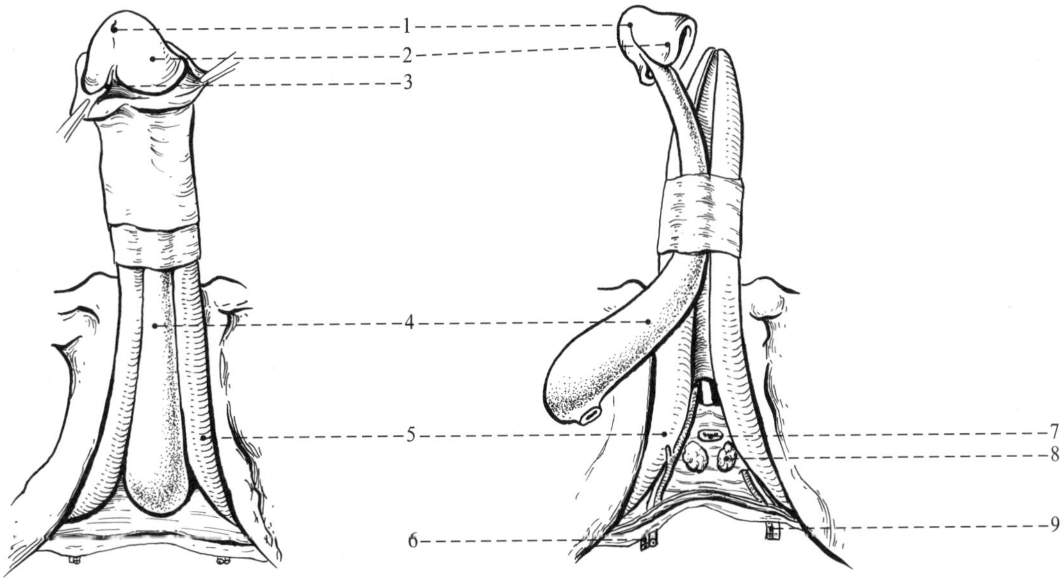

图 9–1–4　阴茎海绵体

1.尿道口　2.阴茎头　3.包皮系带　4.尿道海绵体　5.阴茎海绵体　6.阴茎深动、静脉　7.尿道　8.尿道球腺　9.阴茎动脉

密相连，其前端变细，嵌入阴茎头后面的凹窝内，其后端左、右分开为阴茎脚，分别附于两侧耻骨下支和坐骨支。尿道海绵体位于阴茎海绵体的腹侧，尿道贯穿其全长，后端膨大称尿道球，前端膨大为阴茎头。每个海绵体的表面都包有一层厚而致密的纤维膜，称为白膜；内部由许多海绵体小梁和与血管相通的腔隙构成，当腔隙充血时，阴茎即变粗变硬而勃起。三个海绵体外面共同包以深、浅阴茎筋膜和皮肤。阴茎的皮肤薄而柔软，富于伸展性，皮下组织无脂肪。皮肤在阴茎颈处游离向前延伸，形成包绕阴茎头的双层皮肤皱襞称阴茎包皮(prepuce of penis)。在阴茎头的腹侧，包皮与尿道外口相连处有一小皱襞称包皮系带(frenulum of prepuce)，做包皮环切手术时勿损伤此系带，以免影响阴茎的正常勃起（图 9–1–4～图 9–1–6）。

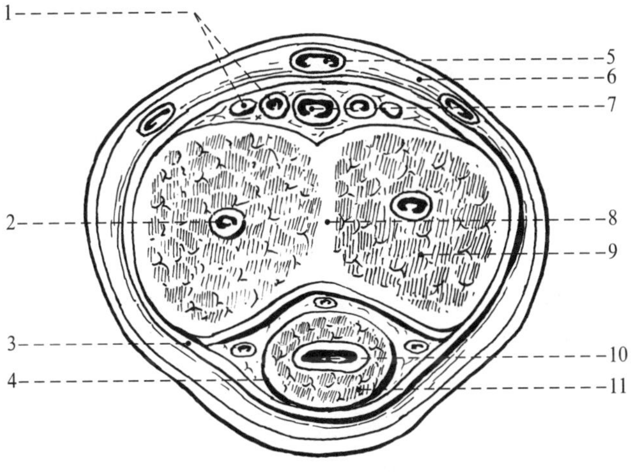

图 9–1–5　阴茎体横断面

1.阴茎背动脉、神经　2.阴茎深动脉　3.深阴茎筋膜　4.尿道海绵体白膜　5.阴茎背浅静脉　6.浅阴茎筋膜　7.阴茎背深静脉　8.阴茎中隔　9.阴茎海绵体　10.尿道　11.尿道海绵体

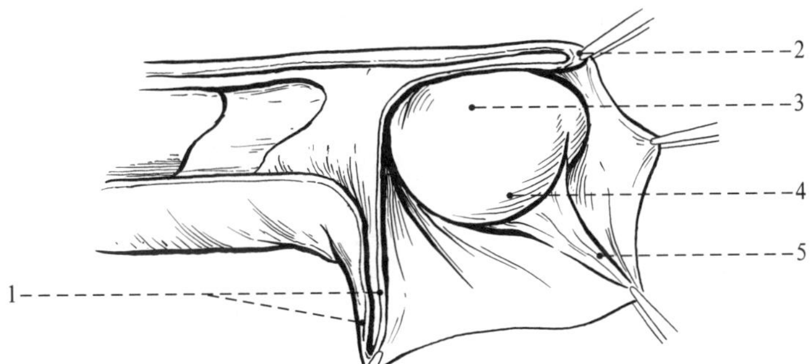

图 9–1–6　阴茎头部

1.皮肤切口　2.阴茎包皮　3.阴茎头　4.阴茎头冠　5.包皮系带

3.阴茎的血管、神经

(1)动脉：阴茎背动脉和阴茎深动脉均为阴部内动脉在会阴深隙内的终分支，都穿尿生殖膈下筋膜后，阴茎背动脉经阴茎悬韧带到背侧的深阴茎筋膜与白膜之间，前行至阴茎头，沿途供应皮肤及被膜；阴茎深动脉进入阴茎脚及阴茎海绵体（图 9–1–7）。

(2)静脉：有阴茎背浅静脉及阴茎背深静脉各一条，分别走行于阴茎背侧的深阴茎筋膜的浅面及深面。阴茎背浅静脉汇入阴部外

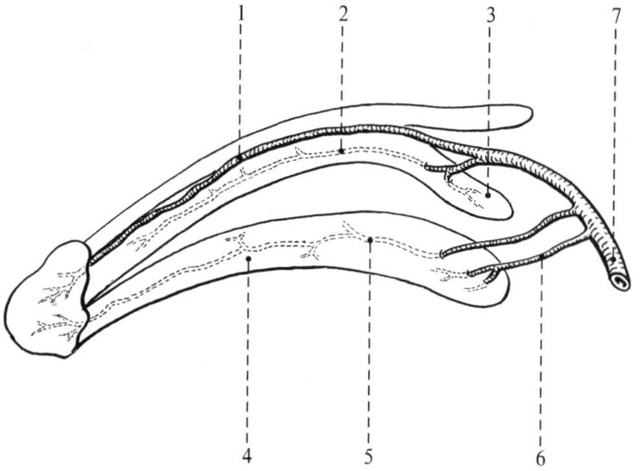

图 9–1–7 阴茎动脉血供

1.阴茎背动脉 2.海绵体动脉 3.海绵体脚 4.尿道海绵体 5.尿道动脉 6.球动脉 7.阴部内动脉

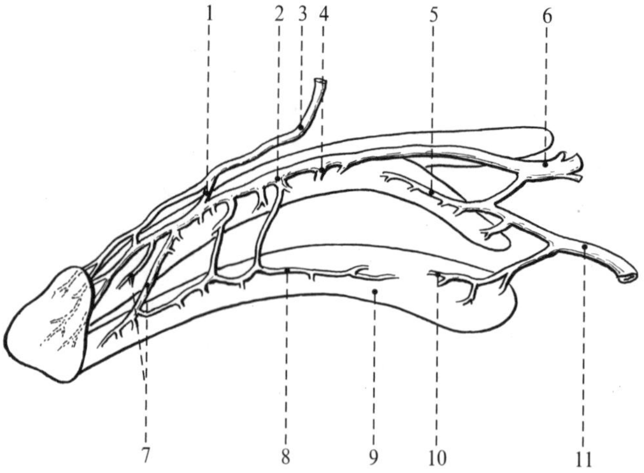

图 9–1–8 阴茎静脉回流

1.背浅深静脉交通支 2.背深静脉 3.背浅静脉 4.导静脉 5.阴茎海绵体静脉 6.前列腺前静脉丛 7.环静脉 8.尿道静脉 9.尿道海绵体 10.球静脉 11.阴部内静脉

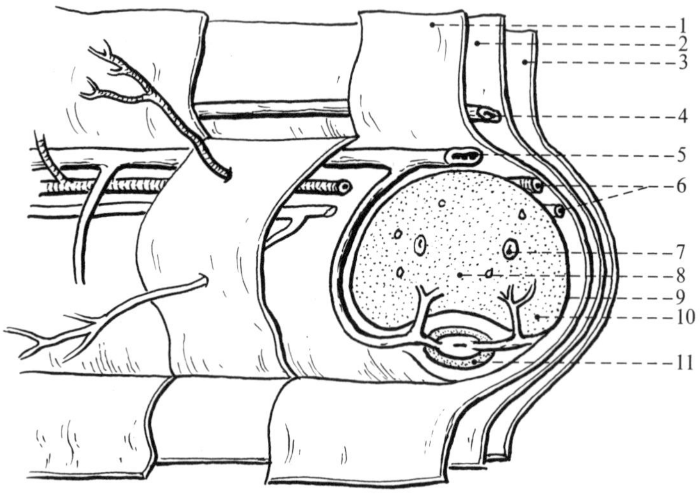

图 9–1–9 阴茎被膜层次及血管神经关系

1.深阴茎筋膜 2.浅阴茎筋膜 3.皮肤 4.阴茎背浅静脉 5.阴茎背深静脉 6.阴茎背动脉及神经 7.阴茎深动脉 8.阴茎隔 9.阴茎白膜 10.阴茎海绵体 11.尿道海绵体

静脉；阴茎背深静脉进入盆腔后注入前列腺静脉丛（图 9–1–8）。

（3）神经来自阴部神经，与阴茎动脉伴行分布。勃起神经来自盆丛的副交感神经，随血管分支分布到阴茎（图 9–1–9）。

（二）阴囊（图 9–1–10）

阴囊（scrotum）为位于阴茎后下方的一皮肤囊袋，皮肤薄而柔软，色素沉着明显，有少量阴毛。阴囊壁由皮肤和肉膜组成，肉膜为阴囊的浅筋膜，含有平滑肌纤维，后者可随外界温度变化反射性舒缩，以调节阴囊内的温度，有利于精子的发育和生存。肉膜在中线处向深处发出阴囊中隔，将阴囊隔成左、右两腔，分别容纳两侧的睾丸、附睾和精索等结构。阴囊的动脉来自阴部内动脉的阴囊后动脉和阴部外动脉，及由腹壁下动脉发出的提睾肌动脉。阴囊前动脉分支供应阴囊隔前 1/5～2/5、阴囊缝区 2/5 及阴囊外侧前 2/3 皮肤，阴囊后动脉供应阴囊隔

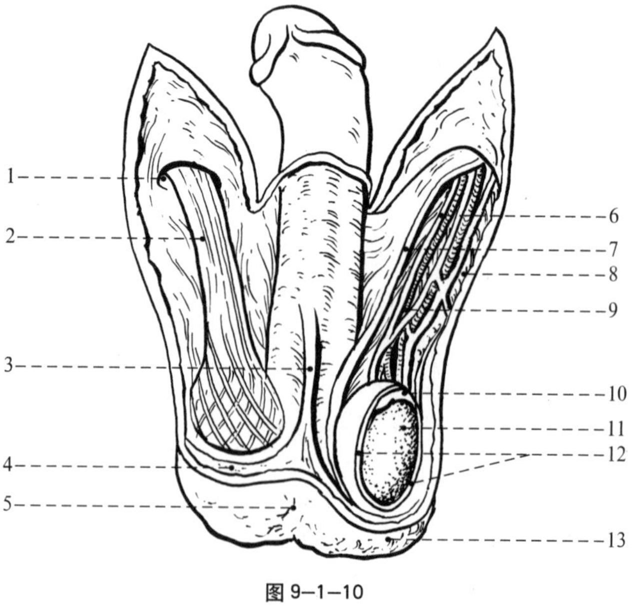

图 9–1–10

1.腹股沟管皮下环 2.提睾肌 3.阴囊隔 4.肉膜 5.阴囊缝 6.睾丸动脉 7.输精管 8.精索内筋膜 9.蔓状静脉丛 10.附睾 11.睾丸 12.睾丸鞘膜 13.皮肤

后3/5～4/5、阴囊中缝区4/5及阴囊后外侧的皮肤。静脉与动脉伴行汇入大隐静脉和阴部内静脉。阴囊的神经有髂腹股沟神经、生殖股神经的生殖支、会阴神经分出的阴囊后神经及股后皮神经的会阴支等。

三、内生殖器解剖结构

内生殖器由生殖腺（睾丸）、排精管道（附睾、输精管、射精管、男性尿道）和附属腺（精囊腺、前列腺、尿道球腺）组成（图9－1－11）。

（一）睾丸

睾丸（testis）位于阴囊内，左右各一，是产生精子和分泌男性激素的器官。睾丸呈卵圆形，表面光滑，可分上下两端、前后两缘和内外两侧面。前缘游离，后缘与附睾紧密相连，有血管、神经和淋巴由此出入，上端被附睾头遮盖。睾丸表面覆以浆膜即鞘膜脏层，深部是致密结缔组织构成的白膜。白膜在睾丸后缘增厚形成睾丸纵隔。纵隔的结缔组织伸入睾丸实质将实质分为200多个锥体形的小叶，每个睾丸小叶内有1～4条细长且高度弯曲的盲管，称生精小管，生精小管为产生精子的场所。生精小管在近睾丸纵隔处变成短而直的直精小管。直精小管进入睾丸纵隔相互吻合形成睾丸网。睾丸小叶内生精小管之间的疏松结缔组织即为睾丸间质（图9－1－12，图9－1－13）。

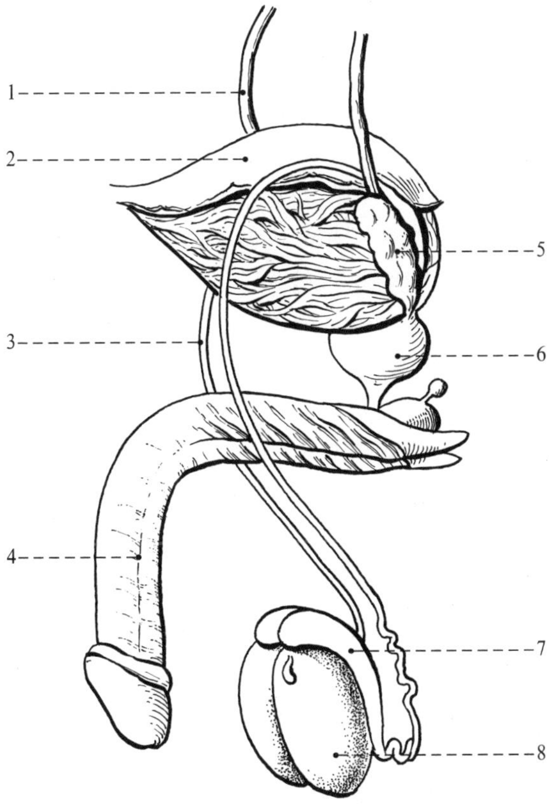

图9－1－11　男性内生殖器

1.输尿管　2.膀胱　3.输精管　4.阴茎　5.精囊　6.前列腺　7.附睾　8.睾丸

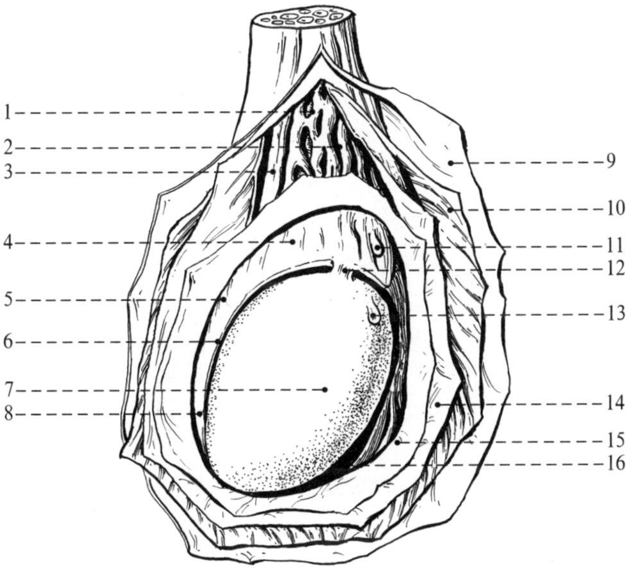

图9－1－12　睾丸、附睾及被膜

1.睾丸动脉　2.蔓状静脉丛　3.输精管　4.附睾头　5.附睾体　6.附睾窦　7.睾丸　8.附睾尾　9.精索外筋膜　10.提睾肌　11.附睾附件　12.附睾上韧带　13.睾丸附件　14.精索内筋膜　15.睾丸鞘膜　16.鞘膜腔

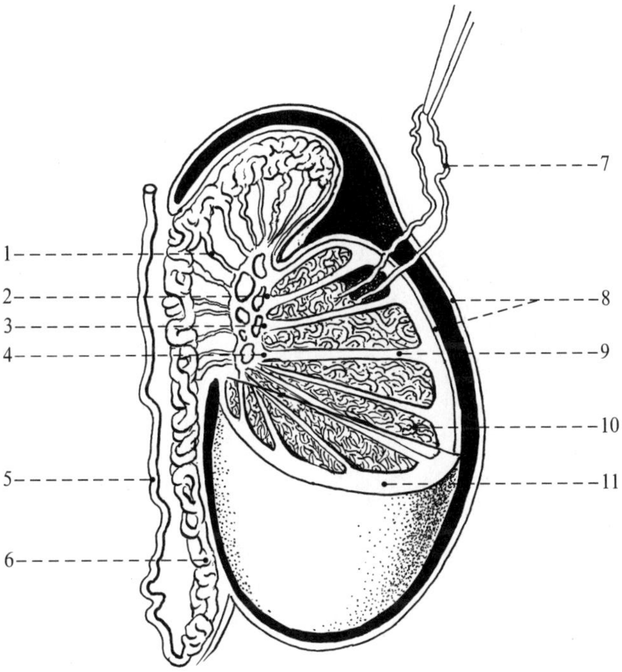

图9－1－13　睾丸内部结构模式图

1.睾丸输出小管　2.直精小管　3.睾丸网　4.睾丸纵隔　5.输精管　6.附睾管　7.精曲小管　8.睾丸鞘膜　9.睾丸小隔　10.睾丸小叶　11.白膜

（二）排精管道（图 9–1–14）

1.附睾

附睾呈新月形，附于睾丸的上端和后缘，分头、体、尾三部，附睾尾向上移行为输精管。由睾丸输出小管和迂回盘曲的附睾管构成。附睾具有储存营养精子和促进精子进一步成熟的作用。

2.输精管和射精管

输精管（deferent ducts）始于附睾尾，壁厚腔小，触摸时为有坚实感的索状物。输精管按其行程可分为四部：（1）睾丸部：起自睾丸尾，沿睾丸后缘和附睾内侧上行；（2）精索部：位于睾丸上端与皮下环之间，在精索内位于后内侧，是一对柔软的圆索状的结构。精索的主要结构为输精管、睾丸动脉、蔓状静脉丛、神经丛、淋巴管和腹膜鞘突的残余（鞘韧带）等。精索的被膜由外向内为精索外筋膜、提睾肌及其筋膜和精索内筋膜。此部位置表浅，是输精管结扎术的理想部位；（3）腹股沟部：位于腹股沟管的精索内；（4）盆部：为输精管最长的一段，自腹股沟腹环沿盆侧壁向后下，到达膀胱底的后方，输精管末端膨大成输精管壶腹（ampulla of deferent duct）。输精管壶腹的下端变细与精囊腺的排泄管汇合成射精管（ejaculatory duct）。射精管穿前列腺开口于尿道前列腺部。

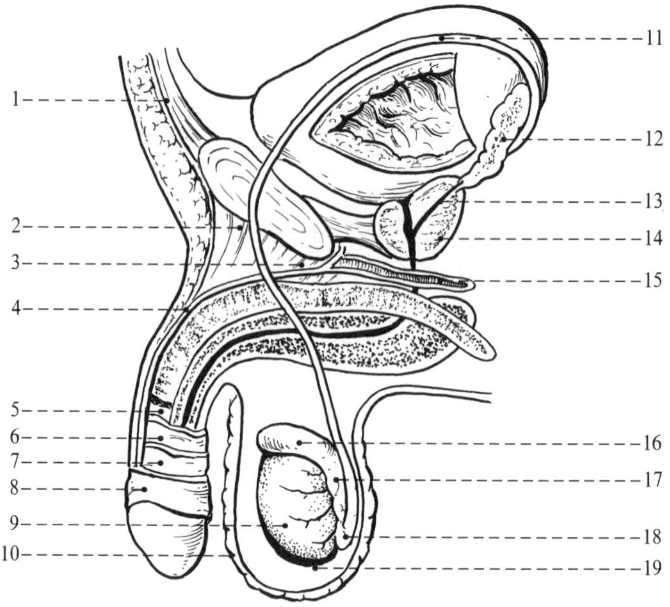

图 9–1–14 男性生殖器解剖结构

1.Scarpa 筋膜 2.阴茎浅悬韧带 3.阴茎深悬韧带 4.阴茎背深静脉 5.白膜 6.深筋膜 7.浅筋膜 8.皮肤 9.睾丸 10.阴囊 11.输精管 12.精囊 13.射精管 14.前列腺 15.尿生殖膈 16.附睾头 17.附睾体 18.附睾尾 19.白膜

3.男性尿道

男性尿道（male urethra）具有排尿和排精功能，起自膀胱的尿道内口，终于尿道外口，成人尿道长16～22cm，管径平均为5～7mm。全长分为3部，即前列腺部、膜部和海绵体部。前两部合称为后尿道，海绵体部称为前尿道（图 9–1–15，图 9–1–16）。

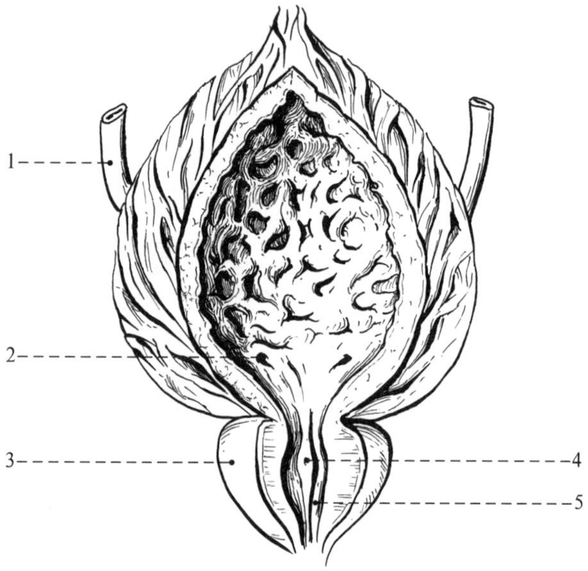

图 9–1–15 男性尿道前列腺部前面观

1.输尿管 2.输尿管口 3.前列腺 4.射精管开口 5.前列腺窦

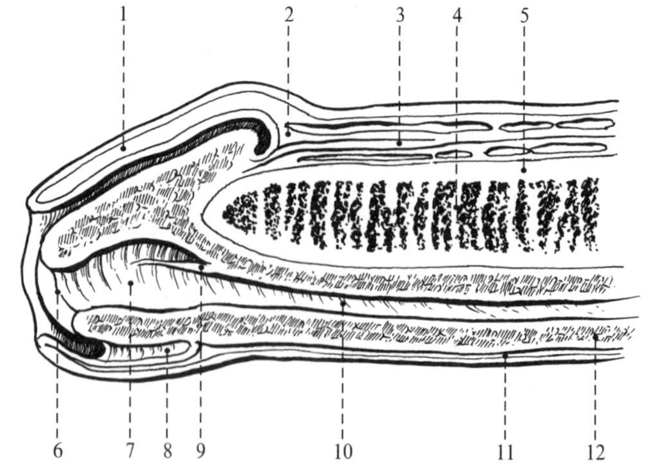

图 9–1–16 阴茎正中矢状面

1.阴茎包皮 2.浅阴茎筋膜 3.深阴茎筋膜 4.阴茎海绵体 5.阴茎海绵体白膜 6.尿道外口 7.尿道舟状窝 8.包皮系带 9.舟状窝瓣 10.尿道 11.尿道海绵体白膜 12.尿道海绵体

（1）前列腺部为尿道穿过前列腺的部分，管腔最宽，长约2.5cm。后壁有一纵行隆起称尿道嵴，嵴中份隆起称精阜。精阜中央的小凹陷称前列腺小囊，小囊的两侧有细小的射精管口。精阜两侧有许多前列腺排泄管的开口。

（2）膜部为尿道穿过尿生殖膈的部分，管腔最狭窄，其周围有尿道括约肌（骨骼肌）环绕。

（3）海绵体部为尿道穿过海绵体的部分，其起始部膨大称尿道球部，此部的尿道宽大，有尿道球腺开口于此。位于阴茎头处的尿道扩大称为尿道舟状窝。

尿道全长有三个狭窄（尿道内口、膜部、尿道外口），三个扩大（前列腺部、尿道球部、尿道舟状窝），两个弯曲（耻骨下弯、耻骨前弯）。耻骨下弯位于耻骨联合下方，凹向上，由尿道前列腺部、膜部和尿道海绵体部的后部形成，此弯曲恒定无变化。耻骨前弯位于耻骨联合的前下方，凹向下，位于阴茎根和体之间，如将阴茎上提，此弯曲可消失，当向尿道插入导尿管或器械时，取这种位置，可避免损伤尿道。

（三）附属腺包括三个腺体

1．精囊（又称精囊腺）

位于膀胱底的后方，输精管壶腹的外侧，是一对长椭圆形的囊状小体，表面凹凸不平，其排泄管与输精管壶腹末端合成射精管。精囊腺分泌呈弱碱性的黄色黏稠液体，参与组成精液，有营养和稀释精子的功能。

2.前列腺（prostate）

是由肌组织和腺组织组成的一个实质性器官。形似栗子，其表面包有前列腺囊。前列腺上端宽大为前列腺底，邻接膀胱颈，下端尖细为前列腺尖，紧贴尿生殖膈上面，底与尖之间的部分为前列腺体，内有尿道穿过，前列腺的排泄管开口于尿道的后壁；体的后面正中有一条纵行的浅沟称前列腺沟。前列腺后方与直肠壶腹相邻。直肠指检时可触及前列腺的后面。前列腺分为五个叶：前叶、中叶、后叶及两侧叶；中叶呈楔形，位于尿道和射精管之间，老年人因性激素平衡失调前列腺肥大时，中叶常压迫尿道引起排尿困难。前列腺的分泌物为精液的主要成分，呈碱性，具有特殊臭味（图9–1–17）。

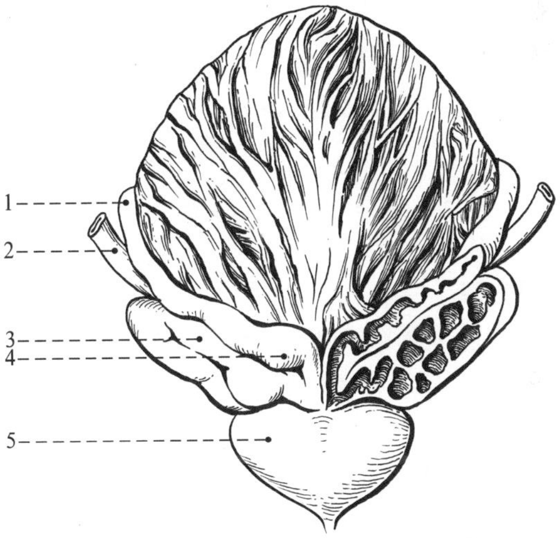

图9–1–17　膀胱、前列腺及精囊腺后面观

1.输精管　2.输尿管　3.精囊　4.精囊管壶腹　5.前列腺

3.尿道球腺

是一对豌豆大的球形器官，位于会阴深隙内。其排泄管开口于尿道球部。尿道球腺的分泌物也是组成精液的成分之一，有刺激精子活动的作用。

第二节　女性生殖器应用解剖

女性生殖器（female genital organs）包括内生殖器和外生殖器。内生殖器由生殖腺（卵巢）、输送管道（输卵管、子宫和阴道）和附属腺组成。卵巢是产生卵子和分泌女性激素的器官，输卵管是受精部位和输送卵子的管道，子宫是产生月经和孕育胎儿的器官。阴道是女性性交器官，也是经血排出和胎儿娩出的通道。外生殖器即女阴，位于会阴区（图9–2–1）。

一、外生殖器解剖结构

（一）外生殖器形态

女性外生殖器指女性生殖器官的外露部分，又称外阴。包括阴阜、大阴唇、小阴唇、阴蒂、阴道前庭、

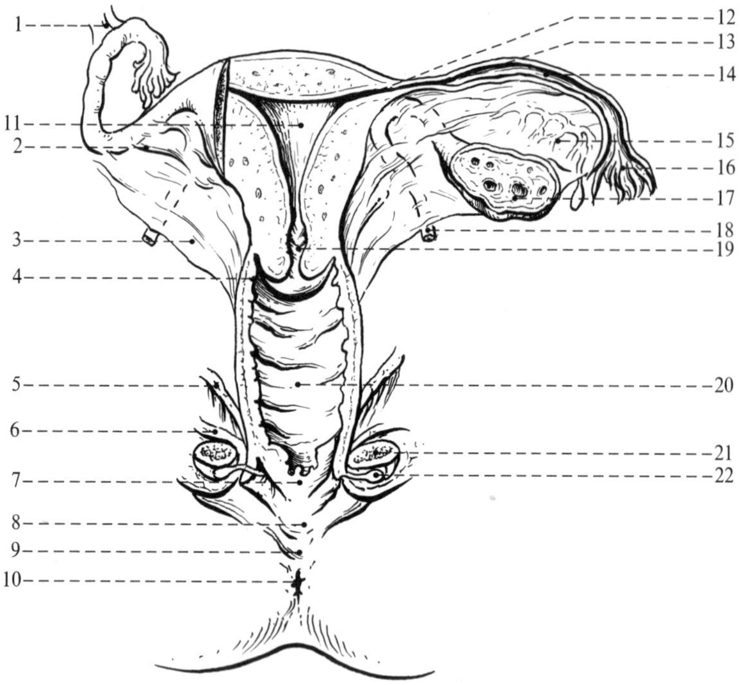

图 9–2–1 女性生殖器官

1.卵巢悬韧带 2.卵巢固有韧带 3.子宫阔韧带 4.子宫颈 5.盆膈 6.尿生殖膈 7.处女膜 8.唇后联合 9.会阴 10.肛门 11.子宫体腔 12.输卵管间质部 13.输卵管峡部 14.输卵管壶腹 15.卵巢冠 16.输卵管伞 17.卵巢 18.子宫圆韧带 19.子宫颈 20.阴道 21.前庭球 22.前庭大腺

前庭大腺、前庭球、尿道口、阴道口和处女膜。其上界为阴阜、下界是会阴，两侧居股内侧（图 9–2–2）。

（二）外生殖器的组成（图 9–2–3）

1. 阴阜：为耻骨联合前面的皮肤隆起，皮下脂肪组织发达，性成熟后长有阴毛，其分布呈尖端向下的三角形。

2. 大阴唇：为外阴两侧、靠近两股内侧的一对长圆形隆起的皮肤皱襞，皮下为较厚的疏松脂肪组织、弹性纤维及静脉丛，受伤后易成血肿。大阴唇含有皮脂腺和汗腺。外侧面皮肤有色素沉着，上有阴毛；内侧面淡粉红色，类似黏膜，上无阴毛。成年未婚女性和肥胖女性的两侧大阴唇自然合拢，遮盖着小阴唇、阴道口及尿道口。经产妇的大阴唇由于分娩影响而向两侧分开。大阴唇的个体差异较大，有的又肥又厚，有的又小又薄。左右大阴唇的前端和后端相互连合，称唇前连合和唇后连合。

3. 小阴唇：是位于大阴唇内侧的一对薄的黏膜皱襞，表面光滑无毛、湿润。色褐或粉红、鲜红、黑红。两侧小阴唇在前端分叉，并分别与对侧的汇合，形成前方的阴蒂包皮和后方的阴蒂系带。小阴唇后端也彼此汇合形成阴唇系带。小阴唇黏膜下有丰富的神经分布，故感觉敏锐。

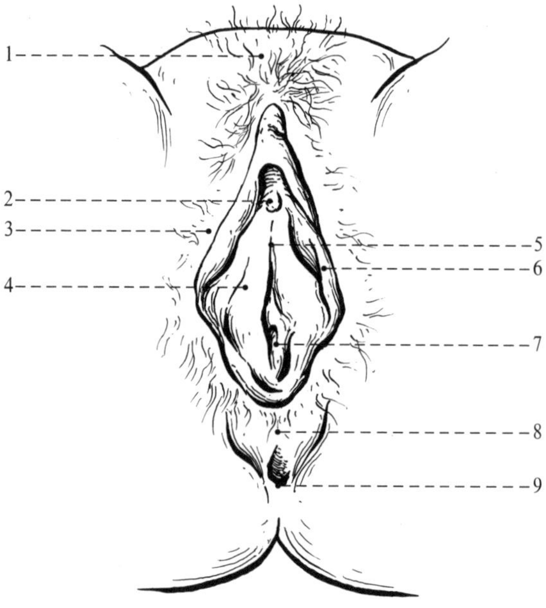

图 9–2–2 女性外生殖器

1.阴阜 2.阴蒂 3.大阴唇 4.阴道前庭 5.尿道口 6.小阴唇 7.阴道 8.会阴 9.肛门

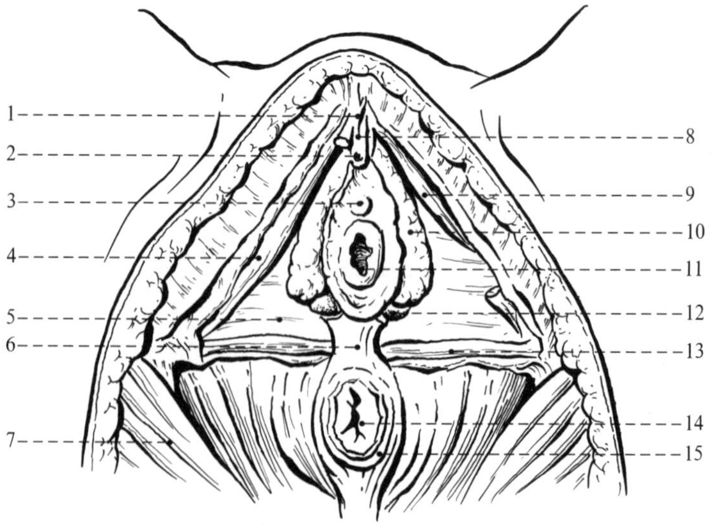

图 9–2–3 阴蒂、前庭球及前庭大腺

1.阴蒂悬韧带 2.阴蒂头 3.尿道口 4.坐骨海绵体肌 5.尿生殖膈下筋膜 6.会阴中心腱 7.臀大肌 8.阴蒂体 9.阴蒂脚 10.前庭球 11.阴道口 12.前庭大腺 13.会阴浅横肌 14.肛门 15.肛门括约肌

4.**阴道前庭**：为两侧小阴唇之间的裂隙，前部有尿道外口，后部有阴道口，两侧有前庭大腺的开口，再下方可看见菊花状的肛门。

5.**阴蒂**：又称阴核，位于两侧小阴唇之间的顶端，是两侧大阴唇的上端汇合点。是一个圆柱状的小器官。表面的皮肤内端与一束薄的勃起组织相连接，由两个阴蒂海绵体构成（相当于男性的阴茎海绵体），可分为脚、体和头三部。以阴蒂脚附着于耻骨下支和坐骨支，向前两侧结合成阴蒂体，表面盖以阴蒂包皮，末端为一个圆头，称阴蒂头，露于表面，有丰富的感觉神经末梢。

6.**前庭球**：相当于男性的尿道海绵体，呈蹄铁形，又称球海绵体，有勃起性。位于阴道前庭两侧大阴唇皮下，前端在阴蒂的下方左右相连接。

7.**前庭大腺**：又称Bartholin腺，位于前庭球后端深面，阴道口的两侧，也被球海绵体肌所覆盖，形如豌豆，其导管开口于小阴唇和阴道口之间，可分泌黏液湿润阴道口，相当于男性尿道球腺。如果其导管因炎症而阻塞，可形成前庭大腺囊肿。

8.**尿道口**：介于耻骨联合下缘及阴道口之间，在阴蒂的下方，为一不规则之椭圆小孔，由于尿道口短且直，又位于阴蒂和阴道口之间，细菌易入尿道，引起感染。

9.**阴道口**：阴道口在尿道口的正下方，是阴道的入口，这入口处的薄膜就是处女膜。

（三）外生殖器的血管、神经

1.**动脉**：由阴部内动脉发出会阴动脉，后者又分出会阴横动脉和阴唇后动脉；阴唇后动脉的内、外支分布于大、小阴唇。阴部内动脉分出的前庭球动脉、阴蒂背动脉、阴蒂深动脉穿出尿生殖膈下筋膜，前者分布到前庭球，次者分布到阴蒂背面，后者分布到阴蒂海绵体。

2.**静脉**：与同名动脉伴行，汇入阴部内静脉。阴蒂背静脉则汇入盆内阴部丛。

3.**神经**：来自阴部神经，分出的会阴神经分布于大阴唇；分出的阴蒂背神经分布到阴蒂背部。

二、内生殖器解剖结构

（一）内生殖器形态（图9–2–4）

（二）内生殖器组成（图9–2–5，图9–2–6）

1.**卵巢**

（1）卵巢的位置、形态：卵巢（ovary）位于小骨盆侧壁髂内、外动脉所形成的卵巢窝内，被子宫阔韧带后层所包裹。卵巢是成对的实质性器官，呈扁卵圆形，分为上下两端、内外两面和前后两缘。卵巢上端借卵巢悬韧带（suspensory ligament of ovary）又称骨盆漏斗韧带，固定于盆侧壁，韧带内有至卵巢的血管、神经和结缔组织。下端借卵巢固有韧带（proper ligament of ovary）连于子宫底的两侧。后缘游离。前缘有系膜连于阔韧带的后层，该缘的中央部有卵巢血管、神经等出入，称卵巢门。

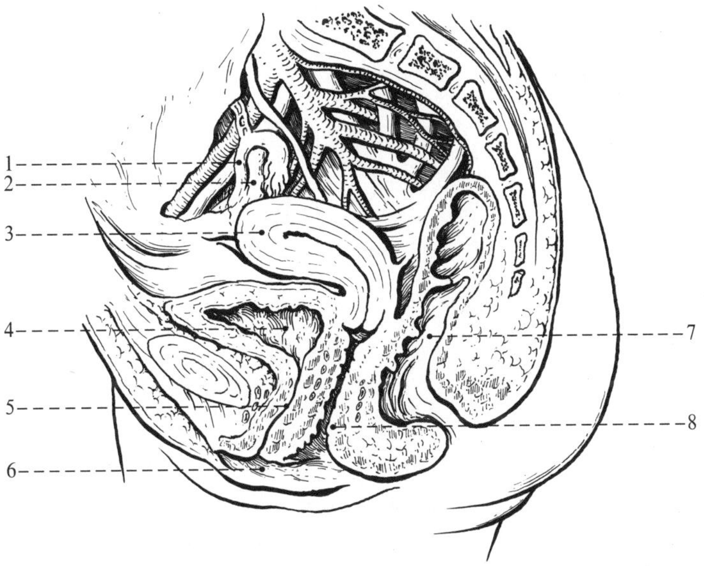

图9–2–4　女性盆腔正中矢状切面

1.输卵管　2.卵巢　3.子宫　4.膀胱　5.尿道　6.外生殖器　7.直肠　8.阴道

（2）卵巢的结构：卵巢表面覆有单层的上皮，上皮下为由致密结缔组织组成的白膜。卵巢的实质分为外周较厚的皮质和中央较薄的髓质，两者分界不明显。近卵巢门处有少量平滑肌束，血管、神经和淋巴管由此进入髓质。卵巢的大小、形态因年龄而异，幼女的卵巢表面光滑，性成熟期卵巢最大，由于多次排卵卵巢表面出现结缔组织瘢痕而表面凹凸不平，随着绝经期的到来卵巢逐渐萎缩。

2.输卵管

是一对长10～12cm的弯曲管道，连于子宫底的两侧，位于子宫阔韧带内。输卵管分为四部：

(1)输卵管子宫部：是位于子宫壁内的一段，最细，以输卵管子宫口通子宫腔。

(2)输卵管峡部：由子宫部向外延伸的较细直的一段，管腔狭小，是结扎输卵管的手术部位。

(3)输卵管壶腹部：约占全长的2/3，较粗而弯曲，腔大，卵子一般在此处受精。

(4)输卵管漏斗部：位于输卵管的末端，膨大呈漏斗状，漏斗末端的中央有输卵管腹腔口，开口于腹膜腔。漏斗的周缘有长短不一的指状突起称输卵管伞，盖在卵巢的表面，其中一条较大的突起连于卵巢称卵巢伞。

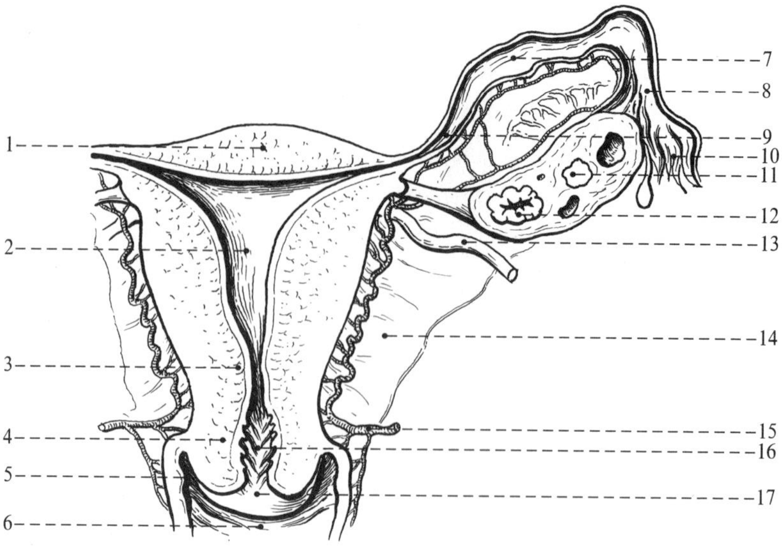

图9-2-5 女性内生殖器（冠状切面）

1.子宫底 2.子宫腔 3.子宫峡 4.子宫颈 5.阴道穹隆 6.阴道 7.输卵管壶腹 8.输卵管漏斗 9.输卵管峡 10.输卵管伞 11.白体 12.黄体 13.子宫圆韧带 14.子宫阔韧带 15.子宫动脉 16.子宫颈管 17.子宫口

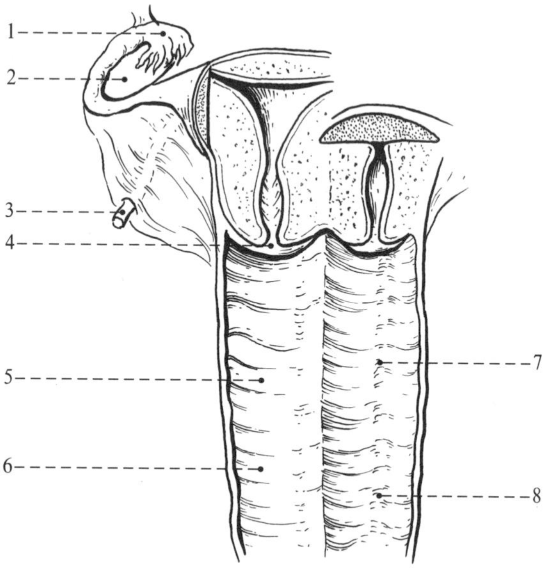

图9-2-6 阴道黏膜的形态（冠状剖面）

1.输卵管伞 2.卵巢 3.子宫圆韧带 4.子宫口 5.阴道褶 6.后褶柱 7.前褶柱 8.阴道尿道隆嵴

3.子宫

子宫是壁厚腔小的中空器官。成年未孕子宫呈倒置的梨形，长7～8cm，宽约4cm，厚2～3cm。子宫分三部：输卵管入口以上的部分为子宫底，下端狭细的部分为子宫颈，颈与底之间的部分为子宫体。子宫颈深入阴道的部分称子宫颈阴道部，在阴道以上的部分为子宫颈阴道上部。子宫颈与体交界之缩窄处称子宫峡，长约1cm，在妊娠期可逐渐伸展变长达7～11cm，至妊娠末期，峡壁变薄，故产科常在此行剖腹取胎术。子宫的内腔分上、下两部分，在子宫体内的叫子宫腔，在子宫颈内的叫子宫颈管。子宫腔呈尖朝下的三角形，底向两侧与输卵管相通，尖向下通子宫颈管。子宫颈管呈梭形，管的上口通子宫腔，下口即子宫口，通阴道。未分娩的子宫口呈圆形，分娩后的子宫口变成横裂状，横裂的前、后缘分别称为前唇和后唇。子宫位于盆腔的中央，膀胱与直肠之间，下接阴道，两侧有输卵管等结构。成年未孕的子宫底位于小骨盆入口平面以下，子宫颈下端在坐骨棘平面的稍上方。子宫的正常姿势为轻度前倾前屈，前倾是指子宫长轴与阴道长轴间形成向前开放的钝角，而前屈是子宫体与子宫颈之间的向前开放的钝角(约130°)。

4.阴道

阴道（vagina）是富有伸展性的肌性管道，位于盆腔中央，子宫的下方，连接子宫和外生殖器。阴道分前后两壁和上下两端。前壁短，后壁较长，平时彼此相贴。阴道上端宽阔，环绕子宫颈阴道部，二者之间形成环形凹陷称阴道穹（fornix of vagina）。阴道穹可分为前、后穹和两侧穹，而以阴道后穹最深，其后上方仅隔以阴道后壁和腹膜与直肠子宫陷凹相邻，可经此处行腹膜腔穿刺或引流。阴道下端较窄，以阴道口（vaginal orifice）开口于阴道前庭。处女阴道口周围有处女膜附着，其形状及厚薄因人而异，可呈环状、半月形或伞状。处女膜破裂后阴道口周围留有处女膜痕。

第三节　外生殖器美容手术及相关解剖

一、包皮环切术

适应于包皮过长和真性包茎。

【手术图示】

（1）常规消毒铺巾、阴茎根神经阻滞或局部浸润麻醉，慎用肾上腺素。小儿可加基础麻醉。可将麻药注射阴茎根部皮下及两侧阴茎海绵体或尿道海绵体（图 9–3–1）。

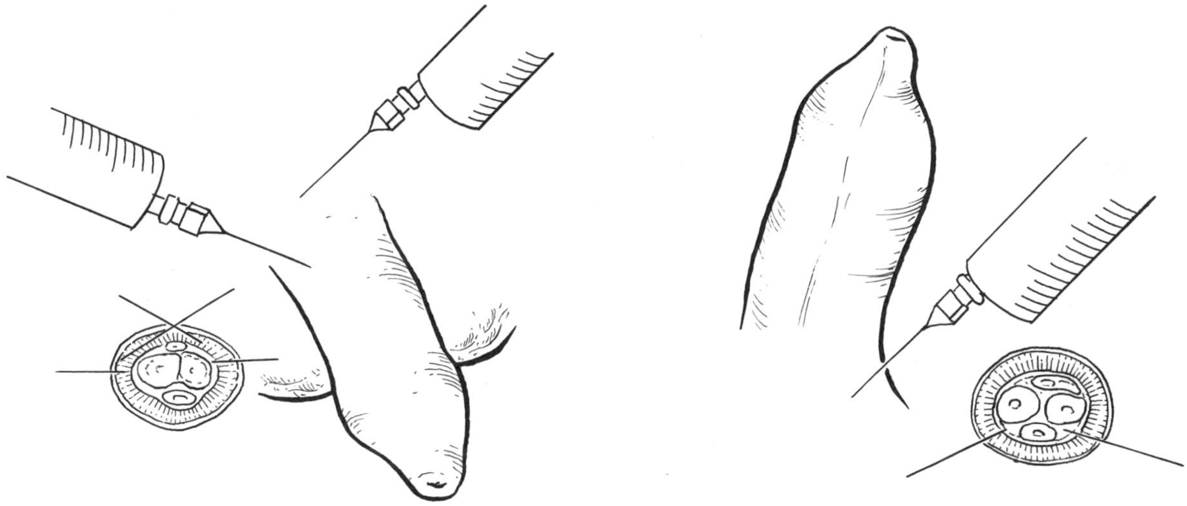

(1)　　(2)

图 9–3–1　麻醉

（2）剥离粘连包皮：用止血钳夹起背侧包皮，用有槽探针剥离包皮粘连（图 9–3–2）。

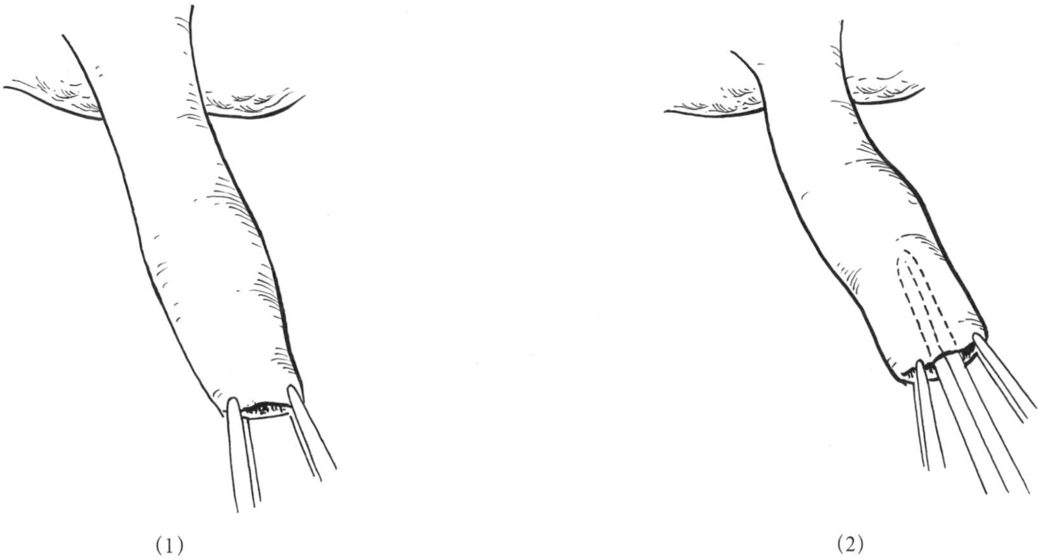

(1)　　(2)

图 9–3–2　剥离

（3）沿探针槽剪开包皮，离冠状沟0.5cm环切包皮，系带处包皮应多保留（图9–3–3）。

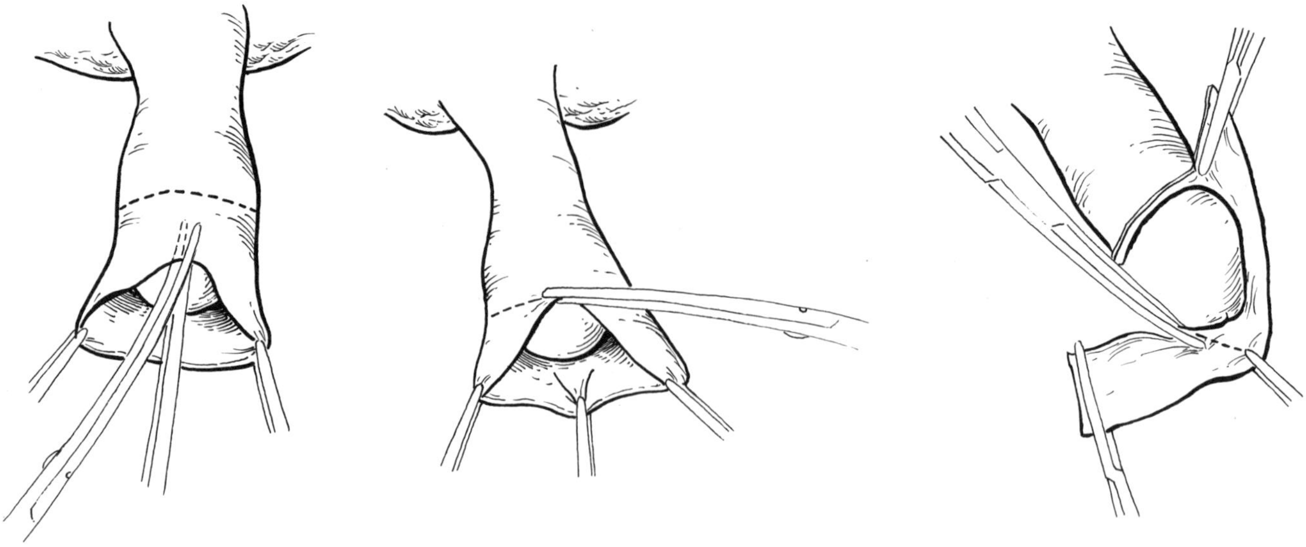

（1） （2） （3）

图9–3–3

（4）结扎出血点，应特别注意将阴茎背侧正中的阴茎背浅静脉结扎，缝合内外板。用细丝线先在环形切口的背、腹、左、右处各缝合1针，结扎不要太紧，以免组织水肿时勒坏皮肤。缝线不剪短，留作固定凡士林纱布（图9–3–4）。

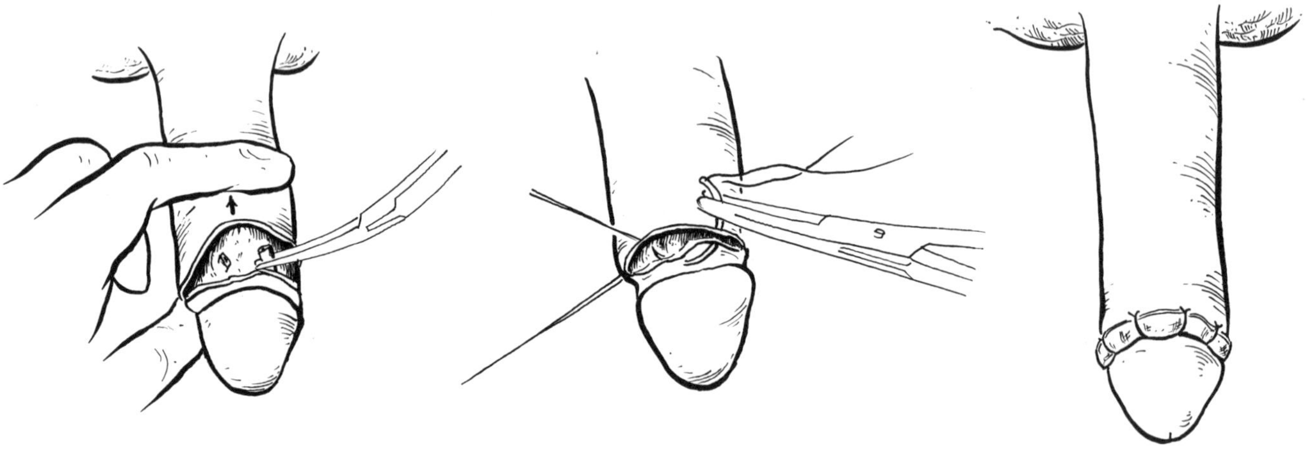

（1） （2） （3）

图9–3–4

【术中应注意的解剖结构及操作技巧】

（1）包皮环切术中，内、外板间的血管断端往往向近侧退缩，必须找出，加以结扎，否则可以形成大血肿。

（2）包皮不可切得过多，以免引起痛性阴茎勃起。一般包皮内板应剪至距冠状沟约0.5cm处。系带部也不可留得过少。

（3）术后3～4天内于睡前服镇静剂，以防阴茎勃起，引起疼痛和出血。

二、尿道下裂修复术

适应于先天尿道下裂畸形。

【临床分型】

按尿道口的部位不同，尿道下裂专业分为四型（图9–3–5）：

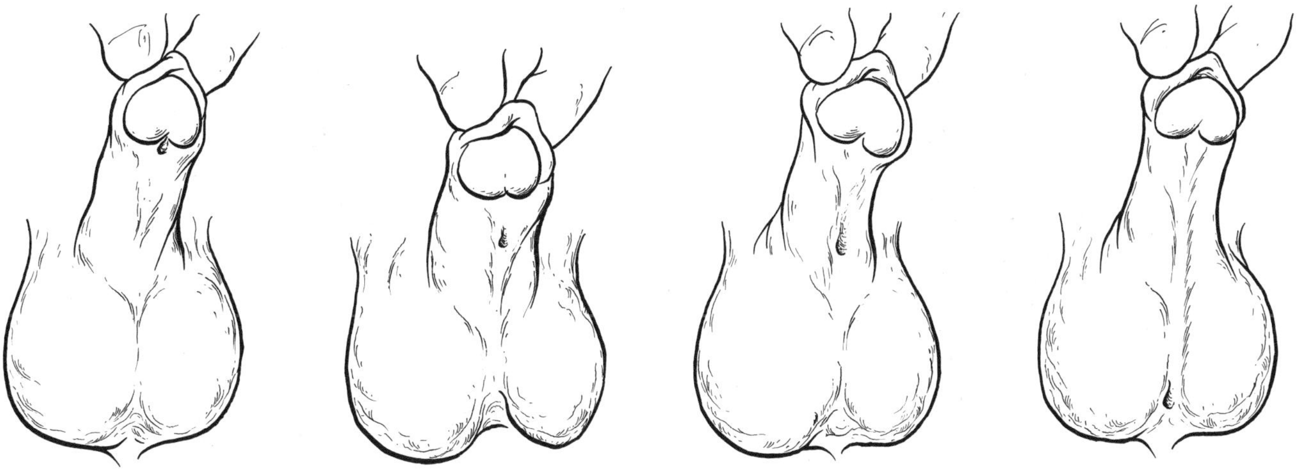

（1）阴茎头型　（2）阴茎体型　（3）阴茎阴囊型　（4）会阴型

图9–3–5

（1）阴茎头型：最为常见，畸形较轻，尿道口位于包皮系带部，尿流仍可向前。

（2）阴茎体型：尿道口可位于阴茎体腹侧任何部位，阴茎有临床不同程度的向腹侧弯曲畸形。

（3）阴茎阴囊型：尿道位于阴茎根部与阴囊交界处，阴茎严重弯曲畸形。

（4）会阴型：尿道口位于会阴部，阴茎极度向腹侧弯曲。

【手术原则】

手术矫治是唯一有效的方法。矫治术式种类繁多，但主要包括两个重要环节：阴茎弯曲矫正和尿道成形。在此仅介绍用阴囊纵隔蒂皮瓣法一期矫正尿道口位于阴茎、阴囊处的尿道下裂畸形。

【手术图示】

（1）手术设计：尿道外口远侧0.5cm向冠状沟处做“Z”形切口，阴囊隔处设计宽1.2～2.0cm，长度等于尿道外口到冠状沟长的皮瓣，皮瓣近端切口绕过尿道外口（图9–3–6）。

（2）矫正阴茎弯曲：按设计线切开阴茎腹侧皮肤，筋膜浅层剥离形成左、右两个皮瓣，此时可见牵拉阴茎头部的紧张纤维索，彻底剪断这些纤维索，使阴茎能够伸直（图9–3–7）。

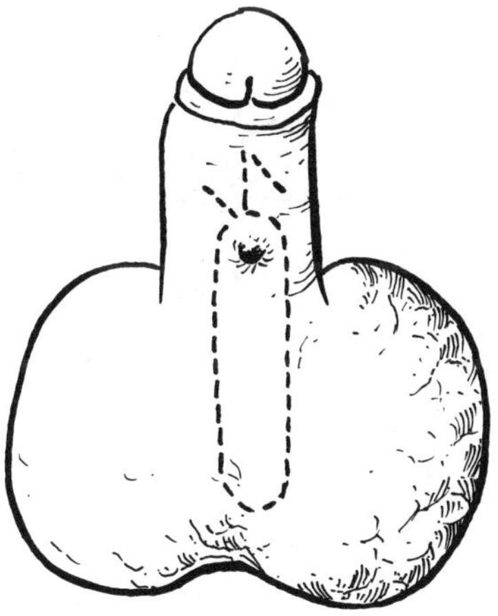

图9–3–6

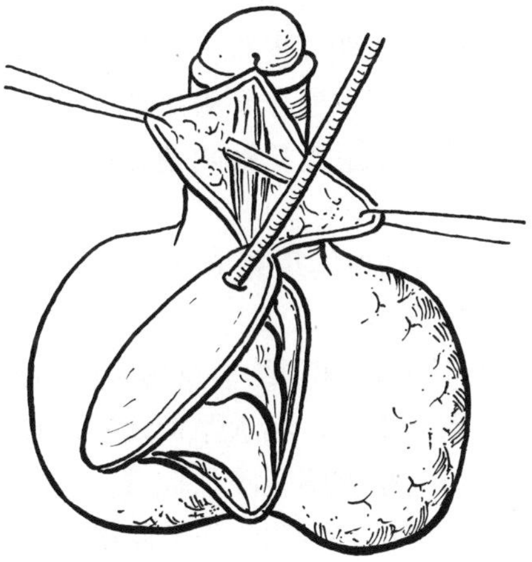

图9–3–7

(3) 尿道成形：沿设计线切开皮肤形成阴囊隔皮瓣，尽量不伤及纵隔血管丛，皮瓣皮面包绕尿管内卷，5−0尼龙线间断皮内缝合，成一管状新尿道；与原尿道口半荷包缝合。新尿道放置于阴茎腹侧，固定缝合3～4针，阴茎腹侧两皮瓣易位缝合，新尿道口外翻缝合（图9−3−8）。

(4) 术区缝合，放置敷料，加压包扎固定（图9−3−9）。

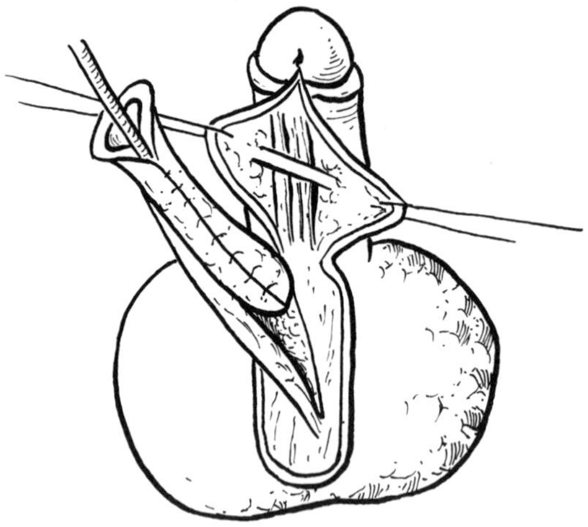

图9−3−8

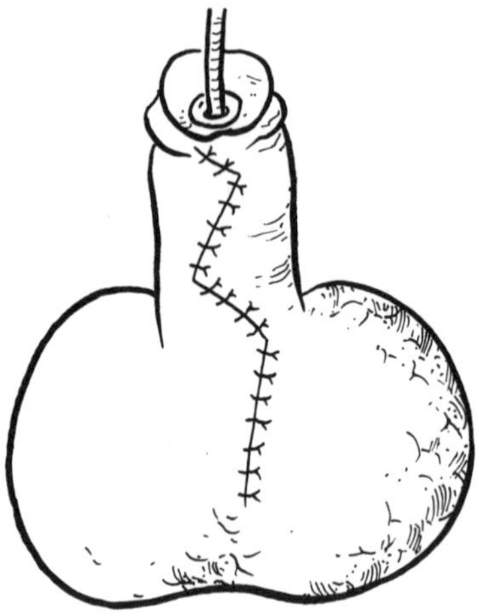

图9−3−9

【术中应注意的解剖结构及操作技巧】

(1) 分离阴囊皮瓣时，保护好阴囊隔血管。

(2) 术中操作要精细、微创，防止尿瘘发生。

三、阴茎延长术

【适应证】

(1) 阴茎发育不全，勃起时长度小于8.0cm。

(2) 阴茎大部分缺失。

(3) 想在性交中改善感觉、改善自己形象者。

(4) 某些特殊职业（如演员、模特、舞蹈等）人要求。

(5) 先天性阴茎异位畸形，根据病情采用阴茎延长术，使阴茎延长并复位。

【手术图示】

(1) 切口及皮瓣设计（图9−3−10）。

(2) 按标记线切开皮肤，逐层分离术区软组织，注意保护较大血管，致充分暴露阴茎浅悬韧带并切断。阴茎延长术的关键是适度松解阴茎悬韧带（图9−3−11，图9−3−12）。

(3) 切开的韧带间用邻位软组织填充。转移皮瓣，缝合皮肤（图9−3−13）。

【术中应注意的解剖结构及操作技巧】

(1) 分离组织时，注意保护大的血管。

(2) 要恰当松解阴茎浅悬韧带，切断过多可能会破坏阴茎的稳定性，并可能会伤及深部血管，影响阴茎的勃起功能。多数情况下，勃起后延长2～4cm为宜。

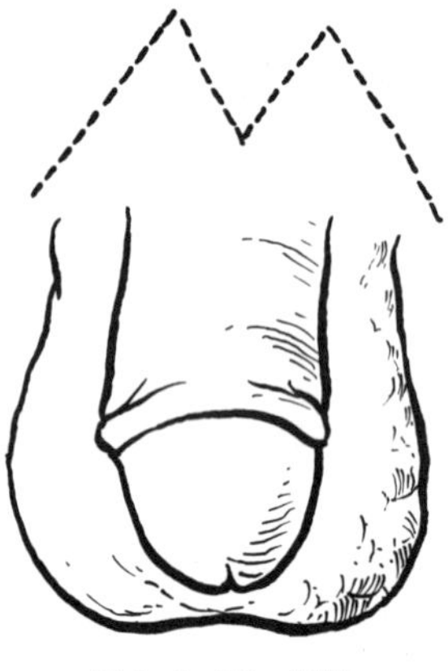

图9−3−10 设计

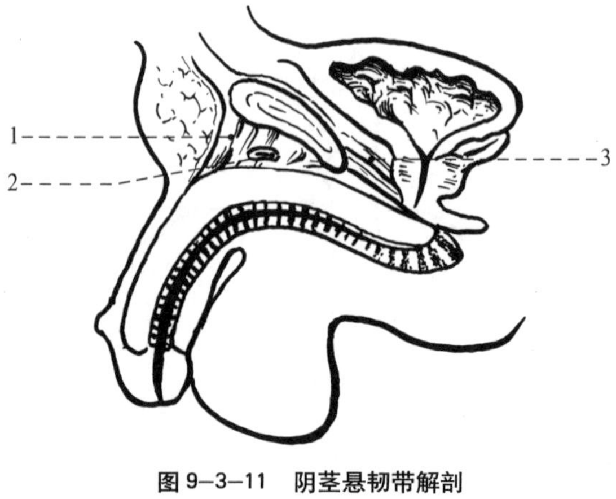

图9−3−11 阴茎悬韧带解剖

1.阴茎浅悬韧带 2.阴茎深静脉 3.阴茎深悬韧带

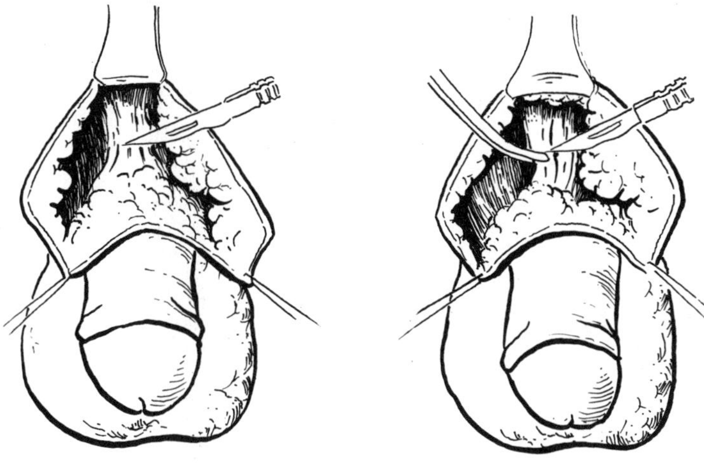

(1) (2)

图9-3-12 分离切断悬韧带

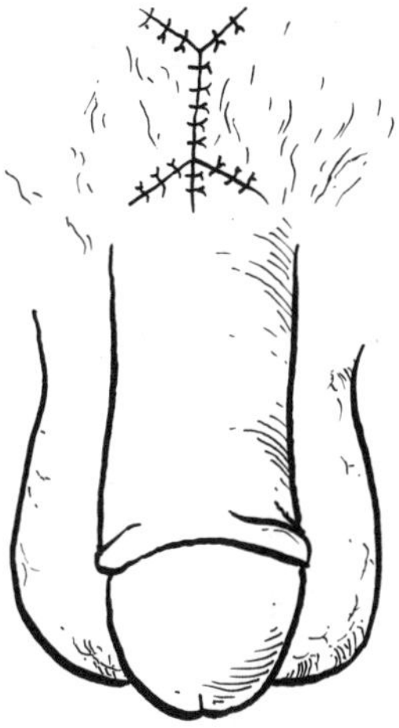

图9-3-13 缝合

(3) 切断韧带断端间要用邻近软组织填充，防瘢痕连接影响手术效果。

四、阴蒂缩小术

适应于单纯性阴蒂肥大者。

【手术图示】

(1) 受术者取截石位，局部浸润麻醉。

(2) 于肥大的阴蒂背侧皮肤做“I”形切口，将皮肤剥向两侧（图9-3-14）。

(3) 显露并分离出阴蒂背侧血管和神经，切除肥大阴蒂海绵体，楔形部分切除肥大的阴蒂头部（图9-3-15）。

(4) 确切止血，缝合阴蒂头楔形创面，修剪多余皮肤，并把阴蒂头缝合固定到阴蒂残根处（图9-3-16）。

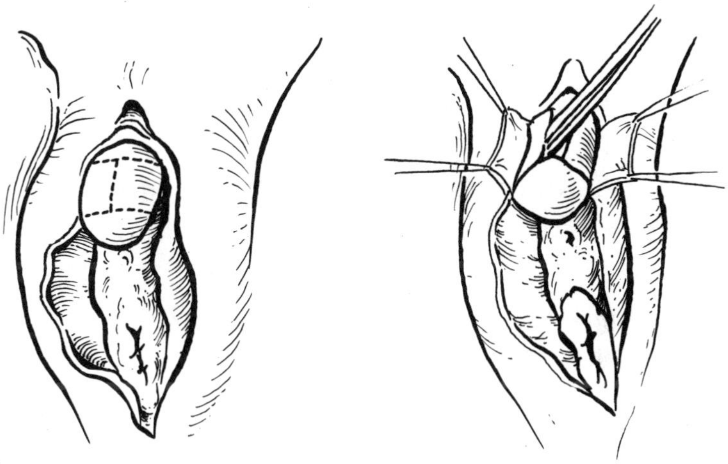

(1) 设计 (2) 切开

图9-3-14

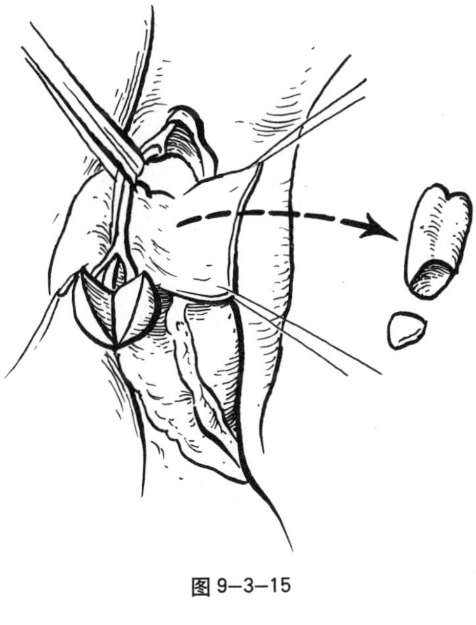

图9-3-15

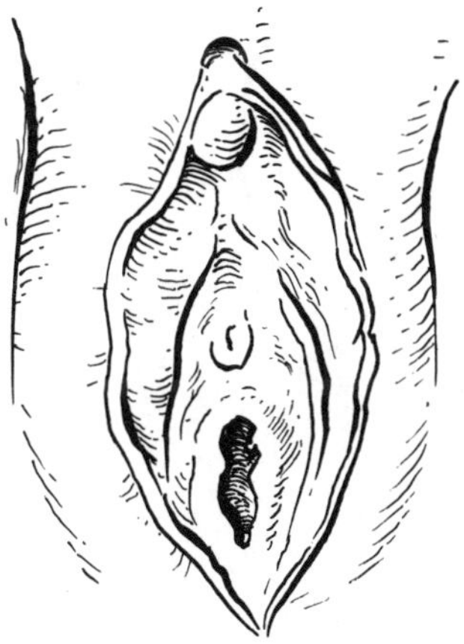

图9-3-16

【术中应注意的解剖结构及操作技巧】

（1）术中切勿伤及阴蒂背侧血管、神经。

（2）缝合时防止背侧血管锐角折叠。

（3）止血确切。

五、处女膜修复术

【手术图示】

（1）体位：受术者取截石位，0.5%碘伏常规消毒，铺无菌巾、单。

（2）修复处女膜：处女膜破裂处边缘注射适量局麻药，沿裂缘剪除少许组织，形成新的创面，5–0尼龙线分内、外两层间断缝合，使处女膜仅留通过一小指的孔，术毕涂少许抗生素软膏。其他裂隙同法处理（图 9–3–17）。

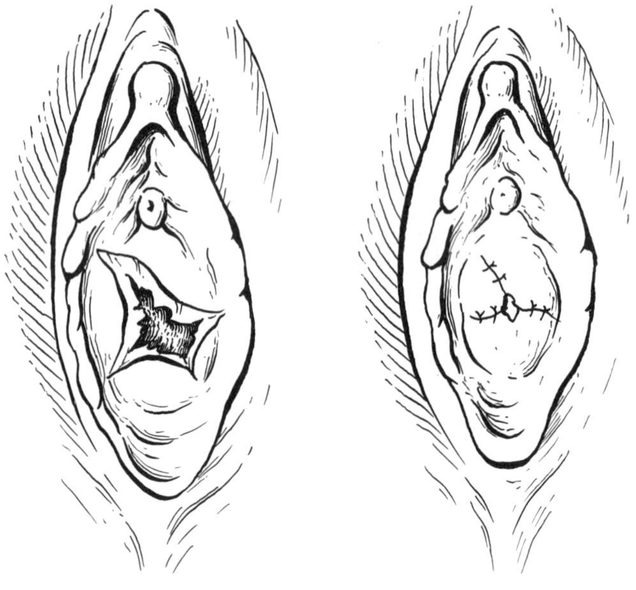

（1）术前　　（2）术后

图 9–3–17

六、阴道紧缩术

适用于各种原因引起阴道括约肌功能减弱，阴道松弛，影响性生活和谐者。

【手术图示】

（1）体位：受术者取截石位，常规消毒，铺无菌巾、单。

（2）手术设计：依据阴道松弛程度，在阴道下段后壁3～9点处，用美蓝标出一适当宽的菱形黏膜切除区。

（3）切除缝合：沿设计线切开黏膜，在黏膜下分离，切除设计的菱形黏膜，妥善止血，将阴道后壁的肌肉左右相对缝合，以加强阴道的张力。最后间断缝合两创缘黏膜。阴道内置能产生一定压力的碘伤纱布条（图 9–3–18）。

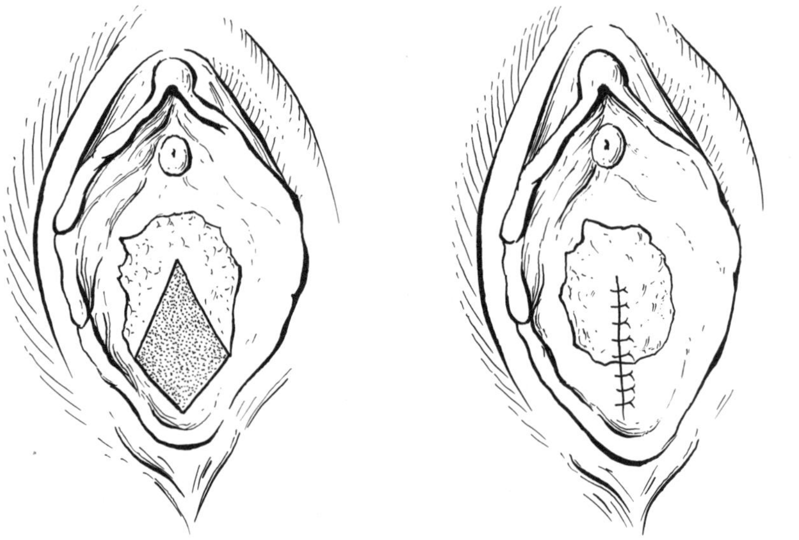

（1）术前　　（2）术后

图 9–3–18

【术中应注意的解剖结构及操作技巧】

（1）阴道下 1/3 黏膜为感觉神经分布丰富区，术中勿切除过多。

（2）术中止血务必确切、彻底。

（3）阴道后壁肌肉拉拢缝合时切勿损伤直肠而致肠瘘。

七、小阴唇缩小术

适用于小阴唇明显肥大，中部宽度大于2cm，造成日常生活和性生活不便者以及因局部外形不美观有心理压力者。

【手术图示】

(1) 受术者取截石位，常规消毒，铺无菌巾、单。

(2) 依据小阴唇具体情况，画出切除范围。局部浸润麻醉，按设计线切除小阴唇多余组织，确切止血，切缘拉拢缝合(图9−3−19，图9−3−20)。

【术中应注意的解剖结构及操作技巧】

(1) 小阴唇组织不易切除过多，应保留宽度在1cm左右的小阴唇，以便覆盖保护前庭结构。

(2) 术中止血务必确切、彻底。

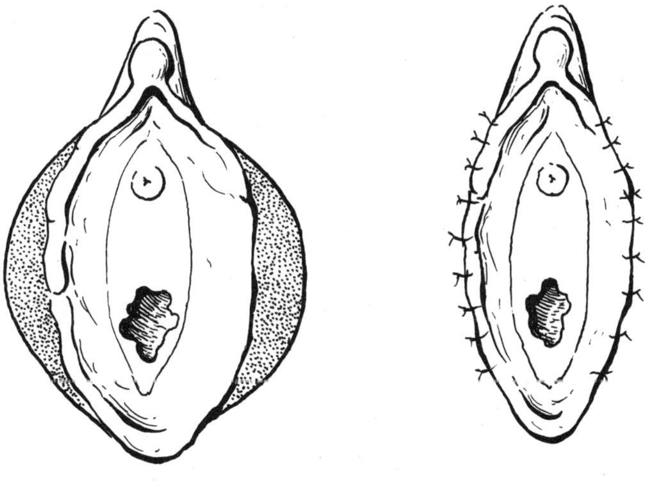

(1) 术前　(2) 术后

图 9−3−19　直线切除法

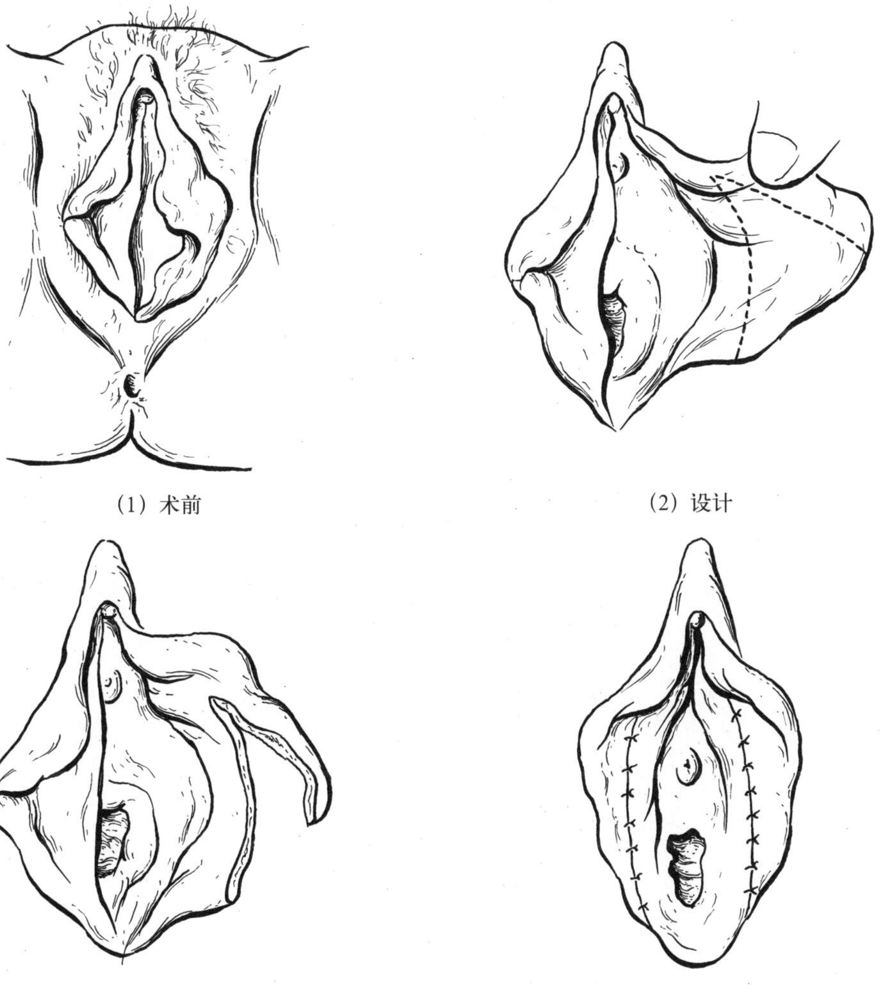

(1) 术前　(2) 设计　(3) 切除　(4) 缝合

图 9−3−20　楔形切除法

MEIRONGWAIKEJIEPOUTUPU

美·容·外·科·解·剖·图·谱

第十章

腹部、四肢解剖

第一节 腹壁应用解剖

一、腹壁层次结构

（一）腹壁的境界

上界为剑突和肋缘；下界为耻骨联合、腹股沟韧带及髂嵴；外侧界从肋缘垂直下行至髂嵴最高点之连线。由剑突向下过脐到耻骨联合的正中线为腹白线，是两侧腹直肌鞘的汇合线。半月线由腹直肌外缘形成，以第9肋软骨前端伸展至耻骨结节，呈略向外凸的弧度。两侧髂前上棘连线与正中线相交处为脐。

（二）腹壁的层次

腹壁由浅至深共有六层结构，即皮肤、浅筋膜、肌肉、腹横筋膜、腹膜下筋膜及腹膜壁层，其中与腹部美容整形手术关系较密切的主要是浅部的皮肤层、浅筋膜层和肌肉层（图10–1–1）。

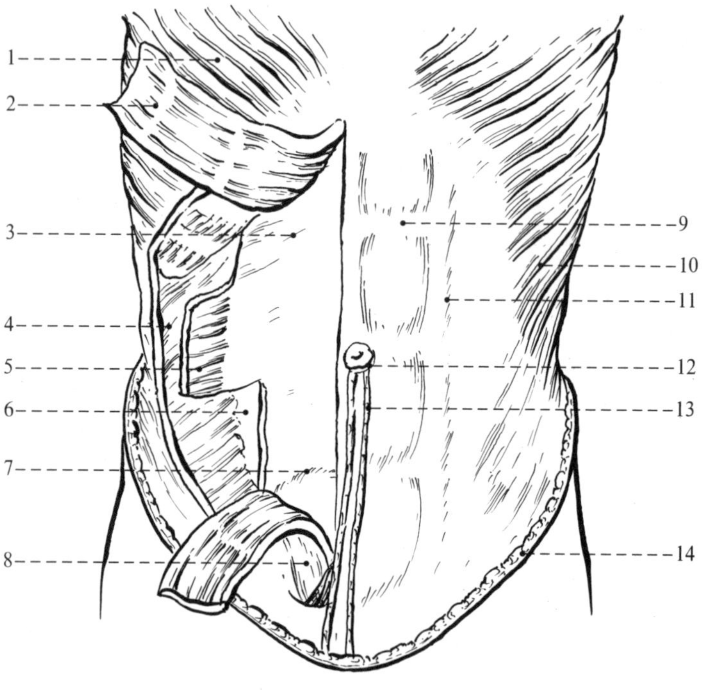

图10–1–1 腹壁的肌肉筋膜

1.胸大肌 2.腹直肌 3.腹直肌后鞘 4.腹内斜肌 5.腹横肌 6.腹内斜肌筋膜 7.半环线 8.腹直肌前鞘 9.腹直肌腱划 10.腹外斜肌 11.半月线 12.脐 13.腹白线 14.皮肤及皮下脂肪

1.皮肤层：腹壁皮肤被覆于腹腔之上，四周借肌肉附于骨及软骨，中间呈悬浮状态。腹壁的皮肤较薄而富有弹性，其他部分皮肤具有较大的膨缩性与移动性，且面积较为宽阔，这种解剖特点成为腹部膨隆的基础条件。同时，也便于手术后直接缝合和提供皮肤与皮瓣。腹部皮肤的张力线为横行，纵行切口所受的张力大于横行切口，因此，纵行切口的瘢痕容易受牵拉而变宽。

2.浅筋膜层：浅筋膜层主要由疏松结缔组织和脂肪组织构成。以脐为界在上腹结合为一层，在下腹分为浅、深两层，瘦人常不易分清，胖人则能明显分清。浅层又称晕层，位于真皮与浅筋膜的纤维隔里。深层又称板状层。位于深、浅筋膜之间，由大量的脂肪球组成，松散地嵌在筋膜间隙。深层脂肪层属于静止性脂肪，主要功能是储存能量。肥胖时主要以板状层增厚明显。其深层为结缔组织，含有弹性纤维，为致密的弹性纤维样组织，在中线处附着于腹白线，其两侧向下于腹股沟韧带下方一横指处止于大腿阔筋膜，但在耻骨联合及耻骨结节间不附着而继续向下至阴囊，与会阴筋膜相连（图10–1–2）。

3.肌肉层：肌肉层主要由腹直肌、腹外斜肌、腹内斜肌和腹横肌组成。腹直肌位于腹白线两侧，其表面和深面由腹直肌鞘包裹，下起耻骨联合至耻骨嵴间，上至胸骨的剑突及第5～7肋间。成人的腹直肌平均长度为30cm，最宽处6.5cm，厚度0.5～0.6cm。腹直肌有3～4个腱划，与腹直肌前鞘紧密黏着。腹白线

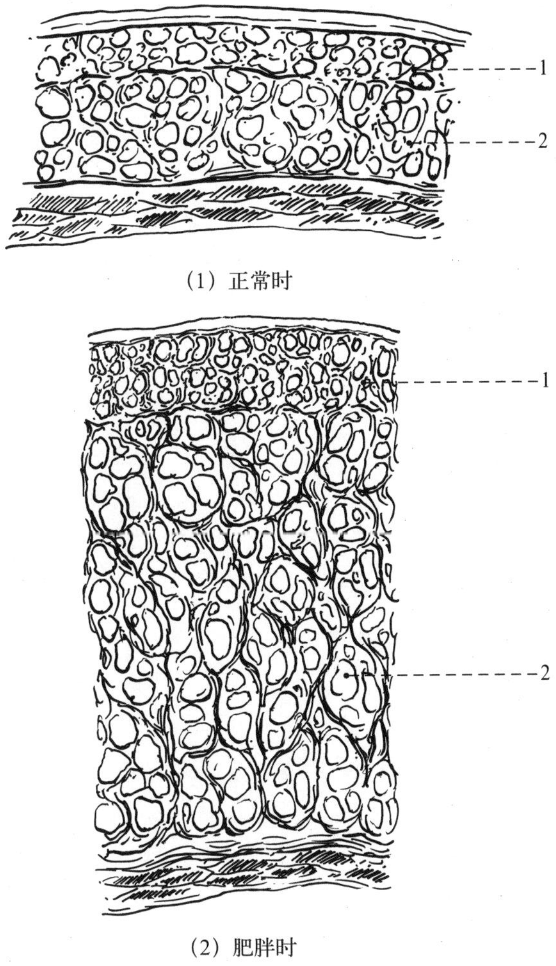

图 10–1–2　腹部皮下浅深脂肪层分布

1.浅层皮下脂肪　2.深层皮下脂肪

位于腹正中线，由两侧的腹直肌鞘纤维交织而成，脐以上宽约1cm，脐以下则因两侧腹直肌相靠近而不明显，肥胖者间距增大。腹外斜肌起于5～12肋骨外侧，肌纤维从外上斜向内下，在髂前上棘与脐连线附近移行为腱膜，参与组成腹直肌前鞘，腱膜的下缘增厚形成腹股沟韧带。腹内斜肌位于腹外斜肌的深面，起于腹股沟韧带外侧、髂嵴和腰背筋膜。其肌纤维从外下斜向内上呈放射状，上部纤维止于下3个肋骨及肋软骨下缘，大部分肌纤维至腹直肌外侧缘移行为腱膜，参与组成腹直肌鞘的前、后层，最后止于腹白线。腹横肌位于腹内斜肌深面，起于第7～12肋骨的后侧，腰背筋膜、髂嵴和腹股沟韧带的外侧。肌纤维呈横向走行，从后向前在腹直肌外缘处移行为腱膜，参与腹直肌后鞘的组成，终止于腹白线。腹直肌鞘由腹外斜肌、腹内斜肌与腹横肌腱膜组成，分为前、后两层腹直肌鞘。其前鞘由腹外斜肌腱膜和腹内斜肌腱膜的前层组成；后鞘由腹内斜肌腱膜的后层和腹横肌腱膜组成。在脐以下4～5cm至耻骨联合中点腹直肌后鞘阙如，三层肌腱膜均移行于腹直肌前鞘，形成一弓状游离缘，即半环线（图10–1–3）。

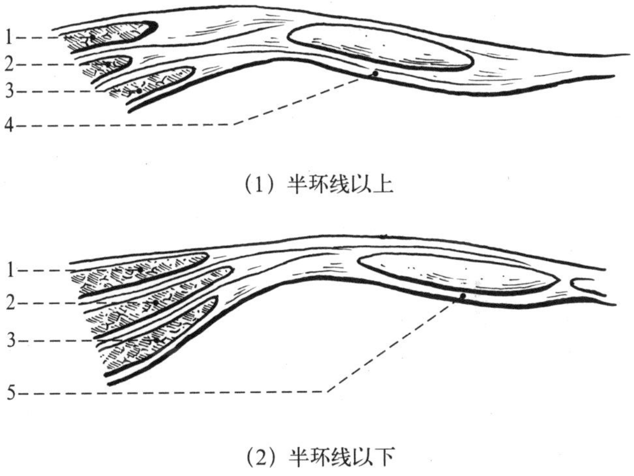

图 10–1–3　腹直肌鞘的构成

1.腹外斜肌　2.腹内斜肌　3.腹横肌　4.由腹内斜肌腱膜与腹横筋膜组成的后鞘　5.由腹横筋膜组成的后鞘

二、腹壁的血管、神经

（一）血管

腹壁的血管分为浅、深两组。

1.浅组血管：包括腹壁浅动静脉、旋髂浅动静脉和胸腹壁动静脉。浅层血管主要位于浅筋膜的浅、深两层之间。腹壁浅动脉位于腹壁下半部，起自股动脉，越过腹股沟韧带的中内1/3交界处越向脐部，其外径约为1mm，腹壁浅静脉与其相伴行，并注入股静脉。旋髂浅动脉亦起于股动脉，位于腹壁浅动脉外侧，走向髂嵴，其外径约为1.2mm，旋髂浅静脉与其相伴行，并注入股静脉。胸腹壁动脉多由肋间动脉分支构成，位于腹部上半部，血管细小。

2.深组血管：包括腹壁上下血管、旋髂深血管、下5对肋间后血管和4对腰动脉。腹壁上动脉由胸廓内动脉在第6肋间隙处分出，经胸肋三角入腹直肌鞘，在腹直肌与腹直肌后鞘之间下行，在脐旁与腹壁下动脉起于髂外动脉的前臂，斜向内上进入腹直肌，起点处直径约为2.7mm，也有两条略粗于动脉的静脉伴行（图10–1–4）。

（二）神经

腹前壁的皮神经主要是7～12肋间神经前支的腹前外侧皮支，胸神经在腹白线附近的前支和第1腰神经的前支，这些神经均属于混合神经，既司感觉，又含有运动支，并呈阶段性分布。神经走行于腹内斜肌与腹横肌之间，至腹直肌外缘处进入腹直肌鞘，沿途有分支分布到肌肉与皮肤。

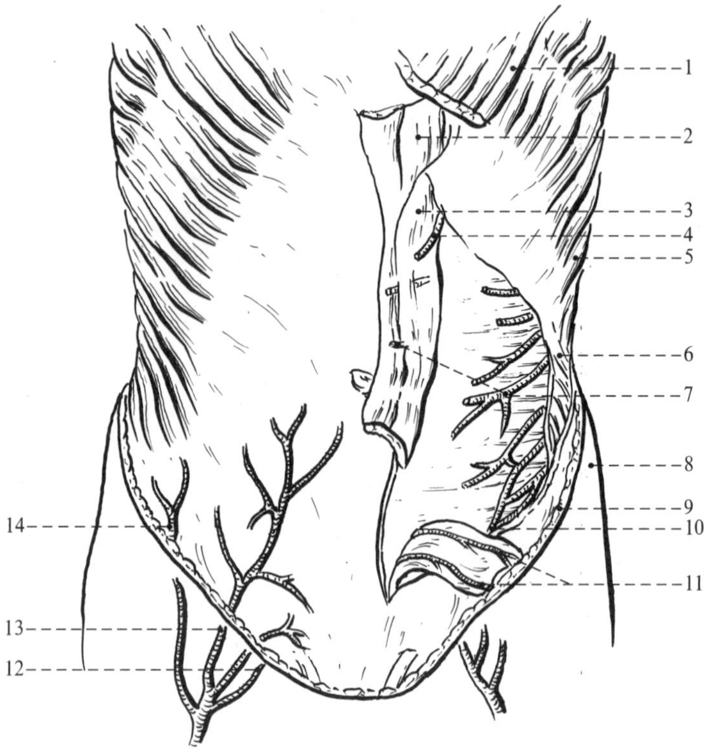

图10–1–4 腹壁的血管分布

1.胸大肌 2.腹直肌前鞘 3.腹直肌 4.腹壁上动脉 5.腹外斜肌 6.腹内斜 7.肌肋间动脉支 8.皮肤 9.皮下脂肪 10.旋髂深动脉 11.腹壁下动脉 12.阴部外动脉 13.腹壁浅动脉 14.旋髂浅动脉

第二节 四肢应用解剖

一、上肢相关解剖

浅层结构包括：皮肤，浅筋膜以及浅动、静脉，浅淋巴管和皮神经等。

1.浅静脉：皮肤的静脉吻合成皮下静脉网，注入浅静脉干，后者居浅筋膜中，在皮神经干的深面。上肢浅静脉干主要为头静脉与贵要静脉，分别起自手背静脉网的桡侧与尺侧，经前臂的桡侧和尺侧至肘窝，以各种形式彼此吻合，并与深静脉有交通支。贵要静脉经肱二头肌内侧沟于壁中份穿深筋膜注入肱静脉或腋静脉；头静脉经肱二头肌外侧沟在三角肌胸大肌间沟入深筋膜，至锁骨下窝处穿锁胸筋膜注入腋静脉（图10–2–1）。

2.浅淋巴管：上肢的浅淋巴管位于浅筋膜内，引流皮肤、皮下组织的淋巴，一般与浅静脉伴行。尺侧半的淋巴管伴贵要静脉上行，汇入肘浅淋巴结，桡侧半的淋巴管与头静脉伴行，汇入腋淋巴结。

3.皮神经：上肢的皮神经按一定的节段分布于上肢各部皮肤。上肢的皮肤除肩部上份由颈丛的锁骨上神经（C_3、C_4）和臂部上段内侧份小部分皮肤由肋间臂神经（T_2、T_3）分

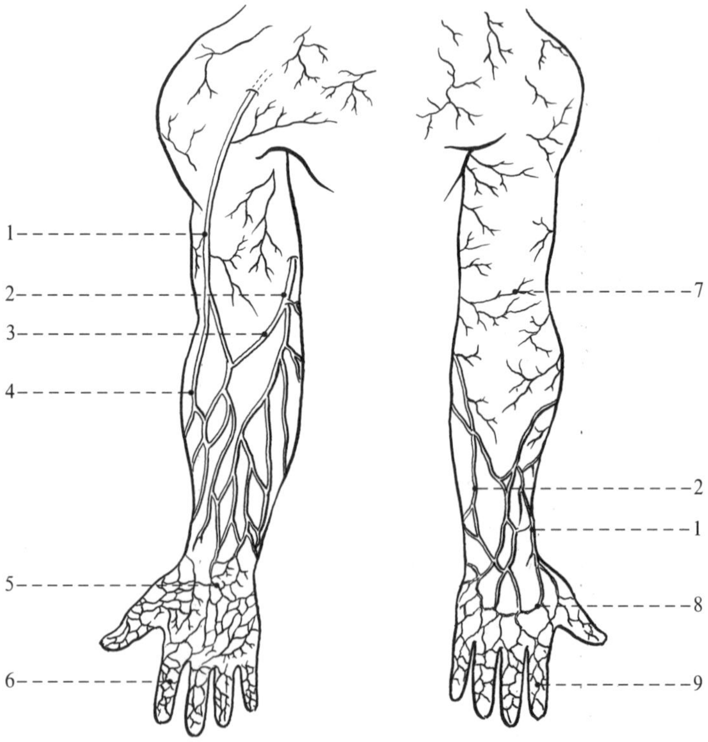

图10–2–1 上肢浅静脉

1.头静脉 2.贵要静脉 3.肘正中静脉 4.副头静脉 5.掌浅静脉 6.指掌侧浅静脉 7.臂后浅静脉 8.手背静脉网 9.指背侧浅静脉

布外，其余大部分由臂丛各皮支分布。臂、前臂及手的桡侧半，由近及远为颈神经5～7前支；其尺侧半，由远到近分别为C_8、T_1～T_2前支分布。相邻的皮神经的分布区有一定程度的重叠，因而一支皮神经损伤后，它表现的感觉丧失区域常较其实际分布区域小（图10–2–2）。

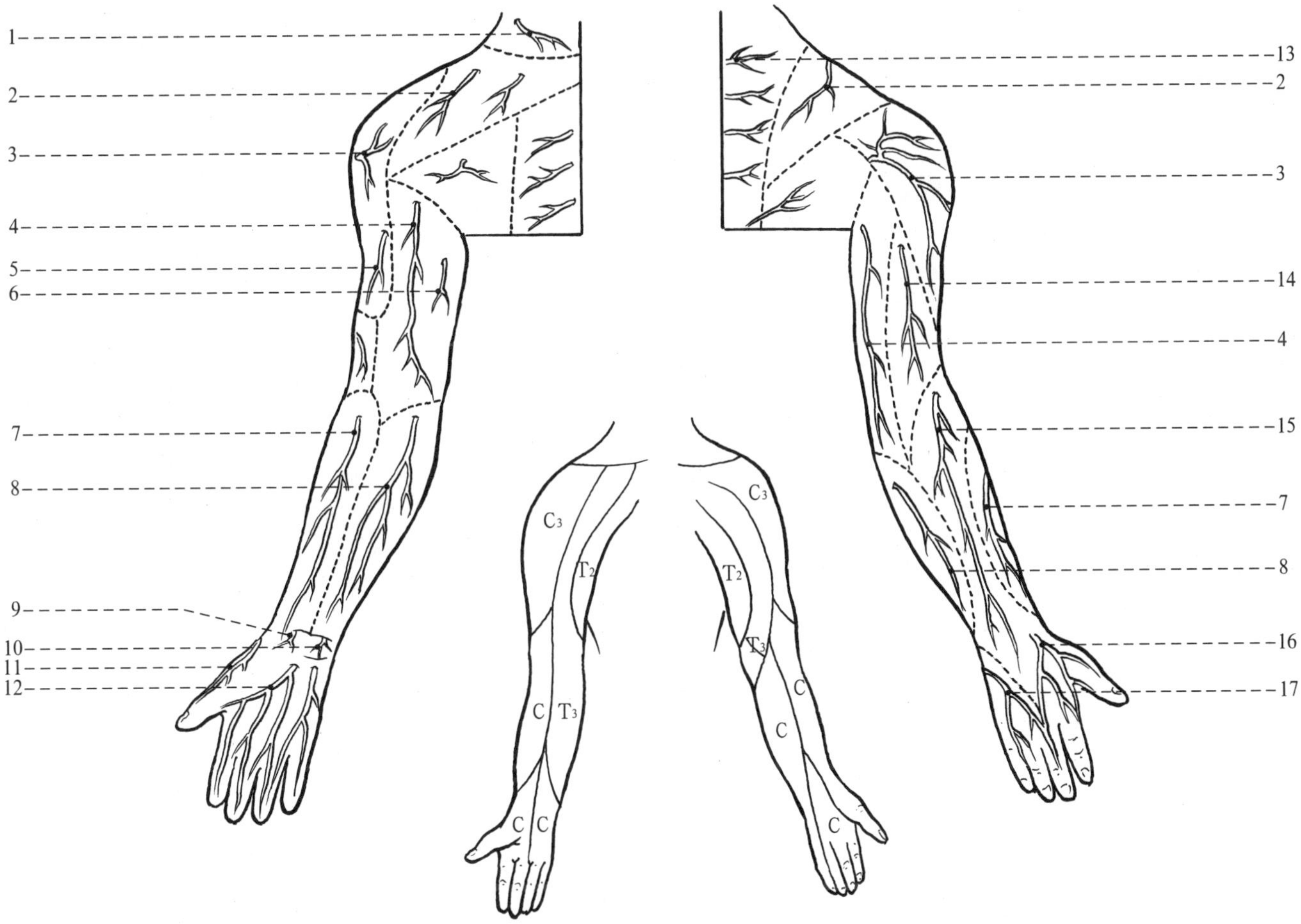

图10–2–2　上肢皮神经及节段分布

1.颈横神经　2.锁骨上神经　3.臂外侧上皮神经　4.臂内侧皮神经　5.臂外侧下皮神经　6.肋间臂神经　7.前臂外侧皮神经　8.前臂内侧皮神经　9.正中神经掌支　10.尺神经　11.桡神经　12.正中神经　13.胸神经后支　14.臂后皮神经　15.前臂后皮神经　16.桡神经浅支　17.尺神经手背支

二、下肢相关解剖

（一）动脉

下肢的动脉来自髂外动脉。股动脉在腹股沟韧带中点后方续于髂外动脉，行于股三角内，在大腿下1/3处向后，穿大收肌腱裂孔，移行为腘动脉。其分支主要分布于大腿及髋关节。股动脉在腹股沟韧带下方2～5cm处发出股深动脉，行向后下方，分支营养股部肌及髋、膝关节。腘动脉发出分支分布于膝关节及周围的肌肉，该动脉在腘窝下部，分为胫前、胫后动脉，分别发出分支到小腿前、后区。胫前动脉向前穿小腿骨间膜上方的孔至小腿前面。在胫骨前肌外侧下行经踝关节前方达足背，成为足背动脉。胫后动脉在小腿后，浅、深屈肌之间下行，经内踝后方进入足底，分为足底内侧动脉和足底外侧动脉。足底外侧动脉在足底深部与足背动脉的分支吻合，构成足底动脉弓。胫后动脉的分支分布于小腿后、外侧区及足底，其中腓动脉向下沿腓骨内侧下降，营养外侧肌群和胫、腓骨（图10–2–3）。

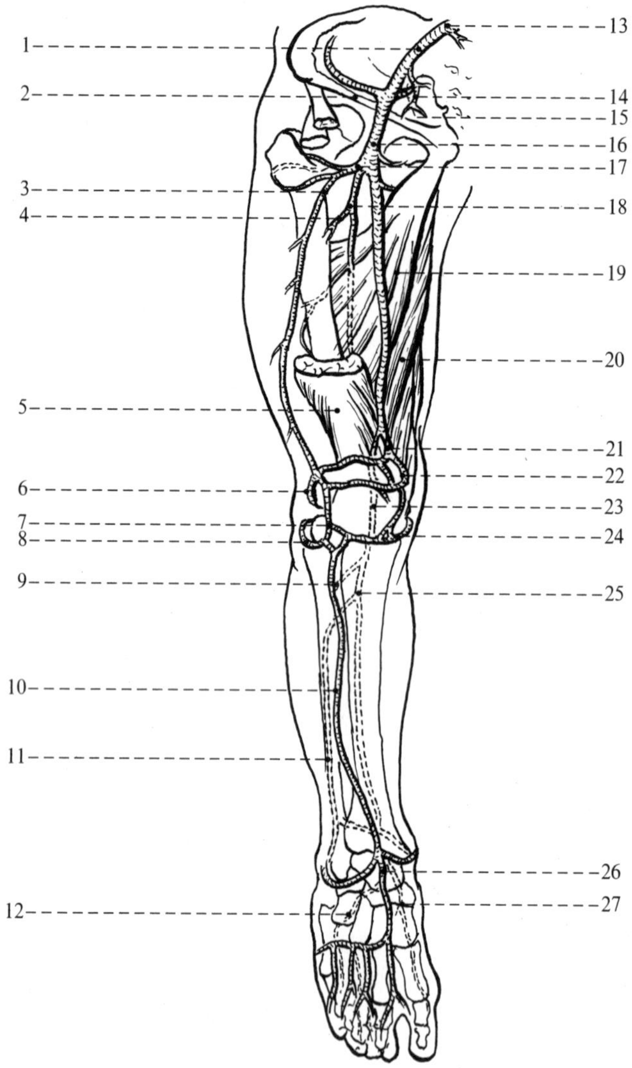

图 10–2–3 下肢的动脉

1.髂外动脉 2.腹股沟韧带 3.旋股外侧动脉 4.穿动脉 5.股直肌 6.膝上外侧动脉 7.膝关节网 8.膝下外侧动脉 9.颈前返动脉 10.胫前动脉 11.腓动脉 12.足底外侧动脉 13.髂总动脉 14.髂内动脉 15.腹壁下动脉 16.股动脉 17.股深动脉 18.旋股内侧动脉 19.长收肌 20.大收肌 21.膝降动脉 22.膝上内侧动脉 23.腘动脉 24.膝下内侧动脉 25.胫后动脉 26.足背动脉 27.足底内侧动脉

（三）神经

下肢的神经主要发自腰丛和骶丛（图 10–2–5）。

1.腰丛：由第12胸神经前支的一部分和第1～4腰神经的前支构成，位于腰大肌的深面。至下肢的主要分支有股外侧皮神经、股神经和闭孔神经。股神经在股动脉外侧经腹股沟韧带下方进入大腿，支配股四头肌和缝匠肌。闭孔神经与闭孔动脉伴行，穿过闭孔，支配股收肌群。

（二）静脉

下肢的静脉分为深、浅两组。深组静脉与同名动脉伴行，包括胫后静脉、胫前静脉、腓静脉等，均位于肌肉间隙内，并有发育良好的深筋膜包绕于肌群的外面，形成良好的支持作用。浅组静脉由大、小隐静脉及其分支组成，位于深筋膜的浅面皮下组织内，在一定部位注入深静脉，缺乏筋膜及肌肉等有支持作用的组织结构。深、浅两组间有穿支静脉沟通（图 10–2–4）。

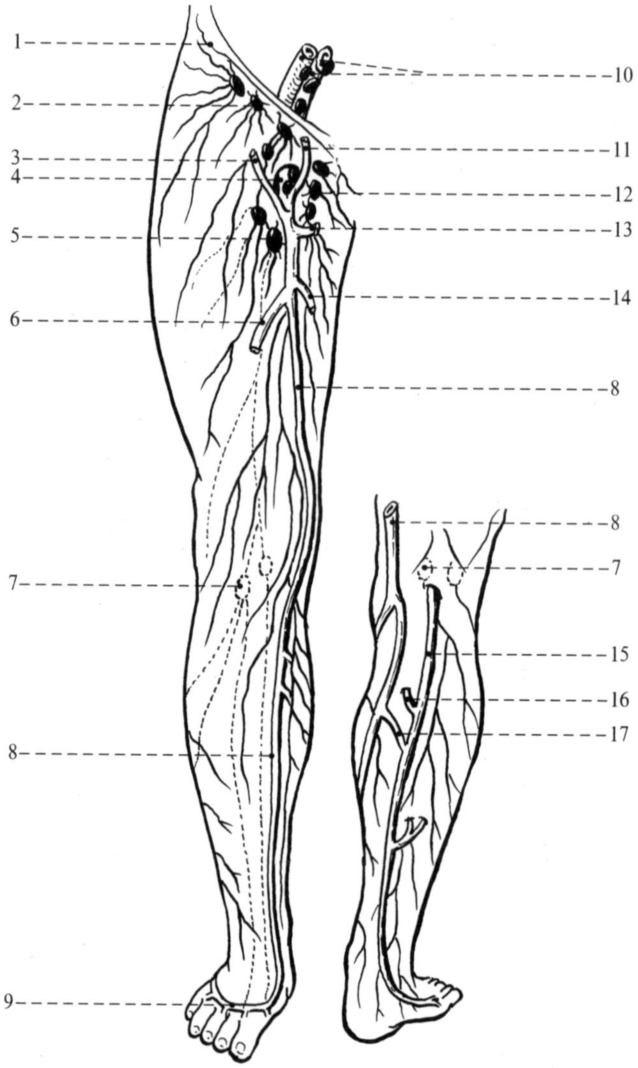

图 10–2–4 下肢的静脉

1.髂前上棘 2.腹股沟上外侧浅淋巴结 3.旋髂浅静脉 4.隐静脉裂孔 5.腹股沟下浅淋巴结 6.股外侧浅静脉 7.淋巴结 8.大隐静脉 9.足背静脉弓 10.髂外动、静脉及淋巴结 11.腹壁浅静脉 12.股静脉 13.阴部外静脉 14.股内侧浅静脉 15.小隐静脉 16.穿静脉 17.交通支

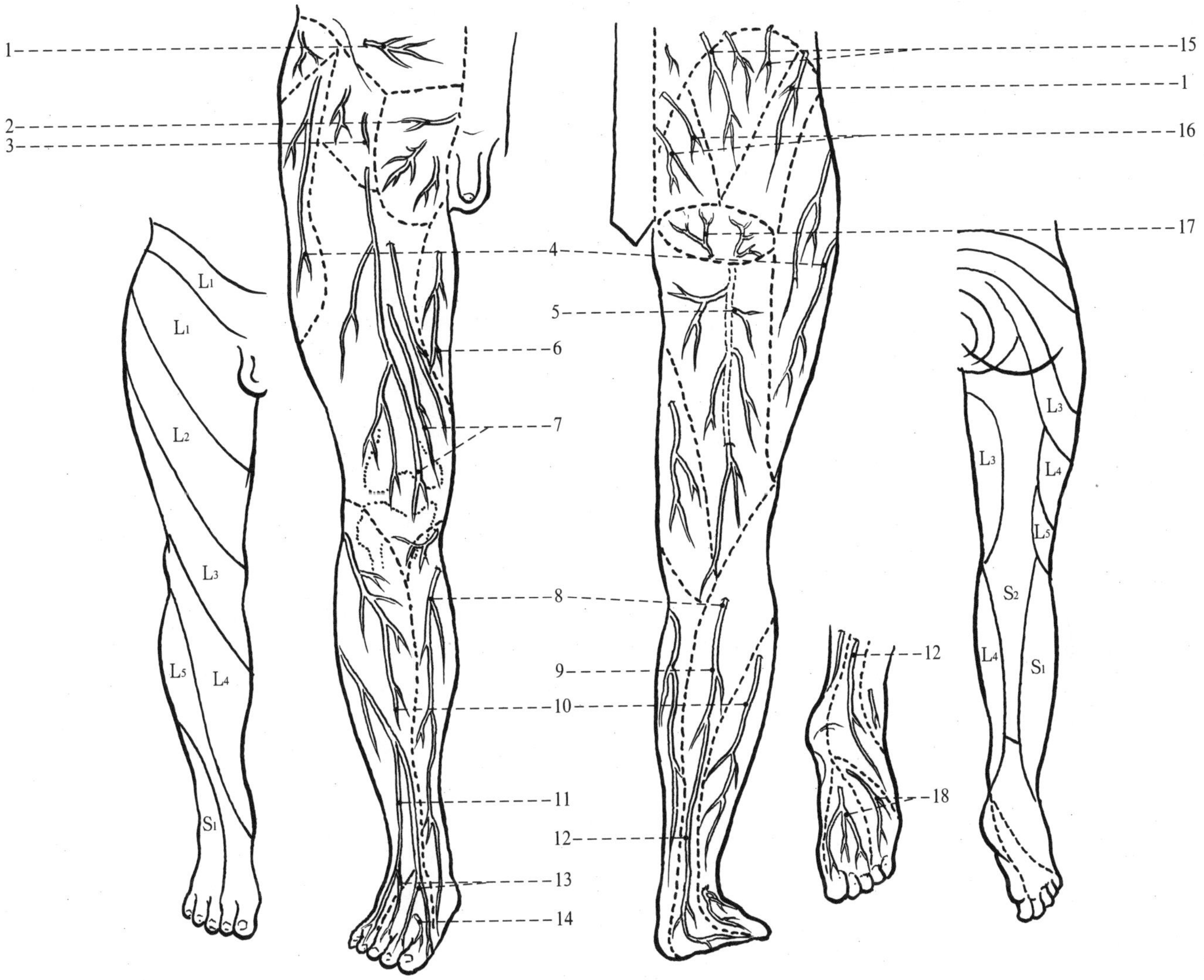

图 10–2–5　下肢皮神经及节段性分布

1.髂腹下神经　2.髂腹股沟神经　3.生殖股神经股支　4.股外侧皮神经　5.股后皮神经　6.闭孔神经皮支　7.股神经前皮支　8.隐神经　9.腓肠内侧皮神经　10.腓肠外侧皮神经　11.腓浅神经　12.腓肠神经　13.足背神经　14.腓深神经　15.臀上皮神经　16.臀中皮神经　17.臀下皮神经　18.足底内外侧神经

2.**骶丛**：由第 4、第 5 腰神经前支（合成腰骶干）、全部骶神经及尾神经前支组成。位于骨盆侧壁，梨状肌的前面。该丛至下肢的主要分支有臀上神经、臀下神经、股后皮神经、坐骨神经、胫神经和腓总神经等。坐骨神经经坐骨孔，穿梨状肌下孔进入股后区，发出分支支配股二头肌、半腱肌和半膜肌，在近腘窝区分为胫神经和腓总神经，它们支配小腿的肌群。

（四）骨筋膜间室

下肢筋膜隔形成下肢肌群的解剖框架。在大腿部，筋膜隔将肌群分为三个骨筋膜间室结构，即前室、内侧室和后室。前室内有股神经支配的大腿前组肌群，支配屈大腿和伸小腿功能；内侧室含内收肌群，由闭孔神经支配；后室有大腿后侧肌群，由坐骨神经支配，行伸大腿、屈小腿功能。小腿筋膜隔将小腿肌群分为四个室结构：前室、侧室、后浅室和后深室。前室在胫、腓骨及胫、腓骨间膜之前，有胫骨前肌群，受腓深神经支配；侧室在小腿外侧，前、后室之间，有腓骨肌群，受腓浅神经支配；后浅室有腓肠肌和比目鱼肌；后深室有跖屈肌。后两室的肌肉由胫神经支配。

第三节　腹壁、四肢手术及相关解剖

一、腹部吸脂术

【相关解剖】

腹部皮下脂肪分浅层（蜂窝层）和深层（板状层），其深部为腹直肌前鞘和腹外斜肌及其腱膜。生育过的妇女下腹正中两侧腹直肌分开距离较宽，此区内腹壁较薄，抽吸管易穿入腹壁进腹腔。腹部皮肤血管主要来源于腹壁上、下动脉及伴行静脉和穿支血管，其次是肋间、肋下和腰血管，其神经是髂腹下神经和肋间神经（图 10–3–1）。

【手术图示】

（1）术前标记，患者站立，用美蓝标记脂肪堆积的位置，注意左右对称，标记抽吸的范围，并估计抽吸量。

（2）抽吸方法（图 10–3–2）：一般上、下腹分次抽吸。患者平卧，常规消毒、铺单。注射肿胀液，注射量 1 000～1 500mL，脐部及手术瘢痕处要注射充分，至整个抽吸部位肿胀、发白、变硬，上腹注射肿胀液时，患者有压迫感，影响呼吸，应密切观察；进针

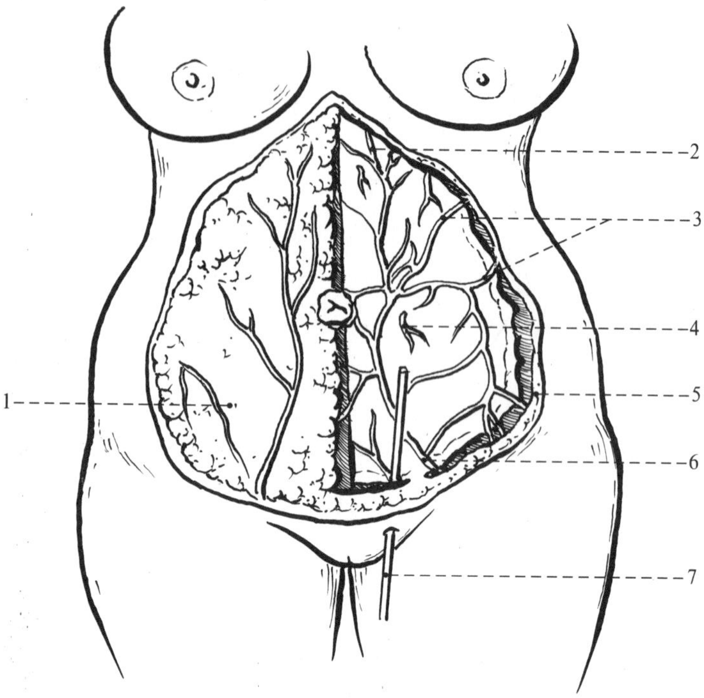

图 10–3–1　腹部抽吸层次与相邻解剖结构

1.腹壁浅静脉及动脉　2.腹壁上动脉　3.脐旁血管　4.脐旁血管穿支　5.旋髂深及浅血管　6.腹壁下动脉　7.吸脂管

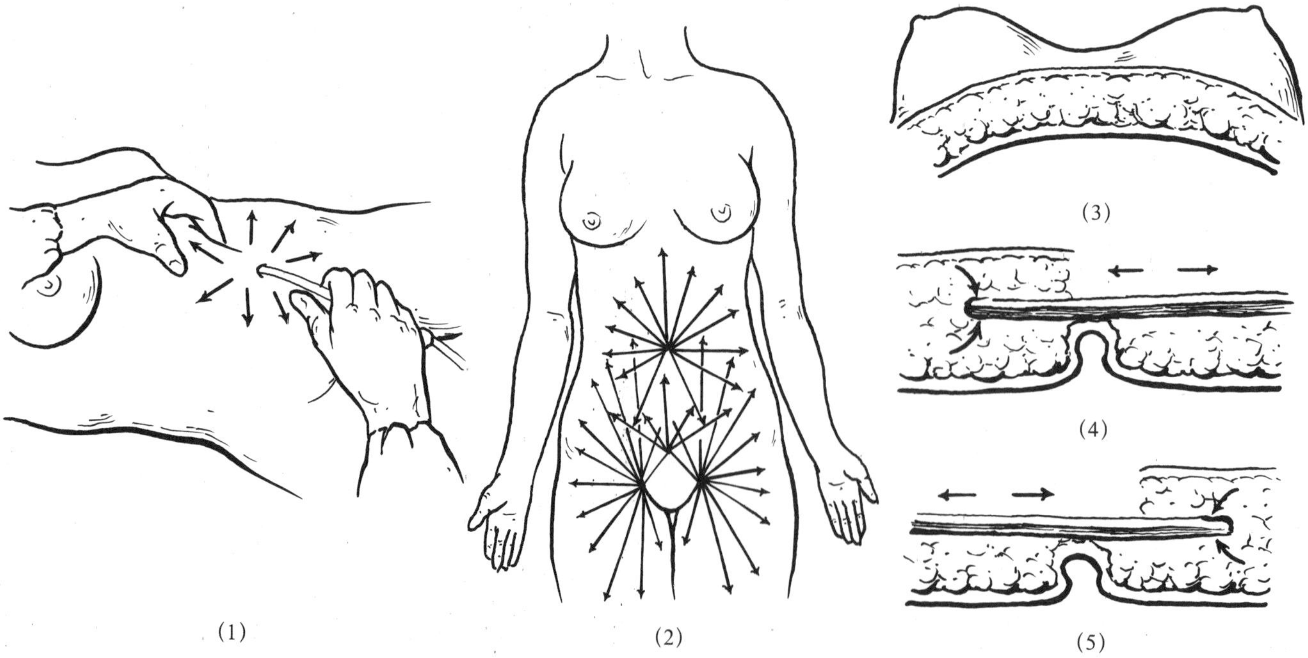

图 10–3–2　腹部抽吸入路与抽吸层次

的部位，上腹在脐上两侧，下腹在脐下两侧，其距离小于抽吸针的长度，也可选在较隐蔽的会阴部；可由一个或两个人同时抽吸，抽吸隧道呈扇形交叉，由深至浅逐层抽吸，抽吸时左手应掐捏皮肤以感知抽吸的层次，进针部位不要选择在脐部，脐部抽吸要彻底以免术后脐部遗留局部隆起；抽吸要轻柔，以免穿破皮肤，手术瘢痕处抽吸时有轻度痛感，操作要轻柔，瘢痕两侧不能遗留过多脂肪，以免术后遗留条状隆起，肋弓下方可适当多抽吸一些脂肪，以显示肋弓的形态，二次抽吸的患者，其皮下存在较多粘连，抽吸较困难，操作应耐心细致，由于平卧和局部肿胀，畸形不易判断，术中应参考术前照片和标记，准确抽吸，才能取得较好的效果。抽吸结束后，挤压抽吸部位，排出残余肿胀液和血液，覆盖敷料，加压包扎，穿戴弹力塑身衣。

二、臀、髂腰部和大腿内侧吸脂术

【臀、髂腰部和大腿肥胖分型】

按脂肪堆积所引起的畸形分为7种形态（图10－3－3）。

Ⅰ型：大腿内外侧和髋均有畸形（可通过单纯脂肪抽吸而获得塑形）。

Ⅱ型：呈典型的马裤腿（可以通过单纯脂肪抽吸达到塑形的目的）。

Ⅲ型：除大粗隆的脂肪堆积畸形外，尚合并有中央臀凹陷（需要脂肪抽吸辅助皮肤切除术）。

Ⅳ型：在髋、臀、大腿上部呈小提琴样畸形（马裤畸形和髋部脂肪堆积常采用联合皮肤切除术）。

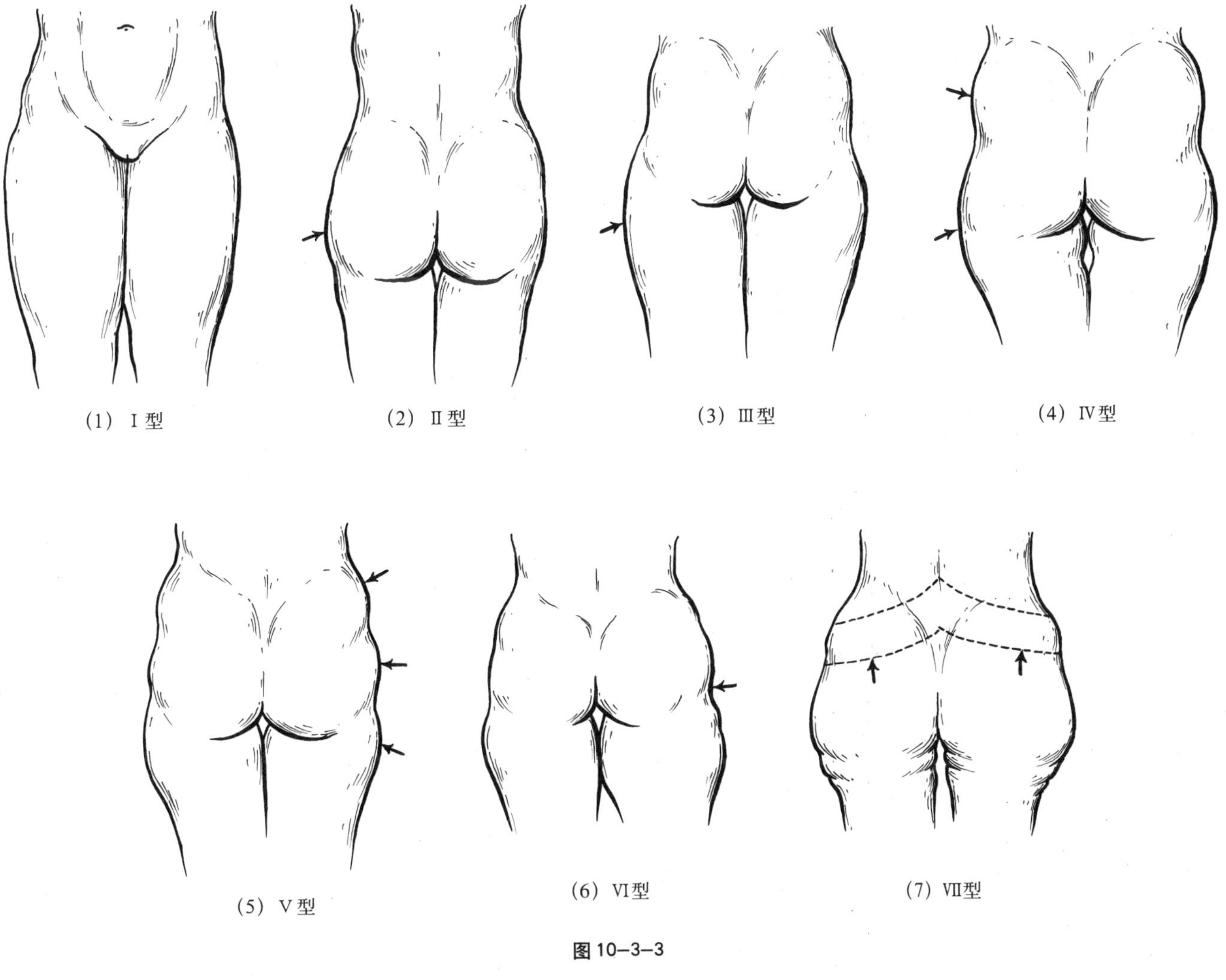

（1）Ⅰ型　（2）Ⅱ型　（3）Ⅲ型　（4）Ⅳ型

（5）Ⅴ型　（6）Ⅵ型　（7）Ⅶ型

图10－3－3

Ⅴ型：又称肥胖型，这是一种内胚层型体型。体型失衡，即小的胸部和大的下躯干（大髋、大臀、粗大腿，常需要多次脂肪抽吸和皮肤切除才能达到理想的效果）。

Ⅵ型：这种畸形呈两侧不对称性，因先天或后天创伤所致（需要手术加以矫正）。

Ⅶ型：这种畸形是由于老化、萎缩、消瘦而导致皮肤过多松垂，也可因病态性肥胖经治疗后消瘦引起（需要手术切除多余的皮肤）。

（一）髂腰部吸脂术（图 10–3–4）

【手术图示】

女性腰部局部脂肪沉积的位置低于男性，位于髂嵴处，常合并臀部、股外侧的脂肪沉积，形成“小提琴”样畸形，上段的突起，破坏了女性躯干的曲线。腰部皮肤一般无松弛和下垂，腰部脂肪沉积的患者，都可通过脂肪抽吸改善形体。患者俯卧，可两侧同时抽吸，进针位置选择在腰椎两侧 5cm 处，采用横吸法常规抽吸。

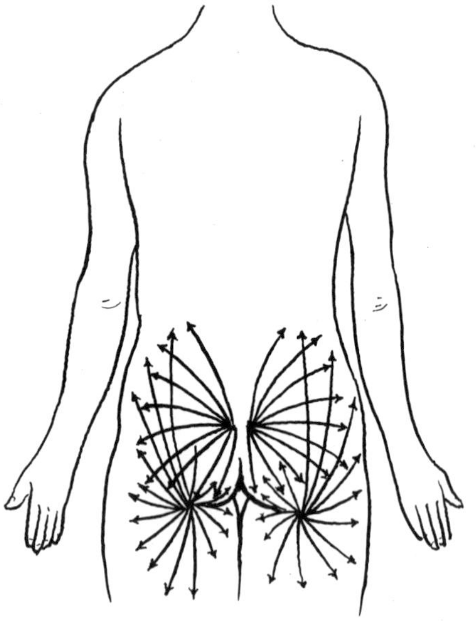
(1)

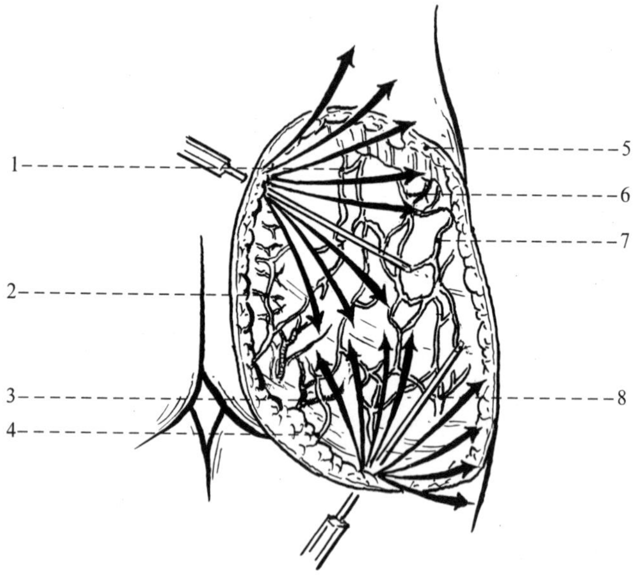

(2)

图 10–3–4 臀、髂脂肪抽吸入路及邻近解剖

1.臀上皮神经 2.骶丛 3.臀下动脉 4.股后皮神经支 5.浅筋膜 6.臀上动脉 7.外侧皮神经终支 8.股外侧皮神经

【术中应注意的解剖结构及操作技巧】

（1）腰部皮肤较坚韧，进针困难，应避免折断抽吸针。

（2）腰部有一定的弧度，抽吸时要注意根据轮廓改变抽吸针的方向，使之与皮肤保持平行，抽吸后应使腰部的曲线流畅和谐。

（二）臀部吸脂术（图 10–3–4）

臀部的解剖特点是脂肪层极为丰厚，可分为浅层（蜂窝层）和深层（板状层），因此，在吸脂时，必须对浅层和深层脂肪都进行抽吸，即全层抽吸，方可获得较好的塑形。注意保留皮下浅层脂肪具有一定的厚度，皮肤表面平整，抽吸部位要远离皮支血管的穿支点，抽吸时要观察吸出物的颜色、质量。注意术后补液，加压包扎等。另外，臀部的抽吸要根据畸形的形态，制订相应的方案，有计划分步抽吸。

【术中应注意的解剖结构及操作技巧】

（1）此区的血管主要是臀上、臀下动脉的分支；神经主要是来自骶神经、股后皮神经和臀下神经，神经、血管多位于较深的层次，只要术中注意吸脂针的方向，一般不易伤及重要的结构。

（2）骶三角区（骶骨尖与两侧臀下沟中点连线内的三角区域）是脂肪抽吸的禁忌部位。

（3）臀下沟的内1/2及外侧1/3的脂肪不能抽吸，该处的脂肪对臀下沟有支持作用，如整个臀下沟均被抽吸，虽然术中其形态较好，但术后易出现臀部下垂；臀下沟形态对体型影响较大，操作者要熟悉臀部的解剖，明确臀下沟产生的机制，判断臀部的重量体积及重力对其的影响，保护坐骨皮肤韧带在皮肤处的止点，使之位置适当上提，形态要自然，才能取得较好的术后效果；术中注意两侧要对称，两侧同等位置抽吸量应相等。

（三）大腿内侧吸脂术（图10–3–5）

大腿内侧上方脂肪过多，会影响行走，造成皮肤摩擦糜烂，内侧下方即膝关节内侧脂肪过多，会形成X型腿。“奶酪”样畸形多见于大腿。抽吸方法：患者仰卧或侧卧，注射肿胀液，进针部位选择在突出的外缘，1～2处，常规抽吸，深、浅两层脂肪均要抽吸，形成薄的皮肤脂肪瓣，抽吸针要根据大腿的轮廓改变方向，与皮肤平行，术后按摩塑形，加压包扎，穿戴弹力服。术后固定要稳妥，皮肤不能移动，浅层脂肪抽吸技术要求高，不熟练者要谨慎从事。

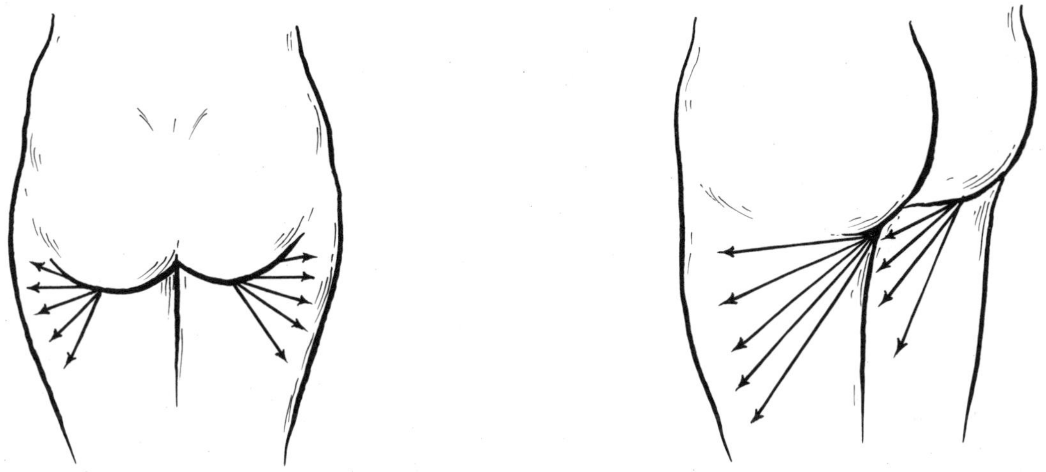

(1)　　(2)

图10–3–5 大腿内外侧

【术中应注意的解剖结构及操作技巧】

（1）大腿内侧抽吸层次不要太深，以免损伤血管。

（2）腹股沟下方不要遗留脂肪，以免形成条索状隆起，但要注意保护腹股沟韧带。

（3）应避免损伤阔筋膜，以防肌肉疝出，与皮肤粘连，导致术后行走疼痛及跛行。

三、上臂内侧吸脂术

东方女性的上肢多有“和服”样畸形，脂肪沉积多在上臂后外侧。上肢的脂肪抽吸主要去除该部的脂肪。其适应证包括：轻中度肥胖、皮肤弹性较好的患者较为理想；皮肤过度松弛的患者，单纯脂肪抽吸不能使之完全回缩，可结合皮肤整形术，去除多余皮肤。

【抽吸方法】

进针部位在尺骨鹰嘴上方。注意事项：1.由深至浅逐层扇形抽吸，应避免同一隧道反复抽吸，尤其上臂中部不要过度抽吸；2.环状脂肪肥厚者，应行浅层脂肪抽吸；3.抽吸完毕应加压包扎，佩戴弹力带；4.上肢为经常暴露部位，穿刺针孔要少而隐蔽，抽吸效果要求高；5.环状肥胖者，内、外侧浅层脂肪均要抽吸，使之获得较好的形态；6.上臂后侧中部易出现凹陷，抽吸时应避免重复抽吸或采用不同长度（8～28cm）的抽吸针分段抽吸，术后皮肤可较为平整光滑；7.皮肤过度松弛者，应行脂肪抽吸辅助皮肤整形术，才能取得较好的术后效果（图10–3–6）。

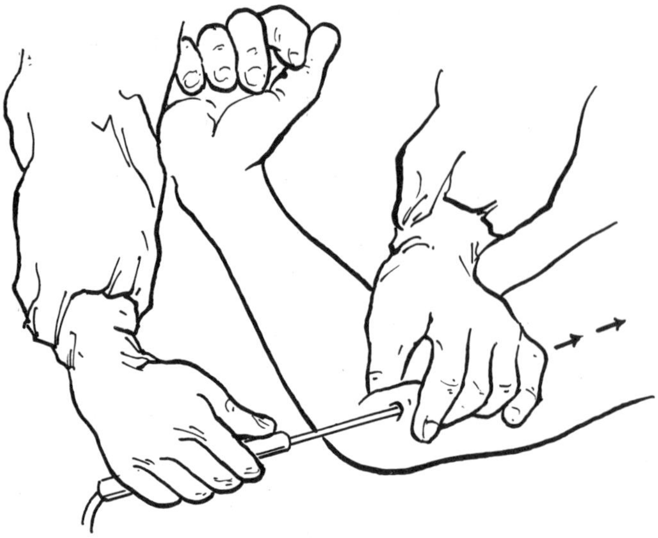

(1)

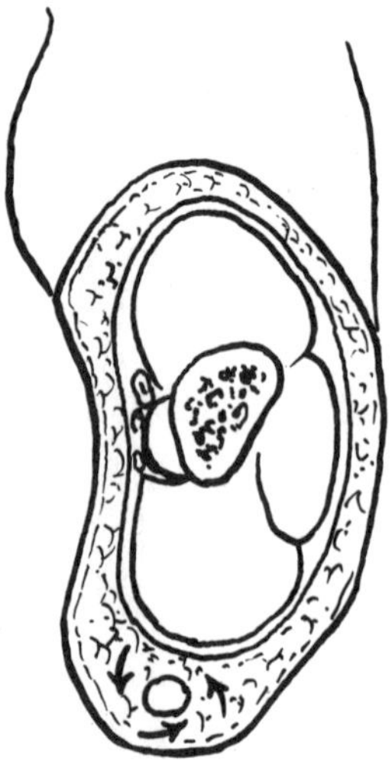

(2)

图 10–3–6 上臂吸脂部位、深度及层次

四、腹壁成形术

腹壁整形术目的是矫正腹壁皮肤松弛、皮下组织增生以及腹肌和腱膜的松弛畸形。如伴有明显组织松弛者，尤其是形成了松弛下垂围裙样的畸形或壶形腹时，必须通过腹壁整形手术进行矫正。

（一）上、下腹壁成形术

肥胖和畸形主要表现在上腹者可选切口位于乳房下皱襞，其分离范围仅在上腹，脐孔可移位或不移位，根据需要而定。其他具体操作与全腹壁成形术相同，个别情况需同时进行乳房缩小术。当然也可以利用此切口进行全腹壁成形术，部分患者仅有下腹部脂肪堆积、松弛等畸形，可采用全腹壁成形术的伤口，分离仅达脐部；也可同时进行下腹部脂肪抽吸和下腹壁缩紧缝合，切除多余皮肤，以达到腹部塑形的目的。如脐孔无移位，则此种术式剥离范围小，患者负担轻，对下腹畸形明显者可达到塑形目的。

【手术图示】

（1）图 10–3–7 是下腹壁成形术。

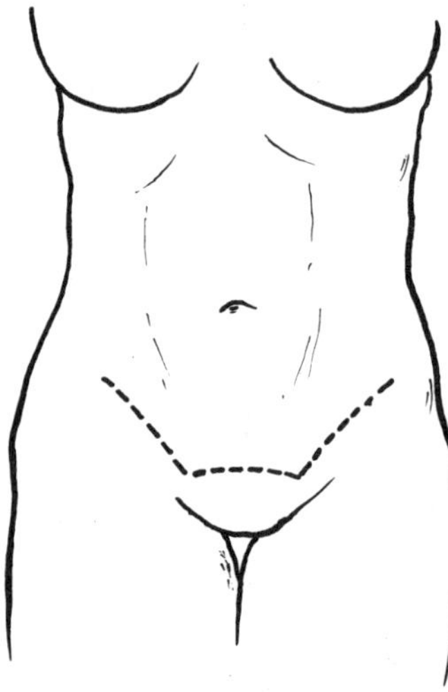

（1）切口设计

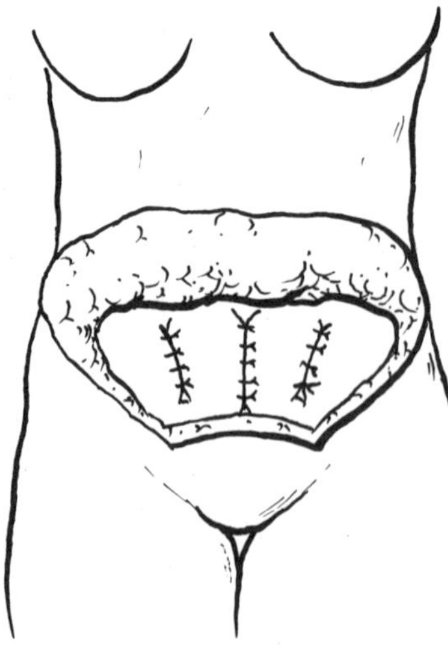

（2）分离皮瓣及下腹壁紧缩

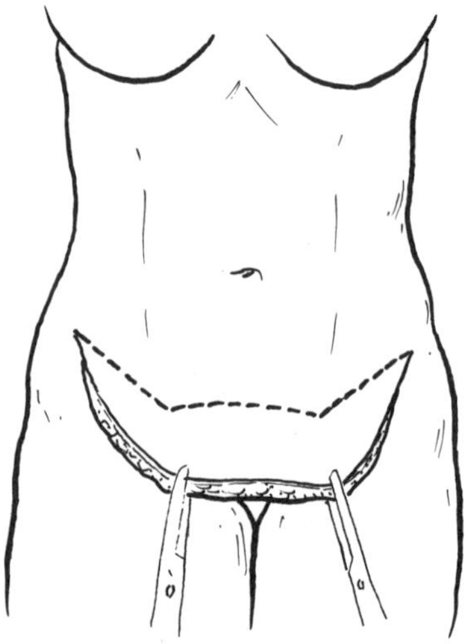

（3）切除多余皮肤后缝合

图 10–3–7 下腹壁成形术

（2）图 10–3–8 是上腹壁成形术。

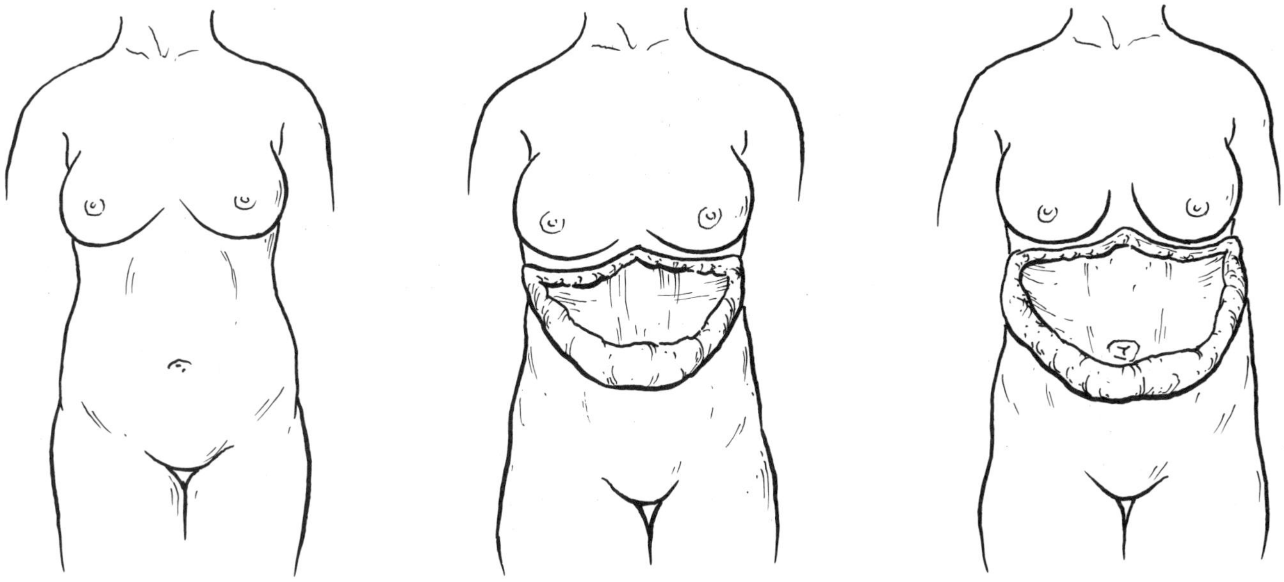

（1）切口设计　　（2）剥离到脐上　　（3）剥离到脐下

图 10–3–8　上腹壁成形术

（二）全腹壁成形术（图 10–3–9）

【手术图示】

（1）切口选择：患者取站立位，画定所选择的切口。切口类型很多，但目前大多数人愿意用 Regnault 报告的下腹横“W”形切口，其切口部位可根据个人习惯而定。“W”的两臂可位于髂嵴上或髂嵴下，也有人喜欢用倒“T”形切口，此种切口对髂腰部塑形优于“W”形切口，但会增加下腹正中瘢痕。

（2）皮肤分离：按选择切口切开皮肤与皮下脂肪浅筋膜，达到深筋膜浅层两侧切口，注意结扎腹壁浅动脉。根据需要沿切口进行脂肪抽吸，以便塑造腹部形态，然后在腹壁深筋膜浅层用电刀进行分离，直到剑突和两侧肋弓。分离到脐部时，在脐孔周围切开皮肤，于其周围保留较多脂肪即保留较多的血管，以保证脐部皮肤的存活。

（3）腹壁缩紧缝合：在分离解剖完成之后，进行腹壁缩紧缝合。首先间断缝合拉紧下腹直肌前鞘，必要时再缝合上腹直肌前鞘。有时在下腹两侧需要转移腹外斜肌筋膜瓣，两侧腹外斜肌行“8”字缝合，以便再次紧缩下腹。

（4）切除多余皮肤及缝合切口：在腹壁缩紧后将患者置于屈腹位，使腹壁松弛，向下拉紧分离的腹部皮肤瓣，切除多余的皮肤，并于脐孔相应腹部皮肤切开 2.0～3.0cm，定位脐孔。缝合皮下与皮肤。

（5）脐孔重建：在上腹皮肤浅筋膜较厚部位进行脂肪抽吸，以便进一步塑形上腹部后进行脐孔重建。新脐孔位于髂嵴最高点连线与腹中线的交点。在此点设计直径约 2cm 的圆形切口，切除其皮肤，将原脐孔移至皮肤切口区并定位缝合。在脐孔 3 点、9 点位将皮肤缝合在腹直肌前鞘上使脐孔外翻，6 点、12 点仅作皮对皮缝合，使脐孔如同青壮年，然后缝合其余皮肤。

（6）上腹脂肪抽吸：上腹再做脂肪抽吸，有人认为会影响皮肤的血液循环，因此，上腹以不进行脂肪抽吸为好。但也有人认为，细管抽吸可进一步塑形上腹，获得好的整形效果而且又不影响上腹皮肤的血运。

（7）邻近脂肪抽吸：腹壁成形后，对在髂腰部、髋部和大腿内侧的脂肪堆积，可辅以脂肪抽吸，使其获得更好的塑形效果。

（8）“猫耳”皮瓣的修整和抽吸：如切口区不平，可对“猫耳”皮瓣进行检修或抽吸，使切口更加平滑。

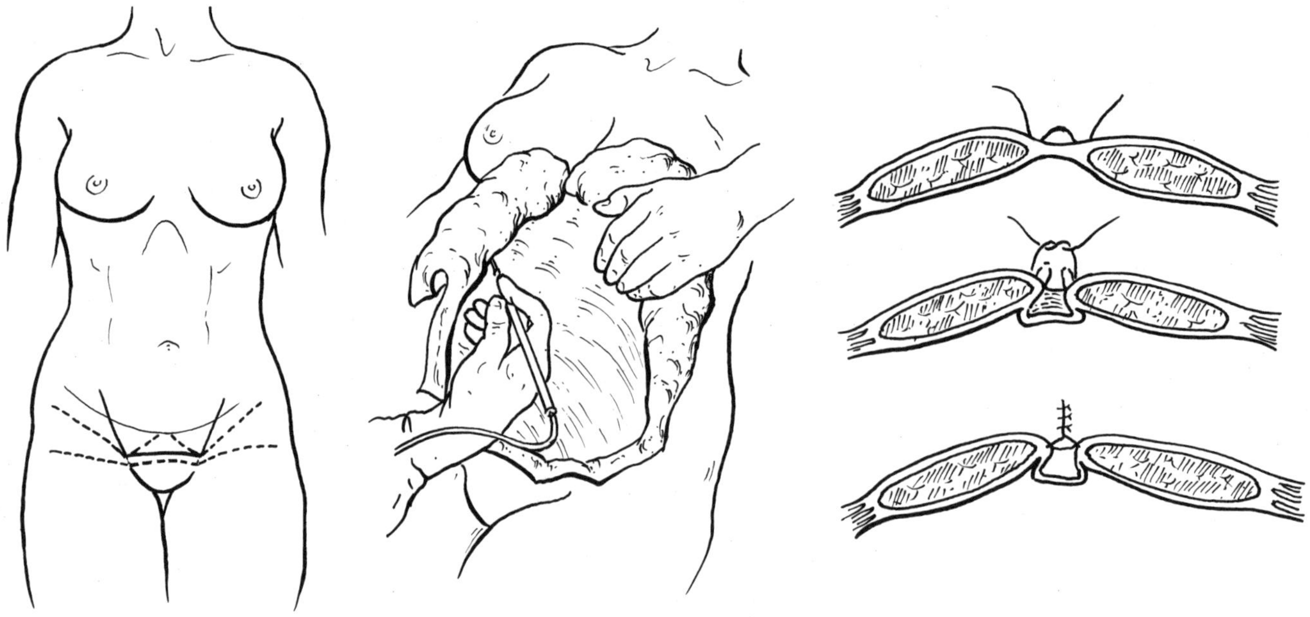

（1）切口选择　　（2）皮瓣分离层次　　（3）腹壁紧缩缝合术

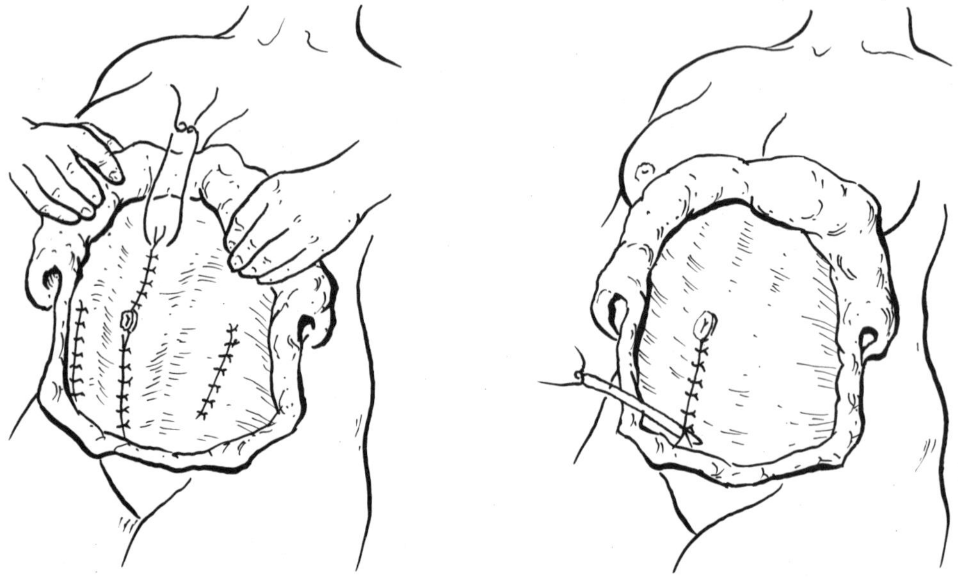

（4）腹壁紧缩缝合术　　（5）腹壁紧缩缝合术

图10-3-9　全腹壁成形手术的基本步骤

（9）引流和加压包扎：最好采用闭式负压引流及适度弹力绷带加压包扎，以预防血肿、血清肿或感染的发生。

【术中应注意的解剖结构及操作技巧】

（1）分离腹部皮瓣时不可粗暴挤压、揉搓，防止过多脂肪细胞破裂致脂肪液化，影响术后愈合。

（2）分离脐颈时应在蒂部保留一层适当的脂肪，用以保证血供，防止脐部坏死。

（3）腹部皮瓣切除后形成较厚的游离缘，与腹股沟部和耻骨皮肤切缘的厚度差异较大，为减轻厚薄不一，可将腹壁缘脂肪适当去除移行为一斜面，再与下面的切缘缝合。

（4）术后腹壁包扎不可过紧，防止影响皮瓣血运。

（5）作腹壁切开剥离时，尽量不损伤淋巴管、淋巴结及出入集合淋巴管，防止术后淋巴回流障碍。